乳腺疾病超声诊断思路及病例解析

主编◎郭玉萍 葛 岩 刘彦英

副主编◎王 银

RUXIAN JIBING
CHAOSHENG ZHENDUAN SILU
JI BINGLI JIEXI

广东科技出版社
全国优秀出版社

·广州·

图书在版编目（CIP）数据

乳腺疾病超声诊断思路及病例解析 / 郭玉萍，葛岩，刘彦英主编. -- 广州：广东科技出版社，2024.10.
ISBN 978-7-5359-8338-1

Ⅰ. R655.804

中国国家版本馆CIP数据核字第2024YN4476号

乳腺疾病超声诊断思路及病例解析
Ruxian Jibing Chaosheng Zhenduan Silu ji Bingli Jiexi

| 出 版 人：严奉强 |
| 策划编辑：高　玲 |
| 责任编辑：周　荀　高　玲　杜怡枫 |
| 装帧设计：友间文化 |
| 责任校对：李云柯 |
| 责任印制：彭海波 |
| 出版发行：广东科技出版社 |
| 　　　　　（广州市环市东路水荫路11号　邮政编码：510075） |
| 销售热线：020-37607413 |
| https://www.gdstp.com.cn |
| E-mail：gdkjbw@nfcb.com.cn |
| 经　　销：广东新华发行集团股份有限公司 |
| 印　　刷：广州一龙印刷有限公司 |
| 　　　　　（广州市增城区荔新九路43号1幢自编101房　邮政编码：511340） |
| 规　　格：889 mm×1 194 mm　1/16　印张24.25　字数600千 |
| 版　　次：2024年10月第1版 |
| 　　　　　2024年10月第1次印刷 |
| 定　　价：128.00元 |

如发现因印装质量问题影响阅读，请与广东科技出版社印制室联系调换（电话：020-37607272）。

编委会

主　　编：郭玉萍　葛　岩　刘彦英

副 主 编：王　银

编　　委：

郭玉萍（广东省人民医院　广东省医学科学院）

葛　岩（广东省人民医院　广东省医学科学院）

刘彦英（广东省人民医院　广东省医学科学院）

王　银（广东省人民医院　广东省医学科学院）

尚诗瑶（广东省人民医院　广东省医学科学院）

周瑞莉（广东省人民医院　广东省医学科学院）

序

乳腺超声,以其无创、实时、高效之特性,在乳腺疾病的筛查、诊断及随访中,可谓举足轻重。

本书系统而全面地介绍了乳腺超声规范化检查及超声BI-RADS分类的应用,同时对乳腺常见良、恶性疾病及部分罕见病的超声诊断与鉴别诊断详加阐述,并深入剖析超声诊断的思维方法,着力强调临床思维能力的培养。

书中涵盖内容既注重科学性,又凸显实用性。精心挑选近三百个病例,将临床资料、超声图像与病理结果紧密结合进行综合分析,使抽象的理论知识与具体的临床实践完美融合,让读者能够直观领悟并切实掌握乳腺疾病超声诊断之要领。针对临床诊断中常见的难点与疑点,本书亦给出了详尽的解答与中肯的建议。

衷心期待本书能激发更多医生、学者对乳腺超声技术的浓厚兴趣与深入探索,携手推动乳腺健康事业的蓬勃发展与长足进步,为守护女性乳腺健康贡献坚实力量。

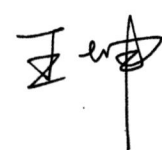

前言

乳腺疾病种类繁多，时常多种疾病并发，"同病异图""同图异病"的情况比较常见，这些都给乳腺疾病超声诊断带来困难。目前国内推荐使用的ACR BI-RADS分类系统是在结合病史的基础上，对肿块的图像特点进行分类并给出诊断指引，在一定程度上降低了诊断的难度。由于不同医院不同医生对乳腺疾病病史、肿块超声特征及超声描述性术语的理解及应用水平不一，时常会出现分类混乱。

归根溯源，只有掌握好乳腺疾病临床特点及超声特征才能做到准确分类，从而保证诊断质量。此外，我们只有以全面而科学的思维进行推理，去粗取精、去伪存真、深刻认识疾病的本质，才能及时作出正确的判断。科学的临床思维可以使疾病获得及时的正确诊断。因此，临床思维的培养是一名出色的超声科医生的基础。

本书经过三年酝酿，二年打磨，从四千多例乳腺疾病患者中筛选出约三百个病例（附六十例视频），内容包括乳腺常见良、恶性疾病及部分罕见病，全面介绍疾病临床特征、病理表现及超声图像特征。在借鉴国内外同行经验的基础上，结合个人临床实践，分析乳腺疾病的超声诊断思路及分类方法。本书首次采用病例视频的形式让读者更直观地了解病灶图像特征，带来优质的视觉效果，做到一目了然，印象深刻，适用于超声医学工作者和有关临床医师阅读。

最后，感谢广东省人民医院肿瘤医院副院长王坤教授提供病例来源，并对本书做出专业指导及建议。

编者

目录 CONTENTS

第一章 乳腺超声检查 ... 001

第一节　乳腺超声检查操作规范 ... 002
一、乳腺超声检查操作规范 ... 002
二、操作注意事项及技巧 ... 006
第二节　乳腺超声的判读 ... 007
一、乳腺超声报告书写 ... 007
二、乳腺超声BI-RADS分类 ... 012

第二章 乳腺发育异常 ... 015

第一节　副乳腺 ... 016
第二节　乳房肥大症 ... 022

第三章 乳腺增生性及炎症性病变 ... 029

第一节　乳腺腺病 ... 030
一、单纯性腺病 ... 030
二、硬化性腺病 ... 041
三、放射状瘢痕 ... 046
第二节　乳腺囊肿 ... 054
第三节　乳腺单纯导管扩张 ... 067
第四节　乳腺假血管瘤样间质增生 ... 071
第五节　乳腺良性炎症性病变 ... 077

第四章 乳腺良性肿瘤 ... 089

第一节　乳腺纤维腺瘤 ... 090
第二节　乳腺错构瘤 ... 109
第三节　其他类型腺瘤 ... 115

第五章
乳腺导管内乳头状肿瘤　　123

第一节　导管内乳头状瘤……………………124
第二节　实性乳头状癌………………………144
第三节　包裹性乳头状癌……………………159

第六章
乳腺叶状肿瘤　　165

第七章
小叶瘤变　　185

第八章
乳腺恶性肿瘤　　193

第一节　乳腺导管原位癌……………………194
第二节　浸润性乳腺癌………………………214
　一、浸润性乳腺癌，非特殊类型……………214
　二、浸润性小叶癌……………………………238
　三、乳腺黏液癌………………………………251
　四、具有髓样特征的浸润性癌………………263
　五、化生性癌…………………………………273
　六、筛状癌……………………………………279
　七、具有神经内分泌特征的乳腺癌…………285
第三节　乳腺淋巴瘤…………………………293

第九章
乳腺区域淋巴结　　301

第十章
乳腺癌新辅助治疗超声评估　　311

第十一章
乳腺肿瘤术后 329

第一节　乳腺肿瘤术后并发症 330
第二节　乳腺癌术后胸壁局部复发 334

第十二章
男性乳腺疾病 339

第一节　男性乳腺发育 340
第二节　男性乳腺癌 345
第三节　男性其他乳腺疾病 350

第十三章
乳腺疾病超声诊断思路 353

第十四章
乳腺疾病中免疫组织化学在诊断及鉴别诊断中的应用 363

一、免疫组织化学的作用 364
二、乳腺组织学及免疫组织化学标志物 364
三、免疫组织化学标志物在乳腺疾病诊断及鉴别诊断中的应用 367
四、乳腺癌的分子分型 368

参考文献 370

第一章

乳腺超声检查

乳腺疾病超声诊断思路及病例解析

第一节 乳腺超声检查操作规范

一、乳腺超声检查操作规范

引用：中国医师协会超声医师分会《血管和浅表器官超声检查指南》（2011年版），国家超声医学质量控制中心、中华医学会超声医学分会《乳腺疾病超声检查质量控制》（2019年版），《中国抗癌协会乳腺癌诊治指南与规范》（2024年版）。

（一）检查前准备

一般无须特殊准备。有乳头溢液者不要将液体挤出。

（二）检查方法

1. **仪器**：中、高档彩色多普勒超声诊断仪。

（1）探头

①一般情况：高频探头，频率7.5～10.0MHz。

②特殊情况：选用腹部探头，如乳房腺体太厚、有置入硅胶填充物、深部大的占位病变等。

（2）检查条件预设置：浅表器官、乳腺。

（3）仪器调节

①增益TGC（DGC）：以图像清晰、层次分明为标准。以皮下脂肪小叶显示为中等回声为宜。

②深度：3～4cm，能够充分显示乳腺和胸壁结构，保证病灶居于图像中央，最大深度以显示胸膜为宜。

③聚焦：位于病灶处，随检查病灶的深度做适当调节。

④局部放大：对于较小病变，可选择局部放大功能观察病变及周边的细节。

⑤宽景成像：用于病灶较大时。

⑥CDFI（彩色多普勒血流成像）：取样框应包括病灶及其周边至少1cm的组织，速度标尺为3～5cm/s，以不出现明显的彩色噪声为宜。血流应选取最丰富切面，如果病灶无血流，也要留图表示。

⑦脉冲多普勒测量：病灶内有明显的血流信号，需要测量血流速度和阻力指数（RI），尽可能减小声束与血流方向的夹角（＜60°），取样门尽可能小（约2mm）。

2. 乳房检查方法

（1）体位

充分暴露乳房和腋窝，双侧手臂上举，自然置于头部上方。一般情况：常规取仰卧位。检查乳房外侧时，可调整为面向对侧的半侧卧位。特殊情况：①乳房较大或乳房下垂明显时，检查者可用手向上托起乳房。②如果肿块只有在特殊体位才能触及时，可采用特殊体位，如直立位或半直立位。③有时为了与乳腺X线检查结果相对照，可采取与乳腺X线检查相同的体位。

（2）乳房扫查

①扫查方法：次序是先右侧乳房，后左侧乳房。常用方法包括：旋转扫查法、纵切法、横切法、辐射状/反辐射状扫查法和斜切法。推荐辐射状+反辐射状扫查（图1-1-1）联合应用。各扫查断面相互覆盖，不要有遗漏区域。发现可疑病变时，可联合使用多种扫查方法。怀疑导管扩张时，应沿导管长轴断面检查。乳头和乳晕采用多方位斜切扫查。

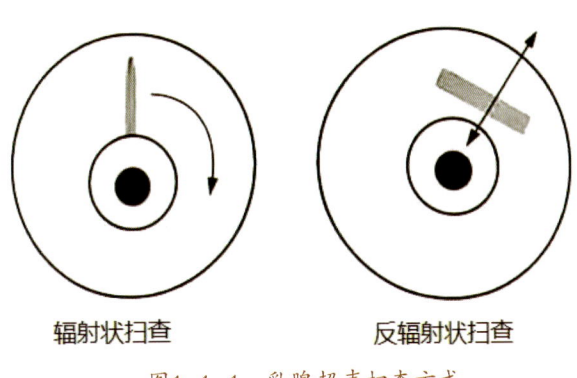

图1-1-1　乳腺超声扫查方式

②扫查力度：探头轻放于皮肤上，不宜加压，以免改变肿块形态、位置等，特别在检查肿块内血流时，加压会使小血管难以显示。

③扫查范围：乳腺全区域扫查（腋前线乳腺侧缘至胸骨），以及腋尾区、腋窝。

④扫查速度：不能太快。

（3）乳房观察内容

①乳腺导管系统形态结构，导管是否扩张。

②乳腺腺体内是否有局限性病变，单发还是多发，特别当触诊或乳腺X线检查发现有肿块或有密集微小钙化时更应仔细检查是否存在局聚性病变。

③肿块的灰阶超声表现：如位置、大小、纵横比、内部回声、是否有微小钙化灶，边界是否清楚，形状是否规则，后方回声是否增强或衰减等。

④肿块血流，肿块内部及周边是否有血流信号，血流是否粗大不均匀，必要时可测量动脉的流速和阻力指数等。

⑤腋窝是否有副乳或其他病变。

⑥Cooper韧带（乳腺悬韧带）走行、结构是否有改变。

⑦皮肤是否水肿。

⑧腺体后方胸壁结构有否占位病变。

（4）测量方法

①肿块大小的测量：肿块测量包括最长径、与之垂直断面的短径及前后径3个径线。测量时，游标应该放置在病灶边缘的外侧，病灶边界清晰时按照边界测量，肿块边界模糊时，应该根据肿块的最大边缘部分或周边的声晕测量（图1-1-2）。

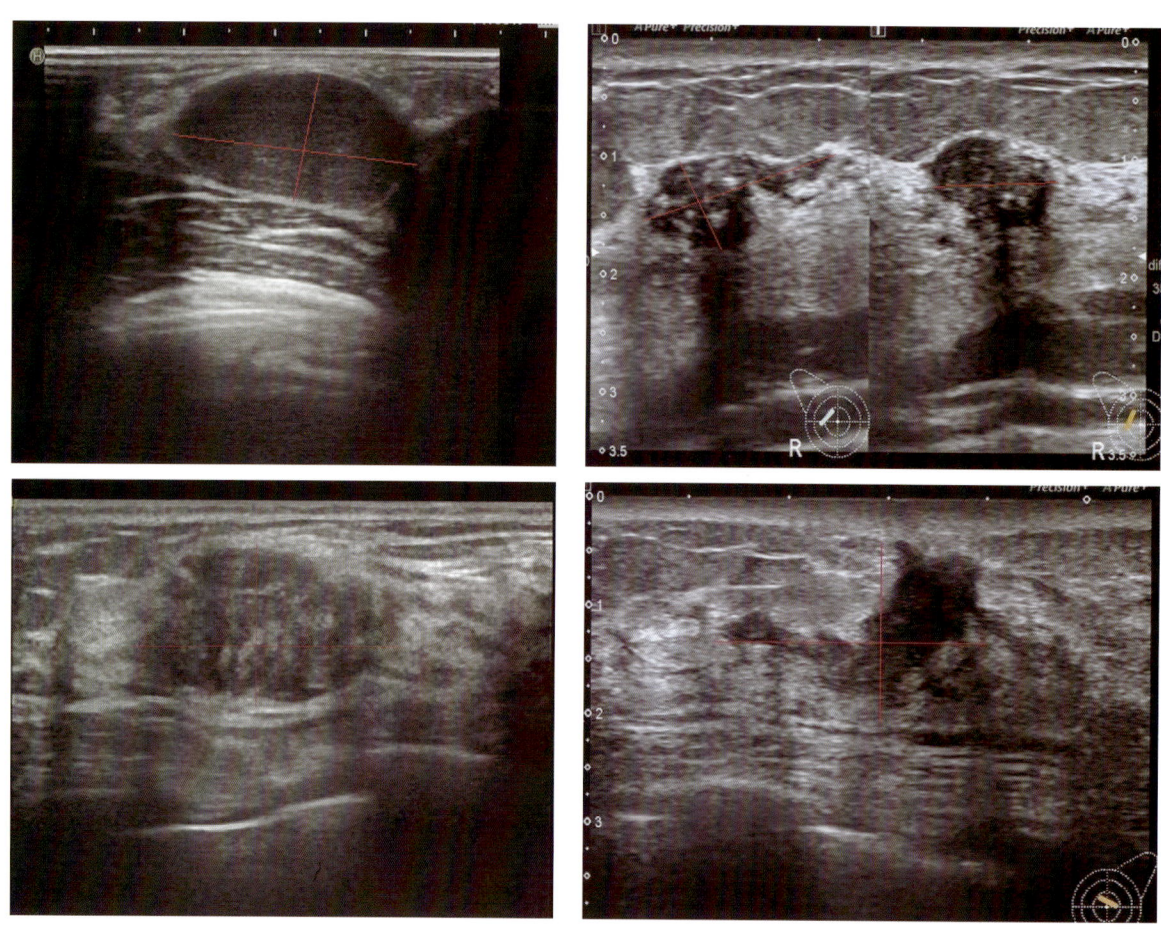

图1-1-2　乳腺肿块大小超声测量示意图

②导管管径的测量：导管扩张时需要测量导管管径，选取导管最宽处长轴面测量（图1-1-3）。

（5）病变的定位

①时钟表盘式定位法：明确标明病变位于哪侧乳腺，几点钟处，距离乳头的距离。此方法定位精确、完整，便于病变活检、手术介入、临床随访和影像对比，最为常用。

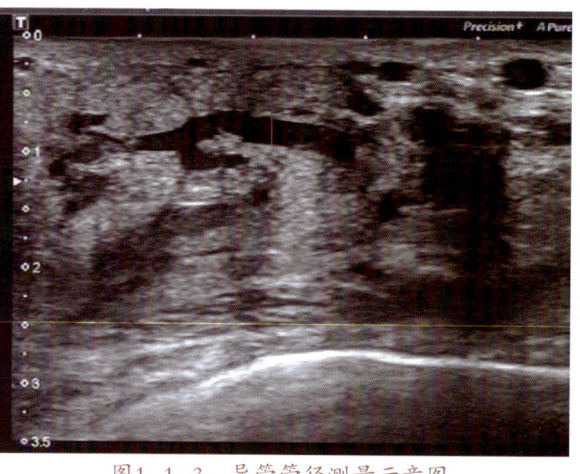

图1-1-3　导管管径测量示意图

②象限定位法：对于较大肿块，可采用象限定位法。以乳头为中心，经过乳头的水平线和垂直线将乳房分为4个象限，即外上象限、外下象限、内上象限和内下象限，乳头和乳晕所在区域为中央区。

③解剖层次定位：病变定位还包括解剖层次定位，来自腺体、皮肤、皮下脂肪或胸壁，应明确注明病变的解剖层次。

3. 乳房淋巴结扫查方法

（1）原则：常规扫查第Ⅰ水平（腋下组）淋巴结，怀疑乳腺癌加第Ⅱ水平（腋中组）、第Ⅲ水平（腋上组）、胸骨旁、锁骨上淋巴结。

（2）体位：①仰卧位，双侧手臂上举，自然置于头部上方，充分暴露腋窝及腋下，检查腋下组淋巴结。②双臂自然下垂，检查锁骨下腋中组、腋上组淋巴结及胸骨旁淋巴结。③去枕平卧、双臂自然下垂，头部稍向对侧偏转，检查一侧锁骨上淋巴结。

（3）扫查方法：一般采用纵切法+横切法。腋窝沿腋动脉走行，向外扫查到臂侧近端，向内扫查到胸壁。锁骨下沿胸大肌及胸小肌解剖位置，由腋窝扫查到胸骨内缘。胸骨旁沿胸廓内动脉走行扫查。

（4）扫查顺序：腋窝→锁骨下区→胸骨旁→锁骨上区。

注：本书无特殊说明时，所述"腋窝淋巴结"均为腋下组淋巴结。

（三）存图规范

1. 存图总体要求

①图像清晰。

②每一幅图需带图标，图标需根据探头的位置及方向调整。

③正常乳腺：左右侧乳腺同一切面显示最多腺体的超声图像（≥2幅）。

④若发现病灶，无须留存该侧正常乳腺图像。病灶图像居中，两侧包含正常腺体，若肿块过大，可不包含。

⑤有乳头溢液者需存储包含乳头声像图。

⑥若乳腺未见明确病灶，临床或其他检查怀疑腋窝淋巴结异常，应留取双侧乳腺正常腺体切面及腋窝最大或异常淋巴结最长径线切面及血流最丰富切面。

⑦若存在乳腺完全切除术后、假体植入等特殊情况时，应对该侧胸壁或同一切面可显示的最多乳腺腺体进行标准化存图（≥2幅）。

2. 病灶图像存储（≥7幅）

①肿瘤最典型切面图像。

②肿瘤直径最大切面及相应的垂直切面图像。

③肿瘤其他超声特征图，如钙化、血流、能量图、多普勒频谱、弹性成像、三维重建及造影增强对比成像等，必要时可存储动态图像。

④异常淋巴结最长径线切面及血流最丰富切面图像。

二、操作注意事项及技巧

（一）注意事项：避免过快、跳跃检查

（二）技巧

1. 依序扫查、涵盖全面

扫查时应依一定顺序，涵盖所有乳房及胸壁、腋下及锁骨上窝。采用辐射状及反辐射状双向扫描。乳腺组织的覆盖范围，上可达锁骨，下至肋缘，内及胸骨中线，外至背阔肌前缘，外上部分能延伸至腋窝（又称乳腺的腋尾部或角部）。扫查范围一定要足够大，才不会漏诊。例如乳腺纤维腺瘤，是最容易因为扫查不够全面而漏诊的肿瘤。

2. 超声对乳头、乳晕的探查

对乳头、乳晕的病变检查超声优于钼靶。超声检查时因乳头大小不一，易有空气妨碍而导致影像不清晰。解决方法是：乳头处厚涂耦合剂、轻置探头扇形扫查乳头，看乳头内是否合并肿瘤。探头倾斜15°，在乳晕四周做辐射状及反辐射状扫描，以探查输乳管的走向、扩张与否、乳管内是否有肿瘤。

3. 超声对细微钙化的检测能力

较大的钙化如爆米花状，乳房超声呈现为白色条状，后伴声影，容易检出。对细微钙化超声的检出率因机器设定不同、操作者经验不同而差异极大。适当调整灰阶，在柔和的影像下可以较容易检测出微细钙化点。

4. 彩色超声检查的正确应用

彩色超声用于腺体组织及病灶内血管的检查。病灶的血管分布是一项特征性的分析指标，通常有别于对侧的相同区域或同侧乳房的正常区域。彩色及能量多普勒超声检查会受到各种因素的影响，如血流速度较低、彩色多普勒的灵敏度设定等。探头施压可以使小血管特别是静脉闭塞，因此检查时应避免用力过度。通常囊肿内无血流，如加压会出现血流伪像。良性病灶内血流一般较少，恶性病灶内部及周边的血流可以明显增多，且走向无规律，部分病灶有从周边穿入的特征性血流。除了对血流形态学的观察，还应对血流的各项多普勒参数进行测定。

5. 多模态超声技术应用

乳腺超声检查技术除了二维超声、彩色多普勒图像，还有超声造影、弹性成像、三维全容积成像等技术，可以更好地显示病灶血管及新生微血管的数量、形态和分布特点，了解病灶的硬度等信息。运用单一模态对乳腺结节进行诊断存在不可避免的缺陷，而多模态超声技术可以提高诊断准确率。

（郭玉萍　尚诗瑶　周瑞莉）

第二节 乳腺超声的判读

一、乳腺超声报告书写

（一）超声报告由描述及诊断（提示）两大部分组成，对应为描述性术语及提示性术语

（二）超声报告中肿块的记录

肿块的记录。记录肿块所在侧、位置（几点钟，距离乳头及皮肤的距离）和大小（至少测量2个径线，较大者最好测量3个径线）（详见本章第一节）。

（三）超声报告中肿块的描述性术语包括5个方面，进行统一定义（图1-2-1至图1-2-4）

1. 肿块形状（声像图上病灶的外形）分为

（1）椭圆形：椭圆形或卵形，可能包括2~3个浅分叶或大分叶。

（2）圆形：横切面、纵切面均呈圆形。

（3）不规则形：非椭圆形，也非圆形。

2. 肿块方位分为

（1）平行。肿块长轴与皮肤平行，长轴与皮肤出现角度时，即为倾斜生长。若角度较小，也认为是平行位。

（2）非平行。包括以下一项或多项特征：①肿块长轴与皮肤不平行；②肿块前后径＞水平径；③圆形。

3. 肿块边缘（病灶与周围组织交界线的走向和形态的描述在声像图上的表现）分为

（1）界限清楚。病灶的边缘光滑整齐，与周围组织分界清晰，可以有2~3个大的光滑波浪。

（2）不清楚。包括以下一项或多项特征：①模糊，可在肿块边缘任何部分，肿块与周围组织分界不清晰。②小叶，病灶的边缘有较多短小的弧形波纹，呈扇贝状。③成角，病灶的边缘部分有尖锐的转角，通常形成锐角，类似蟹足，故亦可称蟹足状。④毛刺，病灶的边缘有锐利的放射状线条样表现。

4. 回声模式

（1）以皮下脂肪组织回声定义为等回声。没有回声定义为无回声，有回声的与脂肪组织回声对比，按照回声的强弱分别定义为弱回声、低回声、中等回声、高回声及强回声。

（2）肿块内部回声模式分为：①均匀，病灶内部回声为分布均匀的单一回声。②不均匀，病灶内部回声为分布不均匀单一回声或几种混合的回声。

5. 肿块后方回声模式（对比周围同等深度的正常组织出现的声像图特征，代表病灶在声学传导方面的特性）分为

（1）增强：病灶后方回声高于周围同等深度的正常组织，表现为病灶后方回声增强。

（2）不变：病灶后方回声与周围同等深度的正常组织相同，表现为病灶后方回声无增强或无衰减。

（3）衰减：病灶后方回声弱于周围同等深度的正常组织，表现为病灶后方为低回声或无回声，后者即声影。

（4）混合：部分病灶后方回声有不止一种的表现，表明肿块内部成分不均匀。

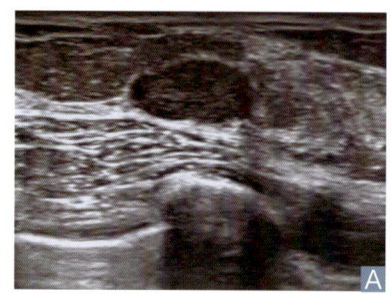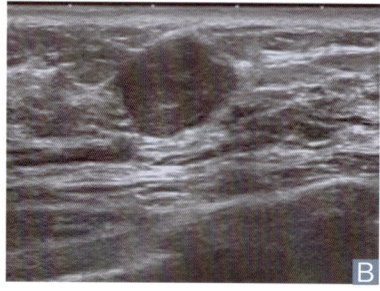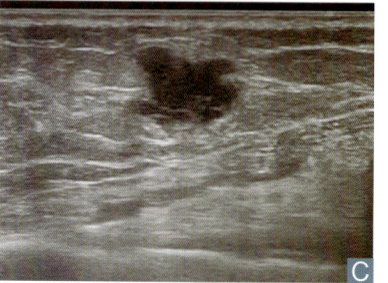

A.椭圆形、平行位。B.圆形、非平行位。C.不规则形、非平行位。

图1-2-1　肿块形状、方位示意图

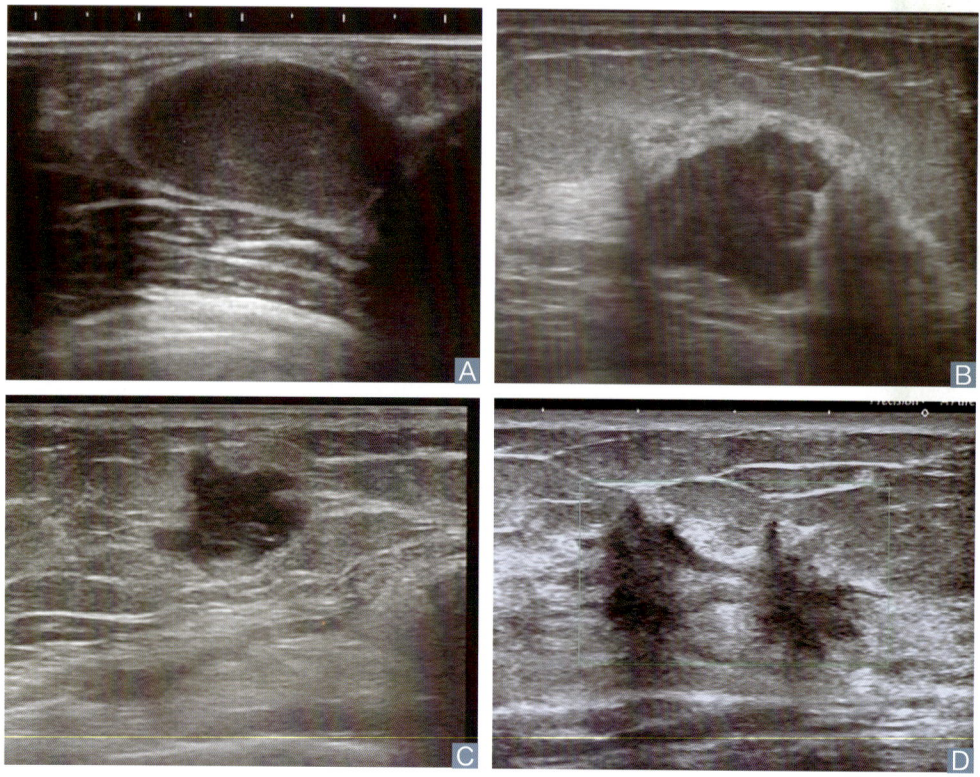

A.界限清楚。B.小叶状（扇贝状）。C.成角（锐角）、蟹足状。D.毛刺状

图1-2-2　肿块边缘示意图

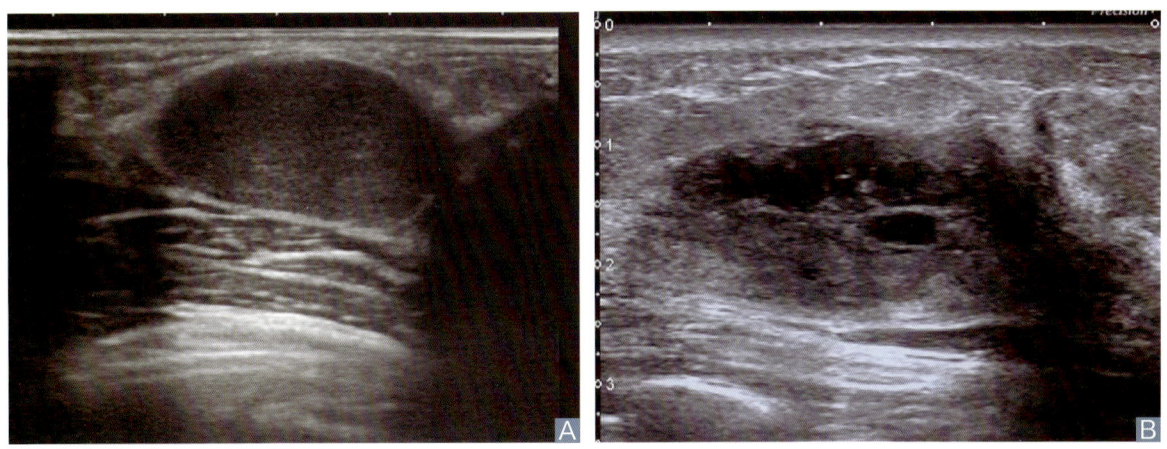

A.低回声、内部回声均匀。B.低回声、内部回声不均匀。

图1-2-3　肿块回声模式示意图

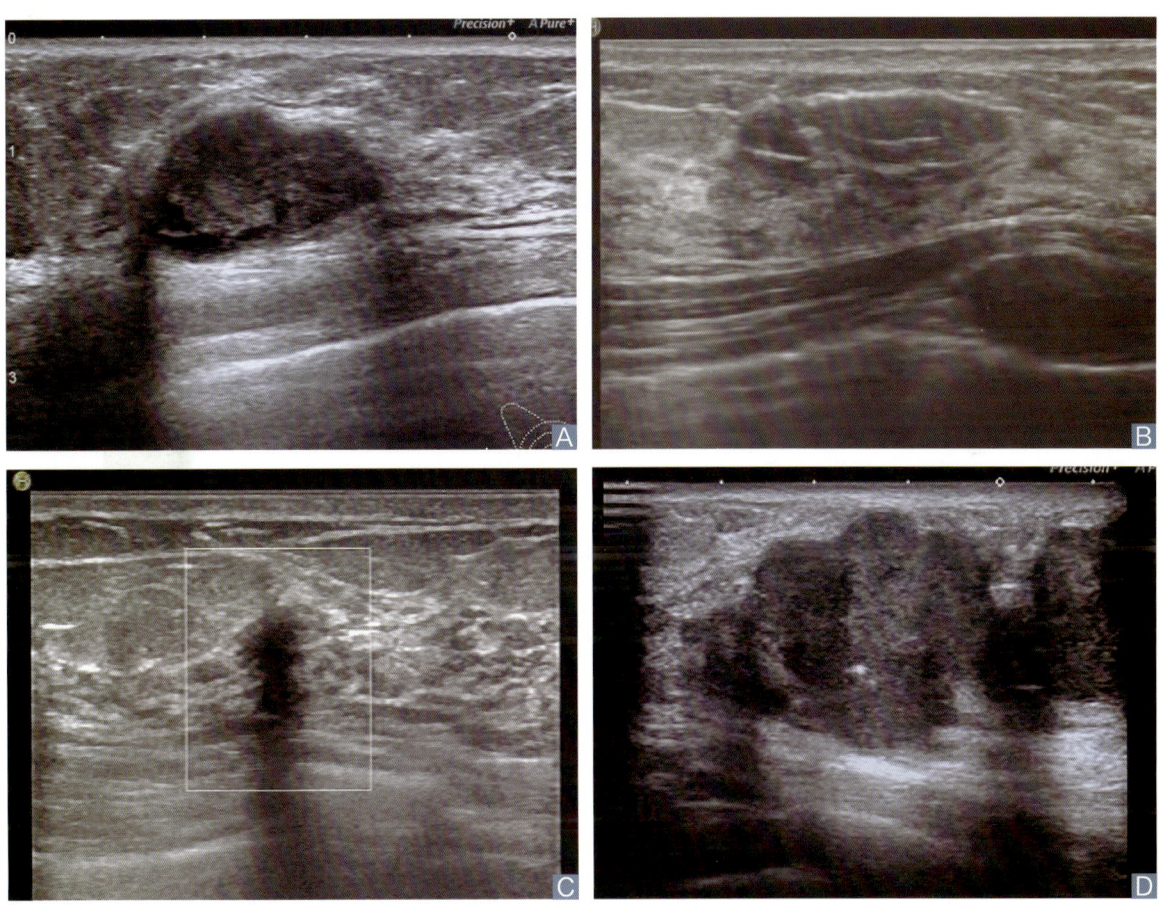

A.病灶后方回声增强。B.病灶后方回声无变化。C.病灶后方回声衰减。D.病灶后方混合回声：增强、衰减。

图1-2-4　肿块后方回声模式示意图

（四）超声报告中其他相关特征描述性术语（图1-2-5至图1-2-8）

1. 钙化：乳腺腺体或病灶内显示的强回声称为钙化

（1）≥0.5mm的钙化属于粗大钙化，大钙化可能会伴有声影；<0.5mm的钙化属于小钙化。

（2）钙化的形态分为：泥沙状、颗粒状、短段状或弧形等；钙化的分布为：单一、成堆、成簇、散在或弥漫等。

（3）钙化的位置分为：肿块内钙化、肿块外钙化、导管内钙化。

2. 肿块血管评估

（1）无血供。

（2）内部血供，血流出现在肿块内部。

（3）边缘血供，血流出现在肿块边缘，可部分或全部环绕肿块。

Adler分级法：①0级，无血流。②Ⅰ级，少量血流，可见1~2处点状血流。③Ⅱ级，中量血流，可见1条主要血管或同时可见几条小血管。④Ⅲ级，丰富血流，可见4条以上血管。

3. 导管改变

（1）正常导管呈树枝状，光滑、规则、分段。从近端乳头到远端实质，其口径逐步缩小。

（2）异常的导管改变表现为1支或多支导管囊状扩张，包括管径不规则和（或）呈树枝状，导管延伸至恶性肿块或从恶性肿块向外延伸，或出现导管内肿块、血栓或碎屑。

正常女性非哺乳期，大导管≥2mm，小导管≥1.2mm应视为扩张。

4. 皮肤改变：包括皮肤增厚、皮肤回缩

（1）皮肤增厚：可以是局灶性，也可以是弥漫性，厚度>2mm定义为皮肤增厚，乳晕区域为>4mm。

（2）皮肤回缩：皮肤表面下凹或边界不清，出现牵拉。

5. 水肿：皮肤增厚、皮下软组织回声增强和梭形低回声区

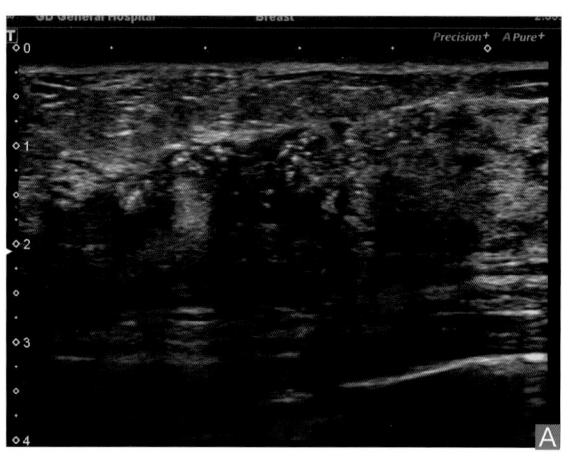 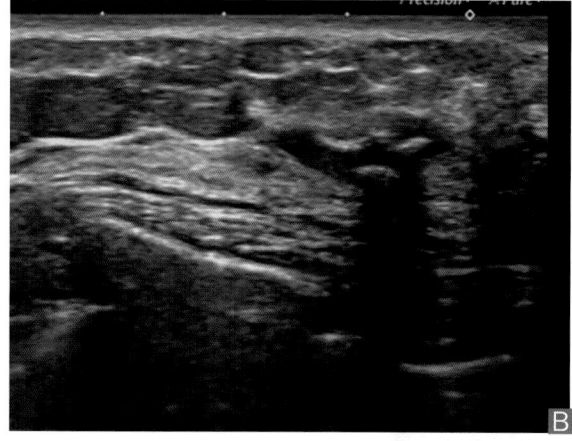

A.簇状微小钙化。B.粗大钙化。

图1-2-5　肿块内部钙化模式示意图

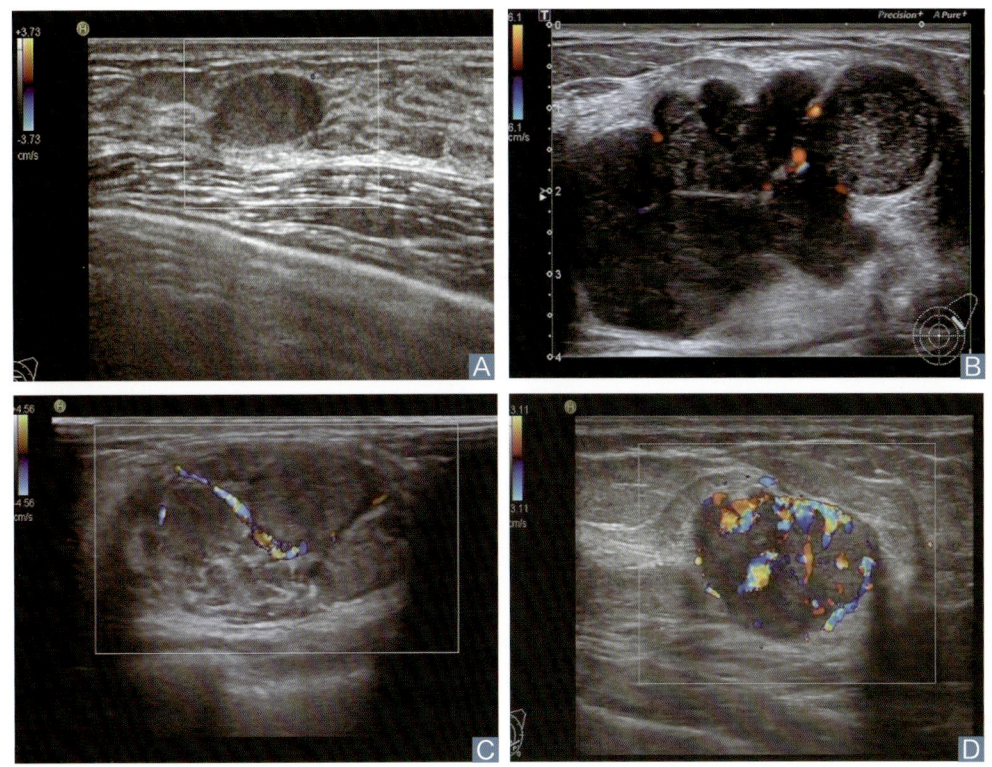

A.病灶内部及周边均无血流（Adler 0级）。B.病灶内部可见点状血流（Adler Ⅰ级）。C.病灶内部可见一主要血管及小血管（Adler Ⅱ级）。D.病灶内部及周边可见丰富血流（Adler Ⅲ级）。

图1-2-6　肿块血管评估示意图

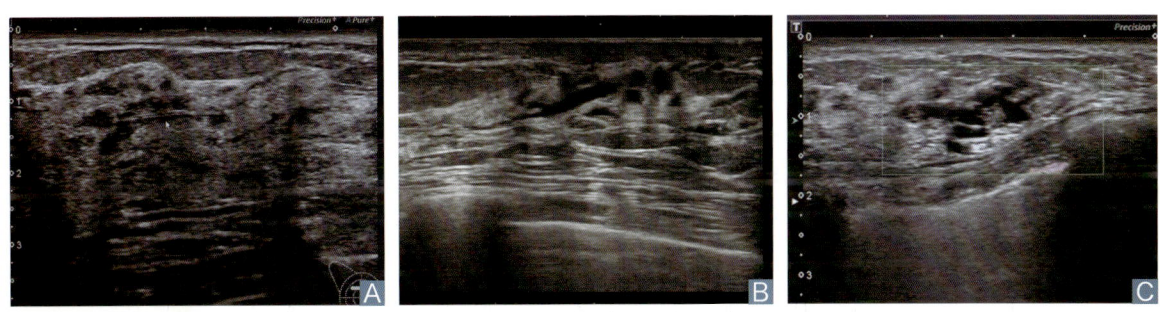

A.正常导管。B.单纯导管扩张。C.导管扩张合并病灶。

图1-2-7　乳腺导管示意图

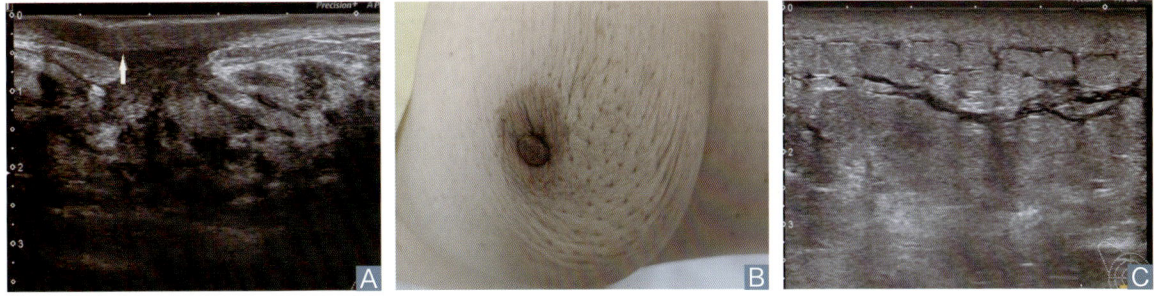

A.皮肤增厚（箭头）。B.皮肤回缩（橘皮征）。C.皮肤增厚、皮下软组织水肿。

图1-2-8　皮肤改变及软组织水肿示意图

（五）超声报告中提示性术语书写应包含以下内容

1. 乳腺正常或异常的判断。
2. 如有异常的局灶性病变应明确病灶的物理性质（囊性、实质性、混合性、钙化模式）。
3. 对应的诊断分类（参照BI-RADS）及相应的处理建议（在分类中默认），并尽可能作出合理的病理性质判断。

（王银　郭玉萍　周瑞莉）

二、乳腺超声BI-RADS分类

（一）国内公认的乳腺超声评估分类是美国放射学会乳腺影像报告与数据系统（American College of Radiology breast imaging reporting and data system，ACR BI-RADS）

（二）超声ACR BI-RADS 分类及处理建议

评估	处理方法	恶性可能
0类：评估未完成——需要进一步影像学检查	召回，进一步影像学检查	N/A
1类：阴性	常规筛查	恶性可能基本为0
2类：良性	常规筛查	恶性可能基本为0
3类：可能良性	短期随访（6个月）或继续监控	恶性可能基本>0，但≤2%
4类：可疑恶性	组织病理学诊断	恶性可能>2%，但≤95%
4A：低度可疑恶性	组织病理学诊断	恶性可能>2%，但≤10%
4B：中度可疑恶性	组织病理学诊断	恶性可能>10%，但≤50%
4C：高度可疑恶性	组织病理学诊断	恶性可能>50%，但≤95%
5类：高度提示恶性	组织病理学诊断	>95%
6类：活检证实的恶性	当临床上合适时，手术切除	N/A

（三）超声ACR BI-RADS（2013版）分类

0类：评估未完成，需要进一步影像学评估和（或）与既往影像学检查相比较。

①临床触及异常，超声未见明确病灶；②术后超声发现异常，但无法鉴别瘢痕或复发；③超声发现斑点状强回声，可疑钙化，但未能发现病灶；④曾做过影像检查，本次超声检查图像可疑异常，但不确定是否存在病灶。

1类：阴性。

临床、超声检查均无阳性发现。

2类：良性病灶，基本上可以排除恶性病变。

①单纯性囊肿；②乳腺植入物；③明确的纤维腺瘤；④稳定的术后改变（包括术后积液）；⑤乳腺内淋巴结。

3类：良性可能，恶性≤2%。

①首次检查，几乎考虑为纤维腺瘤（年龄＜40岁）；②（单发）复杂囊肿；③簇状小囊肿；④术后瘢痕引起的乳腺结构扭曲；⑤脂肪坏死。

4类：可疑恶性，恶性率在3%～95%，分为4A、4B、4C，3类。

4A（低度可疑恶性，3%～10%）：①不典型纤维腺瘤（部分边缘不清、形态不规则或非平行位）；②有临床表现的复杂性囊肿；③可触及的脓肿。

4B（中度可疑恶性，11%～50%）：①成组不定形或较多有形的钙化灶；②边缘不清、难以描述的实性病灶。

4C（高度可疑恶性，51%～95%）：①新出现成组的线形钙化；②新出现不清楚、不规则的实性病灶。

5类：高度提示恶性，恶性率＞95%。

具有非常典型恶性特征的肿块。

6类：已有活检病理结果恶性的证据，在手术前进行影像学检查的病灶。

（四）中国抗癌协会乳腺癌诊治指南与规范（CBCS）BI-RADS（2024版）分类［参照ACR BI-RADS（2013版）分类标准，并结合我国实际情况制定］

0类：评估不完整，建议结合钼靶或MRI（磁共振成像）检查。

①临床有阳性体征，如触及肿块、浆液性溢液或乳头溢血，但超声检查无异常发现；②术后超声发现异常，但无法鉴别瘢痕或复发；③超声发现斑点状强回声，可疑钙化，但未能发现病灶；④曾做过影像检查，本次超声检查图像可疑异常，但不确定是否存在病灶；⑤因皮肤破损导致检查未能完成或腺体过厚，深部腺体探查不清。

1类：阴性

临床无体征。超声检查阴性：如无肿块、无结构扭曲、无皮肤增厚及无微小钙化等。

2类：良性病灶，基本上可以排除恶性病变。

①单纯性囊肿；②乳腺植入物；③多次复查图像无变化的良性病灶（如纤维腺瘤）；④稳定的术后改变（包括术后积液，及良性病变术后或恶性病变术后远期随访）；⑤乳腺内淋巴结（正常或炎性淋巴结）；⑥乳房内脂肪瘤；⑦没有恶性证据的其他情形，如单纯的导管扩张。

3类：良性可能，恶性≤2%。

①首次检查，具有明确良性特征的肿块：如呈椭圆形（包括大分叶）、边界清、平行方位，肿块几乎考虑为纤维腺瘤（年龄＜40岁）；②等回声型复杂囊肿（不含实性成分），如积乳囊肿；③簇状小囊肿；④术后瘢痕引起的乳腺结构扭曲，如恶性病变术后早期随访；⑤有明确病理结果的乳腺炎症。

4类：可疑恶性，恶性率在3%～95%之间，分为4A、4B、4C，3类。

4A（低度可疑恶性，3%～10%）：①不典型纤维腺瘤（部分边缘不清，或形态不规则，或血流较丰富，或伴有粗大钙化，或首次检查年龄>40岁等）；②有临床表现（疼痛或可触及肿块）的复杂性囊肿；③没有明确病理结果的乳腺炎症；④复合型囊肿（含实性成分的囊肿）；⑤有乳头溢液或溢血的导管内病灶。

4B（中度可疑恶性，11%～50%）：①成组不定形或较多有形的钙化灶；②边缘不清、难以描述的实性病灶。

4C（重度可疑恶性，51%～95%）：①新出现成组的线形钙化；②新出现不清楚、不规则的实性病灶。

5类：高度提示恶性，恶性率＞95%。

超声声像图恶性特征明显的病灶归于此类。

6类：已有活检病理结果证实，新辅助化疗疗效评估及观察。

（五）超声BI-RADS分类中关于降类及升类的意见（针对多次复查的病灶）

1. 降类

3类→2类，见于以下情况：①复杂性囊肿或可能纤维腺瘤定期复查2～3年无变化；②簇状小囊肿，但明显是由数个单纯囊肿组成时；③乳腺肿瘤术后并发症，考虑为肉芽肿，且多次复查图像无变化者。

4类→3类，见于以下情况：①复杂性囊肿不确定是否合并实性成分，经随访囊肿内可疑实性成分回声发生变化，排除实性可能；②形态不规则、边缘模糊实性小病灶（特别是＜1cm）、无临床症状者，首次超声检查诊断4A类，建议短期随访复查，多次复查病灶大小图像无变化，排除恶性可能。

2. 升类

3类→4类，见于以下情况：随访过程中，半年内肿块直径增大超过20%或出现其他可疑改变者。

注：本书无特殊说明时，所述分类均为CBCS BI-RADS（2024版）分类。

（刘彦英　郭玉萍　周瑞莉）

第二章

乳腺发育异常

第一节 副乳腺

· 临床概述 ·

副乳腺（accessory breast）指除正常乳房外而异常发育的乳腺组织，从胸壁、腋下到外阴都可出现，多见于腋前线。病因分2种，一种是由家族遗传所致，另一种是胚胎发育不良所致。

根据乳腺发育状况分为完全发育型及不完全发育型。完全发育型少见，有乳头、乳晕和腺体；不完全发育型多见，为乳头、乳晕、腺体不完全组合，多数表现为有腺体，无乳头和乳晕。

副乳腺在青春期前处于相对静止状态，随着月经的出现而逐渐增大，部分患者有经前胀痛，多数患者在妊娠期才首次出现症状。哺乳期有副乳头者也可分泌乳汁，无副乳头则主要表现为局部隆起和胀痛。副乳腺与正常部位乳腺一样，可发生各种类型乳腺良性、恶性肿瘤及乳腺炎等疾病。

· 病理表现 ·

镜下：完全发育型副乳腺有正常乳腺组织，包括各级导管及小叶，间质纤维组织常有增生。

· 超声表现 ·

2D（二维超声）	在正常乳腺以外的位置，多为腋窝皮下脂肪层内，可检出与正常乳腺不相连的乳腺组织回声，呈长椭圆形或菱形，边界不整齐，无包膜
CDFI（彩色多普勒血流成像）	腺体内血流信号稀少。妊娠期和哺乳期血流信号增多、增粗
其他	乳腺组织回声受年龄、月经周期、妊娠和哺乳期等生理因素影响而变化。大多数产后的副乳腺腺体萎缩，主要成分是纤维脂肪组织，因此超声可不具有明显腺体特征

· 病例及解析 ·

病例1　女，42岁。10年前哺乳期发现双侧腋窝肿块伴胀痛。

专科检查：双侧腋窝局部稍隆起，未触及肿物。双侧乳房无异常。

临床诊断：（双侧腋窝）副乳腺。

详见图2-1-1。

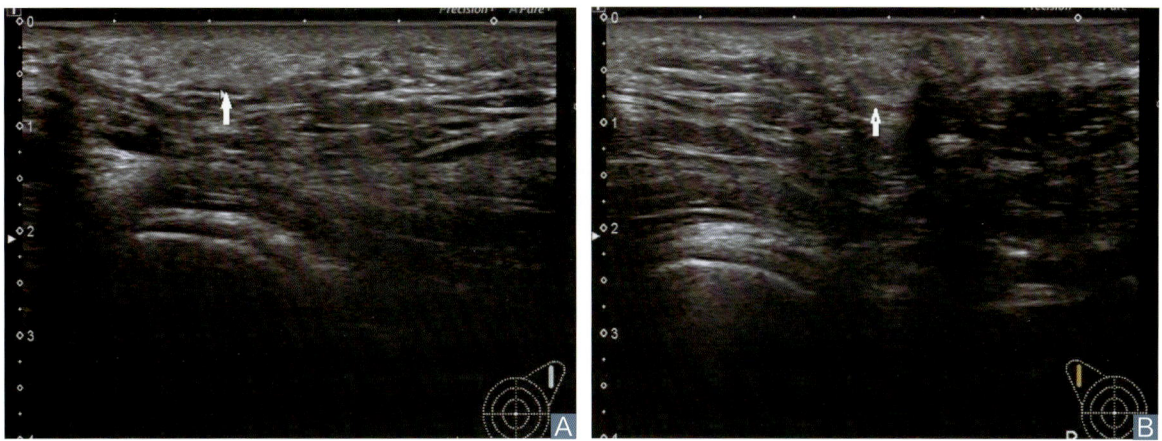

A~B.双侧腋窝皮下见腺体样回声，厚分别约0.3cm（A）、0.4cm（B），内回声均匀，未见明显肿块回声。

图2-1-1 （双侧腋窝）副乳腺超声图

病例2 女，34岁。3年前孕期发现右侧腋窝隆起，月经来潮时疼痛明显。

专科检查：右侧腋窝局部隆起，未触及肿物。左侧腋窝及双侧乳房无异常。

病理诊断：（右侧腋窝）副乳腺。

详见图2-1-2a、图2-1-2b。

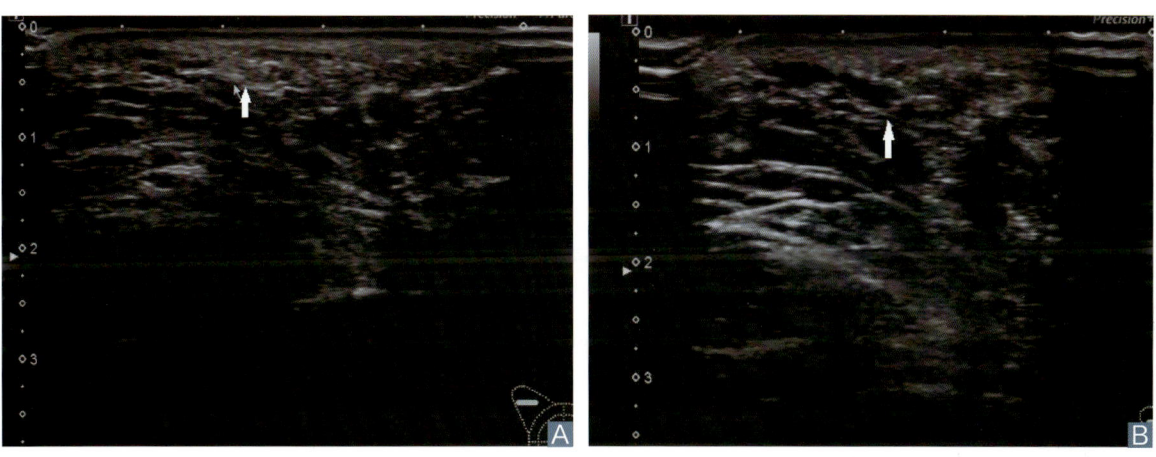

A~B.右侧腋窝皮下见腺体样回声（A箭头），腺体回声不均匀，内可见导管扩张（B箭头）。

图2-1-2a （右侧腋窝）副乳腺超声图

扫码观看视频

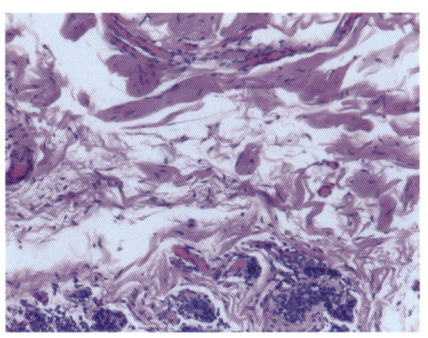

镜下：可见乳腺导管及小叶结构，部分导管扩张，细胞无明显异型。

图2-1-2b （右侧腋窝）副乳腺病理图

病例3 女，20岁。发现右侧腋窝肿块伴经期前胀痛3年。

专科检查： 右侧腋窝局部稍隆起，皮肤表面可见一针尖样破口，伴有微量白色分泌物。左侧腋窝及双侧乳房无异常。

病理诊断： （右侧腋窝）副乳腺。

详见图2-1-3a、图2-1-3b。

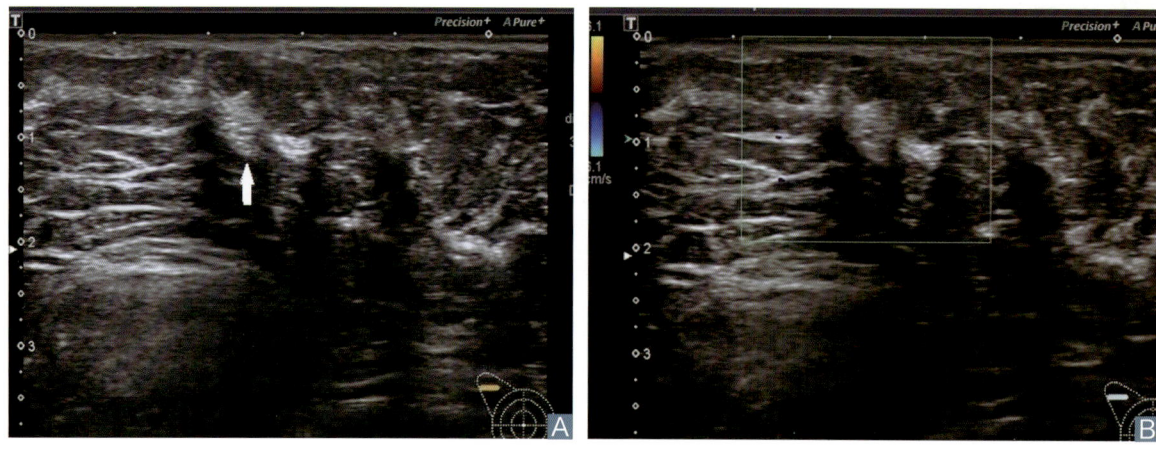

A.2D：右侧腋窝皮下见腺体样回声（箭头），厚约0.4cm，内回声均匀，未见明显肿块回声。B.CDFI：内部未见明显血流信号。

图2-1-3a （右侧腋窝）副乳腺超声图

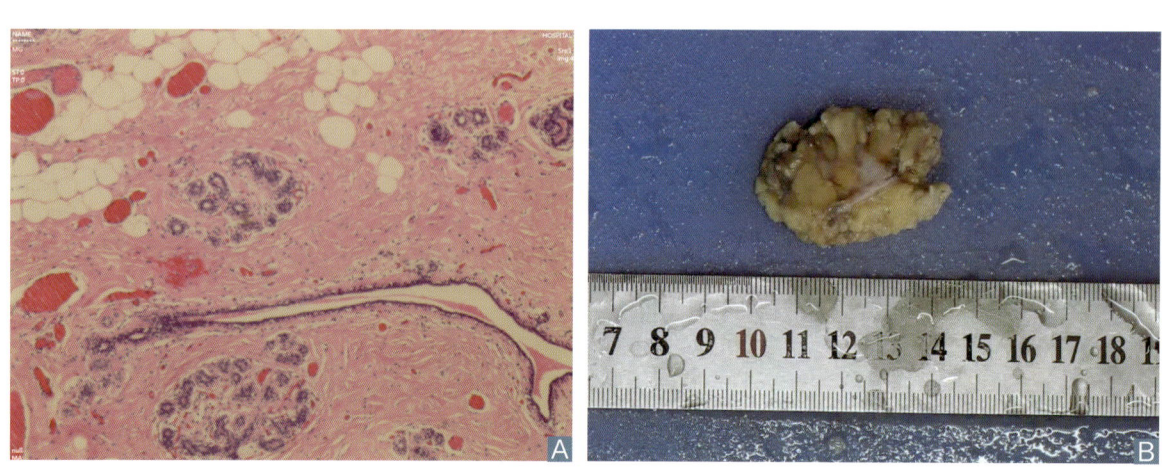

A.镜下：送检组织为乳腺小叶和导管，细胞无异型。B.大体：（右副乳）切开见一结节，大小1cm×1cm×0.5cm，结节切面灰白色，实性，质中。

图2-1-3b （右侧腋窝）副乳腺病理图

病例4 女，21岁。发现双侧腋窝包块伴胀痛2个月，月经来潮疼痛症状加重。

专科检查： 右侧腋窝局部稍隆起，未触及肿物。左侧腋窝及双侧乳房无异常。

病理诊断： 1.（右侧腋窝）符合副乳腺。2.（左侧腋窝）符合副乳腺，伴囊肿形成。

详见图2-1-4a、图2-1-4b。

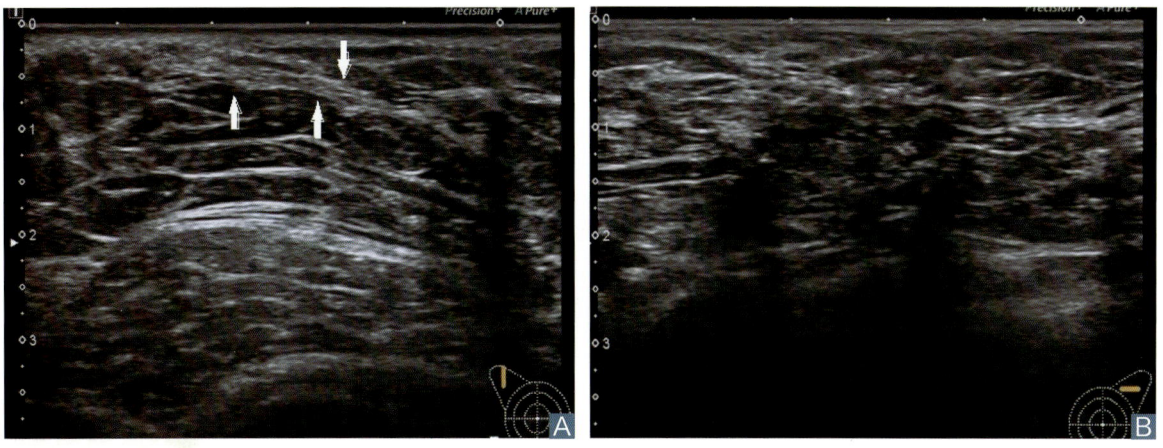

A.右侧腋窝可见腺体样稍强回声，厚0.4cm，内未见明显肿块回声。B.左侧腋窝未见明显腺体样回声。

图2-1-4a　（双侧腋窝）副乳腺超声图

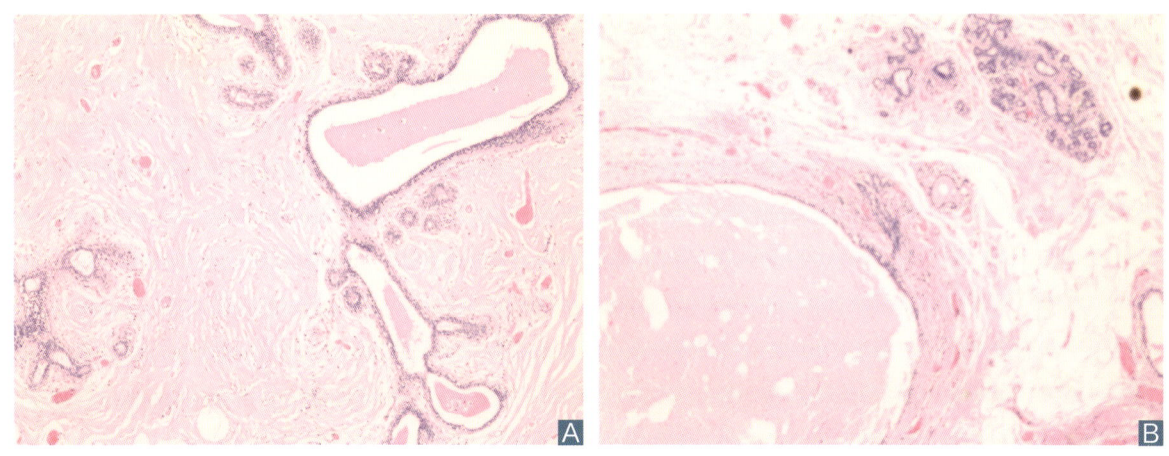

A~B.镜下：右侧（A）、左侧（B）可见乳腺导管及小叶结构，部分导管囊性扩张，细胞无明显异型。

图2-1-4b　（双侧腋窝）副乳腺病理图

病例5　女，37岁。发现双侧腋窝隆起10年，无不适。

专科检查：双侧腋窝局部稍隆起，右侧较明显，触及一约1cm肿物，质软，表面光滑，活动度好。双侧乳房无异常。

临床诊断：1. 右侧腋窝副乳腺。2. 右侧腋窝实性病灶（纤维腺瘤可能）。

详见图2-1-5。

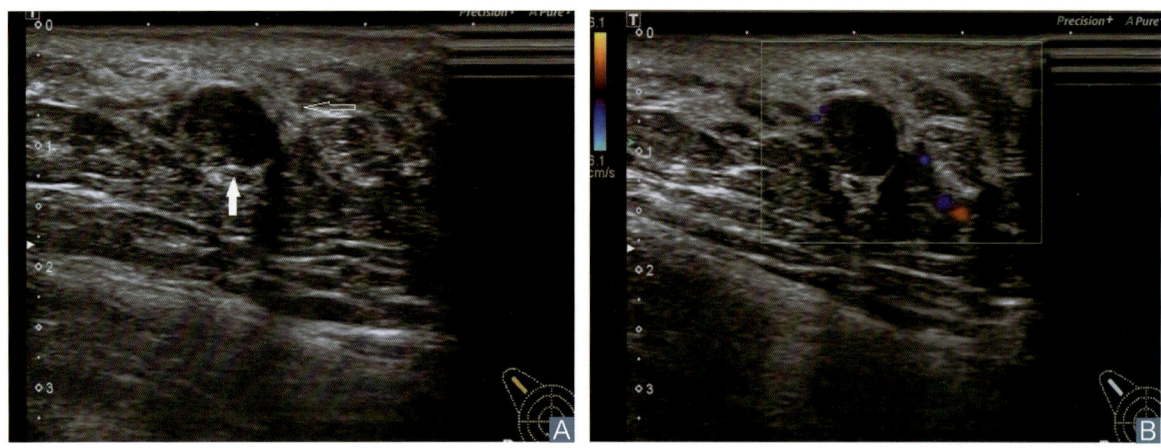

A.2D：右侧腋窝见腺体样回声（虚线箭头），内回声不均匀，可见一大小0.9cm×0.6cm低回声光团（白色箭头），呈椭圆形，边界清，内回声均匀。B.CDFI：低回声光团周边可见少许血流信号。

图2-1-5 （右侧腋窝）副乳腺超声图

解析

病例1至病例3的患者临床症状明显（其中病例3可见副乳头），超声均于腋窝处探及腺体样回声，副乳腺临床诊断明确。病例4患者仅右侧腋窝胀痛，左侧无不适，超声探查左侧腋窝亦未见明显腺体回声，因此术前漏诊左侧腋窝副乳腺。该患者术后病理为双侧腋窝副乳腺。由此可见，双侧腋窝副乳腺腺体厚薄可以不对称，若腺体菲薄，则不易与皮下脂肪组织区分开来，容易漏诊。病例5患者虽然无明显临床症状，但超声检查于右侧腋窝皮下见腺体样回声，内可见一椭圆形实性结节，超声考虑为右侧腋窝副乳腺合并纤维腺瘤。副乳腺同样可发生乳腺肿瘤病变，由于位置隐匿，肿块往往不容易早期被发现。

诊断思路

副乳腺最常见的发生部位为腋窝，可双侧或单侧发生。外观可见腋窝局部隆起，偶尔可见副乳头。超声探查于腋窝处皮下见腺体样结构回声，与乳房腺体不相连。需要鉴别的是部分肥胖或年长女性腋窝隆起，可能是乳腺外上象限腺体向腋尾处延伸，或者是腋窝局部脂肪增厚，并非真正副乳腺。

若临床症状典型及超声在腋窝区域皮下发现腺体样结构，副乳腺诊断明确，报告应描述其副乳腺腺体厚度，超声结论提示：副乳腺。若患者有明显的临床症状，而超声又无阳性发现时，可能是由于腺体菲薄，与皮下脂肪组织分界不清，造成假阴性，因此不能完全排除副乳腺可能，超声结论提示：腋窝未见明显腺体样结构。若临床症状和声像图均不典型，仅外观腋窝局部隆起者，可于月经期前后进行对照观察，作进一步诊断。

正常乳腺组织可发生的肿瘤在副乳腺亦可发生，因此还需排除有无同时合并其他乳腺病变。

若为单纯副乳腺，诊断不作分类。若副乳腺合并肿块，则对肿块按图像特征进行BI-RADS分类。

（刘彦英）

第二节 乳房肥大症

· 临床概述 ·

乳房肥大症（mammary hypertrophy），是指腺体、脂肪及结缔组织过度增生导致乳房体积异常增大的一种疾病。按性别及发病年龄分为：男性乳房肥大症、性早熟性乳房肥大症、成人女性乳房肥大症。患病人群以男性为主，成年女性总体患病率较低。男性乳房肥大症详见本书第十二章第一节。本节内容主要介绍成人女性乳房肥大症。

成人女性乳房肥大症（又称巨乳症），是指成年妇女乳腺过度发育，导致乳房体积过大，可以是单侧或双侧、对称或不对称的。目前病因及发病机制并不十分清楚，可能与乳腺组织的雌激素增多有关，也可能与靶细胞对雌激素的敏感性增强有关。多数患者早期无明显症状，后期病情继续发展，可出现乳房胀痛、胸部压迫感、肩酸背痛、湿疹等症状。由于乳房过度下垂，可引起患者行动不便，后期可能会导致脊柱畸形和颈椎关节炎。

巨乳症分为单纯型和复杂型，后者指同时合并1种及以上如纤维腺瘤等乳腺良恶性疾病。巨乳症为不可逆转的真性乳腺肥大，药物疗效欠佳，通常采用手术治疗方式，术后一般预后良好。

· 病理表现 ·

大体：全乳腺弥漫性增大，巨乳症乳腺可重达数十千克，皮肤表面可见静脉曲张、可破溃或感染。

镜下：导管增生，分支少，形态相对正常，缺乏正常小叶结构。上皮可呈旺炽性增生和出现异型性，纤维和脂肪组织过度增生，少数有假血管瘤样间质增生。

· 超声表现 ·

2D	乳房巨大，皮肤变薄，脂肪及腺体层增厚。复杂型腺体结构紊乱，层次欠清，导管扩张，呈网状或线状暗区；可合并实性或囊性病灶
CDFI	腺体内见散在条状、点状血流信号
其他	淋巴结（−）

·病例及解析·

病例1 女，48岁。双侧乳房逐渐增大5年余，偶有胸闷等不适。

专科检查：双侧乳房对称，可见明显增大，无橘皮样改变，乳头乳晕无糜烂，乳头无凹陷。双侧乳腺未触及肿物。双侧腋窝未触及肿大淋巴结。

病理诊断：1.（左）乳腺灶性导管上皮普通型增生（UDH）。2.（右）乳腺导管上皮普通型增生（UDH）。

详见图2-2-1a、图2-2-1b、图2-2-1c、图2-2-1d。

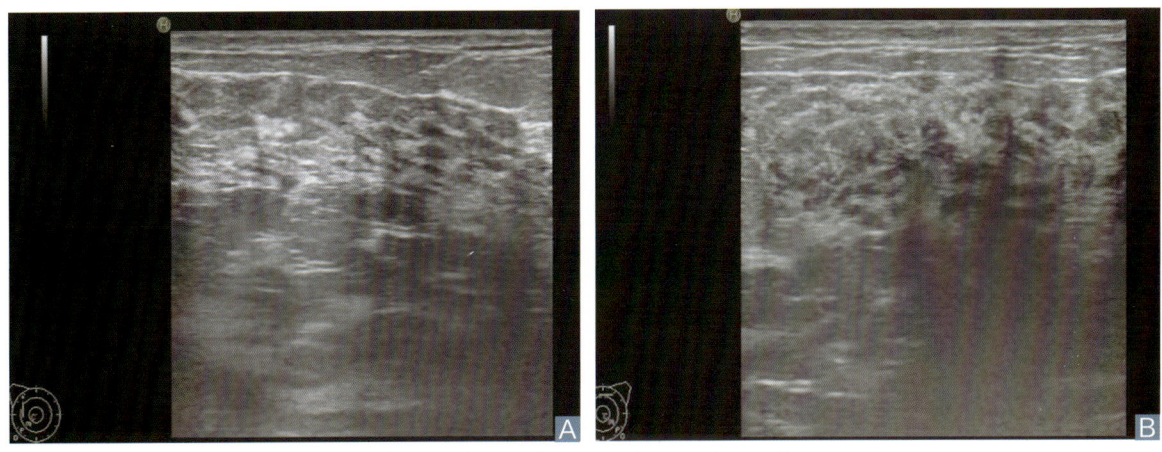

A~B.左侧（B）、右侧（A）乳腺腺体增厚，内未见明显局限性肿块回声。

图2-2-1a 双侧巨乳症（单纯型）超声图

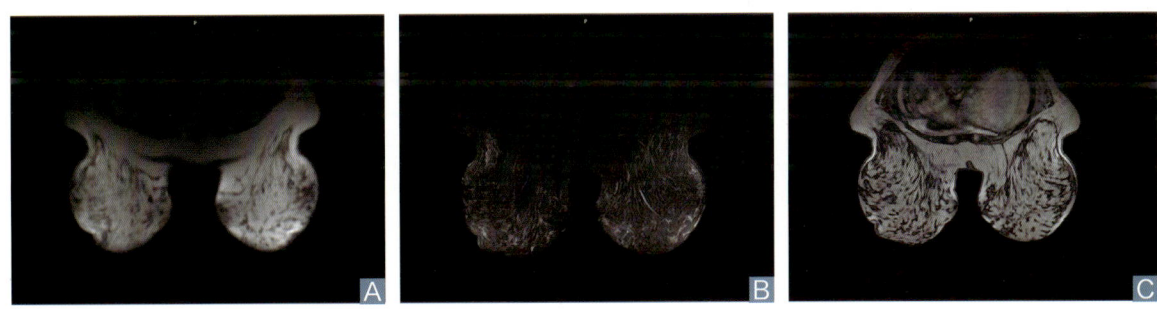

A~C.MRI：双乳呈散在纤维腺体型，腺体呈斑片状。双乳信号较均匀，增强后未见异常信号影，动态增强曲线呈上升型。

图2-2-1b 双侧巨乳症（单纯型）MRI图

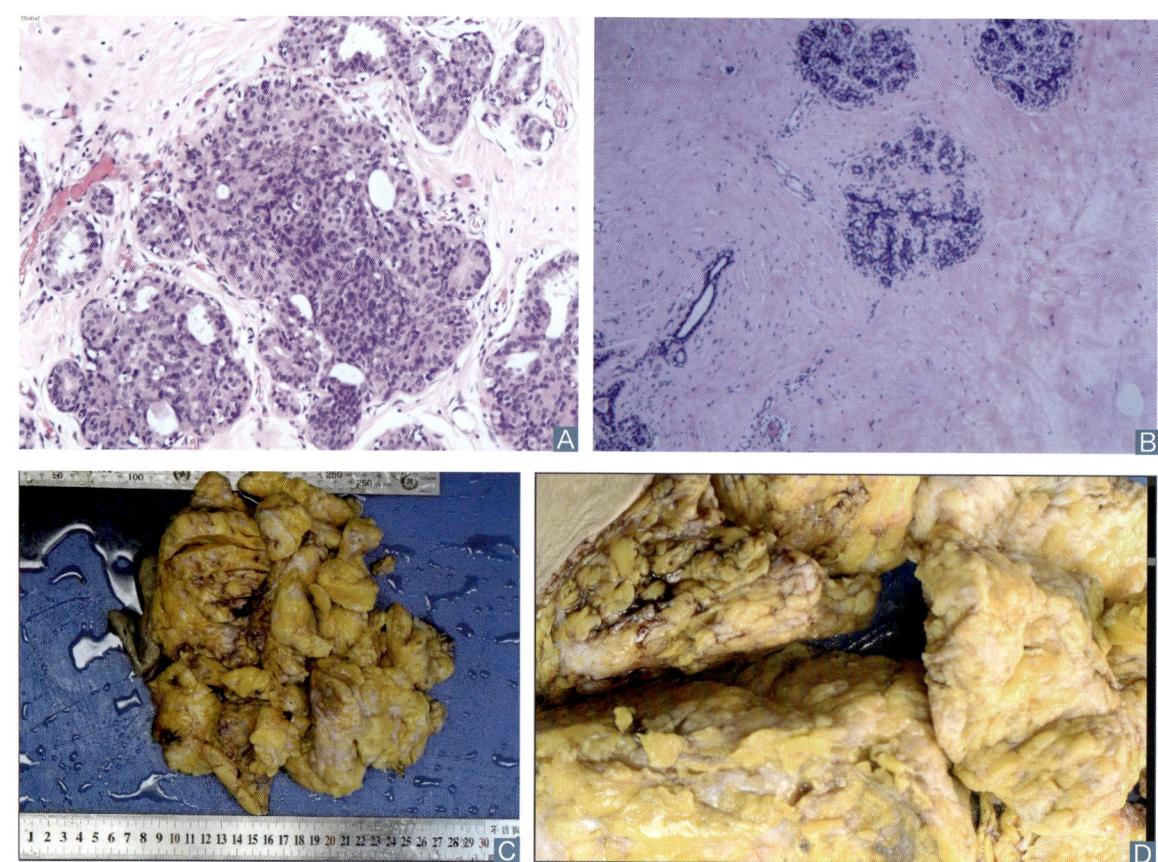

A~B.镜下：右侧（A）、左侧（B）乳腺组织，末梢导管数量增多，小叶范围扩大；部分导管上皮增生，细胞杂乱不一致，个别导管内可见钙盐沉积。C.大体：（右乳腺组织）26cm×10cm×4.5cm，多切面切开，切面均未见肿物及质硬区。D.大体：（左乳腺组织）29cm×24cm×8cm，多切面切开，切面灰白、灰黄色，质中。

图2-2-1c 双侧巨乳症（单纯型）病理图

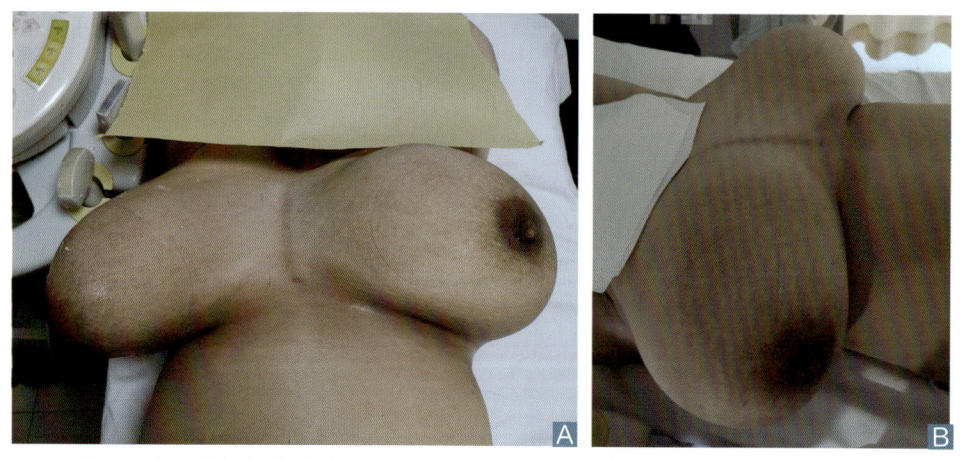

A~B.外观：左、右侧乳房对称性明显增大（A）；皮肤表面及乳头乳晕无异常（B）。

图2-2-1d 双侧巨乳症（单纯型）外观图

病例2 女，53岁。双侧乳房进行性增大2年，伴胀痛，随月经有周期性改变（月经期胀痛，经期过后乳房变软），近一年双乳增长速度明显加快，目前双乳巨大，影响生活。

专科检查：双侧乳房不对称，双乳明显增大下垂，左乳达脐水平，右乳约脐上两横指水平。双侧乳头无回缩凹陷，乳头乳晕无糜烂，皮肤无水肿、无凹陷、无局部隆起、无橘皮样改变。双侧腋窝未触及肿大淋巴结。

病理诊断：1.（左）乳腺纤维腺瘤；乳腺囊肿；假血管瘤样间质增生（PASH）。2.（右）乳腺纤维腺瘤；乳腺腺病，灶性导管上皮普通型增生。

免疫组织化学（下简称免疫组化）结果：（左、右）CD31（血管内皮+，小血管增生），CD34（血管内皮+，小血管增生）CK5/6（肌上皮+），CK14（肌上皮+），ER（斑驳+）。

详见图2-2-2a、图2-2-2b、图2-2-2c、图2-2-2d。

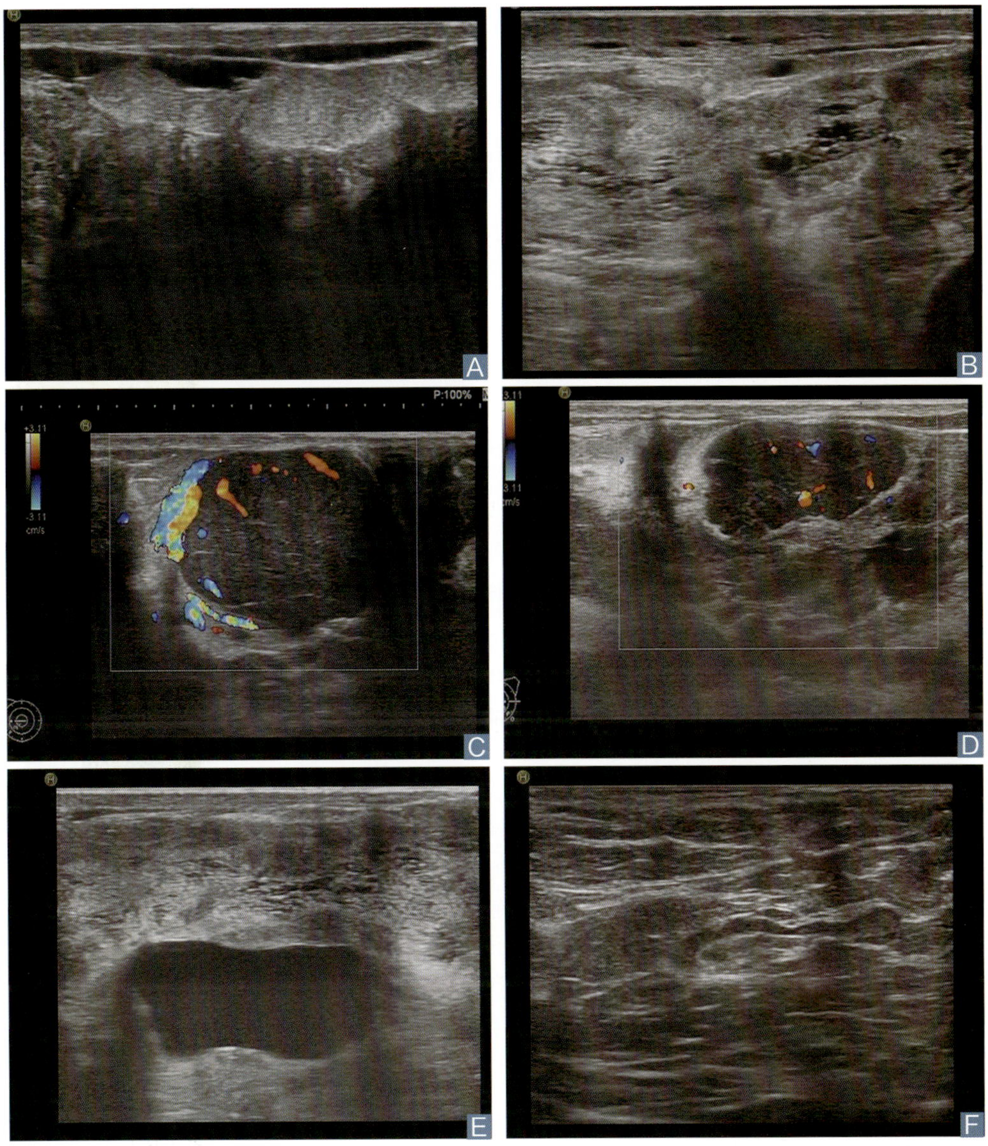

扫码观看视频

A.乳房皮下软组织回声增强，见多个迂曲走行管状无回声区。B.乳腺腺体增厚，腺体间质增厚、回声减低，乳腺导管弥漫性轻度扩张，呈网状或线状暗区。C~D.右侧（C）、左侧（D）乳腺内可见稍低回声光团，边界清，形态规则，内回声尚均匀，光团内部可见短线状血流信号。E.左侧乳腺内可见无回声区，边界清，形态规则，内透声好。F.左侧腋窝淋巴结（-）。

图2-2-2a　双侧巨乳症（复杂型）超声图

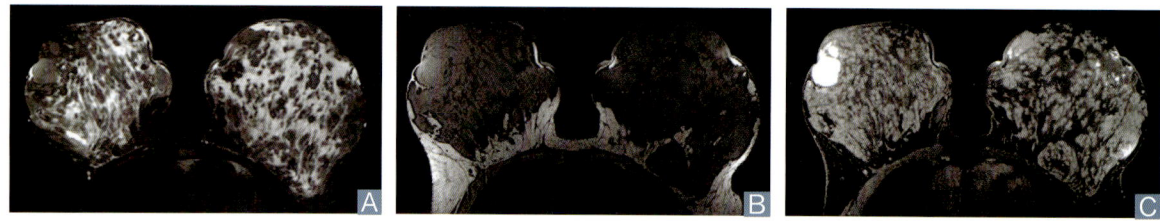

A~C.MRI：双侧乳腺巨大，内可见多发类圆形、卵圆形肿块，较大者约4.6cm×4.4cm，边界清，T2WI压脂相呈等/稍高信号（A），T1WI呈等信号（B），增强扫描中度均匀性强化（C），动态增强曲线呈上升型。另双侧乳腺见多发条片状网格状长T2信号影（A），增强扫描无明显强化（C）。

图2-2-2b　双侧巨乳症（复杂型）MRI图

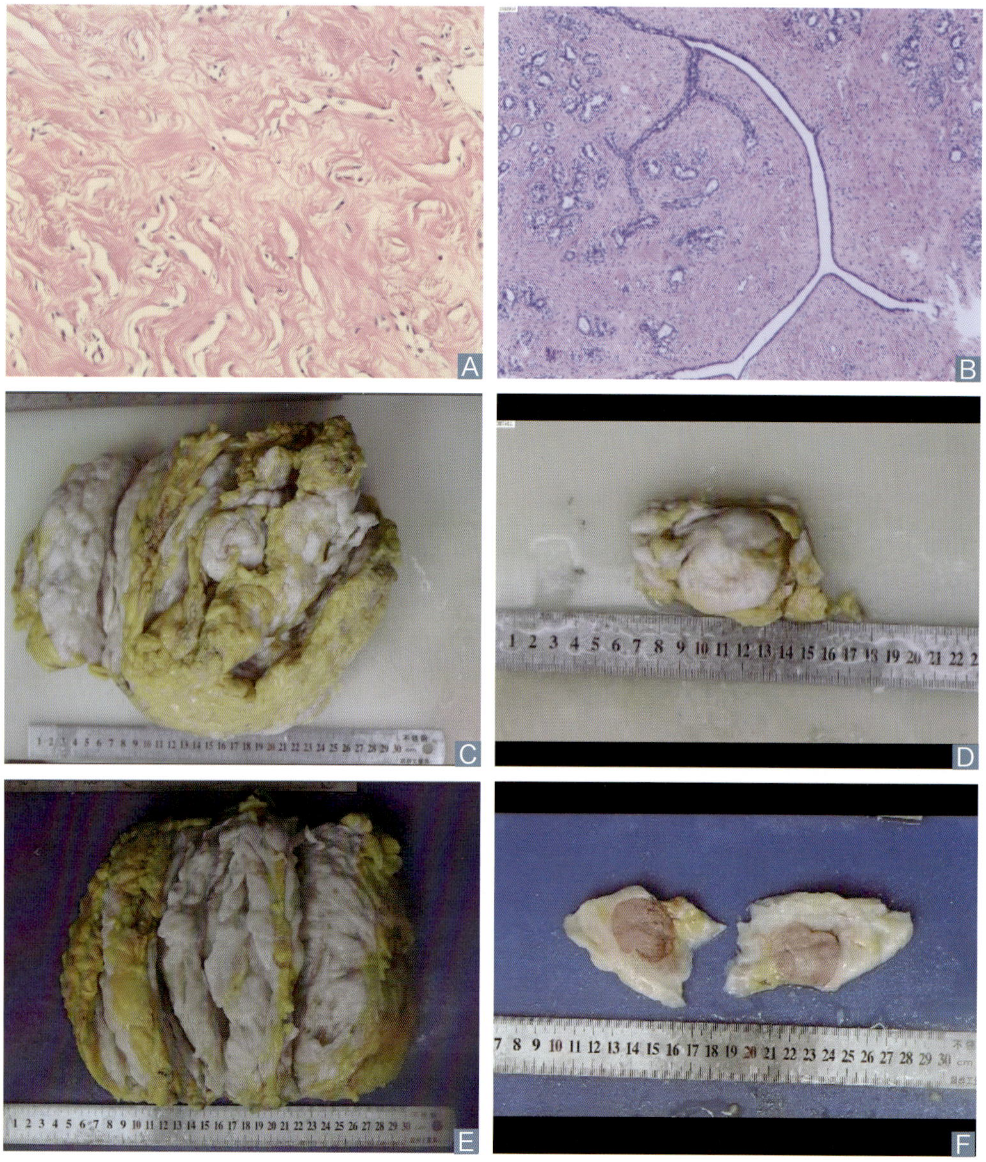

A.（左）镜下：乳腺组织，小叶内间质纤维增生伴玻璃样变性，形成结节样结构，乳腺导管受压弯曲变形呈裂隙状。部分间质胶原化，周边可见成纤维细胞。B.（右）镜下：乳腺组织，小叶内间质纤维增生伴变性，形成结节样结构，乳腺导管受压弯曲变形呈裂隙状；周围部分乳腺小叶增生，小叶范围扩大，部分导管增生扩张，灶性导管上皮普通型增生，局灶间质小血管增生。C~D.大体：（左乳房）乳腺切除标本23cm×22.5cm×8.7cm（C），切开呈多结节状，其中最大者5cm×4.7cm×2.2cm，切面灰白色，质韧（D）。E~F.大体：（右乳房）乳腺切除标本25cm×21cm×5.5cm（E），见一肿物3.5cm×3.5cm×2.2cm，切面灰红色，质韧（F）。

图2-2-2c　双侧巨乳症（复杂型）病理图

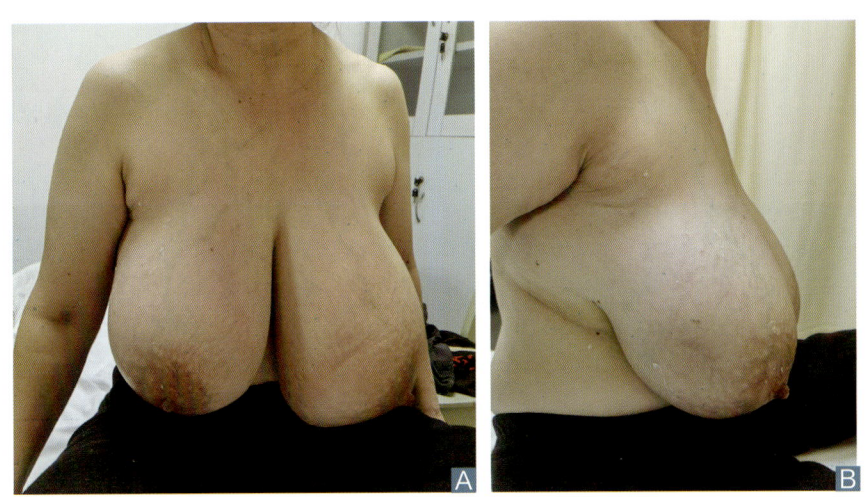

A~B.外观：左右侧乳房不对称，皮肤表面及乳头乳晕无异常（A）；右乳下垂达脐水平（B）。

图2-2-2d　双侧巨乳症（复杂型）外观图

解析

文中病例1、病例2患者无诱因出现渐进性乳房增大，均为双侧发病。病例1为单纯型巨乳症，病史5年余，双乳对称性增大，乳房皮肤及乳头无异常。超声表现为乳腺腺体增厚，腺体及乳房皮下软组织回声无异常，无合并占位病变。病例2为复杂型巨乳症，病史2年，较病例1增长速度快。超声表现为双侧乳房皮下软组织、腺体及腺体间质弥漫性不均匀增厚，乳腺导管呈纤细管状回声，软组织内及腺体内血管增宽，与青春期乳房肥大回声类似。同时该患者双侧乳房还合并多发实质性病灶（纤维腺瘤）及囊肿。

诊断思路

成年女性乳房肥大症（简称巨乳症），其定义为乳房重量超过总体重的3%或乳房组织重量超过1.5~1.8kg，发病率较低。根据是否合并其他乳腺疾病分单纯型与复杂型，复杂型罕见。

超声表现为双侧乳房皮下软组织、腺体及腺体间质弥漫性不均匀增厚，乳腺导管呈纤细管状回声，软组织内及腺体内血管增宽。复杂型腺体内还可见其他乳腺疾病声像改变，源自乳腺组织的各种乳腺良恶性疾病均可能发生，最常见的是合并纤维腺瘤、乳腺囊肿、乳腺假血管瘤间质增生等。

巨乳症可单侧或双侧发病，若单侧乳房肥大，需与乳腺恶性肿瘤、纤维腺瘤、纤维肉瘤等相鉴别。超声检查可以鉴别是否巨乳症，还可以判断单纯型或复杂型。单纯型仅表现为腺体弥漫性增厚，腺体内无占位病变，超声诊断：巨乳症，双侧乳腺未见占位病变，BI-RADS 1类。复杂型腺体结构层次不清，回声多样，本质是腺体小叶增生、间质纤维化、导管扩张，属良性增生病变，超声诊断：巨乳症，双侧乳腺腺体回声异常，BI-RADS 2类。由于复杂型可伴发纤维腺瘤等其他乳腺疾病，这种情况下，超声诊断：巨乳症，乳腺实质性/囊性病灶，BI-RADS按肿块的图像特征进行分类。

巨乳症由于乳房肥大，给超声扫查带来困难：一是深部腺体显示不清；二是容易扫查遗漏。解决方法是：调整探头频率、焦点位置；必要时对患者采取多体位（平卧位、侧卧位、坐位等）全面扫查，扫查断面相互覆盖，避免出现超声扫查遗漏区域。若深部腺体结构确实显示困难，超声无法评估，诊断为BI-RADS 0类，建议结合其他影像学检查。

（郭玉萍）

第三章

乳腺增生性及炎症性病变

乳腺疾病超声诊断思路及病例解析

第一节 乳腺腺病

·乳腺腺病定义及分类·

定义：腺病（adenosis）是一组以乳腺小叶为基础的良性增生病变，其共同特点是小叶内末梢导管和腺泡数量增多、间质纤维组织不同程度增生、上皮和肌上皮排列结构仍正常。概括为：乳腺小叶数量增多，体积增大。

分类：广义的乳腺腺病包括单纯性腺病、硬化性腺病、大汗腺腺病、微腺性腺病、旺炽性腺病和放射状瘢痕（复杂硬化性病变）等。

本节内容主要介绍单纯性腺病、硬化性腺病及放射状瘢痕。三者的区别在于病理镜下改变不同。

单纯性腺病	小叶内末梢导管或腺泡数目增多，同时伴有小叶内间质纤维组织不同程度的增生
硬化性腺病	小叶内管泡呈腺瘤样增生，伴有小叶纤维组织呈放射状增生，腺体扭曲变形，常常伴有钙盐沉积
放射状瘢痕	由于硬化造成乳腺小叶结构破坏

一、单纯性腺病

·临床概述·

腺病是最常见的乳腺良性非肿瘤性病变，病灶通常较小，但可以广泛分布。腺病可单独发生，也可与其他乳腺疾病伴发。本病多见于20~40岁女性，病因不明确，一般认为与卵巢内分泌紊乱有关，即孕激素减少、雌激素水平过高，或二者比例失调，作用于乳腺组织使其增生而形成。临床表现为发现乳腺肿块或出现乳房胀痛（与月经周期相关）。

乳腺腺病本身无手术治疗的指征，手术治疗的目的主要是活检，避免误诊、漏诊乳腺癌，或切除非典型增生病变。

·病理表现·

镜下：乳腺小叶内末梢导管或腺泡数量增加，小叶内间质纤维组织不同程度增生。末梢导管上皮细胞可正常或增生，但排列规则，无异型，肌上皮存在。

·超声表现·

乳腺腺病超声表现多样化，分典型及不典型2类。

		典型图像特征	不典型图像特征
2D	形状	较规则，椭圆形或微分叶	不规则，形状多样
	方位	平行位	平行或非平行位
	边缘	光整	边缘模糊或成角状
	内部回声	低回声或等回声	低回声或等回声
	回声模式	尚均匀，部分瘤内可见少许无回声区或粗颗粒状、棒状钙化	不均匀，部分可见簇状微小钙化
	后方回声	大多有双侧边阴影，部分后方回声增强	部分后方回声衰减
CDFI		可表现为无血流、少血流或稍丰富血流	部分肿块内部可见穿支血流

·病例及解析·

病例1　女，49岁。发现左乳肿块1个月，无不适。

专科检查：无异常。

病理诊断：（左）乳腺腺病，伴个别导管上皮普通型增生（UDH）。

详见图3-1-1a、图3-1-1b。

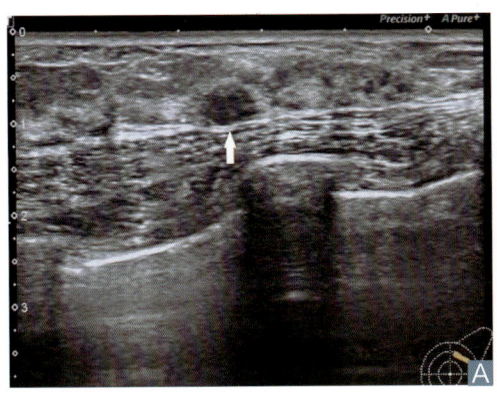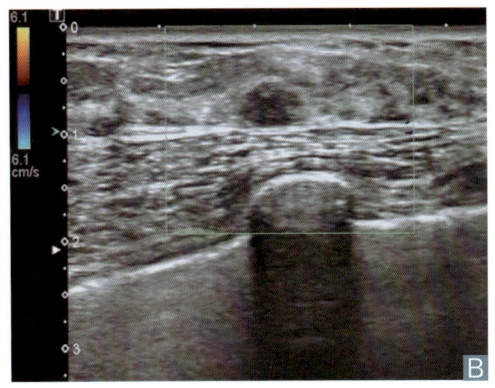

A.2D：左侧乳腺2点钟距乳头2.0cm处可见一大小0.8cm×0.4cm低回声光团，形态规则，边界清，平行位，内回声均匀。B.CDFI：低回声光团内部及周边未见彩色血流信号。

图3-1-1a　乳腺腺病超声图

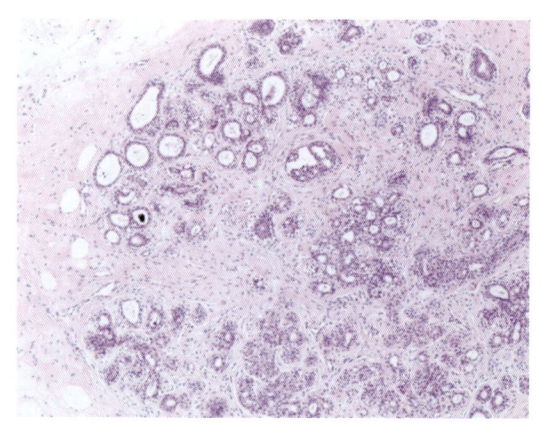

镜下：乳腺组织，小叶增生，范围扩大；个别导管上皮增生，细胞大小不一致；个别导管内钙盐沉积。

图3-1-1b 乳腺腺病病理图

病例2 女，43岁。发现左乳肿块1个月，无不适。

专科检查：无异常。

病理诊断：（左）乳腺腺病。

详见图3-1-2a、图3-1-2b。

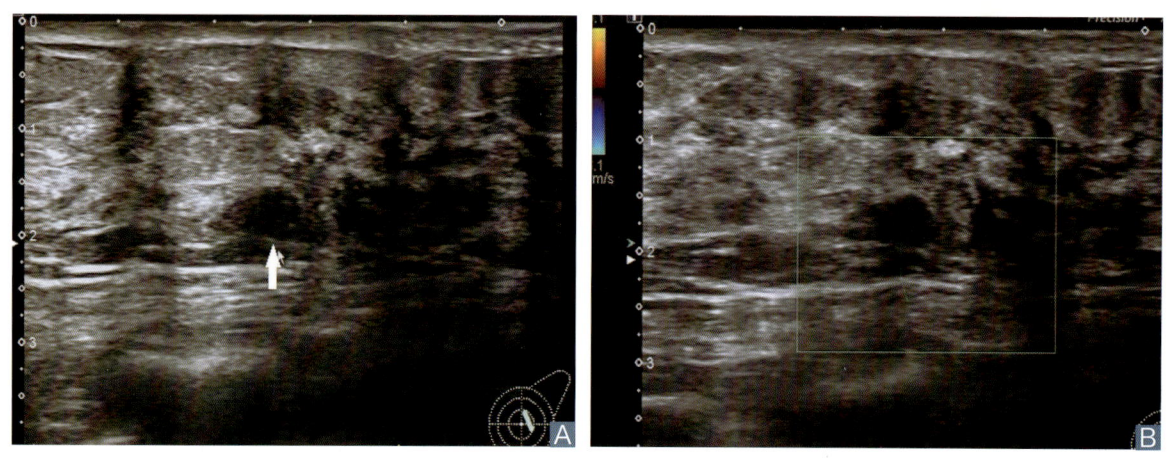

A.2D：左侧乳腺3点钟距乳头1.0cm处可见一大小0.9cm×0.3cm低回声光团，形态规则，边界清，平行位，内回声均匀。B.CDFI：低回声光团内部及周边未见明显彩色血流信号。

图3-1-2a 乳腺腺病超声图

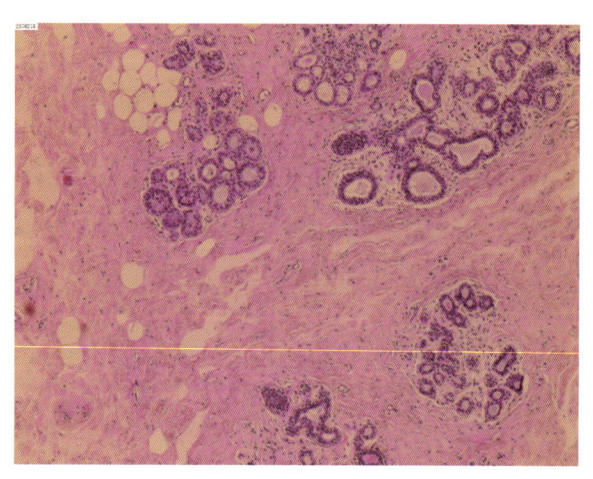

镜下：乳腺组织，小叶轻度增生，个别导管上皮轻度增生；间质局部胶原增生。

图3-1-2b 乳腺腺病病理图

解析

病例1、病例2病灶＜1cm，呈低回声，形态规则，边界清，未见明显包膜，内回声较均匀，病灶内无血流。从图像来看属典型良性乳腺病变，结合患者年龄及症状，术前超声诊断考虑腺病，BI-RADS 3类。

病例3 女，52岁。发现右乳肿块1个月，无不适。

专科检查：无异常。

病理诊断：（右）乳腺腺病伴导管上皮普通型增生（UDH）。

详见图3-1-3a、图3-1-3b。

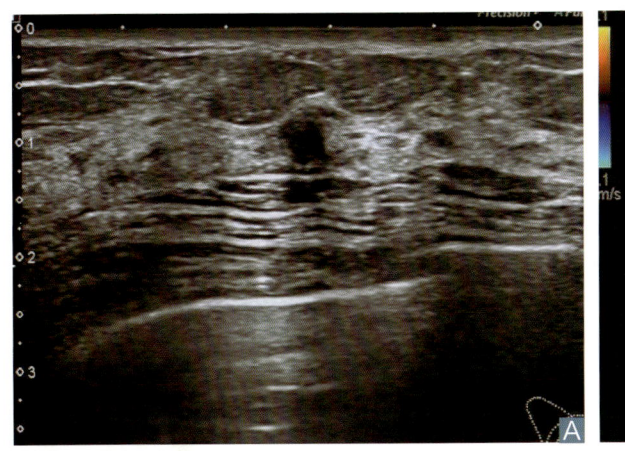
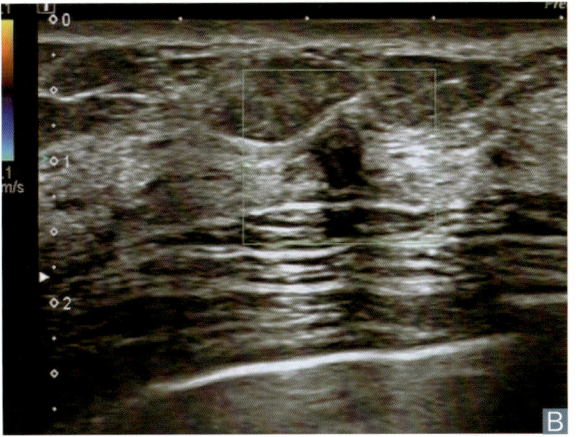

A.2D：右侧乳腺12点钟乳头旁可见一大小0.5cm×0.5cm低回声光团，形态欠规则，边界清，非平行位，内回声尚均匀。B.CDFI：低回声光团内部及周边未见彩色血流信号。

图3-1-3a 乳腺腺病超声图

扫码观看视频

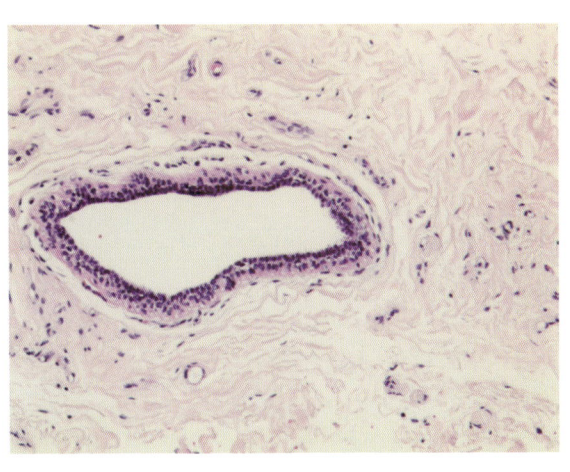

镜下：乳腺组织，间质胶原增生伴导管囊性扩张，个别导管上皮增生，细胞排列呈流水样，未见异型。

图3-1-3b 乳腺腺病病理图

病例4 女，29岁。体检发现左乳肿块2天，无不适。

专科检查：无异常。

病理诊断：（左）乳腺腺病伴导管上皮普通型增生（UDH）。

详见图3-1-4a、图3-1-4b。

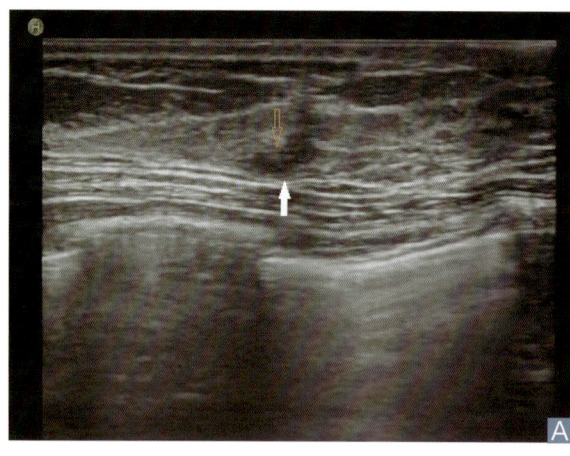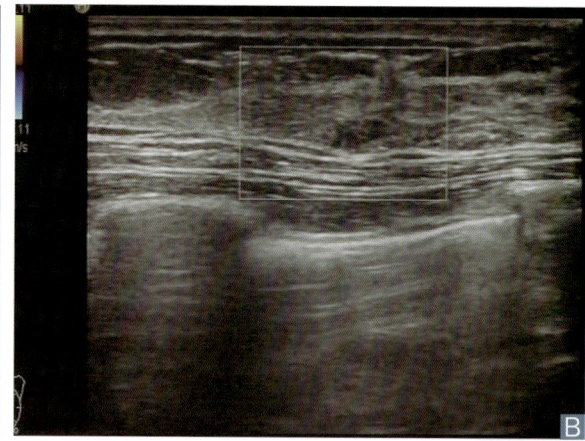

扫码观看视频

A.2D：左侧乳腺12点钟距乳头1.0cm处可见一大小0.6cm×0.4cm低回声光团，形态欠规则，边界尚清，平行位，内回声欠均匀。B.CDFI：低回声光团内部及周边未见彩色血流信号。

图3-1-4a 乳腺腺病超声图

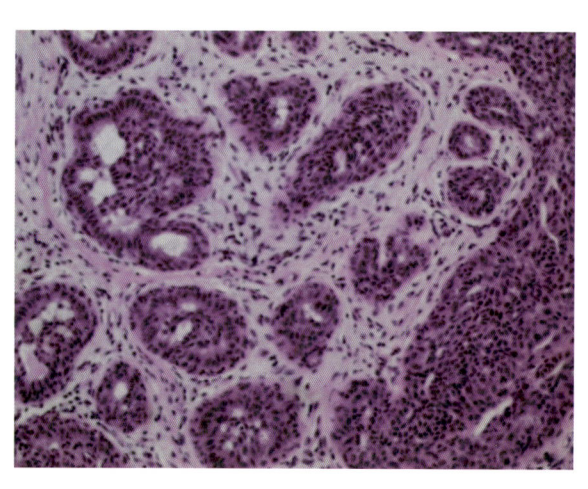

镜下：乳腺组织，小叶轻度增生，部分导管上皮增生。

图3-1-4b 乳腺腺病病理图

病例5 女，42岁。体检发现左乳多发肿块2周，无不适。

专科检查：无异常。

病理诊断：1.（左乳2点钟）乳腺腺病，伴囊肿形成。2.（左乳6点钟）乳腺腺病，伴导管上皮普通型增生（UDH）。

详见图3-1-5a、图3-1-5b。

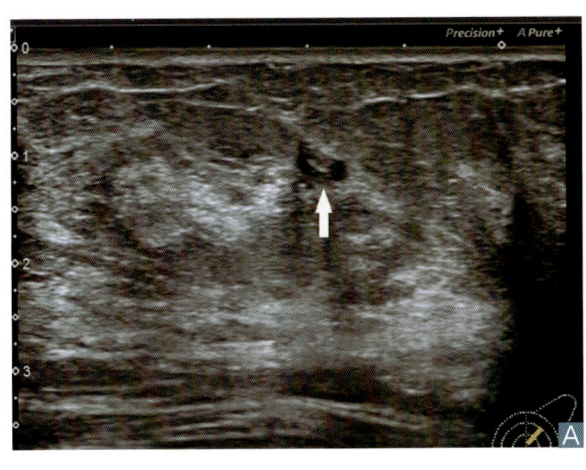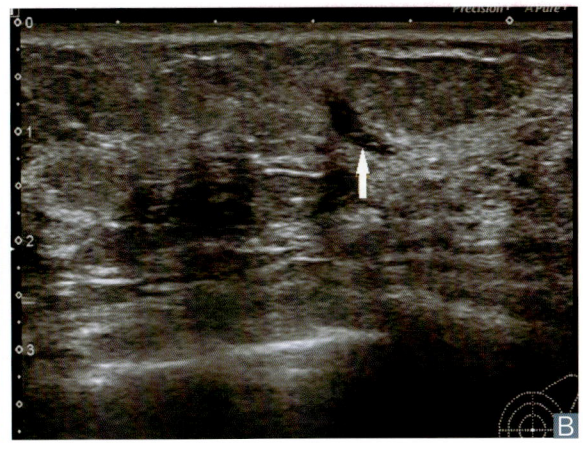

A~B.左侧乳腺2点钟距乳头2.0cm处（A）、6点钟距乳头2.0cm处（B）可见大小分别为0.6cm×0.4cm、0.5cm×0.3cm低回声光团，形态欠规则，边界欠清，非平行位，内回声尚均匀。

图3-1-5a　乳腺腺病（多灶）超声图

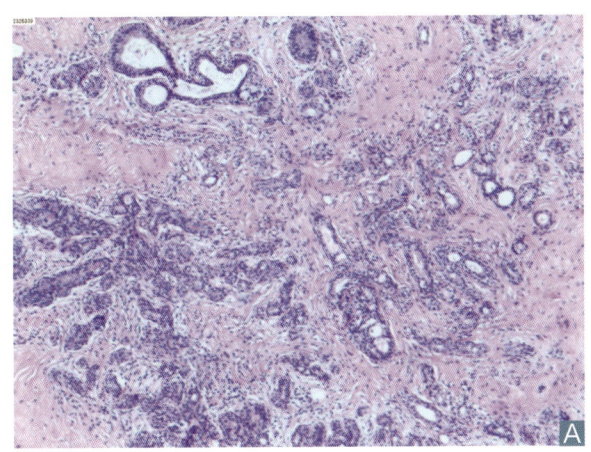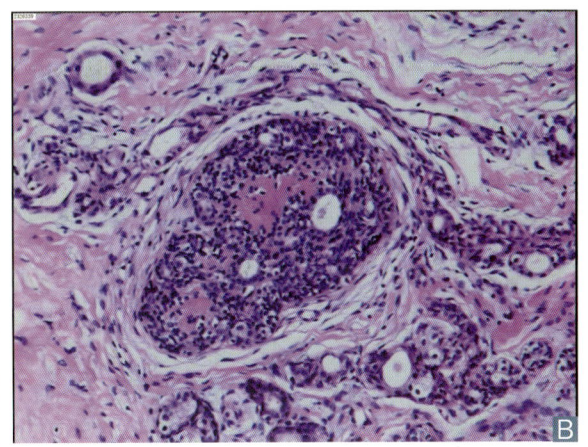

A~B.镜下：乳腺组织，小叶增生，部分导管扩张呈囊状（A），部分导管扩张及分泌物潴留（B），灶性导管上皮增生，排列呈流水样，增生的细胞形态混杂，无明显异型。

图3-1-5b　乳腺腺病（多灶）病理图

病例6　女，50岁。体检发现右乳肿块1个月，无不适。

专科检查：无异常。

病理诊断：（右）乳腺腺病伴部分导管上皮普通型增生（UDH）。

详见图3-1-6a、图3-1-6b。

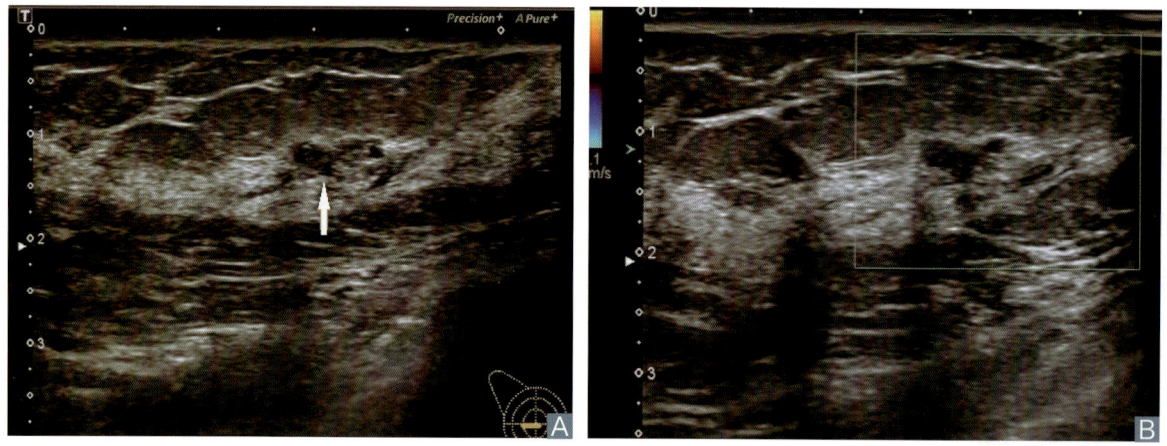

A.2D：右侧乳腺9点钟距乳头2.0cm处可见一大小0.8cm×0.3cm低回声光团，形态欠规则，边界清，平行位，内回声不均匀，可见少许无回声区。B.CDFI：低回声光团内部及周边未见彩色血流信号。

图3-1-6a 乳腺腺病超声图

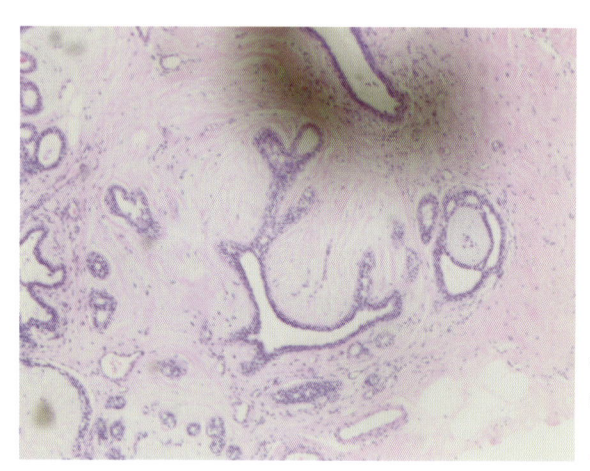

镜下：乳腺组织，局灶导管上皮增生，排列呈流水状，形成边窗样结构，细胞不一致。

图3-1-6b 乳腺腺病病理图

解析

病例3至病例6病灶均＜1cm，呈低回声，形态不规则或欠规则，未见明显包膜，内回声较均匀，病灶内无血流。这4例患者均因病灶形态欠规则超声诊断为BI-RADS 4A类，临床予微创手术治疗。术后回顾分析，病灶虽然形态不规则，但与周围组织分界较清，未见毛刺征，也未见高回声晕环。对于这类病灶，我们可以建议患者短期随访观察。多次复查病灶大小及图像无变化，超声诊断可从4A类降至3类。

病例7 女，35岁。体检发现左乳肿块1周，无不适。

专科检查：无异常。

病理诊断：（左）乳腺腺病。

详见图3-1-7a、图3-1-7b。

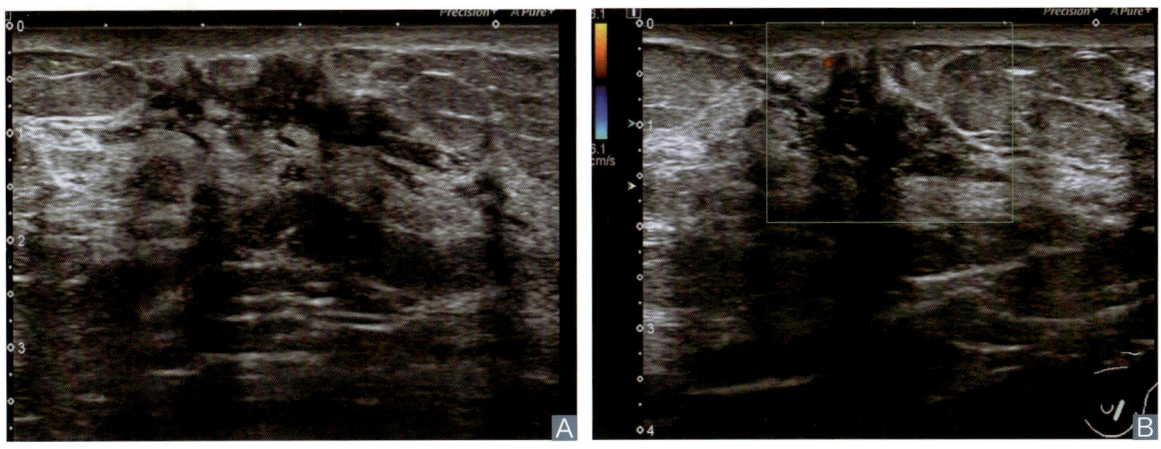

A.2D：左侧乳腺3点钟至4点钟乳头旁可见一大小2.4cm×0.9cm低回声光团，形态不规则，边界尚清，平行位，内回声不均匀，可见少许散在强光点。B.CDFI：低回声光团内部可见星点状彩色血流信号。

图3-1-7a 乳腺腺病超声图

扫码观看视频

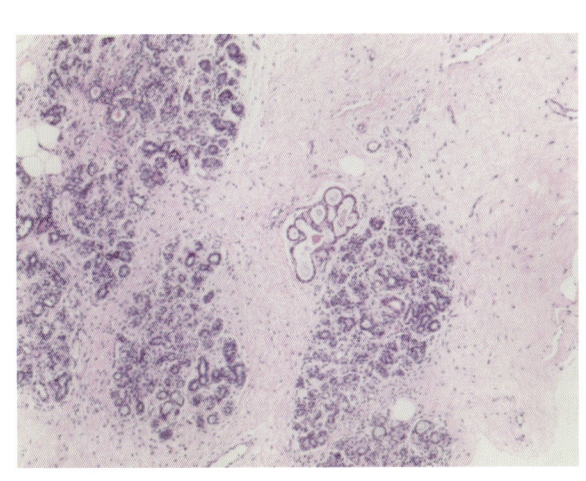

镜下：乳腺末梢导管数量增多，小叶扩大、融合成片。

图3-1-7b 乳腺腺病病理图

解析

病例7视频中可见左乳头旁一低回声光团，形态不规则，呈匍匐状向周围延伸，与周围组织分界尚清，内回声欠均，似见微小钙化，血供稍丰富。该病灶图像类似非肿块型导管原位癌，由于无既往影像资料做对比，因此超声诊断为BI-RADS 4B类。术后回顾分析：患者为年轻女性，未触及肿块、无乳头溢血等症状；病灶表现为腺体局部回声减低，但缺乏肿块占位感。这类病灶可以建议患者先短期（3个月）随诊复查，根据复查结果再决定是否降类或升类。

病例8 女,40岁。体检发现右乳肿块1个月,无不适。

专科检查:无异常。

病理诊断:(右)乳腺腺病,伴导管上皮普通型增生(UDH)。

详见图3-1-8a、图3-1-8b。

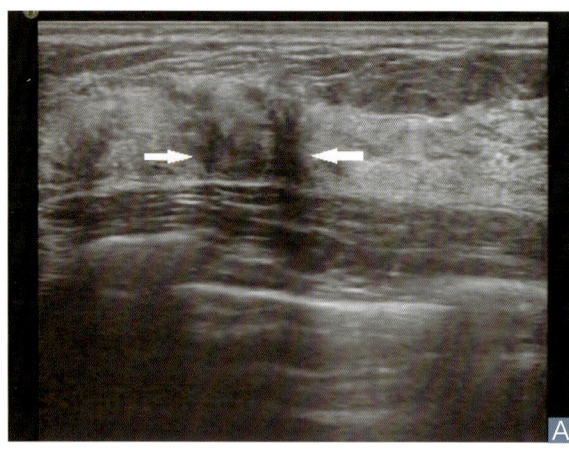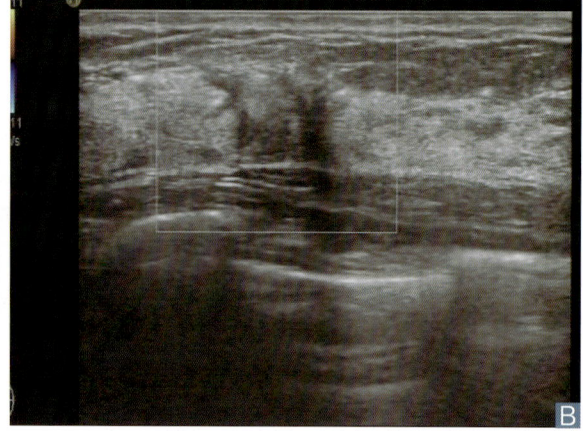

A.2D:右侧乳腺10点钟距乳头3.0cm处可见一大小1.1cm×0.8cm低回声区,形态欠规则,边界不清,内回声欠均匀,可见侧边声影。B.CDFI:低回声区周边及内部未见明显彩色血流信号。

图3-1-8a 乳腺腺病超声图

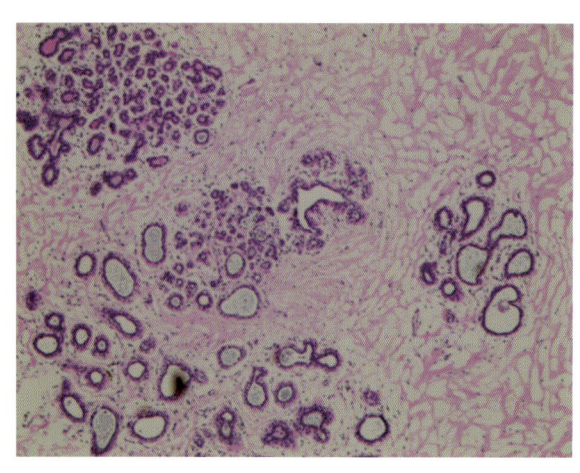

镜下:乳腺组织,小叶增生,小叶结构紊乱,间质胶原增生;个别导管扩张伴胆固醇结晶,部分导管上皮增生,细胞形态大小不一致;周边见少量横纹肌组织。

图3-1-8b 乳腺腺病病理图

病例9 女,43岁。体检发现右乳肿块1个月,无不适。

专科检查:无异常。

病理诊断:(右)乳腺腺病,伴导管上皮普通型增生(UDH)。

详见图3-1-9a、图3-1-9b。

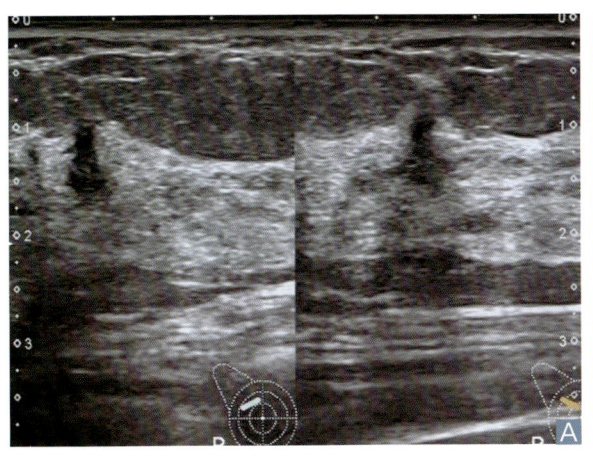
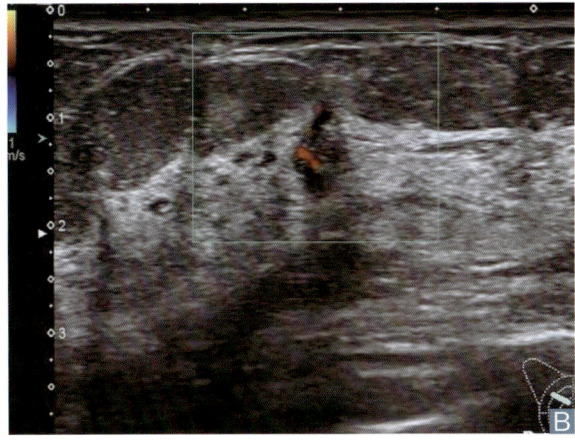

A.2D：（纵、横切面）右侧乳腺10点钟距乳头4.0cm处可见一大小0.9cm×0.6cm低回声区，形态不规则，非平行位，边界不清，内回声欠均匀。B.CDFI：低回声区内部可见短线状彩色血流信号。

扫码观看视频

图3-1-9a　乳腺腺病超声图

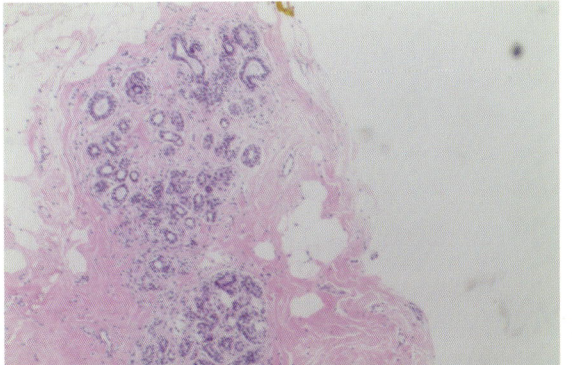

镜下：乳腺组织，小叶轻度增生，个别导管上皮大汗腺化生。

图3-1-9b　乳腺腺病超声及病理图

病例10　女，51岁。体检发现右乳肿块1个月，无不适。

专科检查：无异常。

病理诊断：（右）乳腺腺病，伴部分导管上皮普通型增生（UDH）。

详见图3-1-10a、图3-1-10b。

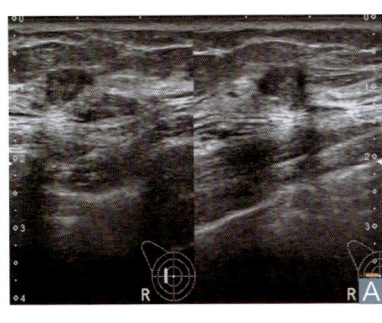
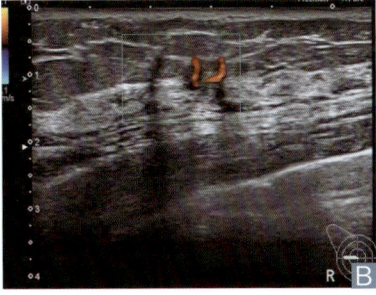
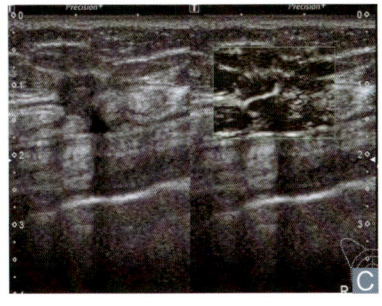

A.2D：右侧乳腺9点钟距乳头1.0cm处可见一大小为0.8cm×0.6cm低回声光团，形态欠规则，非平行位，边界清，内回声欠均匀。B.（CDFI）、C.（mSMI，即灰阶模式超微血流成像技术）：低回声光团内部可见穿支动脉血流信号。

图3-1-10a　乳腺腺病超声图

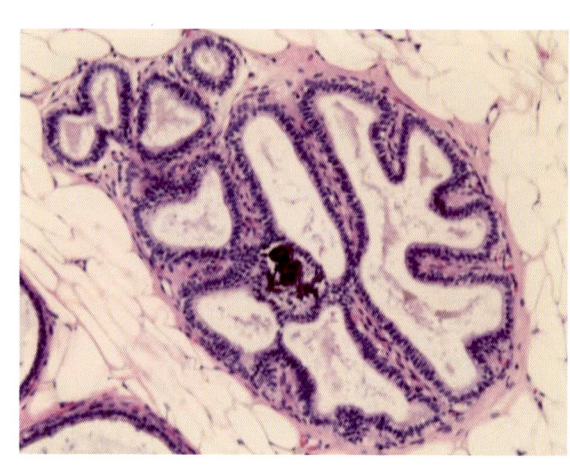

镜下：乳腺组织，部分导管囊性扩张，管腔内可见钙盐沉积；部分导管上皮大汗腺化生，部分导管上皮柱状细胞变性，部分导管上皮增生，呈筛孔状或流水样填充管腔，细胞不一致。

图 3-1-10b　乳腺腺病病理图

◆ 解析 ◆

病例8至病例10病灶约1cm，低回声实性，形态不规则，非平行位；病例8病灶后方回声衰减；病例9、病例10病灶内部可见穿支动脉；上述征象导致结节难以与乳腺癌鉴别。若为首次检查，建议超声诊断为BI-RADS 4A类，多次复查结果无变化者方可降为3类。

◆ 诊断思路 ◆

乳腺腺病，是最常见的乳腺疾病。腺病的结节通常不会太大，极少超过2cm。偶尔碰上范围较大的低回声区，占位效应也不明显。大多数腺病结节是乏血供的，少数可以有少许血流。

乳腺超声检查时，腺体内发现低回声结节，首先排除是否腺体内脂肪，若确定为实性病灶，边界清晰的结节需要与纤维腺瘤鉴别，边界模糊的结节（呈毛刺状或呈角状），需要与乳腺癌鉴别。

腺病与纤维腺瘤鉴别要点：①大多数纤维腺瘤边界清晰，具有纤细的包膜回声；而腺病与周围正常组织无明确分界，部分腺病挤压周围组织形成声像图上较清晰的边界，但无包膜回声。②纤维腺瘤内部可见纤维条状回声，而腺病没有。

腺病与乳腺癌的鉴别要点：①腺病若呈角状突出，一般都是大的成角；乳腺癌则是尖尖、细细的成角。②恶性环，乳腺癌肿块周围见厚薄不均匀的高回声晕环；腺病周围无恶性环。③血流信号，大部分乳腺癌血流信号为Adler Ⅱ～Ⅲ级；而大部分腺病血流信号为0～Ⅰ级。

少数腺病结节，如文中部分病例，非常难与乳腺癌鉴别。这种情况下，我们建议先诊断为BI-RADS 4A类或BI-RADS 4B类，多次随访复查后根据复查结果再决定是否升类或降类，必要时也可以结合其他影像学检查结果进行判断。

（葛岩　刘彦英　郭玉萍）

二、硬化性腺病

· 临床概述 ·

硬化性腺病（sclerosing adenosis，SA）是在腺泡型腺病的基础之上，小叶内间质结缔组织继续增生，属腺病后期表现。其中形成边界清楚肿块的SA，又称为乳腺腺病瘤。

硬化性腺病病因不明确，一般认为与雌激素水平升高相关。多见于中年女性，临床通常无肿块形成，偶可触及结节，伴有疼痛。SA可单侧或双侧发病，单发或多发。多数是影像学检查异常或其他原因行活检时被发现。SA后期发展为乳腺癌的风险要高于单纯性腺病。

· 病理表现 ·

镜下：乳腺小叶内腺泡、肌上皮及结缔组织增生、排列紊乱，小叶间疏松间质被增生、透明变性的胶原化纤维组织取代。腺管受压变形，腺腔变窄闭塞。

· 超声表现 ·

2D	大多表现为低或稍低回声结节，形态不规则，非平行位多见，边界不清，少数边界清晰，未见包膜回声，内可伴钙化
CDFI	结节内部常无明显血流信号显示，偶尔结节周边可见少许血流信号显示。Adler 0～Ⅰ级

· 病例及解析 ·

病例1 女，39岁。体检发现左乳肿块1个月，无不适。

专科检查：无异常。

病理诊断：（左）符合乳腺硬化性腺病。

详见图3-1-11a、图3-1-11b。

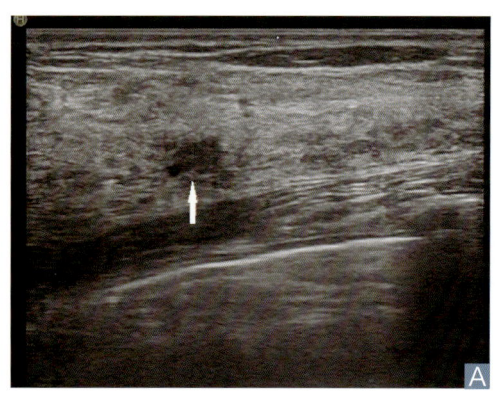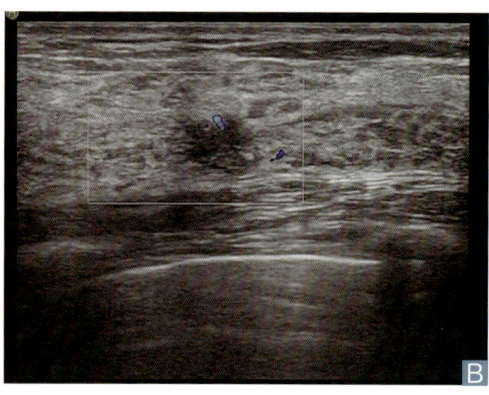

A.2D：左侧乳腺1点钟乳晕处可见一大小为0.8cm×0.5cm低回声光团，形态不规则，边界不清，内回声欠均匀。B.CDFI：低回声光团周边及内部未见彩色血流信号。

图3-1-11a　乳腺硬化性腺病超声图

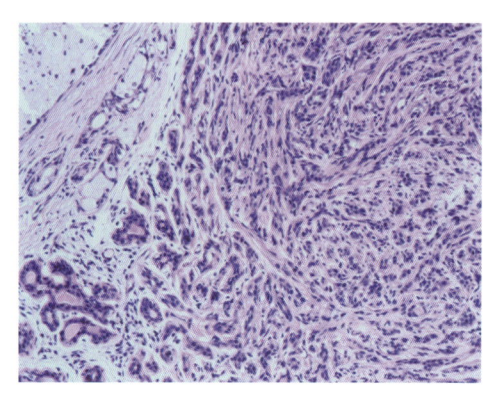

镜下：乳腺组织，腺管明显增生，形态不规则，伴挤压变形，部分呈结节状分布；部分腺管呈假浸润性分布于增生的胶原中；部分管腔内分泌物潴留，较多钙盐沉积；个别导管上皮增生，细胞不一致。

图3-1-11b　乳腺硬化性腺病病理图

病例2　女，51岁。体检发现右乳肿块3个月，无不适。

专科检查：无异常。

病理诊断：（右）乳腺硬化性腺病。

详见图3-1-12a、图3-1-12b、图3-1-12c。

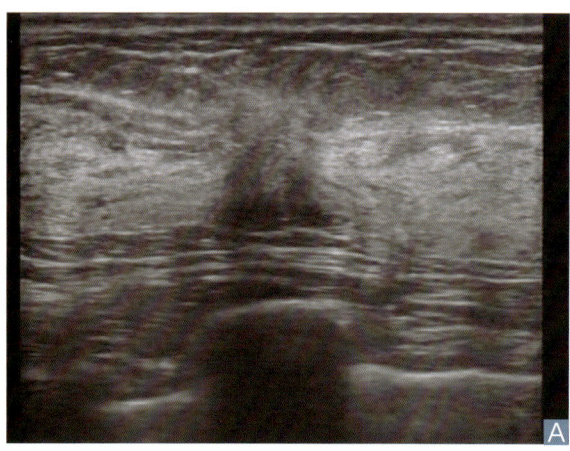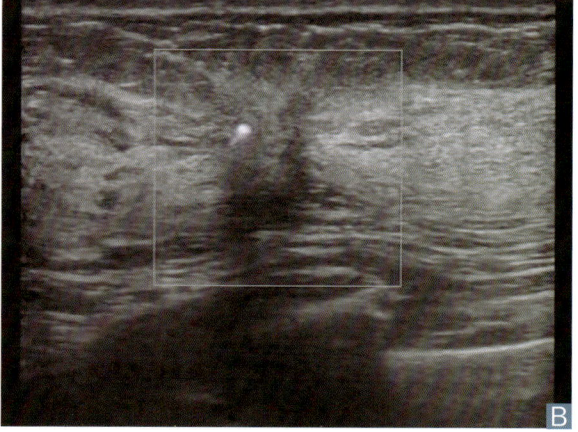

A.2D：右侧乳腺10点钟距乳头2.0cm处可见一大小为0.9cm×1.0cm低回声光团，形态不规则，非平行位，边界模糊，后方回声稍衰减，内回声欠均匀。B.CDFI：低回声光团周边可见星点状彩色血流信号。

图3-1-12a　乳腺硬化性腺病超声图

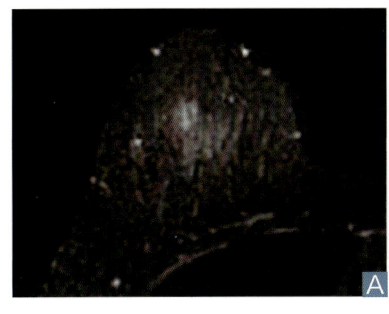 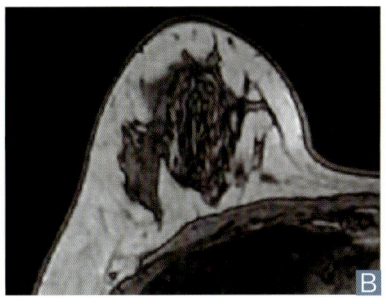 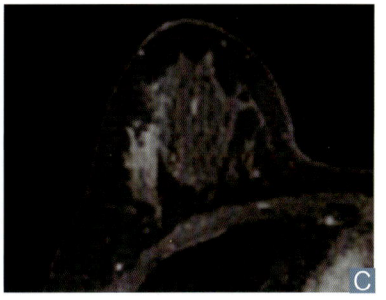

A~C.MRI：右侧乳外上象限见范围约1.6cm×1.1cm片状异常信号，边缘见毛刺，T1WI呈等信号（B），T2WI压脂相呈稍高信号（A），增强后呈较明显均匀性强化（C），动态增强曲线呈平台型。

图3-1-12b　乳腺硬化性腺病MRI图

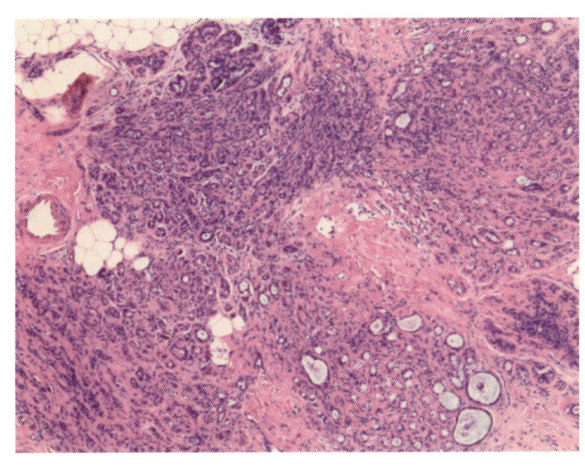

镜下：乳腺组织，部分乳腺小叶增生，小叶数量增多，范围扩大，间质胶原纤维增生，腺泡受压。

图3-1-12c　乳腺硬化性腺病病理图

解析

病例1、病例2为硬化性腺病，与单纯性腺病最大的区别在于其腺体结构因周围组织纤维化而扭曲，因此超声表现为病灶形态不规则、边缘不光整，呈"毛刺状"改变。病例2术前超声及MRI均误诊为乳腺癌。硬化性腺病是腺病中最难与浸润性乳腺癌鉴别的类型之一，加上其恶变风险要高于单纯性腺病，建议早期手术切除。因此对这类结节建议超声诊断为BI-RADS 4A类。

病例3　女，57岁。体检发现左乳肿块1月余。

专科检查：左乳外上象限可触及一大小约2cm×1.5cm肿物，边界尚可，活动度一般，无压痛。左侧腋窝淋巴结未触及。

病理诊断：（左）乳腺腺病瘤伴局部导管上皮普通型增生（UDH）。

详见图3-1-13a、图3-1-13b。

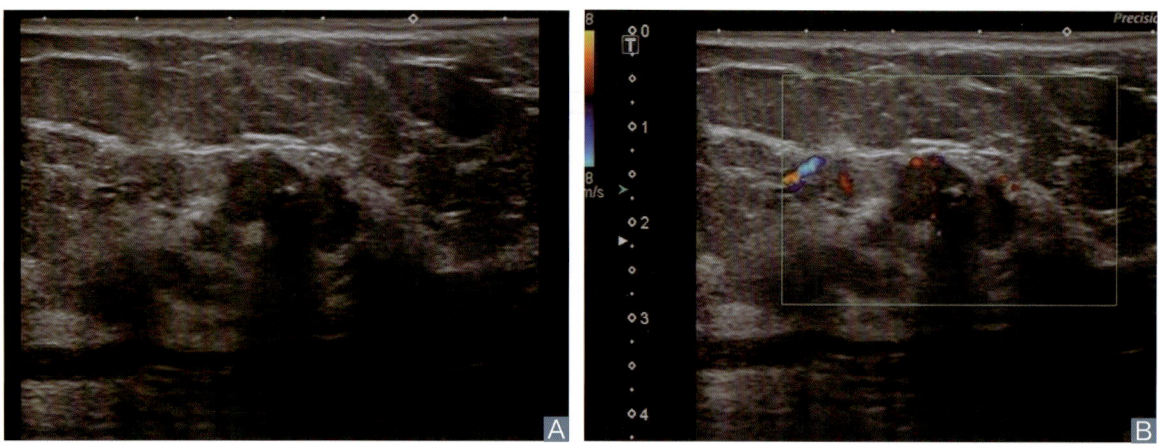

A.2D：左侧乳腺2点钟距乳头6.0cm处可见一大小1.7cm×1.1cm低回声光团，形态不规则，边界清，内回声不均匀，可见强回声光斑，后伴声影。B.CDFI：低回声光团内部及周边可见点状彩色血流。

图3-1-13a 乳腺硬化性腺病（腺病瘤）超声图

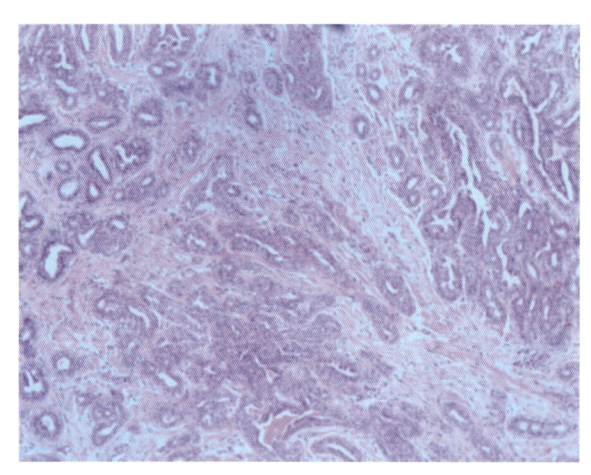

镜下：乳腺末梢导管数量增多，小叶扩大、融合成片，管腔扩张，部分导管上皮增生，连接成桥或略呈筛状；间质纤维增生，形成分界清楚的结节。

图3-1-13b 乳腺硬化性腺病（腺病瘤）病理图

病例4 女，21岁。发现左乳肿块3周。

专科检查：左侧乳房10点钟距乳头1cm处可触及肿物，大小约4cm×2cm，呈结节样，质硬，边界清，活动度好，与皮肤无粘连。左侧腋窝淋巴结未触及。

病理诊断：（左）乳腺腺病瘤。

详见图3-1-14a、图3-1-14b。

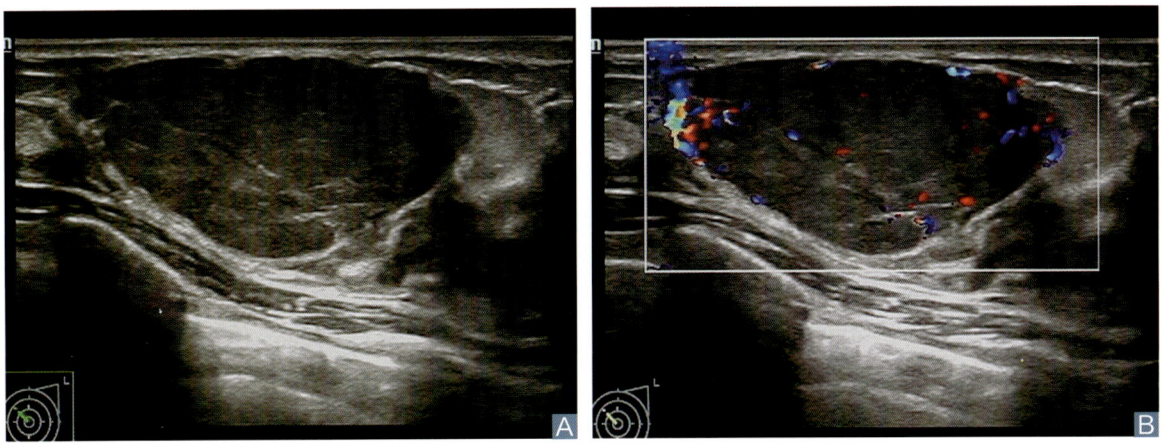

A.2D：左侧乳腺10点钟距乳头1.0cm处可见一大小为4.0cm×1.9cm低回声光团，边界清，呈椭圆形，内回声均匀。B.CDFI：低回声光团内部及周边可见血流信号。

图3-1-14a　乳腺硬化性腺病（腺病瘤）超声图

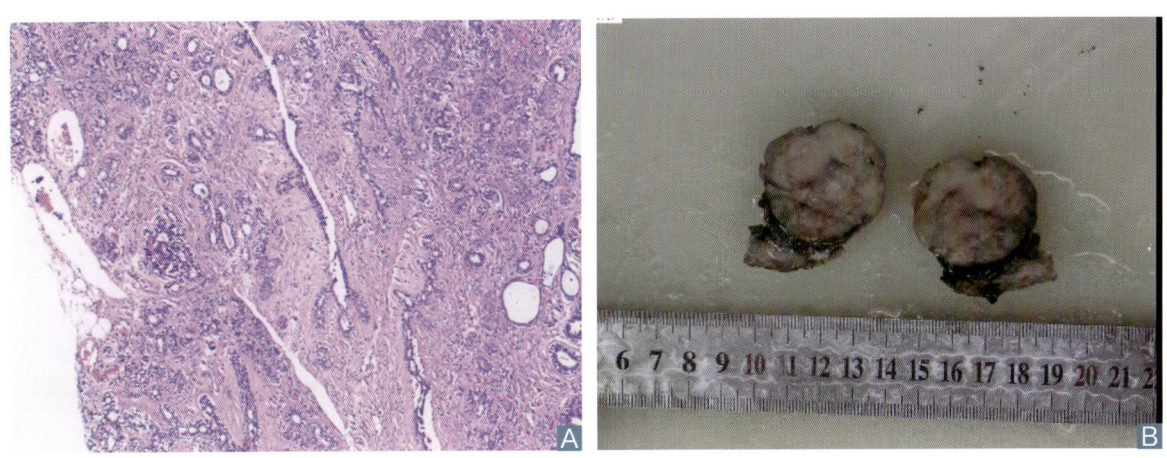

A.镜下：乳腺组织，小叶增生，数量增多，范围扩大，部分融合成片；间质纤维增生形成结节样，乳腺导管受压弯曲变形。B.大体：（左乳肿物）结节1个，4.5cm×3.5cm×2.5cm，切面灰白色，质中。

图3-1-14b　乳腺硬化性腺病（腺病瘤）病理图

解析

乳腺腺病瘤，又称结节性腺病，是一种特殊的硬化性腺病，其特点是肿块边界较清晰。腺病瘤的超声图像可表现为恶性肿瘤声像，如病例3，病灶形态不规则、部分边缘不光整、内部可见钙化等；也可表现为良性乳腺肿瘤声像，如病例4，形态规则，内部回声均匀等。

> ### 诊断思路
>
> 硬化性腺病（SA）的超声表现缺乏特异性，既可表现为良性肿块病变，亦可表现出恶性肿块征象：如形态不规则、边界不清，或呈毛刺状，或后方回声衰减等。SA是腺病中最难与浸润性乳腺癌鉴别的类型之一。SA与乳腺癌的鉴别要点：①恶性环，乳腺癌肿块周围见厚薄不均匀的高回声晕环；SA周围无恶性环。②血流信号，大部分乳腺癌血流信号为AdlerⅡ~Ⅲ级；而大部分SA血流信号为0~Ⅰ级。
>
> 此外，硬化性腺病还需与手术后瘢痕、脂肪坏死等鉴别。手术瘢痕有手术史，脂肪坏死可有外伤史。
>
> （刘彦英　葛岩）

三、放射状瘢痕

·临床概述·

放射状瘢痕（radial scar，RS）是一种罕见的乳腺良性增生性疾病，其中直径>1cm的RS又称为复杂硬化性病变（complex sclerosing lesion，CSL）。RS是由于乳腺组织中间质增生、弹力纤维变性硬化，造成乳腺小叶结构破坏、扭曲，导致影像学、肉眼和低倍镜下形态呈放射状（星状）改变，酷似浸润性癌。

RS好发于40~60岁女性，发病率为0.03%~0.07%。临床表现为触及边界不清肿块，质硬。本病穿刺活检及冰冻切片存在一定误诊率，与乳腺癌鉴别主要依据RS的病理特征性结构。

RS是良性病变，但以后发展为乳腺癌的风险较单纯性腺病增加了2倍，特别是病变较大（>2cm）、年龄大于50岁的患者或伴有不典型增生时发生癌的危险性增加。

·病理表现·

大体：质硬，切面常呈星形或结节状，中央为白色，周围有灰白色放射状条纹。

镜下：病变呈星芒状，中心区可见透明变性的致密胶原纤维，有时存在明显的弹力纤维变性及小而不规则的导管，其细胞无异型，导管周围基底膜完整，间质透明变性，缺乏反应性纤维细胞增生。

免疫组织化学染色显示：中央瘢痕区内的变形扭曲腺管和（或）小管通常CK5/6和肌上皮标志物（P63、SMMHC等）阳性。

·超声表现·

2D	大多表现为低或稍低回声结节，形态不规则，边界不清，未见包膜回声，或边缘呈毛刺状，类似乳腺浸润性癌超声表现
CDFI	结节内部常无明显血流信号显示，偶尔结节周边可见少许血流信号显示
其他	多数病灶直径较小，超声随访病灶体积变化不明显

·病例及解析·

病例1 女，33岁。体检发现左乳肿块2周，无不适。

专科检查：无异常。

病理诊断：（左）乳腺放射状瘢痕，伴部分导管上皮普通型增生（UDH）。

免疫组化结果：CK5/6（肌上皮+，增生的导管上皮部分+），CK14（肌上皮+，增生的导管上皮部分+），ER（斑驳+）。

详见图3-1-15a、图3-1-15b。

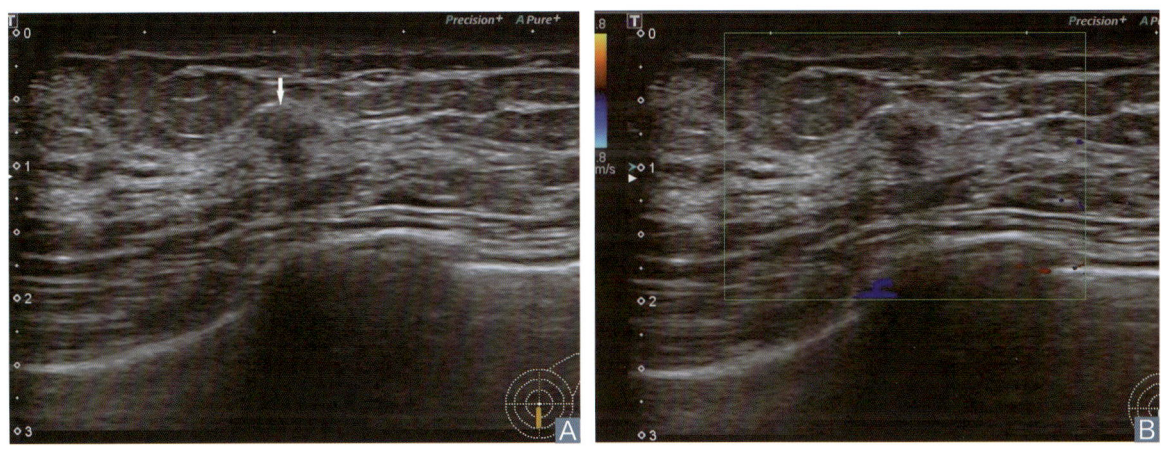

A.2D：左侧乳腺6点钟距乳头1.5cm处可见一大小0.6cm×0.5cm低回声光团，形态不规则，非平行位，边缘模糊，未见明显包膜回声，内回声尚均匀。B.CDFI：低回声光团内部及周边未见明显彩色血流信号。

图3-1-15a 乳腺放射状瘢痕超声图

扫码观看视频

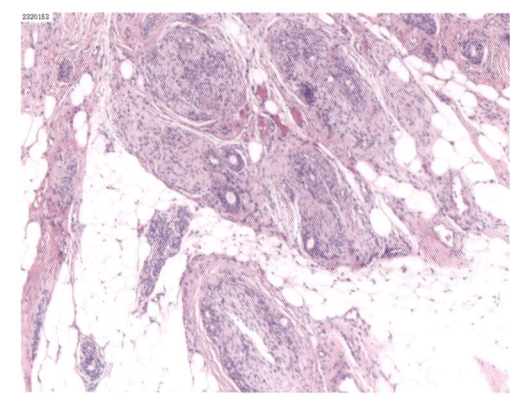

镜下：部分导管囊性扩张，管腔内可见分泌物潴留，于增生的胶原背景中可见明显增生的腺管，形态不规则；部分导管上皮柱状细胞变性，部分导管上皮增生，呈凿孔状或流水样填充管腔，细胞不一致，局部神经束内可见增生的腺体；局部导管及间质纤维增生，形成结节状结构，其内导管受压、扭曲变形，呈裂隙状，间质伴黏液样变性。

图3-1-15b　乳腺放射状瘢痕病理图

解析

病例1从视频中可以看到结节形态不规则，与周边正常乳腺组织分界不清，未见明显包膜，结节内部回声均匀、无血流。从经验上来说，更倾向于腺病的诊断，但仍需与小叶原位癌鉴别，因此术前超声诊断为BI-RADS 4A类。

病例2　女，52岁。体检发现右乳肿块1周，无不适。

专科检查：无异常。

病理诊断：（右）乳腺放射状瘢痕，局灶导管上皮普通型增生（UDH）。

免疫组化结果：CK5/6、CK14、ER（导管内增生的上皮斑驳+），P63（局灶增生的上皮-），HER2（-）。

详见图3-1-16a、图3-1-16b、图3-1-16c、图3-1-16d。

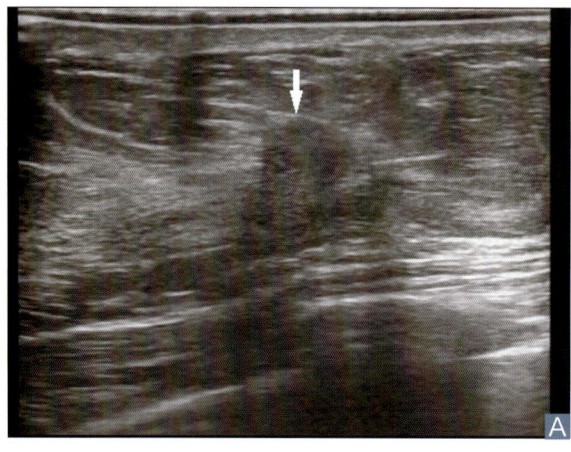
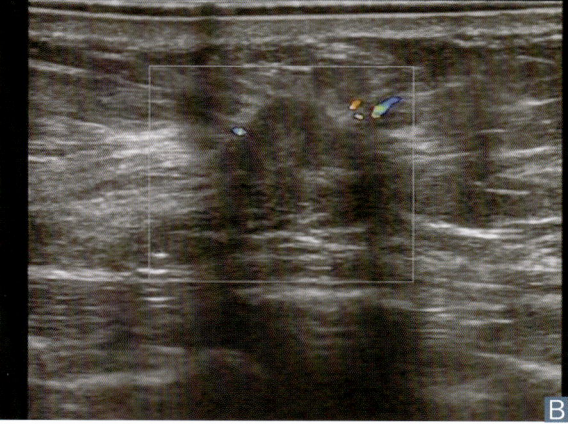

A.2D：右侧乳腺3点钟乳晕区可见一大小为1.4cm×1.1cm低回声光团，形态尚规则，非平行位，边界欠清，可见侧边声影，内回声欠均匀。B.CDFI：低回声光团周边可见星点状彩色血流信号。

图3-1-16a　乳腺放射状瘢痕超声图

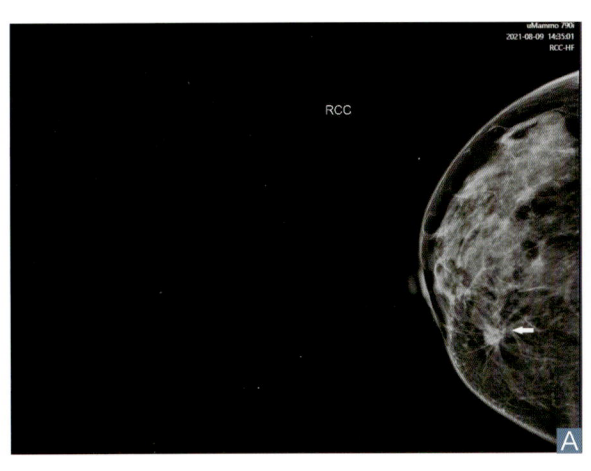
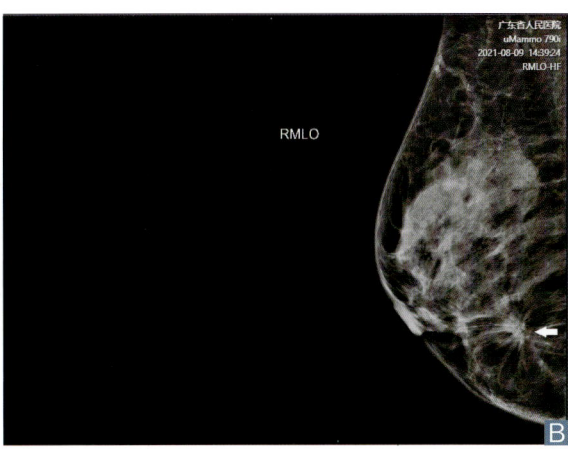

A~B.钼靶：右乳内下象限见大小约1.5cm×1.0cm结节影，病灶边缘见长毛刺影（A.头尾位；B.内外斜位）。

图3-1-16b　乳腺放射状瘢痕钼靶图

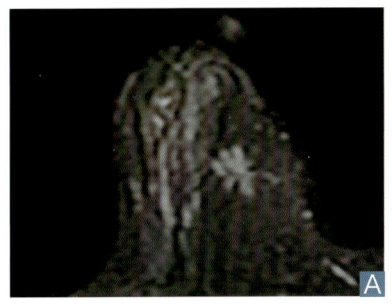
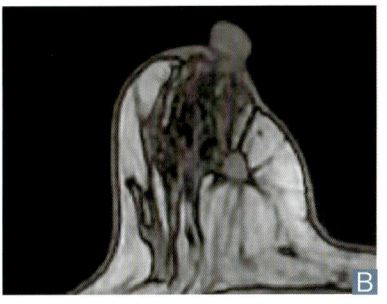
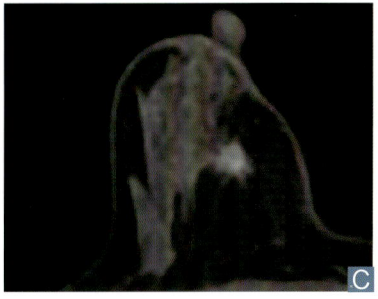

A~C.MRI：右乳可见一大小0.9cm×1.0cm结节，呈分叶状，边缘见毛刺，T2WI压脂相呈稍高信号（A），T1WI呈等信号（B），增强后呈较明显不均匀性强化，中心见小片状低信号（C），动态增强曲线呈平台型及轻度流出型。

图3-1-16c　乳腺放射状瘢痕MRI图

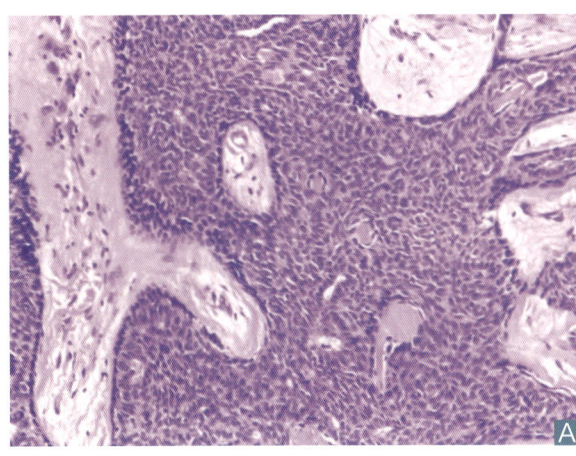
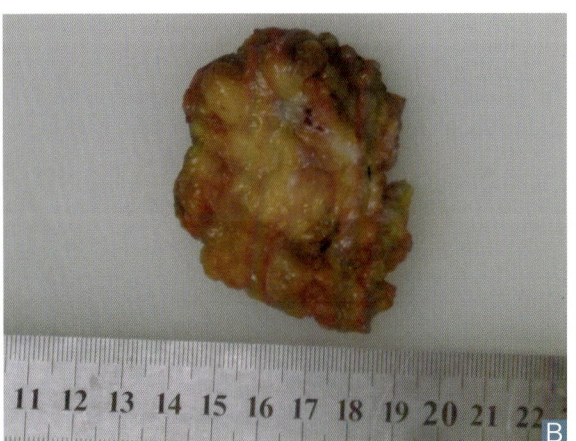

A.镜下：乳腺组织，间质纤维胶原增生，局灶导管上皮细胞呈乳头状增生，部分区域填塞管腔呈实性。B.大体：（右乳）切面见一肿物，大小1.5cm×1cm×0.8cm，切面灰白色，质中。

图3-1-16d　乳腺放射状瘢痕病理图

病例3 女，23岁。发现右乳肿块1月余。

专科检查：右侧乳腺9点钟乳晕区可触及大小约1cm×1cm肿物，质韧，活动度差，表面不光滑。右侧腋窝未触及淋巴结。

病理诊断：（右）乳腺腺病，放射状瘢痕形成，伴导管上皮普通型增生（UDH），纤维腺瘤形成趋势。

免疫组化结果：增生上皮CK5/6（3+），P63（-），ER（斑驳3+）。

详见图3-1-17a、图3-1-17b、图3-1-17c、图3-1-17d。

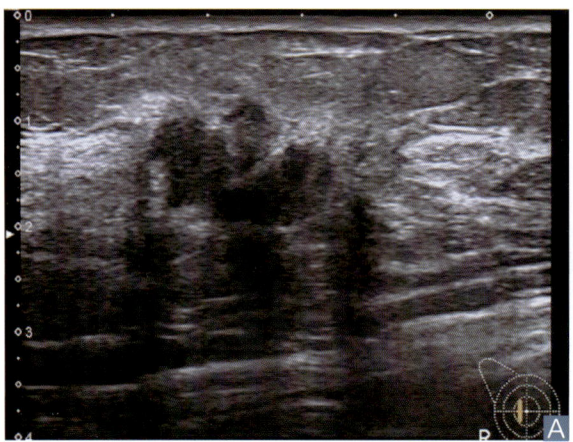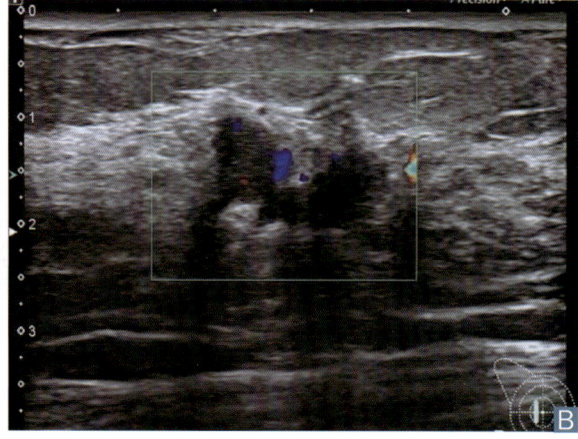

A.2D：右侧乳腺9点钟乳晕区可见一大小2.0cm×0.7cm低回声光团，形态不规则，边界清，内回声欠均匀。B.CDFI：低回声光团周边及内部可见星点状彩色血流信号。

图3-1-17a 乳腺放射状瘢痕超声图

扫码观看视频

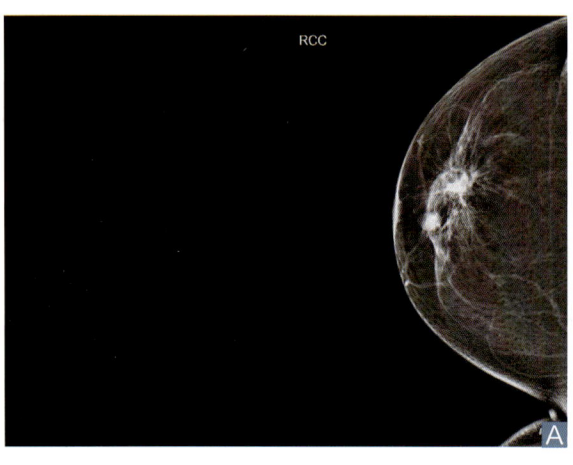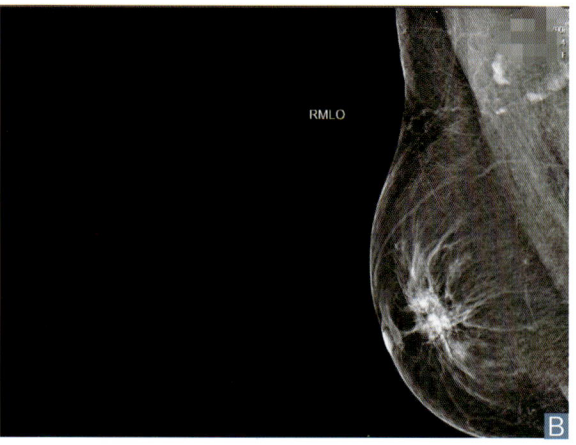

A~B.钼靶：右乳头后方见多个小结节影，较大的约1.2cm×0.6cm，部分边缘可见毛刺（A.头尾位；B.内外斜位）。

图3-1-17b 乳腺放射状瘢痕钼靶图

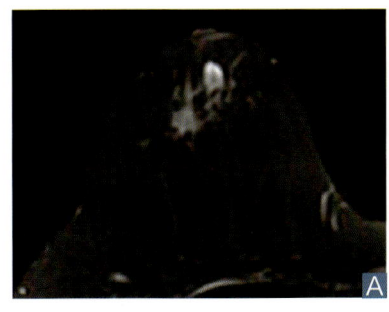 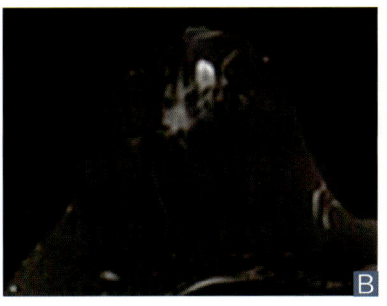 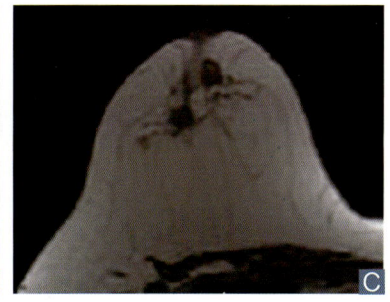

A~C.MRI：右乳可见多发结节，较大者约1.1cm×0.9cm，呈分叶状，边缘见毛刺，T2WI压脂相呈稍高信号（A），T1WI呈等信号（B），增强后呈较明显不均匀性强化，中心见小片状低信号（C），动态增强曲线呈平台型。

图3-1-17c　乳腺放射状瘢痕MRI图

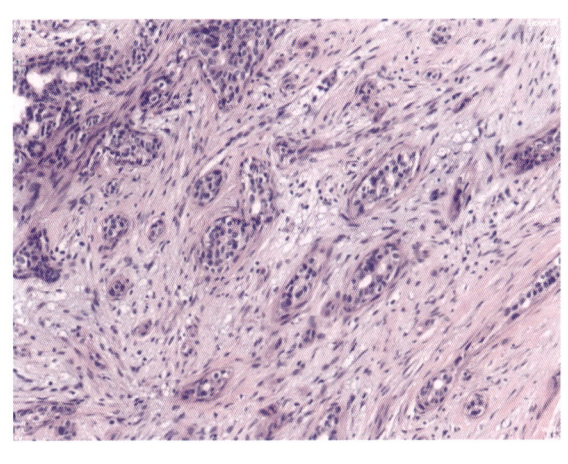

镜下：乳腺组织间质局部胶原增生，其间可见挤压变形的腺管，部分导管扩张，上皮增生呈实性或二级管腔形成，局灶乳头形成趋势。

图3-1-17d　乳腺放射状瘢痕病理图

解析

　　病例2、病例3术前影像学检查均误诊为恶性结节。术后回顾分析，病例2肿块边缘模糊，无毛刺状改变，内部回声较均匀。病例3为年轻女性，肿块形态不规则，边缘尚清晰，内回声较均匀。年轻女性患者，无临床症状，病灶较小时，若没有更多支持恶性肿瘤征象情况下，建议超声诊断为BI-RADS 4A类，不宜贸然诊断为乳腺癌。

病例4　女，40岁。体检发现双乳肿块1个月，无不适。

专科检查：无异常。

病理诊断：1.（左）乳腺放射状瘢痕，伴部分导管上皮普通型增生（UDH）。2.（右）乳腺硬化性腺病，伴导管上皮普通型增生（UDH）。

免疫组化结果：（左、右）CK5/6（+），CK14（+），ER（斑片+），P63（+），Calponin（+）。

详见图3-1-18a、图3-1-18b。

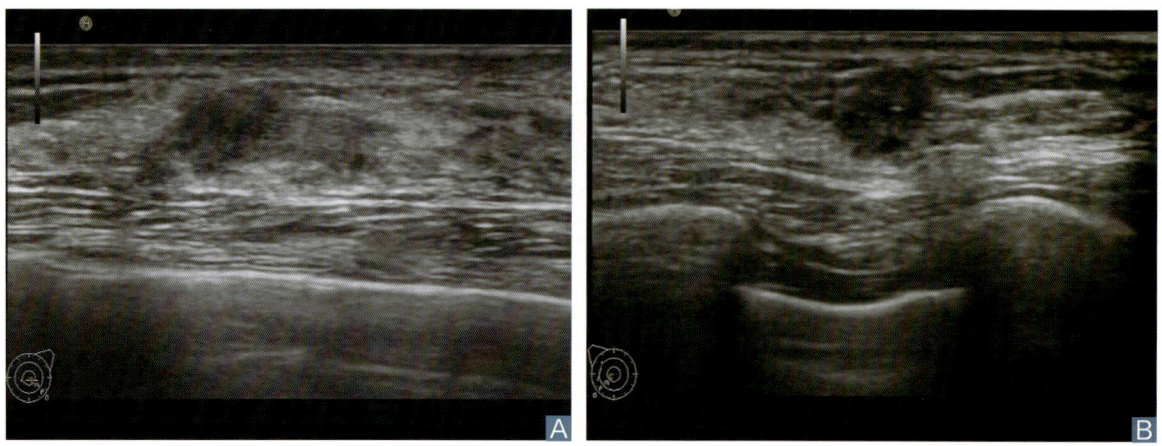

A~B.左侧乳腺6点钟距乳头1.0cm（A）、右侧乳腺9点钟距乳头3.0cm（B）可见大小分别为0.8cm×0.6cm、0.8cm×0.6cm低回声光团，形态尚规则，边缘模糊，内回声欠均匀，可见强回声光点。

图3-1-18a 乳腺放射状瘢痕超声图

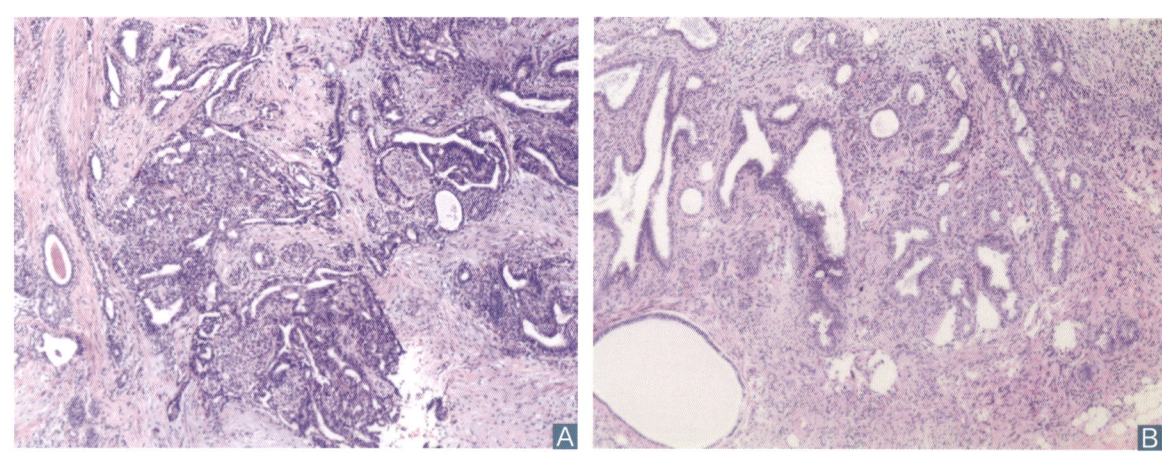

A.镜下：（左）部分导管囊性扩张，管腔内可见分泌物潴留，于增生的胶原背景中可见明显增生的腺管，形态不规则；部分导管上皮柱状细胞变性，部分导管上皮增生，呈凿孔状或流水样填充管腔，细胞不一致。
B.镜下：（右）乳腺小叶增生，小叶数量增多，范围扩大，部分导管囊性扩张，大汗腺化生，个别导管上皮增生，呈凿孔状或流水样填充管腔，细胞不一致。

图3-1-18b 乳腺放射状瘢痕病理图

解析

病例4患者为一侧乳腺放射状瘢痕，另一侧乳腺硬化性腺病。两个结节均较小（＜1cm），超声图像相似，均表现为低回声实性结节，边缘模糊。这种双侧乳腺均可疑恶性病灶者，需要与浸润性小叶癌鉴别，后者也是病灶较小、可双侧乳腺发生。结合腋窝淋巴结状态及短期复查对两者鉴别诊断有一定的帮助。

诊断思路

放射状瘢痕由于硬化造成乳腺小叶结构破坏，导致影像学表现、肉眼检查及低倍镜下观察都与浸润性癌类似的一种良性病变，属乳腺增生异常性疾病，非肿瘤性病变。该病病灶一般较小，主要需要与小叶原位癌、浸润性小叶癌鉴别。结合病史、患者年龄、腋窝淋巴结状态对鉴别诊断有一定的帮助。

放射状瘢痕的超声特征总结为：一般病灶较小，形态不规则，边缘模糊、无包膜回声，病灶内部缺乏血流等。对这类病灶，建议超声诊断为BI-RADS 4A类及以上。若年轻女性又无临床症状者，慎直接下乳腺癌诊断。

（郭玉萍　葛岩）

第二节

乳腺囊肿

· 乳腺囊性病变分类 ·

分类	乳腺囊性病变		
	单纯性囊肿	复杂性囊肿	复合型囊肿
定义	至少须符合下列3个条件：①边缘平滑的圆形或椭圆形；②内部无回声；③后部回声增强	若单纯性囊肿有类似人为或外来因素的改变，称为复杂性囊肿，如血肿、脓肿等	若囊壁较厚，或内部有较厚的间隔，或囊内伴实性成分，称为复合型囊肿
成分	不含实性成分	不含实性成分	除有囊性成分，很可能还伴有实性成分
病理	绝大多数为良性病变	绝大多数为良性病变	既可见于良性病变，也可见于恶性肿瘤

注：本节乳腺囊肿主要是介绍单纯性囊肿（simple cyst）和复杂性囊肿（complicated cyst）。复合型囊肿（complex cyst）放在第十三章"乳腺疾病超声诊断思路"中。

· 临床概述 ·

乳腺囊肿是由于各种原因引起的导管、腺泡扩张或分泌物潴留，经包裹而形成。好发于20~60岁女性。临床表现为一侧或双侧乳房胀痛，可触及囊性包块。囊肿可为单侧或双侧乳腺发病，单发或多发，多数合并其他乳腺疾病存在。单纯性囊肿可以出血或发炎，变成复杂性囊肿。较大的乳腺囊肿或伴有症状的囊肿可以选择手术治疗，切除干净后不复发。

· 病理表现 ·

大体：单发或多发性囊肿，数毫米至数厘米不等，切开囊内容物为淡黄色清亮或混浊液体。

镜下：为单发或多发性、大小不等的囊肿，内衬扁平、立方或柱状上皮，周围有肌上皮，囊腔内有伊红色分泌物和泡沫状上皮/组织细胞，也可见钙化物。常伴大汗腺化生，可见厚的囊壁，其内容物溢出可引起炎症细胞浸润及泡沫状组织细胞聚积，显著者可呈黄瘤样改变，亦可出现胆固醇结晶沉积。

· 超声表现 ·

		单纯性囊肿	复杂性囊肿
2D	形态	多数形态规则	规则或欠规则
	边缘	清晰	清晰
	内部回声	无回声，透声好	无回声为主，内回声多样：可见细弱光点回声（"液平面"征），或强光斑，或多个分隔光带等
	后方回声	增强	增强
CDFI		一般无血流	一般无血流

· 病例及解析 ·

病例1　女，28岁。无不适。

专科检查：无异常。

病理诊断：（右）乳腺囊肿。

详见图3-2-1a、图3-2-1b。

2D：右侧乳腺见一无回声区，边界清晰，内透声好，后方回声增强。

图3-2-1a　乳腺囊肿超声图

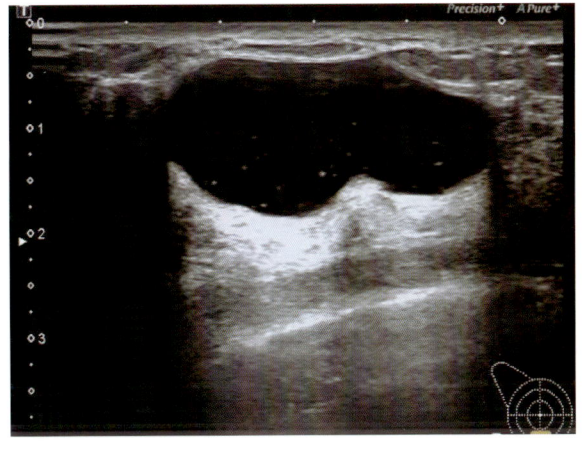

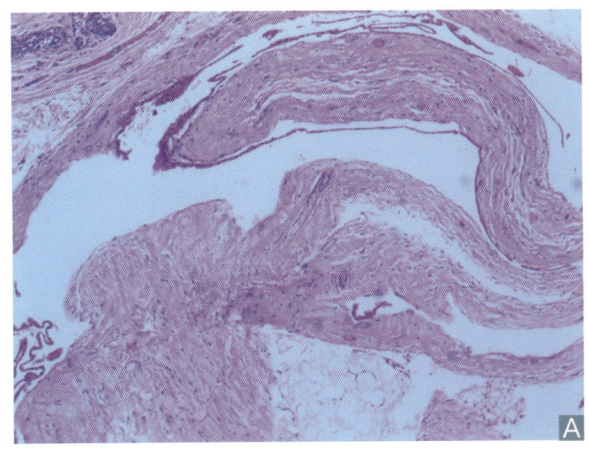

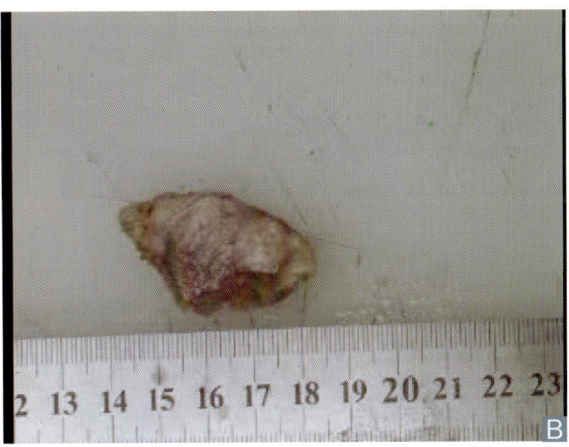

A.镜下：乳腺组织，导管扩张，囊壁纤维增生，周围间质灶性淋巴细胞浸润。B.大体：（右乳肿物）切面见一囊腔，约3cm×3cm×0.5cm，囊内壁光滑。

图3-2-1b　乳腺囊肿病理图

病例2 女，53岁。体检发现左乳肿块3个月，无不适。

专科检查：左侧乳腺3点钟乳头旁触及一肿物，约2cm，质软，边界清，活动度好。左侧腋窝淋巴结未触及。

病理诊断：（左）乳腺囊肿。

详见图3-2-2a、图3-2-2b。

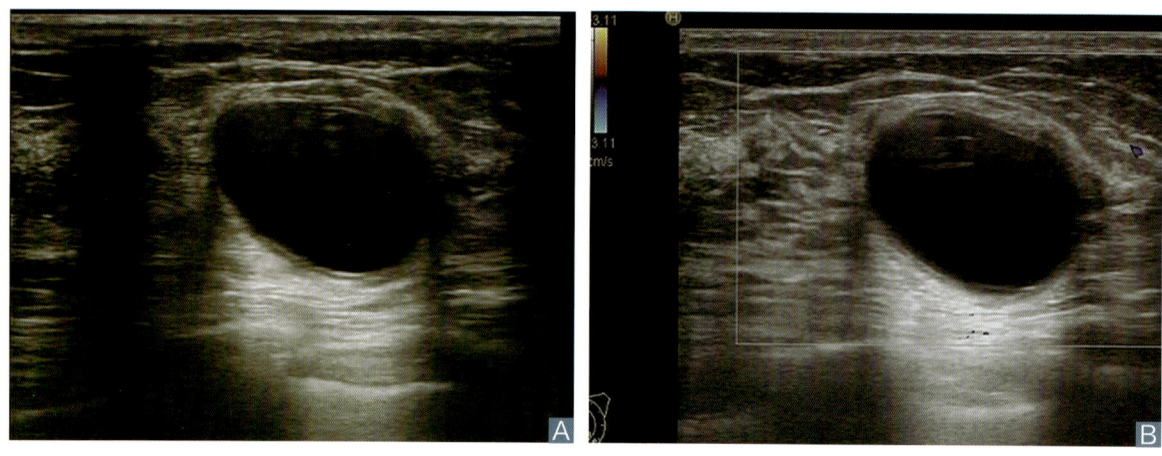

A.2D：左侧乳腺3点钟乳头旁可见一无回声区，边界清，内透声好，后方回声增强。B.CDFI：无回声区周边及内部未见彩色血流信号。

图3-2-2a 乳腺囊肿超声图

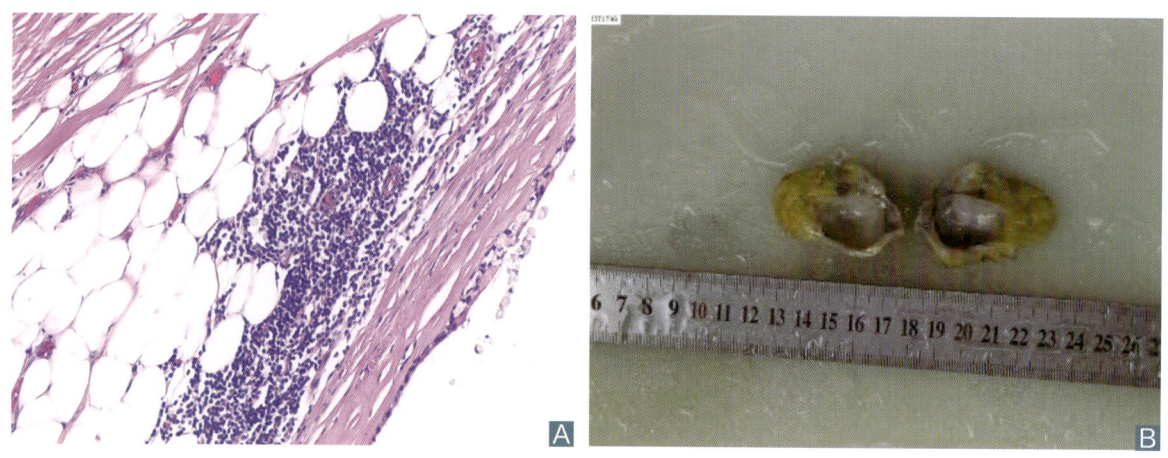

A.镜下：乳腺组织，部分导管扩张呈囊状，局灶导管上皮大汗腺化生。B.大体：（左乳肿物）切面可见囊腔，囊壁光滑，壁厚0.1cm。

图3-2-2b 乳腺囊肿病理图

病例3 女，33岁。无不适。

专科检查：无异常。

病理诊断：（右）乳腺腺病，伴囊肿形成，部分导管上皮普通型增生（UDH）。

详见图3-2-3。

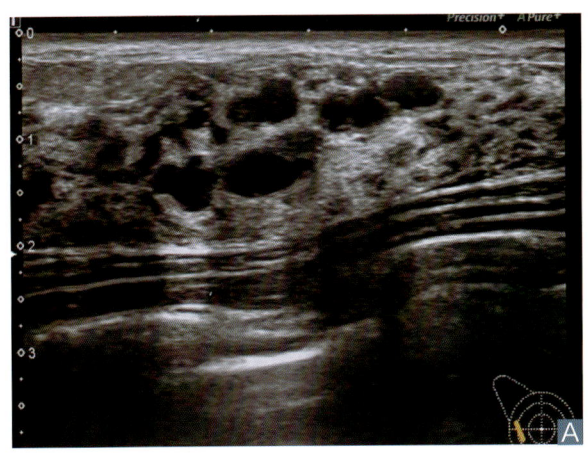 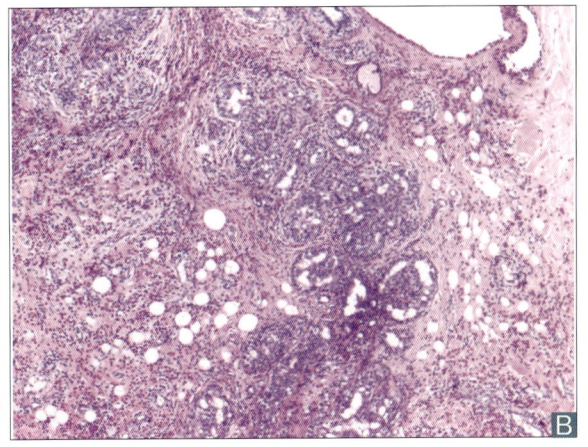

A.2D：右侧乳腺9点钟方向可见多个无回声区呈簇状分布，其中一大小约0.6cm×0.4cm，边界清，内透声好。
B.镜下：乳腺组织，局灶导管囊性扩张伴囊肿形成，细胞无异型；周边部分导管上皮增生，细胞似杂乱不一致。

图3-2-3 乳腺囊肿超声及病理图

解析

病例1至病例3为单纯性囊肿，图像表现为：无回声区，圆形或类圆形，边界清晰，内透声好，后方回声增强。其中病例3为多发囊肿，呈簇状分布，对于这种分布密集的囊肿需要注意观察囊肿之间腺体内有无合并实性病灶或簇状、丛状分布微小钙化。由于囊肿后方回声增强，若囊肿密集分布时，回声增强区范围增大，容易存在扫查盲区。碰上这种情形，需通过多角度多方位进行补充扫查。

病例4 女，41岁。发现右乳肿块6年，无不适。

专科检查：右侧乳房可见皮肤表面肿物隆起，10点钟方向可触及肿物，质韧，活动度好。右侧腋窝淋巴结未触及。

病理诊断：（右）乳腺囊肿。

详见图3-2-4a、图3-2-4b。

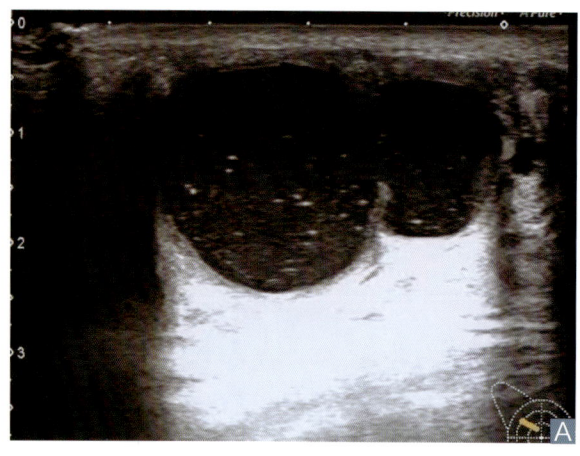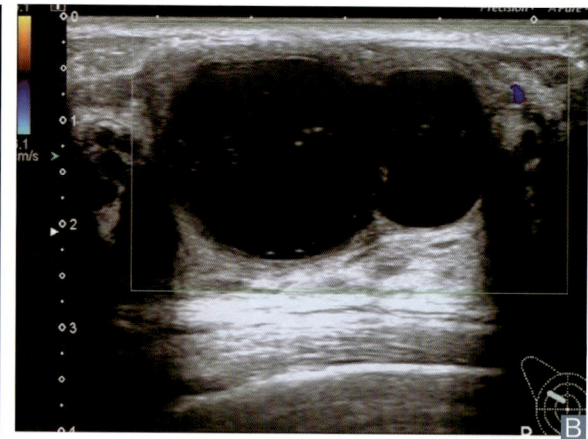

A.2D：右侧乳腺10点钟距乳头2.0cm处可见一大小3.7cm×2.2cm无回声区，边界清，形态规则，壁厚0.2cm，可见细、短分隔，内见细弱光点及光斑浮动。B.CDFI：无回声区周边及内部未见彩色血流信号。

扫码观看视频

图3-2-4a　乳腺囊肿超声图

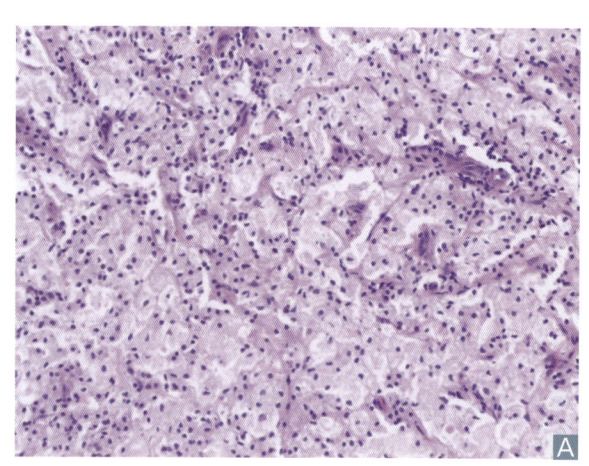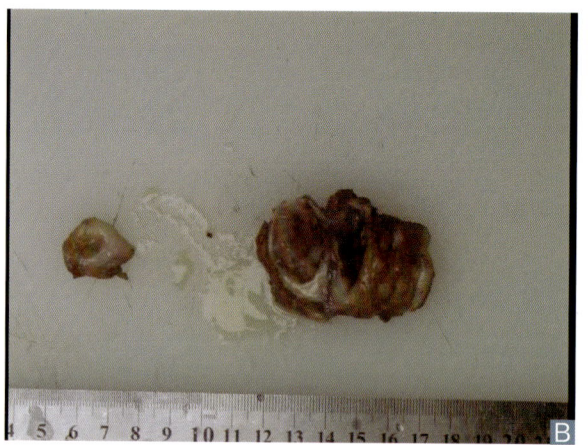

A.镜下：乳腺组织，囊肿形成，未见内衬上皮，囊壁纤维化伴炎症细胞浸润。周边导管扩张，伴大汗腺化生，管腔内大量泡沫样组织细胞聚集。B.大体：（右乳肿物）切面见多个囊肿，直径0.5～3.0cm，囊内含清亮液体。

图3-2-4b　乳腺囊肿病理图

病例5　女，30岁。无不适。

专科检查：无异常。

病理诊断：（左）乳腺囊肿。

详见图3-2-5a、图3-2-5b。

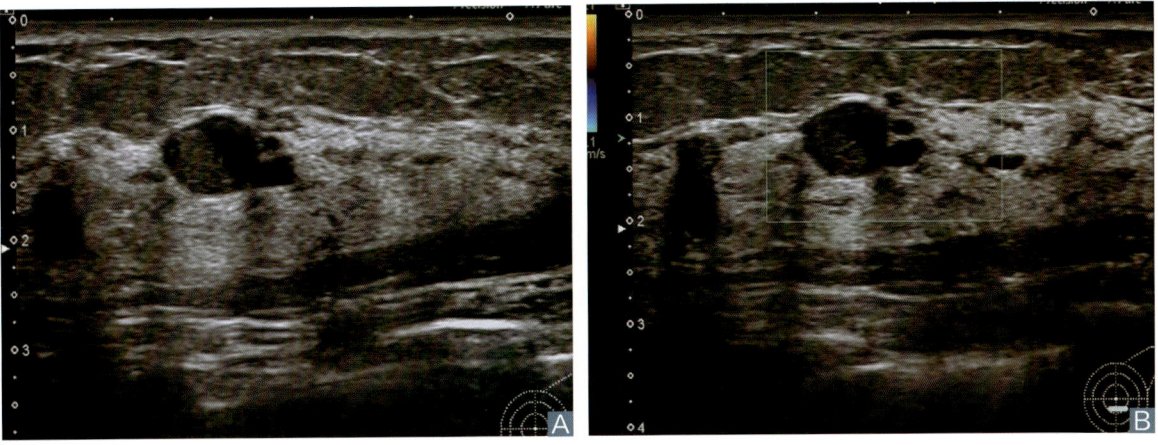

A.2D：左侧乳腺6点钟乳晕区见一无回声区，形态欠规则，边界清，内见细弱光点，呈"液平面"征。B.CDFI：无回声区周边及内部未见彩色血流信号。

图3-2-5a 乳腺囊肿超声图

扫码观看视频

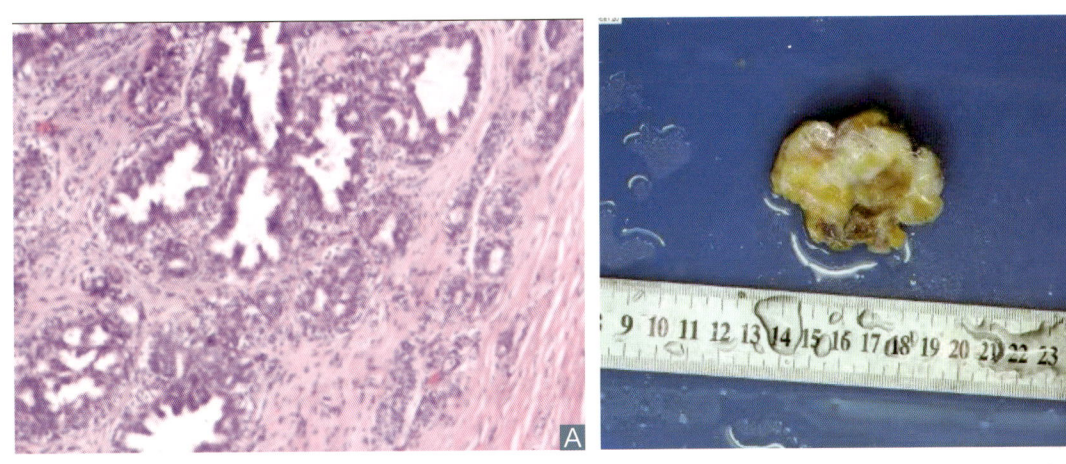

A.镜下：乳腺组织，乳腺小叶增生，小叶数量增多，范围扩大；部分导管上皮扩张伴囊肿形成，部分导管上皮大汗腺化生；局灶导管上皮增生，细胞大小不一，排列呈流水状，形成边窗样结构。B.大体：（左乳肿物）切面可见一囊腔，直径2cm。

图3-2-5b 乳腺囊肿病理图

病例6 女，38岁。体检发现右乳肿块3年，无不适。

专科检查：无异常。

病理诊断：（右）乳腺囊肿。

详见图3-2-6a、图3-2-6b。

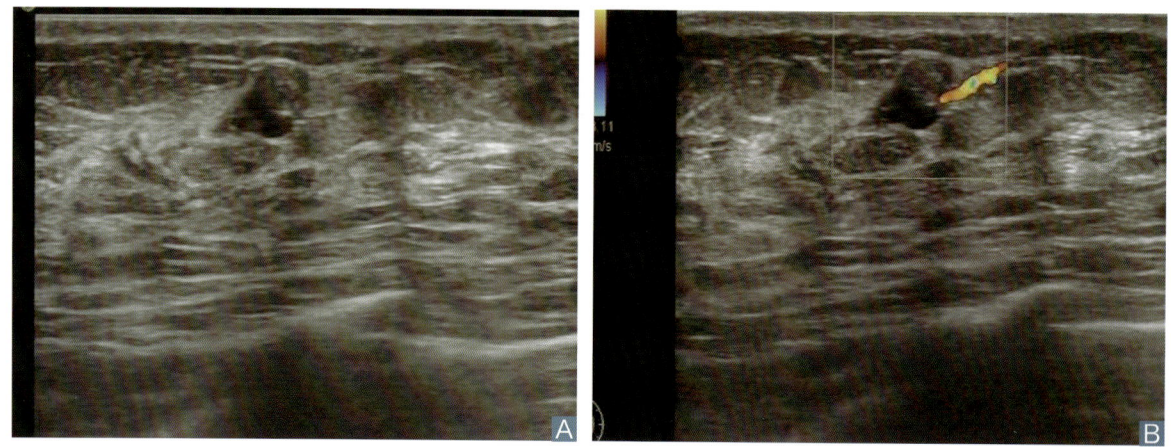

A.2D：右侧乳腺7点钟乳晕区可见一大小0.9cm×0.6cm低回声光团，形态欠规则，边界清，内回声不均匀，可见少许无回声区。B.CDFI：低回声光团周边可见彩色血流信号。

图3-2-6a 乳腺囊肿超声图

扫码观看视频

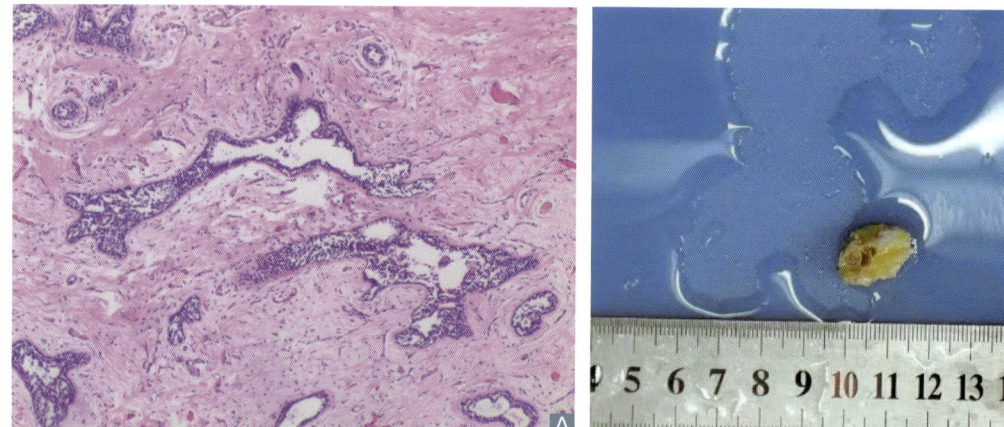

A.镜下：乳腺组织，局灶导管囊性扩张，间质胶原化，灶性炎症细胞及多核巨细胞聚集。B.大体：（右乳肿物）切面可见一囊腔，直径0.6cm。

图3-2-6b 乳腺囊肿病理图

解析

病例4至病例6为复杂性囊肿，病例4调高增益，囊肿内部可见细弱光点及光斑，探头稍加压，可见光点光斑浮动。病例5、病例6囊肿内见等回声，似实性结节。病例5视频中见等回声其实为无回声区内密集光点，可见液平面，由此可分辨出该等回声非实性成分，乃囊液混浊。病例6内部等回声光团呈圆形，再加上其周边有血流显示，因此被认为是实性成分，把该病灶当成一囊实性结节，术前超声误诊为导管内乳头状瘤。术后病理提示病灶周边可见灶性炎症细胞及多核巨细胞聚集，超声所见"实性"成分实为乳腺囊肿周边炎性组织。

病例7 女，33岁。无不适。

专科检查：无异常。

病理诊断：（右）乳腺囊肿；乳腺腺病，伴灶性导管上皮普通型增生（UDH）。

详见图3-2-7a、图3-2-7b。

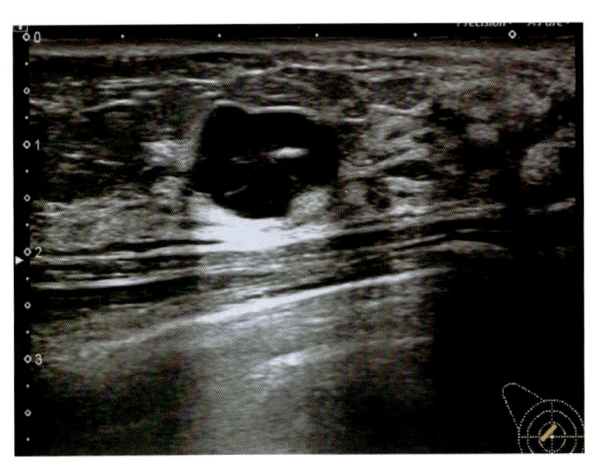

2D：右侧乳腺10点钟乳头旁见一无回声区，形态规则，边界清，内见分隔光带及强回声光斑。

图3-2-7a 乳腺囊肿超声图

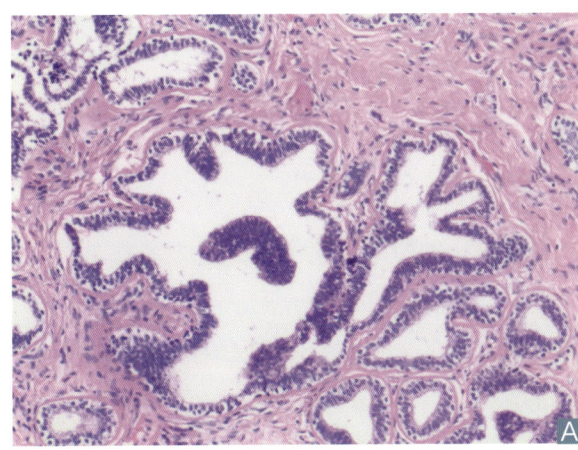
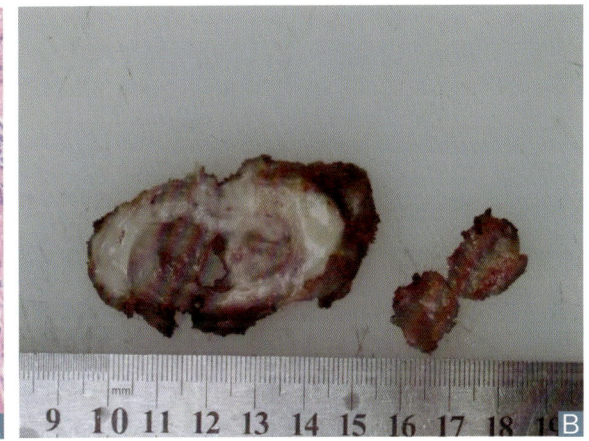

A.镜下：乳腺组织，灶性小叶数量增多，范围扩大，部分导管扩张呈囊状，分泌物潴留；个别导管上皮细胞增生，细胞无异型；部分导管钙盐沉积。B.大体：（右乳肿物）切面见一囊腔约1.5cm×1.5cm×1cm，内含胶冻样物，囊内壁较光滑。

图3-2-7b 乳腺囊肿病理图

病例8 女，48岁。钼靶发现右乳钙化1周，无不适。

专科检查：无异常。

病理诊断：（右）乳腺囊肿；乳腺腺病，伴灶性导管上皮普通型增生（UDH）。

详见图3-2-8a、图3-2-8b。

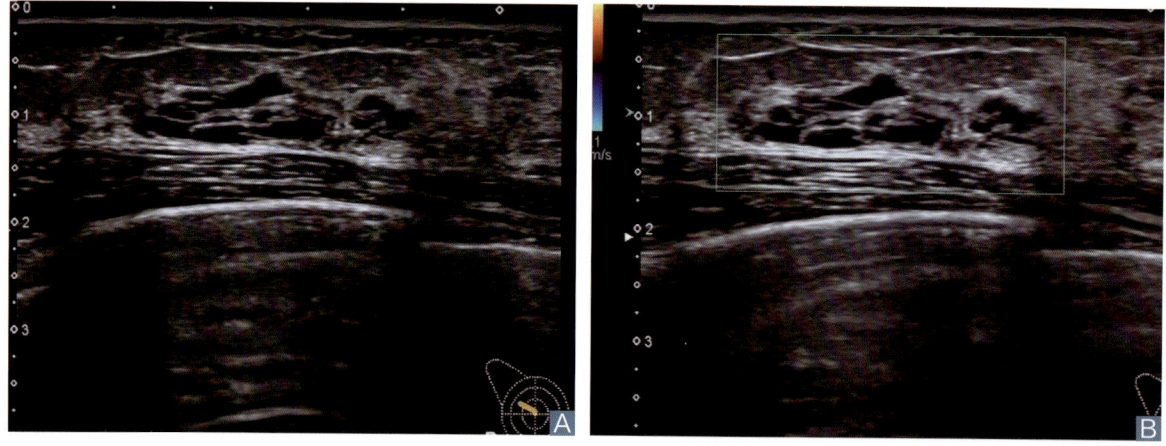

A.2D：右侧乳腺10点钟距乳头2.0cm处可见一大小3.0cm×0.7cm无回声区，边界清，形态尚规则，内见多个分隔光带及强回声光斑。B.CDFI：无回声区周边及内部未见彩色血流信号。

图3-2-8a 乳腺囊肿超声图

扫码观看视频

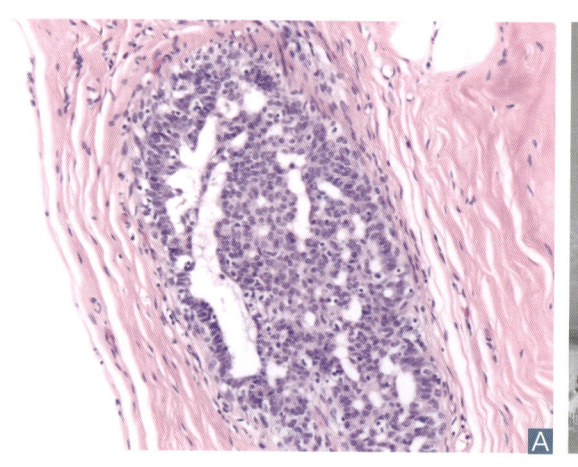
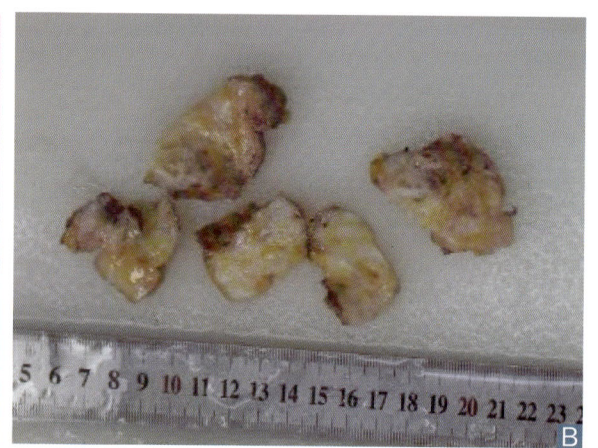

A.镜下：乳腺组织，小叶增生，范围扩大；部分导管扩张，囊肿形成，分泌物潴留，个别导管上皮大汗腺化生；个别导管上皮增生，细胞大小不一，伴边窗形成。B.大体：（右乳肿物）切开局部见一囊肿，1.8cm×1.5cm×0.8cm，内含黏液，未见明显结节及肿物。

图3-2-8b 乳腺囊肿病理图

解析

病例7、病例8为复杂性囊肿，其特征为囊肿内部可见分隔及钙化。囊内分隔纤细光滑，无血流信号。这种类型囊肿需与黏液囊肿样病变（MLL）区分，后者是一种良性黏液性导管增生性疾病，声像图表现为囊性无回声内部可见等回声影，似"眼睛"征，并且在等回声内部可见多发微钙化。

病例9　女，28岁。无不适。

专科检查：无异常。

病理诊断：（左、右）乳腺腺病，伴囊肿形成，部分导管上皮普通型增生（UDH）。

详见图3-2-9a、图3-2-9b。

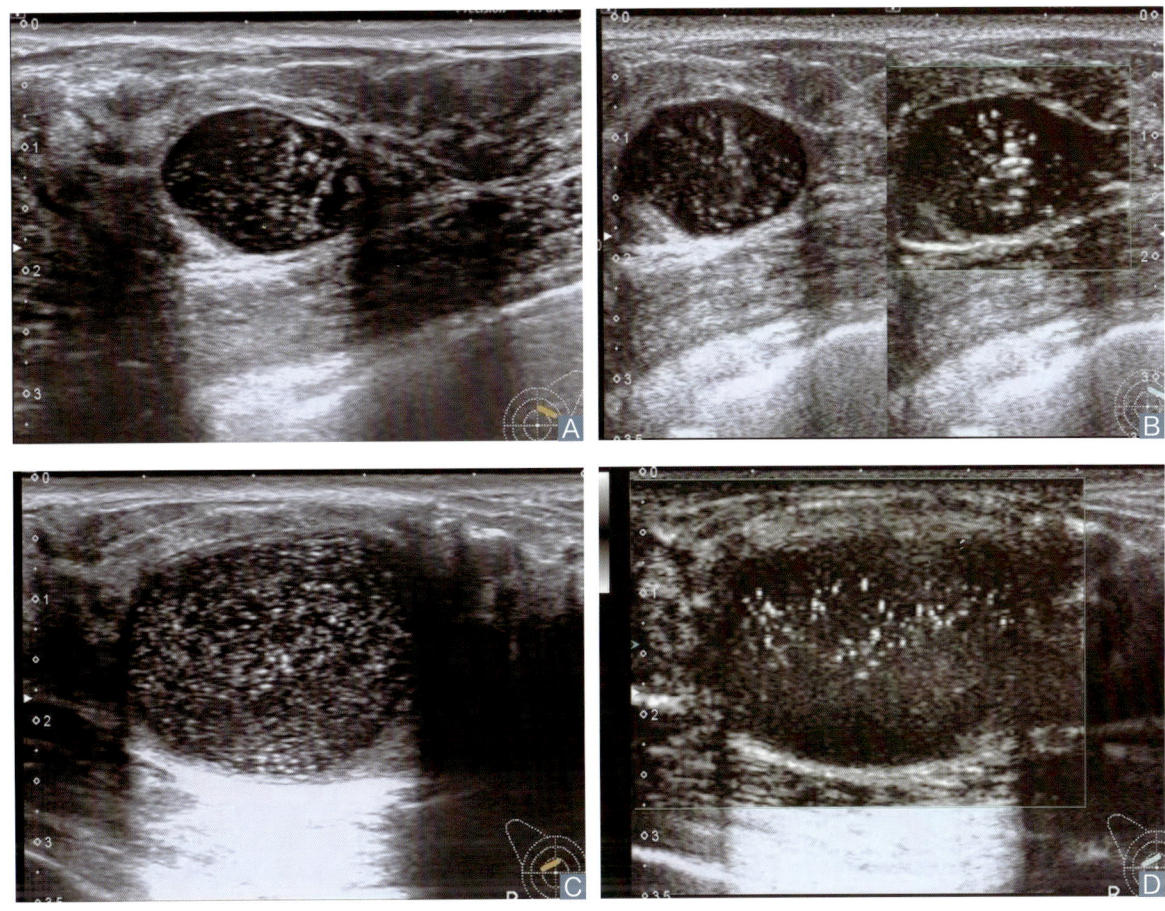

A. C.2D：左侧乳腺10点钟距乳头1.0cm处（A）、右侧乳腺2点钟距乳头2.0cm处（C）可见一无回声区，呈圆形，边界清，内见密集细弱光点、光斑回声，后方回声增强。B. D.mSMI：无回声区内部光斑显影。

图3-2-9a　（双侧）乳腺囊肿超声图

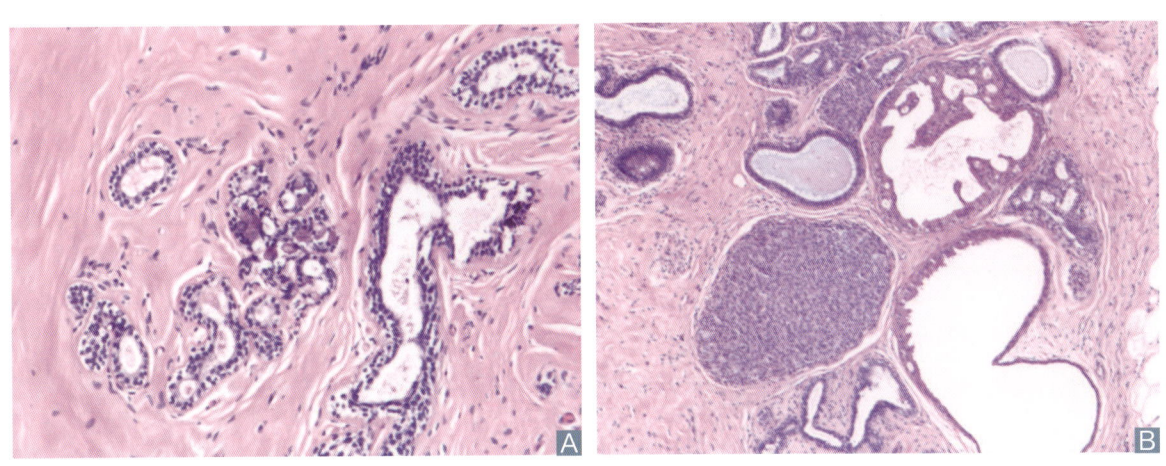

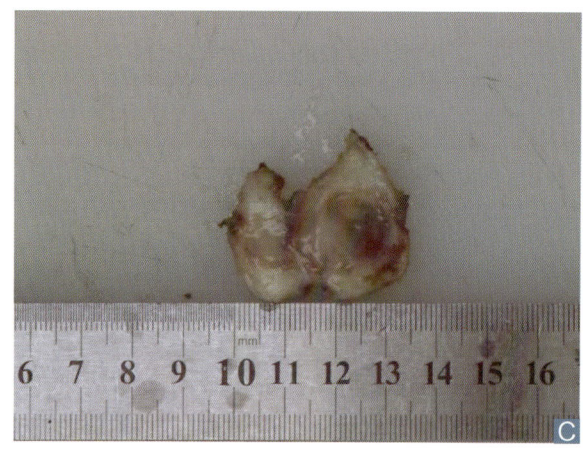
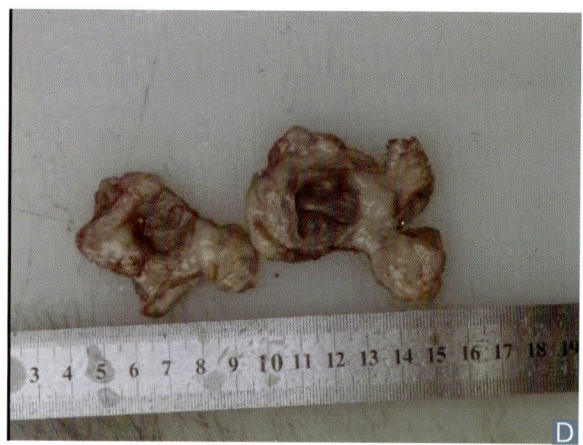

A~B.镜下：（A左、B右）乳腺组织，部分导管囊性扩张，伴囊肿形成，管腔内可见钙盐沉积，囊壁纤维组织增生；部分导管上皮大汗腺化生，部分导管上皮柱状细胞变性，部分导管上皮增生，呈凿孔状或流水样填充管腔，细胞不一致。C.大体：（左）切面可见一囊肿，直径1.5cm，囊壁菲薄，囊内壁光滑，囊内含淡黄色透亮液体。D.大体：（右乳）切面可见一已破囊肿，大小3cm×3cm×1cm，囊壁厚约0.1cm，囊内壁光滑。

图3-2-9b　（双侧）乳腺囊肿超声图

病例10　女，50岁。无诱因发现右乳肿块1年，无不适。

专科检查：右乳11点钟乳头旁可触及一约1.3cm×1.2cm肿物，边界清楚，活动度可，质地韧。右侧腋窝淋巴结未触及。

病理诊断：（右）乳腺组织，可见一纤维结节，结节内纤维增生，胆固醇结晶形成，伴含铁血黄素沉积，多核巨细胞聚集；未见其他特殊病理改变。请结合临床判断。

详见图3-2-10a、图3-2-10b。

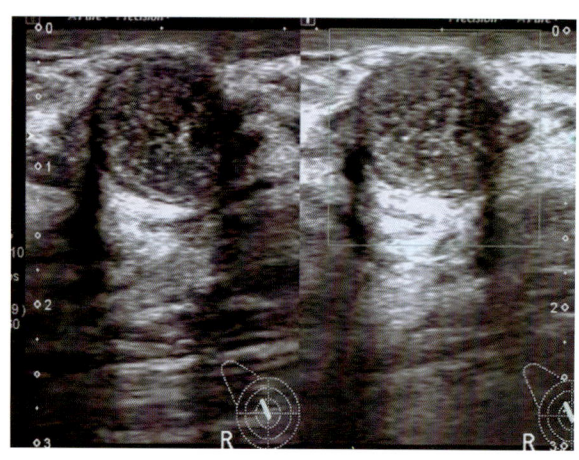

扫码观看视频

2D、CDF2：右乳腺11点钟乳头旁可见一大小1.3cm×1.2cm无回声区，边界清，形态规则，部分内透声差，可见密集细弱回声光点群及稍强回声光带，未见彩色血流信号。

图3-2-10a　乳腺囊肿超声图

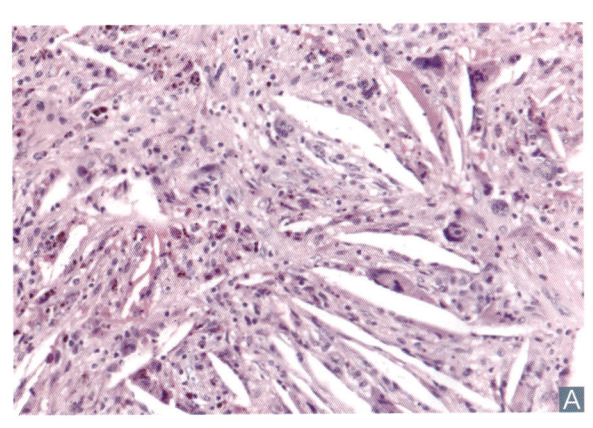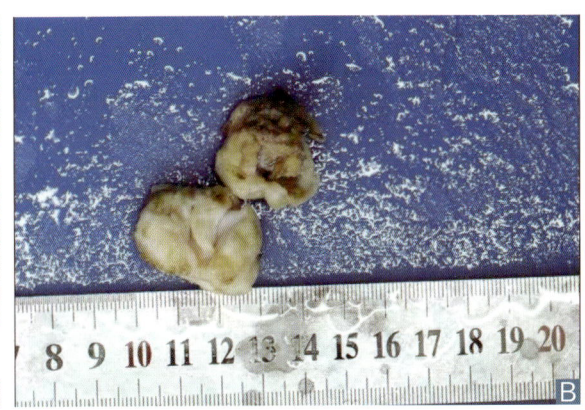

A.镜下：乳腺组织，可见一纤维结节，结节内纤维增生，胆固醇结晶形成，伴含铁血黄素沉积，多核巨细胞聚集；未见其他特殊病理改变。B.大体：（右乳肿物）多切面切开，切面可见一出血区域，直径0.5cm。

图3-2-10b 乳腺囊肿病理图

解析

病例9、病例10为内容物黏稠的复杂性囊肿，其中病例9为双侧乳腺发生，囊壁稍厚，内壁光滑，囊肿内充满密集强回声光点、光斑，类似实性结节。探头加压，囊内光点光斑可见浮动。mSMI能更清晰显示囊内强光斑。囊肿内部及囊壁均无血流。

病例11 女，35岁。体检发现右乳肿块1个月，无不适。

专科检查：无异常。

病理诊断：（右）乳腺腺病伴慢性活动性炎。

详见图3-2-11a、图3-2-11b。

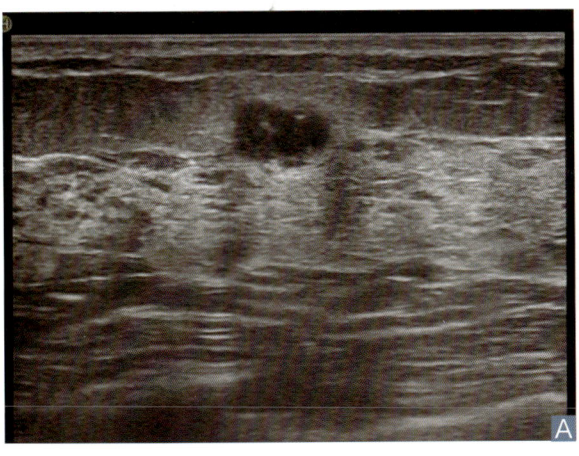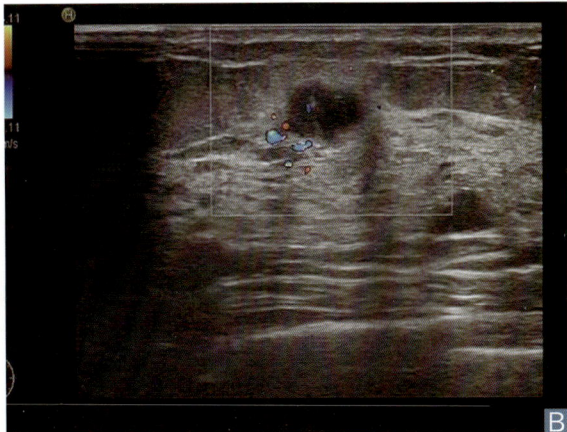

A.2D：右侧乳腺12点钟距乳头2.0cm处可见一1.2cm×0.7cm无回声区，形态尚规则，边界欠清，周边可见高回声晕环，内透声差，可见细弱光点及分隔光带。B.CDFI：无回声区周边及分隔光带处可见彩色血流信号显示。

图3-2-11a 乳腺囊肿超声图

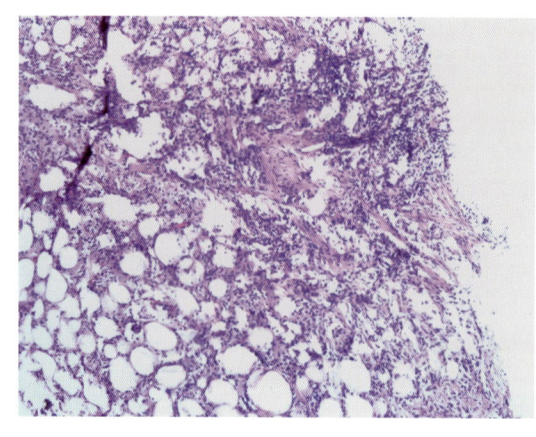

镜下：乳腺组织，乳腺小叶增生，小叶数量增多，范围扩大，小叶间胶原纤维增生，伴大量中性粒细胞、淋巴细胞和浆细胞等混合炎症细胞浸润，泡沫细胞聚集，小血管增生。

图3-2-11b　乳腺囊肿病理图

解析

病例11为囊肿破裂后发生炎症，我们可以看到该囊肿与周边组织分界不清，见稍强回声晕环，囊内透声差。囊壁及囊内分隔可见血流信号。这类病灶比较小又合并炎症的囊肿往往容易误诊为乳腺癌，结合既往B超检查结果及临床症状（囊肿处有无压痛）对鉴别诊断有一定的帮助。

诊断思路

乳腺单纯性囊肿超声检出率高、准确率高。复杂性囊肿由于囊内回声多样，则需要与乳腺纤维腺瘤、导管内乳头状瘤、乳腺癌等鉴别。鉴别关键点在于判断囊内是否合并实性成分。

当囊内出现"液平面"或脂液分层征，可以判定内容物非实性。

当囊内出现均匀致密低回声时需要与纤维腺瘤鉴别。鉴别要点：①包膜，复杂性囊肿包膜回声较厚，纤维腺瘤包膜回声较薄；②血流信号，复杂性囊肿内部多无血流信号，部分囊肿可在囊肿分隔部位出现少许血流信号，纤维腺瘤内部血流信号多为Adler Ⅰ~Ⅱ级。

当囊肿继发感染或囊肿破裂后，肿块边界会变得不清晰，囊壁可以发生砂粒样钙化，此时我们需要与乳腺癌鉴别。两者鉴别要点：①钙化灶发生部位，乳腺癌钙化灶常集中在中央区，而囊肿钙化灶附着在囊壁上；②血流信号，乳腺癌血流信号以Adler Ⅱ~Ⅲ级多见，且血管具有走行不规则、粗细不一的特点，而复杂性囊肿内部大多无血流信号，或在囊肿分隔部位出现少许血流信号，血管具有走行规则、自然的特点。

按CBCS BI-RADS分类标准，单纯囊肿及簇状囊肿归为2类，复杂性囊肿为3类。

（王银）

第三节 乳腺单纯导管扩张

· 临床概述 ·

乳腺单纯导管扩张，既非炎症也非肿瘤，而是由于乳晕区输乳管上皮细胞萎缩，分泌功能丧失，上皮细胞碎屑及含脂性分泌物聚集并充满乳晕下输乳管及大导管使其扩张所致。病因尚不明，可能与先天性乳头畸形或发育不良有关。病变起始于乳晕区的大导管，然后向中等导管扩展。可见于单侧或双侧乳腺。多数无症状，偶尔可伴间断性乳头溢液，呈淡黄色。

定义上，乳腺单纯导管扩张与乳腺导管扩张症是有区别的，后者又称导管周围乳腺炎（periductul mastitis，PDM），是以一组导管扩张为基础的乳腺慢性炎症，多见于中老年女性，一侧乳腺发病，伴疼痛，可触及乳晕下肿块，可伴溢液或溢血。

乳腺单纯导管扩张可以不需要任何处理，随诊复查大多无变化。

· 病理表现 ·

镜下：乳腺小叶增生，间质纤维轻度增生，部分导管扩张，个别导管内见钙盐沉积，上皮无异型。

· 超声表现 ·

2D	乳晕区见多个管状或梭形无回声区，走行自然，管壁纤细光滑，内透声好，可伴微钙化（钙盐沉积），分布均匀一致
CDFI	一般无血流信号显示

· 病例 ·

病例1 女，33岁。发现右乳肿块1个月，伴有间断刺痛。

专科检查：无异常。

病理诊断：（右）乳腺腺病，导管囊性扩张。

详见图3-3-1。

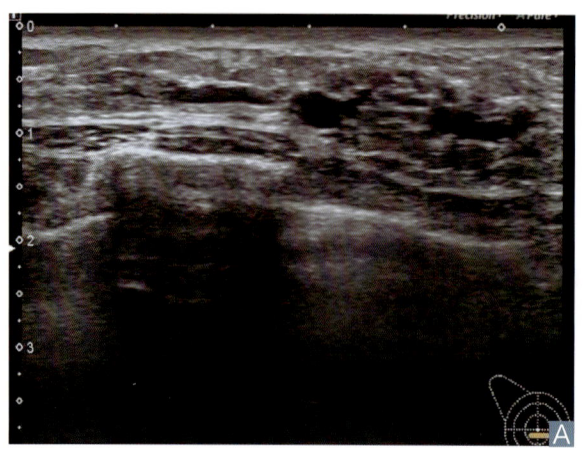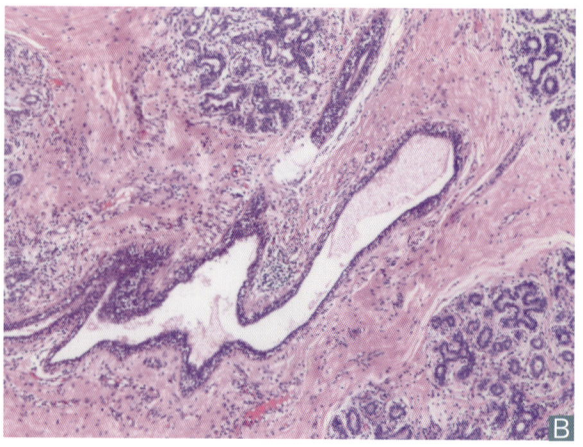

A.右侧乳腺内下象限及外下象限近乳头处可见多个迂曲走行管状无回声区，内透声尚好，其中一内径为0.25cm。B.镜下：乳腺组织，乳腺小叶增生，小叶数量增多，范围扩大，上皮无异型；部分导管囊性扩张，囊肿形成。

图3-3-1　乳腺单纯导管扩张超声及病理图

病例2　女，39岁。发现右乳导管扩张1个月，无不适。

专科检查：无异常。

病理诊断：（右）乳腺腺病，部分导管扩张、钙盐沉积。

详见图3-3-2。

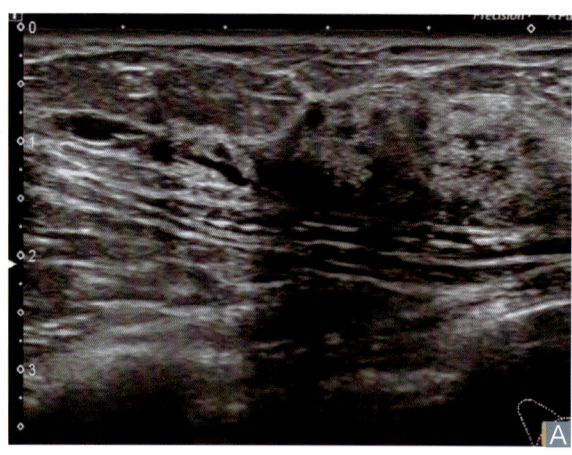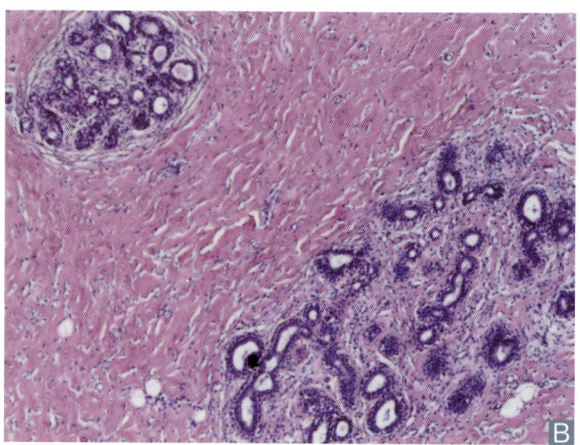

A.右侧乳腺11点钟距乳头5.0cm处可见多个迂曲走行管状无回声区，内透声好，其中一内径为0.24cm。B.镜下：乳腺增生，间质纤维轻度增生，部分导管扩张，个别导管内见钙盐沉积。

图3-3-2　乳腺单纯导管扩张超声及病理图

病例3 女，56岁。发现右乳导管扩张2周，无不适。

专科检查：无异常。

临床诊断：（右）乳腺导管扩张伴积液。

详见图3-3-3a、图3-3-3b。

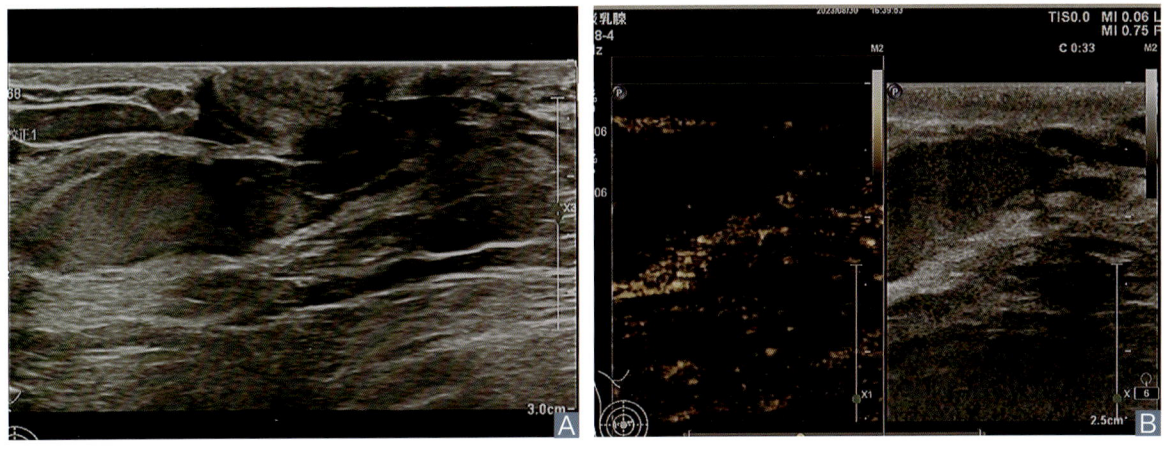

A.右侧乳头后方可见多条管状无回声区，其中一内径约0.8cm，内透声差，可见密集弱回声光点群缓慢流动。B.超声造影：右侧乳头后方管状无回声区内未见造影剂进入，无增强。

图3-3-3a 乳腺单纯导管扩张超声图

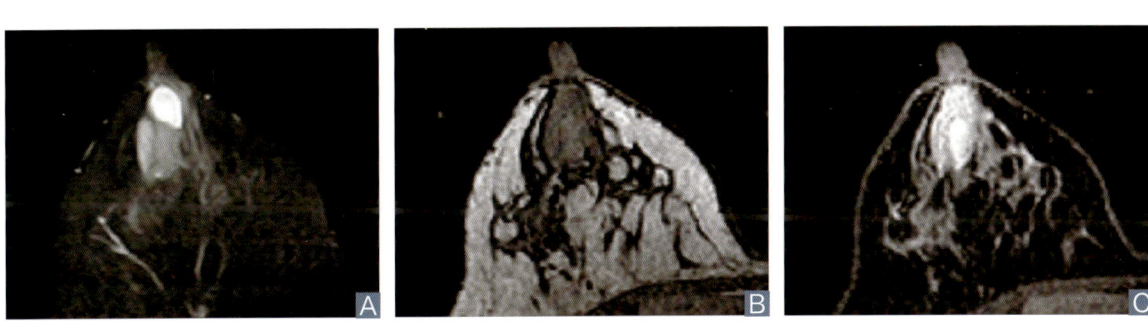

A～C.MRI：右乳自乳头向后方见多发扩张的导管，范围2.7cm×1.8cm，T2WI压脂相呈高信号（A），T1WI呈等信号（B），增强扫描未见明显强化（C）。

图3-3-3b 乳腺单纯导管扩张MRI图

诊断思路

非哺乳期当乳晕区导管内径≥0.2cm，我们可以诊断乳腺导管扩张。临床常见乳腺导管扩张，通常与乳腺其他疾病伴发。

超声检查发现乳腺导管扩张，需要进一步观察：①导管内病变，需要分辨导管内及导管末端有无实性结节；②导管内透声情况，导管内液体是否混浊；③乳头形态及回声是否正常，乳头是否先天性凹陷等；④导管内若合并微钙化，要观察导管走行，管壁回声，微钙化分布形态等，需要与乳腺导管原位癌鉴别。只有排除上述病变后才能诊断为单纯导管扩张，归为BI-RADS 2类。若超声反复扫查无上述异常发现，而患者又有乳头溢血症状时，为避免漏诊，超声诊断为：乳腺导管扩张，未见明确实性病灶，BI-RADS 0类。建议超声造影检查。

（刘彦英）

第四节
乳腺假血管瘤样间质增生

· 临床概述 ·

乳腺假血管瘤样间质增生（pseudoangiomatous stromal hyperplasia，PASH）是一种间质肌成纤维细胞增生的良性病变。PASH可单独发生，也可与其他乳腺疾病伴发，后者更为常见。PASH多为结节状增生，也可以呈弥漫性增生。

PASH的病因未明，可能与雌激素作用有关。临床上主要见于女性，也可见于男性乳腺发育者。发病年龄从青春期到绝经后，青春期前少女和儿童少见。病程大多进展较慢，也有短期增大者。PASH病变需完全切除，否则有复发可能。PASH无恶性变。主要与下列疾病鉴别：①纤维腺瘤；②叶状肿瘤；③血管肉瘤；④错构瘤。

· 病理表现 ·

大体：表现为界限尚清晰，无包膜结节，呈分叶状，直径为0.5cm～15cm。肿瘤切面均呈实质性病变，色灰白或灰红，无出血坏死，质韧，部分区域质地稍硬。

镜下：PASH多呈圆形或卵圆形的结节状，也可呈弥漫性增生。病变分布在小叶间与小叶内，常围绕小叶呈同心圆样排列，把正常乳腺组织或脂肪组织向周围推挤。瘤组织呈裂隙状的空腔相互吻合，裂隙由胶原纤维分隔而成，内衬梭形细胞，缺乏内皮细胞，胶原纤维可伴有透明变性。个别病例可见灶性钙化。高倍镜下见间质细胞丛状增生，但无非典型性与核分裂相，亦无出血坏死和脂肪浸润等恶性表现。

免疫组织化学染色显示：肌成纤维细胞标志物CD34和SMA阳性，血管内皮细胞标志物CD31和F阴性；S-100蛋白、CK、EMA、CD68阴性。

· 超声表现 ·

2D	多为稍低回声结节，外形大多较规则，大多数边界清晰，结节内部回声不均匀，常见条索状无回声区（即假血管腔），也可见片状稍强回声，大部分不伴有钙化
CDFI	少血供。Adler 0～Ⅰ级

超声PASH的临床及超声表现比较多样，部分病灶难以区分良恶性。

·病例及解析·

病例1 女,43岁。发现右乳肿块1年余,伴轻微触痛。自觉近半年肿块明显增大。

专科检查: 右乳可触及肿物,约13cm,质硬,表面光滑,边界尚清,活动度较差。右侧腋窝淋巴结未触及。

病理诊断: (右)乳腺腺病,合并假血管瘤样间质增生(PASH)。

详见图3-4-1a、图3-4-1b、图3-4-1c。

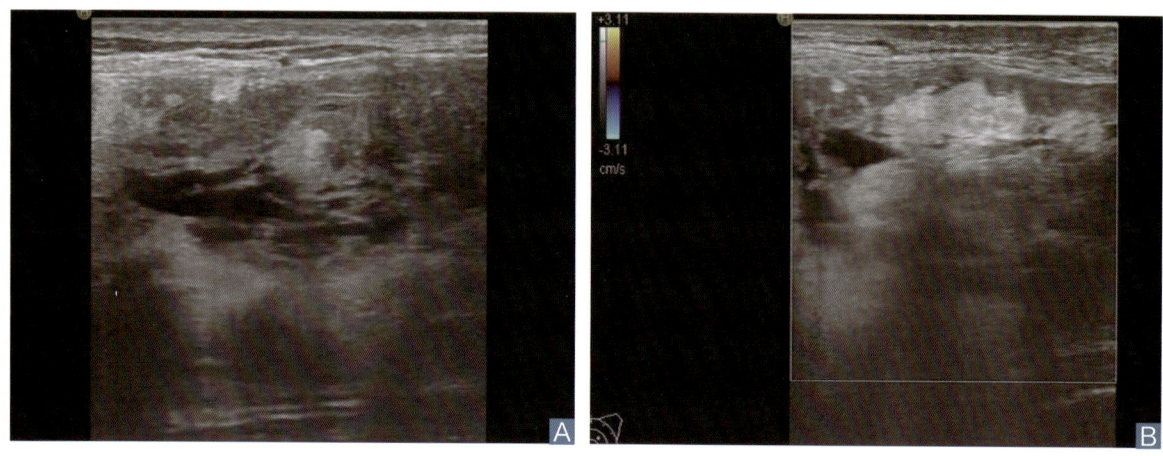

A.2D:右乳头下方可见一巨大等回声光团,形态尚规则,无明显包膜回声,内回声不均匀,可见片状稍强回声区及不规则形态无回声区。外上象限近腋窝处可见少许正常腺体回声,与该光团分界尚清晰。
B.CDFI:等回声光团内部可见星点状血流信号。

图3-4-1a 乳腺假血管瘤样间质增生超声图

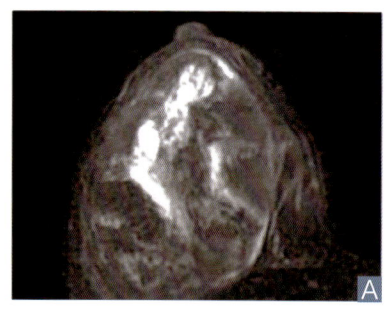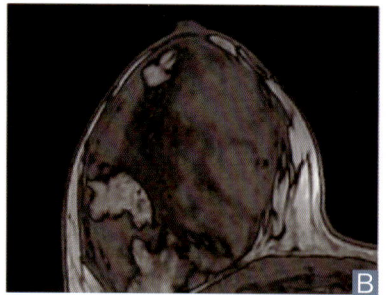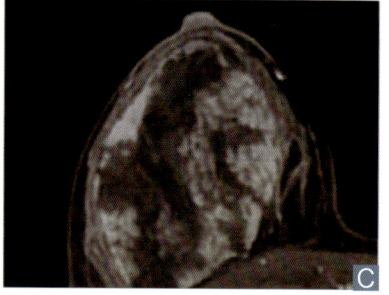

A~C.MRI:右乳见巨大团块状异常信号影,范围约11.4cm×7.6cm,T2WI压脂相呈高低混杂信号(A),T1WI呈等稍高信号(B),增强扫描呈明显不均匀强化(C),动态增强曲线呈线形上升型。

图3-4-1b 乳腺假血管瘤样间质增生MRI图

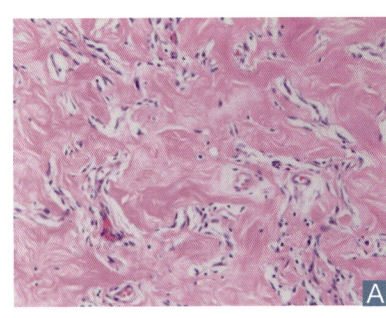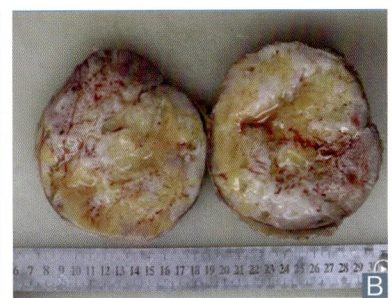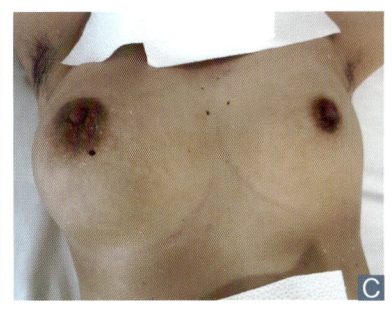

A.镜下：乳腺组织，部分导管囊性扩张，管腔内可见分泌物潴留，部分导管上皮柱状细胞变性，间质胶原纤维明显增生，致密胶原和裂隙样间质内见相互吻合的裂隙样腔隙，腔隙衬覆梭形/扁平细胞，似内皮细胞；衬覆细胞形态温和，胞质少，核深染，未见明确核分裂象。B.大体：（右乳肿物）乳腺组织1块，大小13cm×11cm×5.5cm，切面灰白、灰红色，实性，质韧。C.外观：双侧乳腺不等大，右侧乳腺隆起，皮肤、乳头乳晕无变化。

图3-4-1c　乳腺假血管瘤样间质增生病理及外观图

解析

病例1为右乳巨大肿块，病史超过1年，近半年明显增大，结合患者年龄，我们首先需要排除叶状肿瘤。从超声图像来看，病灶是以乳头为中心、形态规则的等回声光团，内部回声不均匀，可见片状稍强回声及多个梭形无回声区；右乳边缘可见正常腺体回声，与该病灶分界清晰；这些征象与叶状肿瘤不符合。该病灶图像也缺乏恶性肿瘤特征，并且同侧腋窝淋巴结未见肿大，因此排除乳腺癌可能。最终考虑乳腺良性病变可能性大。

病例2　女，46岁。发现右乳肿块1个月，无不适。

专科检查：右乳10点钟方向可触及肿物，约3cm，质硬韧，边界清，活动度好，无压痛，无皮肤粘连。右侧腋窝淋巴结未触及。

病理诊断：（右）乳腺假血管瘤样间质增生（PASH），伴部分导管上皮普通型增生（UDH）及钙盐沉积。

详见图3-4-2a、图3-4-2b。

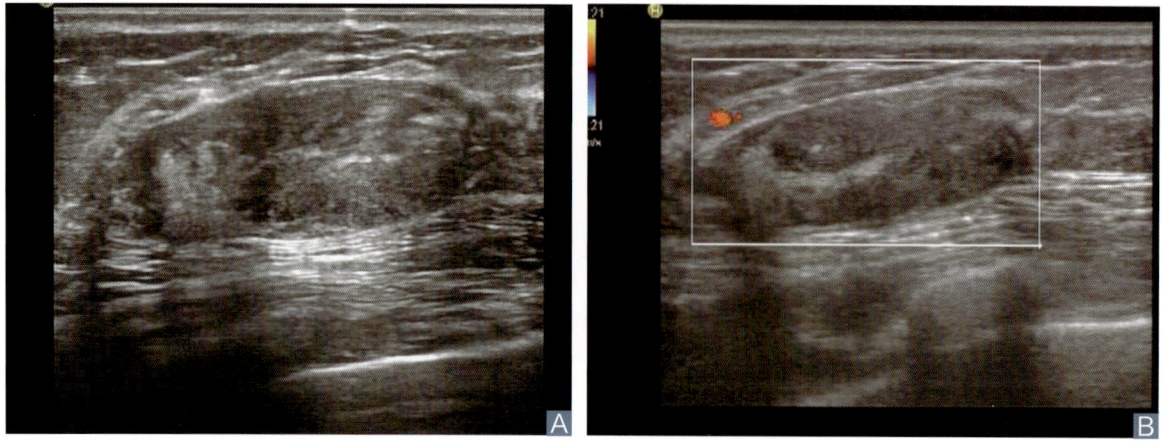

A.2D：右乳腺10点钟距乳头2.0cm处可见一大小3.5cm×1.4cm稍低回声光团，椭圆形，边界清晰，内回声不均匀，可见多个片状稍强回声区。B.CDFI：光团内部及周边未见明显血流信号。

图3-4-2a　乳腺假血管瘤样间质增生超声图

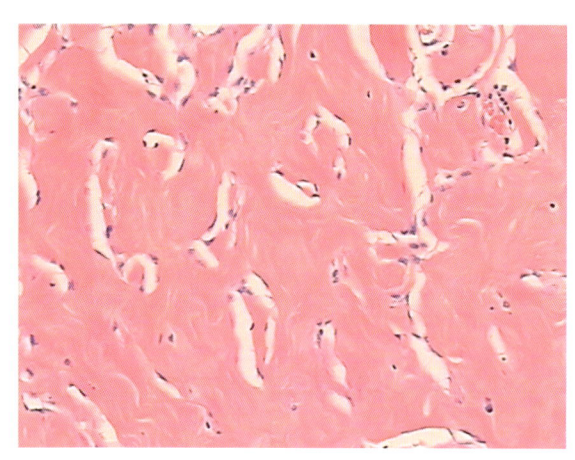

镜下：乳腺组织，呈结节状，小叶轻度增生，导管双层上皮结构存在；部分导管扩张，伴分泌物潴留，部分导管上皮普通型增生，部分导管内可见钙盐沉积，间质梭形细胞及胶原纤维增生，形成裂隙状，部分裂隙相互吻合形成血管样空腔，梭形细胞异型不明显，核分裂象罕见。

图3-4-2b　乳腺假血管瘤样间质增生病理图

病例3　女，44岁。发现右乳肿块2个月，无不适。

专科检查： 右侧乳腺10点钟方向可触及约4cm肿物，质硬，表面光滑，边界清，活动可，与皮肤无粘连。右侧腋窝未触及淋巴结。

病理诊断：（右）乳腺假血管瘤样间质增生（PASH）；乳腺腺病。

详见图3-4-3a、图3-4-3b。

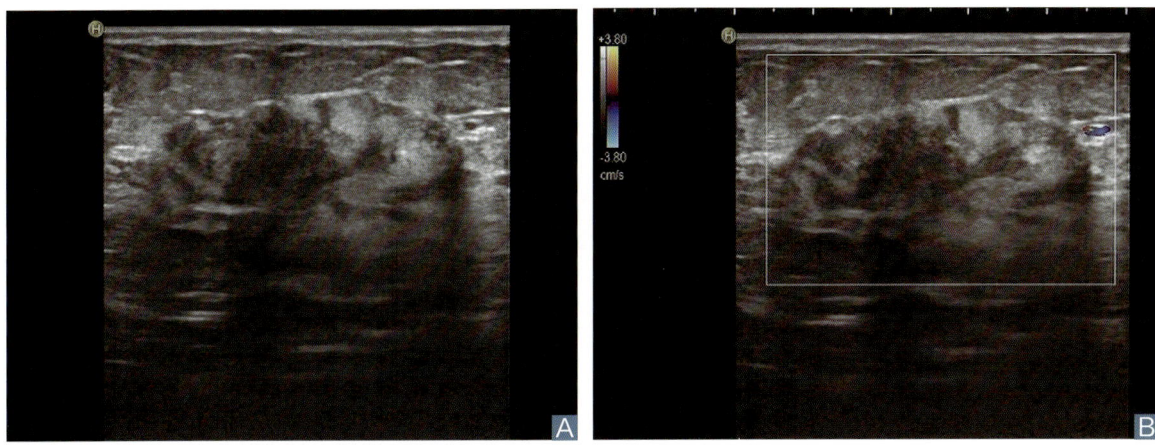

A.2D：右乳腺10点钟距乳头3.0cm处可见一大小3.8cm×1.3cm低回声光团，椭圆形，边界清晰，内回声不均匀，可见多个稍强回声区及散在强回声光斑。B.CDFI：低回声光团内部及周边未见明显血流信号。

图3-4-3a　乳腺假血管瘤样间质增生超声及病理图

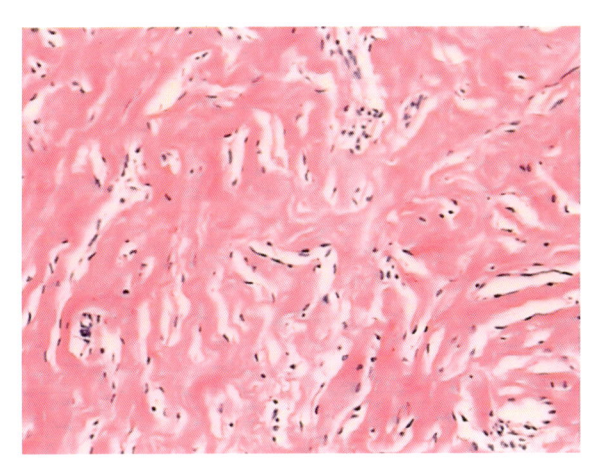

镜下：乳腺小叶轻度增生；间质细胞增生伴胶原增生呈束状，可见较多纵行裂隙及相互吻合的裂隙样空腔，细胞短梭形，核异型不明显，核分裂象罕见。

图3-4-3b　乳腺假血管瘤样间质增生超声图

解析

病例2、病例3病灶图像相似，均为椭圆形，边界尚清晰，内回声强弱不均，无血流。符合乳腺良性肿瘤特征，与纤维腺瘤相似，但又有不同之处。纤维腺瘤病理上是腺体及纤维间质的增生，内部回声多表现为条索样改变，较少内部见片状稍强回声。病例2、病例3的肿块大小超过3cm，乏血供，Adler 0级。同等大小的纤维腺瘤大多数血供Adler Ⅰ~Ⅲ级。

诊断思路

乳腺假血管瘤样间质增生（PASH）属良性病变，临床应重视其鉴别诊断。大多数PASH图像具良性肿瘤特征：如形态规则，边界清晰，结节少血供等。少数结节内部回声多样化、不均匀，有时难与恶性肿瘤鉴别。

PASH临床表现多为无诱因的触及肿块。肿块多数生长较缓慢，偶见增速较快者。肿块无压痛，乳房外观无改变。大结节型PASH结合病史容易与乳腺炎、乳腺癌区分。小结节型PASH常误诊为纤维腺瘤或错构瘤。但三者临床处理策略相似，若实在无法鉴别，建议超声诊断为BI-RADS 3类。

PASH尚需与病理上同属血管病变的血管肉瘤相鉴别。血管肉瘤为最常见的乳腺肉瘤，约占恶性肿瘤0.05%，可分为原发性和继发性2种。原发性较罕见，患者患侧乳腺常表现为红肿或瘀青样改变，类似炎性反应或外伤，继发性血管肉瘤常继发于乳腺癌放射治疗后。超声图像上乳腺血管肉瘤无典型肿块占位效应，病灶边缘与周围正常乳腺结构逐渐移行，无明确边缘。PASH患者常表现为无诱因的触及肿块，乳腺外观无改变，且超声图像常表现为边界较清晰的低回声结节。因此，根据图像特征及结合病史，两者相对容易鉴别。

（葛岩　王银）

第五节 乳腺良性炎症性病变

·乳腺良性炎症性病变分类·

种类繁多，按发病时期分哺乳期炎症及非哺乳期炎症。

乳腺良性炎症性病变	哺乳期炎症	①是由细菌感染引起的急性乳腺炎症，初产妇更多见 ②临床表现为患侧乳房肿痛、压痛，局部红、肿、热、痛，可触及痛性肿块，可伴发热、头痛、乏力等全身炎症反应
	非哺乳期炎症	①是非哺乳期发生的乳腺炎症 ②临床特点为全身症状不明显，而乳腺局部症状较为明显 ③非哺乳期乳腺炎涵盖病种纷杂多样，其中最常见的是肉芽肿性乳腺炎（GM）与导管周围乳腺炎（PDM）

肉芽肿性乳腺炎（GM）定义：泛指形成肉芽肿的炎性病变，包括感染性及非感染性。其中最常见的就是肉芽肿性小叶性乳腺炎（GLM）。

■ 肉芽肿性小叶性乳腺炎

·临床概述·

肉芽肿性小叶性乳腺炎（granulomatous lobular mastitis，GLM），又称为特发性肉芽肿性乳腺炎，有其独特的临床及病理学特征。长期以来，临床及病理医师对该病认识不足，而且没有引起足够的重视，没有及时做出准确诊断，使得许多患者得不到及时和有效的治疗，甚至导致错误的治疗。

GLM是一种慢性非感染性炎症性疾病，病因不明，可能与自身免疫因素、乳汁超敏反应、服用抗精神病类药物等有关。临床特征可简要概括为"3个3"：好发于30多岁女性，距末次妊娠约3年，发病约3个月。乳腺肿块初起多位于乳房的外周部，逐渐向乳晕区发展，形成巨大肿物（周围向中央）。病变区先有疼痛感，然后出现红肿（先痛后红肿），可有皮肤溃破及窦道形成。亦可伴同侧腋下淋巴结肿大。但很少有恶寒、发热等全身症状。上肢和/或下肢可出现结节性红斑，多见于膝、踝关节附近。GLM要与导管周围乳腺炎（又称乳腺导管扩张症）、结核性乳腺炎等疾病鉴别。

· 病理表现 ·

大体：肿块大小为1.5~6cm，界限清楚或不清楚，质硬韧，切面呈灰白间质淡棕黄色，弥漫分布着粟粒至黄豆大小不等的暗红色结节，部分结节中心可见脓腔。

镜下：表现为以乳腺终末导管小叶单位为中心的化脓性肉芽肿性炎为特点。肉芽肿中央常有中性粒细胞聚集，甚至形成小脓肿，其中常见有吸收空泡。小叶内、外常有程度不同的淋巴细胞和（或）浆细胞浸润，亦可出现较多嗜酸性粒细胞，终末导管可有不同程度的扩张，未见干酪样坏死。病变中通常（一般方法）查不出病原菌。

· 超声表现 ·

声像图表现分为肿块型、片状低回声型和弥散型，上述各型是疾病发展或转归的不同时期的表现，各分型间相互转化。

肿块型	2D：表现为不均匀的低回声或混合回声肿块，边界不清，形态不规则
	CDFI：肿块内部及边缘部常可见较丰富血流信号，分布紊乱
	其他：可伴同侧腋窝淋巴结肿大
片状低回声型	2D：腺体内见片状低回声区，边界不清，病变周边可见高回声晕环，较厚，且弥散，呈水肿样改变；当病变中心出现囊状、管状或簇状更低回声区、病变内透声差并见密集的点状弱回声，高度提示脓肿形成
	CDFI：病变内部及边缘部血流丰富
	其他：伴同侧腋窝淋巴结肿大。如累及皮肤，则局部皮肤增厚
弥散型	2D：病变可遍及2个象限以上甚至全乳。腺体结构紊乱，可见多个片状低回声区和无回声区呈散在分布，无回声区内见细弱光点回声，探头加压可见蠕动。病灶可进一步发展形成脓肿。脓肿可扩大向浅部穿破皮肤形成窦道，也可向深部延伸，穿至乳腺与胸肌间的疏松结缔组织，形成乳腺后脓肿
	CDFI：病变区或边缘血流丰富
	其他：伴同侧腋窝淋巴结肿大

· 病例及解析 ·

病例1 女，23岁。发现右乳肿块4个月，伴有间断刺痛。

专科检查：右侧乳腺3点钟方向可触及肿物，大小约2.5cm×1.0cm，质硬，边界尚清，活动可。右侧腋窝淋巴结未触及。

病理诊断：（右）乳腺局部呈慢性肉芽肿性炎症，请结合临床排除早期肉芽肿性小叶性乳腺炎。

免疫组化结果：PAS（-），PM（-），抗酸（-），革兰氏染色（-）。

详见图3-5-1a、图3-5-1b。

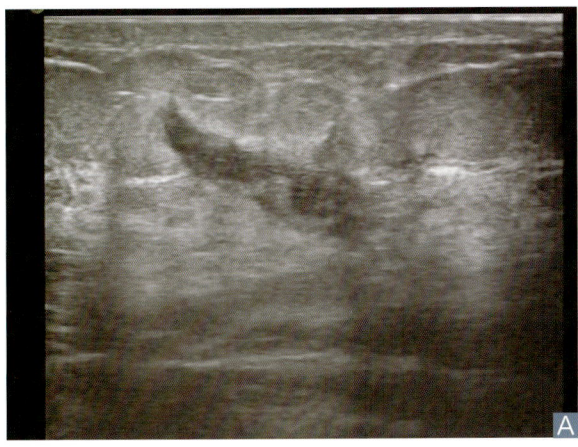 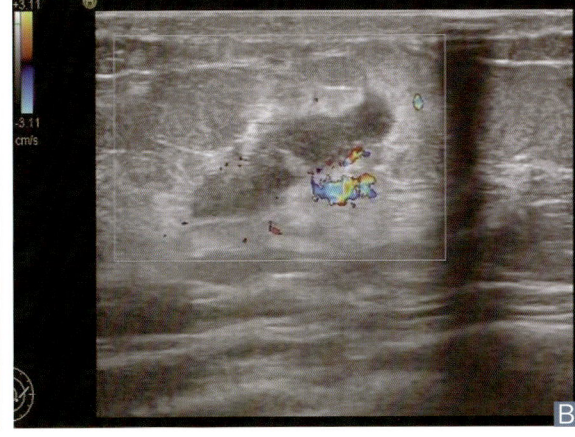

A.2D：右侧乳腺3点钟距乳头2.0cm处可见一大小2.5cm×0.7cm低回声光团，形态不规则，边界尚清，内回声欠均匀。B.CDFI：低回声周边可见短线状彩色血流信号。

图3-5-1a　肉芽肿性小叶性乳腺炎超声图

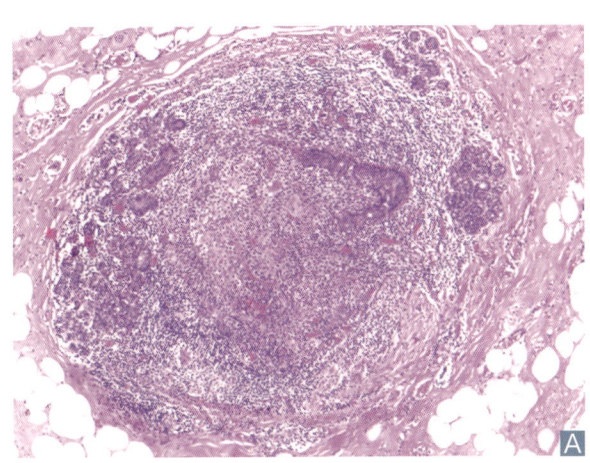 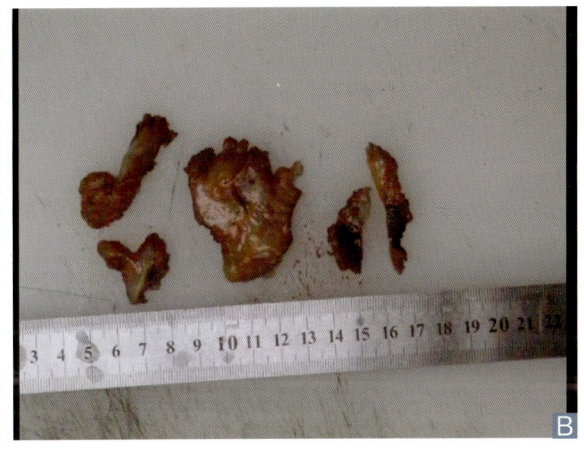

A.镜下：乳腺局灶可见囊腔，囊壁为增生的肉芽组织，间质大量组织样细胞增生呈结节状，伴多核巨细胞形成，并见大量淋巴细胞、浆细胞浸润，灶性微脓肿形成。B.大体：（右乳肿物）切面见一灰红色囊实性区，约1.2cm×1cm×0.8cm。

图3-5-1b　肉芽肿性小叶性乳腺炎病理图

病例2　女，44岁。体检发现右乳肿块1个月，无疼痛。

专科检查：右侧乳腺5点钟乳头旁可触及一大小约1.5cm×1.0cm肿物，质韧，边界不清，活动度差，轻压痛。右侧腋窝淋巴结未触及。

病理诊断：（右）乳腺组织呈慢性活动性炎伴肉芽肿形成，请结合临床排除肉芽肿性小叶性乳腺炎。

详见图3-5-2a、图3-5-2b。

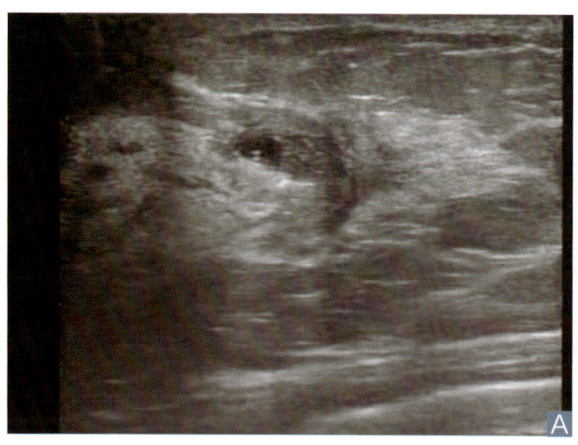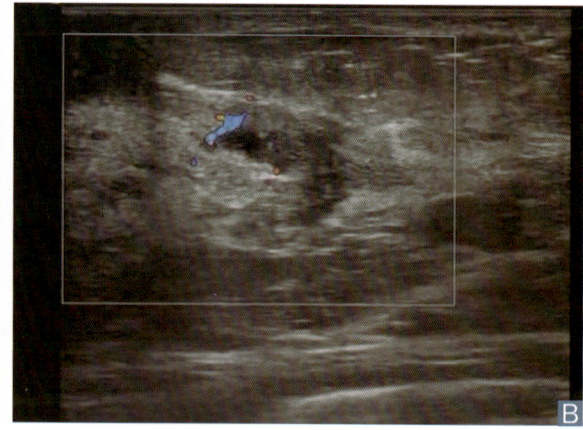

A.2D：右侧乳腺5点钟乳头旁可见一大小为1.6cm×1.0cm低回声光团，形态不规则，边界欠清，内回声不均匀，似可见强回声光点。B.CDFI：低回声周边及内部可见短线状彩色血流信号。

图3-5-2a　肉芽肿性小叶性乳腺炎超声图

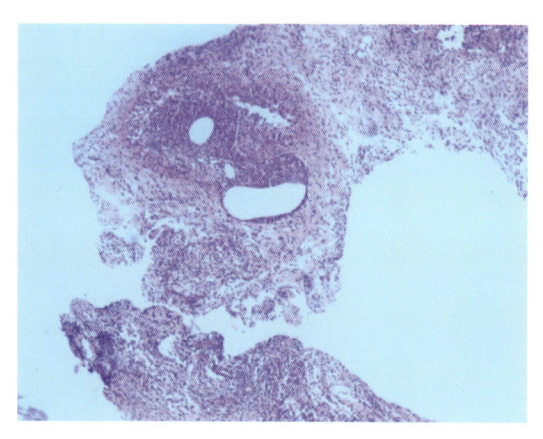

镜下：乳腺组织，部分区域见较多量中性粒细胞、淋巴细胞浸润，微脓肿形成伴肉芽肿形成，未见坏死；周围纤维组织增生。

图3-5-2b　肉芽肿性小叶性乳腺炎病理图

病例3　女，29岁。体检发现左乳肿块3个月，触摸时疼痛。

专科检查：左侧乳腺2点钟乳头旁可触及肿物，质硬，活动可，与皮肤无粘连。左侧腋窝淋巴结未触及。

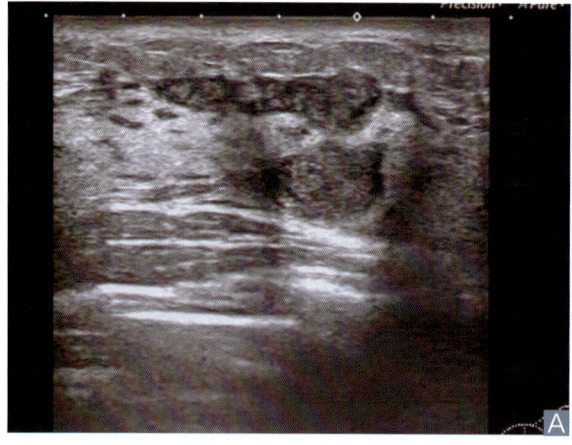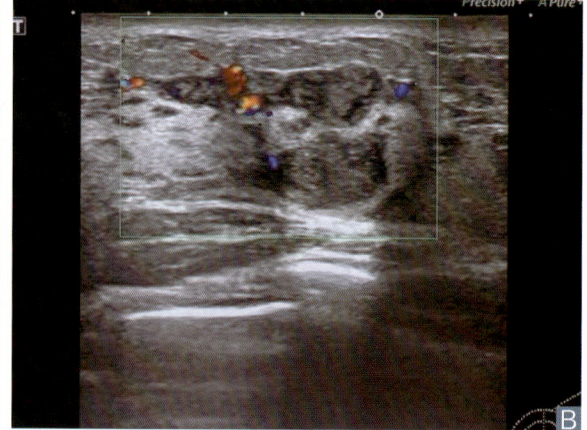

A.2D：左侧乳腺2点钟乳头旁可见大小分别为2.9cm×0.7cm、2.1cm×0.9cm稍低回声光团，两个光团间似见相连，形态欠规则，边界清，回声欠均匀。B.CDFI：稍低回声周边及内部可见短线状彩色血流信号。

图3-5-3a　肉芽肿性小叶性乳腺炎超声图

病理诊断：（左）乳腺组织呈慢性化脓性炎改变，请结合临床排除肉芽肿性小叶性乳腺炎。详见图3-5-3a、图3-5-3b。

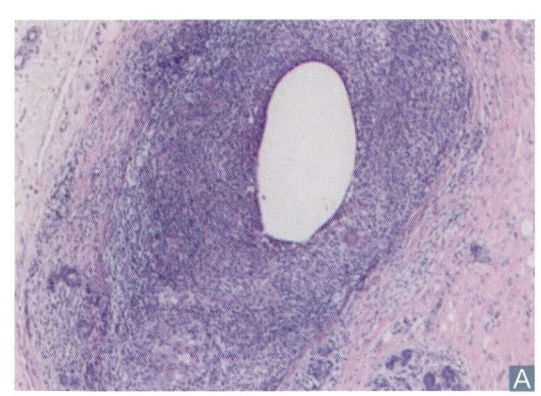
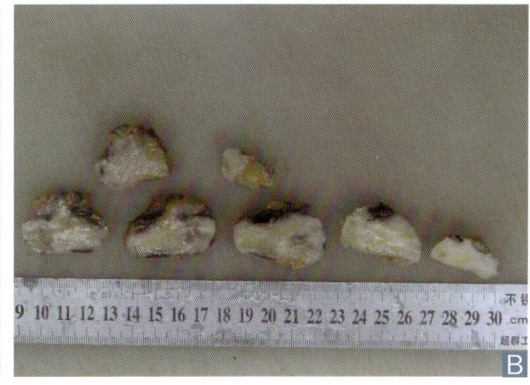

A.镜下：乳腺组织，局部可见大量中性粒细胞、淋巴细胞等炎症细胞浸润，局部可见泡沫细胞聚集及多核巨细胞反应，间质小血管增生。B.大体：（左乳）可见一结节，直径1.2cm，切面灰白色，实性，质软。

图3-5-3b　肉芽肿性小叶性乳腺炎病理图

解析

病例1至病例3为肿块型肉芽肿性小叶性乳腺炎，多见于病程早期，病变范围比较局限，表现为不均匀回声的低回声肿块，形态多为片状或梭形，边界清或欠清，无包膜回声，内部可见少许无回声区。超声诊断上需要与乳腺癌鉴别。乳腺癌患者年龄相对较长，一般无疼痛、皮肤红肿等炎症症状，病灶内部较少出现无回声区，微小钙化常见。

病例4　女，41岁。发现左乳肿块10天，逐渐长大，有压痛。

专科检查：左侧乳腺12点钟乳头旁触及一大小2.4cm×1.0cm肿物，质中，边界不清，活动度差，有压痛，皮肤表面无异常。左侧腋窝淋巴结未触及。

病理诊断：（左）考虑为肉芽肿性小叶性乳腺炎。

详见图3-5-4a、图3-5-4b。

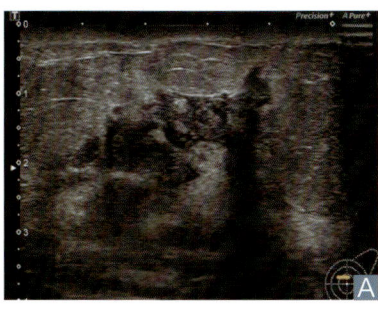
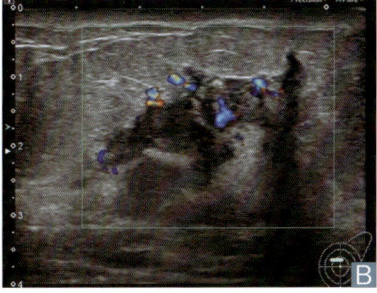
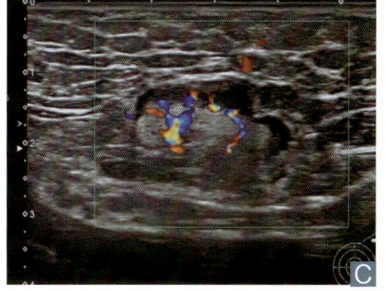

A.2D：左侧乳腺12点钟乳头旁可见一范围约2.4cm×1.0cm片状低回声区，形态不规则，边界欠清，内回声欠均匀。B.CDFI：低回声区周边及内部可见短线状彩色血流信号。C.左侧腋窝淋巴结形态、回声正常，内见稍丰富血流呈树枝状显示。

图3-5-4a　肉芽肿性小叶性乳腺炎超声图

扫码观看视频

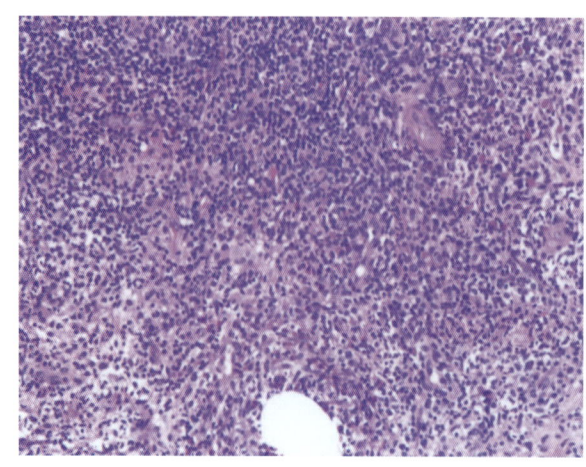

镜下：乳腺小叶萎缩，可见以小叶为中心的慢性化脓性炎及肉芽肿结构，肉芽肿中央为中性粒细胞聚集的微脓肿。

图3-5-4b　肉芽肿性小叶性乳腺炎病理图

病例5　女，31岁。发现左乳肿块1个月，有压痛。

专科检查： 左侧乳腺9点钟方向可触及大小约1.5cm×0.5cm肿物，表面光滑，活动度可，有压痛。左侧腋窝淋巴结未触及。

病理诊断： （左）乳腺肉芽肿性小叶性乳腺炎。

免疫组化结果： 特殊染色结果PAS（－），PM（－），抗酸（－），革兰氏染色（－）。

详见图3-5-5a、图3-5-5b。

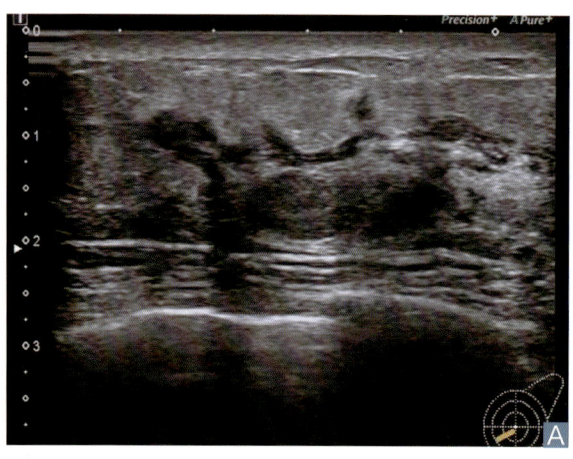
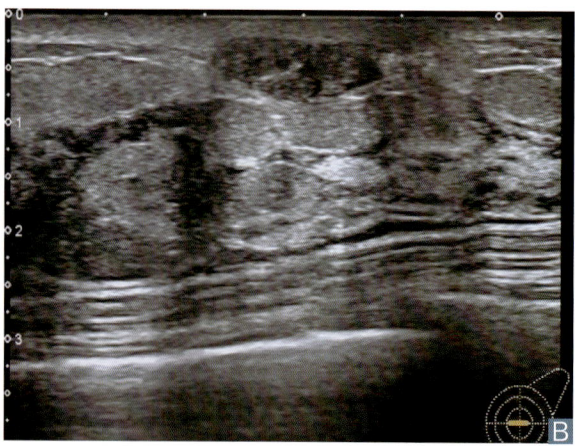

A.左侧乳腺内下象限可见片状低回声区，形态不规则，边界不清，内回声欠均匀，可见少许液性暗区。B.左侧乳腺9点钟乳头旁可见一大小1.3cm×0.6cm稍低回声光团，形态尚规则，边界清，内可见少许液性暗区，该光团与内下象限片状低回声区相连。视频：低回声区内部可见稍丰富血流信号。

图3-5-5a　肉芽肿性小叶性乳腺炎超声图

扫码观看视频

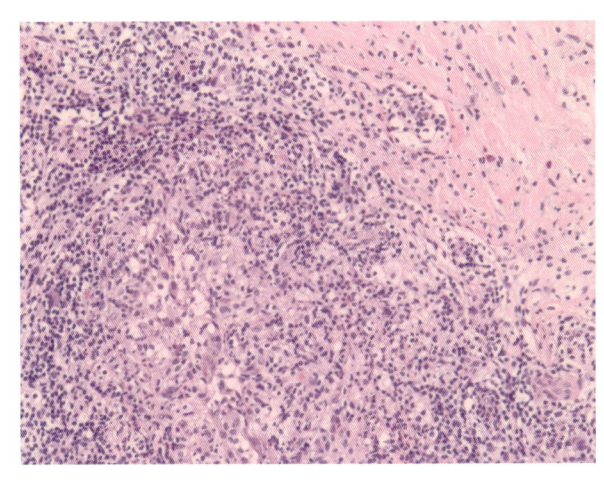

镜下：乳腺组织，小叶内混合性炎症细胞浸润，灶性类上皮细胞聚集形成肉芽肿结节，部分结节内中性粒细胞聚集形成脓肿。

图3-5-5b 肉芽肿性小叶性乳腺炎病理图

病例6 女，36岁。发现左乳肿块2周，有压痛。

专科检查： 左侧乳腺12点钟乳头旁触及一大小2.4cm×1.0cm肿物，质中，边界不清，活动度差，有压痛，质硬，圆形，边界清晰。左侧腋窝淋巴结未触及。

病理诊断： （左）乳腺慢性肉芽肿性炎，请结合临床排除肉芽肿性小叶性乳腺炎。

免疫组化结果： 特殊染色结果PAS（-），PM（六胺银染色）（-），抗酸（-），革兰氏染色（-）。

详见图3-5-6a、图3-5-6b。

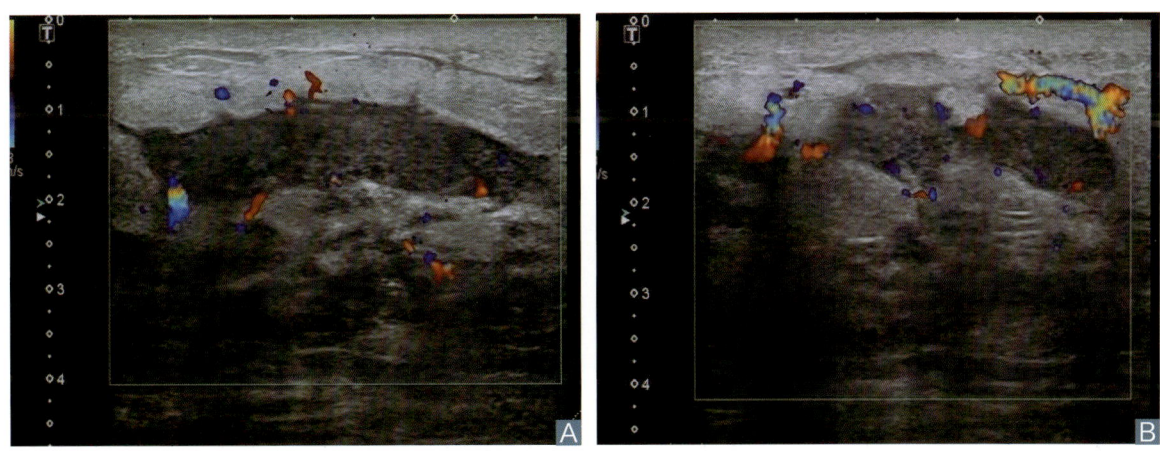

A～B.左侧乳腺皮肤及皮下软组织增厚、回声增强，9点钟至12点钟（顺时针方向）可见范围约6.0cm×3.1cm低回声区，形态不规则，边界尚清，内回声欠均匀。低回声区周边及内部可见短线状彩色血流信号显示。

图3-5-6a 肉芽肿性小叶性乳腺炎超声图

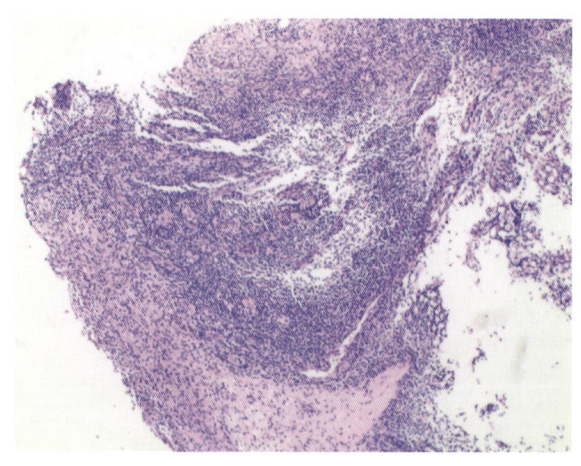

镜下：乳腺病变以小叶为中心，部分病灶融合，小叶内可见类上皮细胞增生呈结节状，伴多核巨细胞形成，间质大量淋巴细胞、浆细胞浸润，灶性肉芽组织增生，微脓肿形成。

图3-5-6b 肉芽肿性小叶性乳腺炎病理图

解析

病例4至病例6为片状低回声型肉芽肿性小叶性乳腺炎，病变大多局限于1个象限内，内部可见不规则形态液性暗区，病灶内部及边缘部血供丰富，大多数伴有皮肤及皮下软组织肿胀。超声诊断上仍需要与乳腺癌鉴别。

病例7 女，35岁。发现左乳肿块2个月，逐渐长大，伴疼痛。

专科检查：左侧乳腺不对称隆起，皮肤明显红肿，内上象限、内下象限触及一巨大肿物，局部质硬，活动度差，有触痛。左侧腋窝淋巴结未触及。

病理诊断：（左）考虑为肉芽肿性小叶性乳腺炎。

详见图3-5-7a、图3-5-7b。

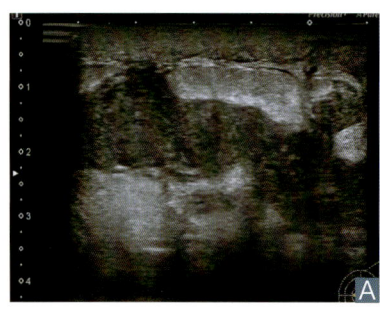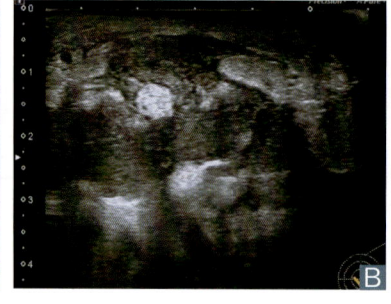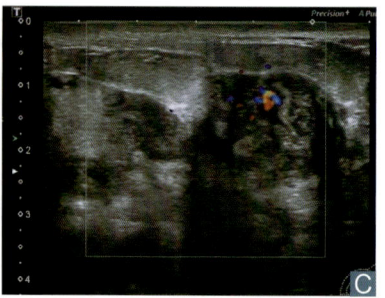

A~B.2D：左侧乳腺皮肤及皮下软组织增厚，回声增强，内上象限、内下象限、外下象限可见一低回声光团，大小超过超声窗，形态不规则，边界不清，内回声不均匀，可见不规则形态液性暗区（内下象限处）。C.CDFI：低回声区周边及内部可见短线状彩色血流信号。

图3-5-7a 肉芽肿性小叶性乳腺炎超声图

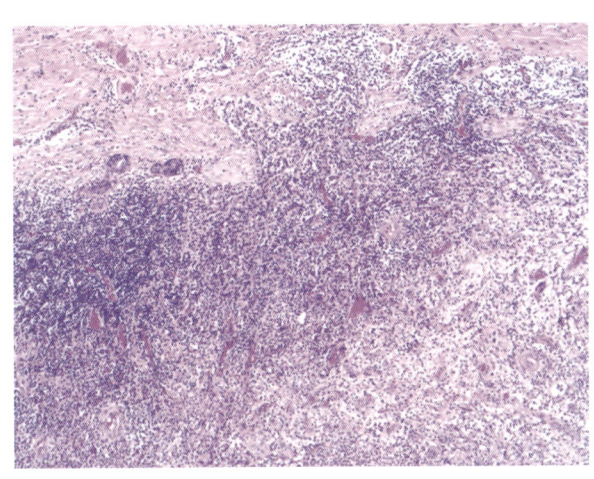

镜下：乳腺组织，小叶内混合性炎症细胞浸润，类上皮细胞聚集形成肉芽肿结节，局部结节融合，部分结节内中性粒细胞聚集形成脓肿，周边可见散在的多核巨细胞。

图3-5-7b 肉芽肿性小叶性乳腺炎病理图

病例8 女，29岁。发现左乳肿块1周，肿块周围皮肤有红肿、疼痛，触之疼痛加剧，肿块在数日内逐渐增大。

专科检查：左侧乳腺乳头内侧皮肤红肿，触及一肿物，质中，活动度差，有触痛。左侧腋窝淋巴结未触及。

病理诊断：（左）乳腺组织呈慢性化脓性炎症，伴肉芽肿形成。请结合临床排除肉芽肿性小叶性乳腺炎。

免疫组化结果：特殊染色结果：PAS（-），PM（六胺银染色）（-），抗酸（-），革兰氏染色（显示少量阳性球菌）。

详见图3-5-8a、图3-5-8b。

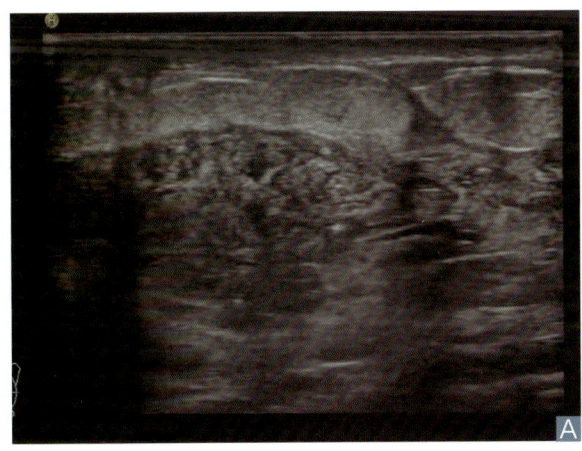
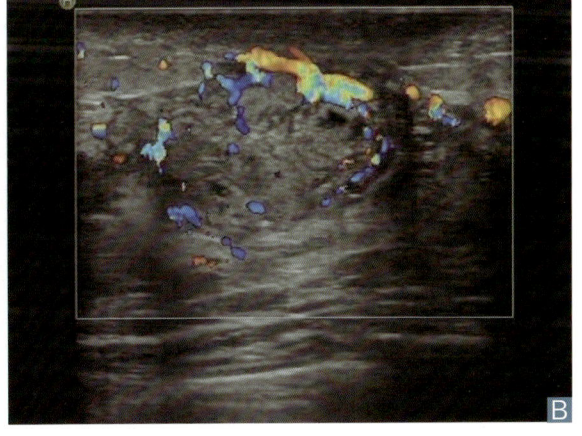

A.2D：左侧乳腺6点钟至12点钟（顺时针方向）可见低回声光团，大小超过超声窗，形态不规则，边界不清，内回声不均匀，可见液性暗区及散在分布强回声光点。B.CDFI：低回声区周边及内部可见短线状彩色血流信号。

图3-5-8a 肉芽肿性小叶性乳腺炎超声图

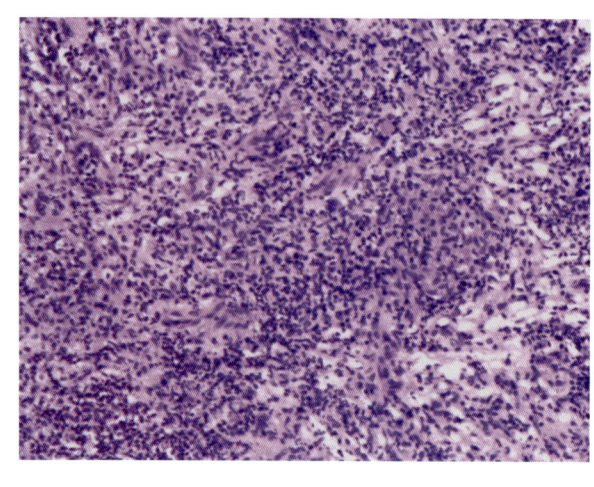

镜下：乳腺病变以小叶为中心，部分病灶融合，小叶内可见类上皮细胞增生呈结节状，伴多核巨细胞形成，间质大量淋巴细胞、浆细胞浸润，灶性肉芽组织增生，微脓肿形成。

图3-5-8b 肉芽肿性小叶性乳腺炎病理图

解析

病例7、病例8为弥散型肉芽肿性小叶性乳腺炎，病变范围通常累及2个象限及以上。这类病例通常临床症状比较明显，发病已有一段时间，结合超声图像特征诊断乳腺炎没有困难。大多数GLM病灶内部钙化少见，若病灶内部伴较多微小钙时（如病例8），则需要与乳腺导管原位癌鉴别。后者临床症状不明显，病灶内无回声区少见，不伴皮肤及皮下软组织改变。

诊断思路

超声对乳腺良性炎症性病变的诊断思路。第一，与乳腺癌进行鉴别。这是最关键的一步。第二，排除乳腺癌可能后，结合患者年龄、生育史、既往史、临床症状、体征，结合超声图像特征，下乳腺炎分类诊断。第三，报告描述。需要描述病灶的大小、病变范围（局限于1个象限或超过1个象限）、有无皮下隧道样改变、有无乳腺后间隙脓肿形成，病灶内有无液化，液化范围及位置等。第四，报告提示。已有穿刺结果的乳腺炎，诊断为BI-RADS 3类，若无病理结果，则诊断为BI-RADS 4A类。

乳腺良性炎症性病变与乳腺癌的鉴别。大部分乳腺炎由于临床症状明显，比较容易与乳腺癌区分。少数乳腺炎需要与炎性乳腺癌进行鉴别。鉴别要点：①炎性乳腺癌回声更低，边界相对清晰，内部常伴钙化，血流为高速高阻动脉频谱；乳腺炎呈稍低或等回声，少见钙化，血流多高速低阻频谱。②炎性乳腺癌进展快，发展迅速，预后差，早期即可发生腋窝及锁骨上淋巴结转移；乳腺炎相比进展较慢，病程较长。

超声如何诊断肉芽肿性小叶性乳腺炎（GLM）。GLM是病理与临床结合的一个排除性诊断。病理上需要符合以终末到导管小叶单位为中心的慢性化脓性肉芽肿性炎。临床上需要排除导管周围乳腺炎（乳腺导管扩张症）、结核性乳腺炎、硬化性淋巴细胞性小叶炎（糖尿病型乳腺病）、lgG4相关硬化性乳腺炎等。因此超声诊断可提示：考虑乳腺肉芽肿性炎，不排除肉芽肿性小叶性乳腺炎可能，请结合临床。

需要与GLM鉴别的乳腺炎症疾病包括：①浆细胞性乳腺炎：又称导管周围乳腺炎（PDM）、乳腺导管扩张症，与GLM是不同的独立性疾病，但临床上常将两者混淆，或视为同一类疾病。PDM是一组以导管扩张为基础的乳腺慢性炎性病变，发病年龄较GLM大，多见于40~60岁更年期和绝经后中老年妇女，病变多发生在一侧乳腺，多伴乳头溢液，也可见乳头凹陷和皮肤破溃。与GLM"外周向中央"的发病方式不同，其肿物一般始发于乳头及乳晕区和/或周围，逐渐向外周扩展（中央向外周），通常无上肢/下肢结节性红斑和腋下淋巴结增大。鉴别主要靠病理诊断，GLM炎症的位置主要在小叶旁，而PDM是在导管周围。②硬化性淋巴细胞性小叶炎：又称淋巴细胞性乳腺病、糖尿病型乳腺病。部分患者是长期患糖尿病的女性，也可见于其他自身免疫性疾病，如桥本甲状腺炎的患者。此病多见于中青年妇女，双侧乳腺发生多见，乳腺有质硬、不规则肿块。③结核性乳腺炎（tuberculous mastitis，TM）：罕见，最常见症状是乳腺肿块和疼痛，皮肤可有破溃、窦道，也可见乳头凹陷、皮肤橘皮样改变及腋下淋巴结肿大，与GLM的表现有类似之处。与TM相比，GLM患者乳腺疼痛更常见，而同侧腋下淋巴结肿大较少见。TM患者发病年龄平均40岁，与生育史无关。有大约一半的TM曾有肺结核或结核性淋巴结炎病史。

需要特别强调的是，在GLM的诊断及鉴别诊断中，结合病史很重要。

（郭玉萍）

第四章

乳腺良性肿瘤

乳腺疾病超声诊断思路及病例解析

第一节 乳腺纤维腺瘤

· 临床概述 ·

乳腺纤维腺瘤（fibroadenoma）是由上皮和间质有规律增生构成的良性肿瘤，也是女性最常见的乳腺良性肿瘤。发病机制与以下因素相关：性激素水平失衡、乳腺局部对雌激素过度敏感、饮食、遗传。

乳腺纤维腺瘤可见任何年龄，最常见于年轻女性。临床表现为触及无痛性肿块，大小1~6cm不等，边界清楚，质韧，活动，可单发或多发，单侧或双侧乳腺发生。最有效的治疗方法是手术切除，绝大多数完全切除后不复发。复杂型纤维腺瘤有发展为浸润性癌的危险。

· 病理表现 ·

大体：类圆形结节，多数直径<3cm，幼年型偏大，可达5~10cm。肿瘤界限清楚，有包膜，切面实性，膨胀性，质韧，略呈分叶状和裂隙样，少数肿瘤有黏液样变性，可有钙化，几乎无坏死。

镜下：肿瘤常有完整薄层纤维包膜，由上皮和纤维组织2种成分增生而成：①特化性间质及腺管有序增生，卷入非特化性间质，比例均匀，分布规律；②间质为疏松结缔组织，也可部分或全部为致密纤维结缔组织，绝经后患者，间质可发生玻璃样变、钙化甚至骨化；③上皮细胞呈扁平-立方柱状，少有导管上皮的增生及大汗腺化生，鳞化更为少见；④上皮成分偶尔可癌变，大多数表现为小叶原位癌或导管内癌，其间质成分也可出现肉瘤变；若上皮和间质两种成分均恶变，则可表现为癌肉瘤。

· 超声表现 ·

纤维腺瘤超声表现多样化，分典型及不典型图像特征2类。

		典型图像特征	不典型图像特征
2D	形状	较规则，椭圆形或微分叶	不规则，形状多样
	方位	平行位	平行或非平行位
	边缘	光整	边缘模糊或成角状

（续表）

	典型图像特征	不典型图像特征
内部回声	低回声或等回声	低回声或等回声
回声模式	尚均匀，或表现为条索样改变，部分内可见少许无回声区或粗颗粒状、棒状钙化	不均匀，部分可见簇状微小钙化
后方回声	大多有双侧边阴影，部分后方回声增强	部分后方回声衰减
CDFI	可表现为无血流、少血流或稍丰富血流。Adler 0～Ⅲ级	部分肿块内部可见穿支血流

·病例及解析·

病例1 女，28岁。发现左乳肿块5年，近期自觉左乳肿物逐渐增大。

专科检查： 左侧乳腺3点钟方向可触及一大小约2cm×2cm肿物，质韧，边界清，活动度好。左侧腋窝淋巴结未触及。

病理诊断： （左）乳腺纤维腺瘤。

详见图4-1-1a、图4-1-1b。

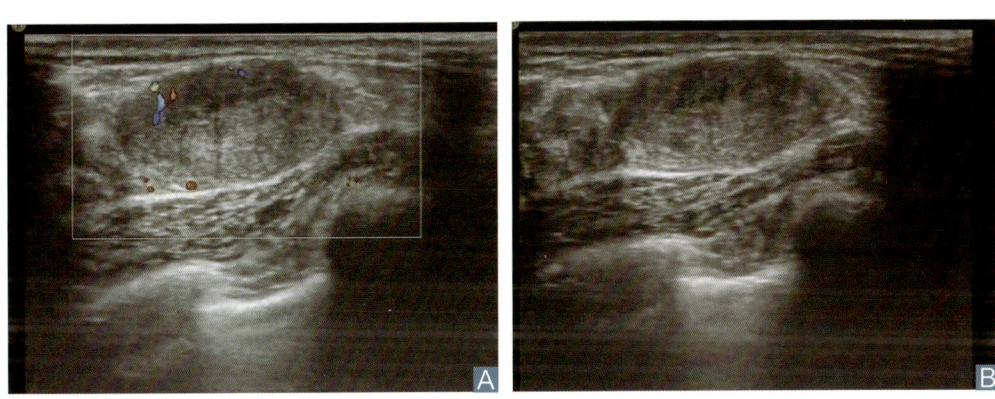

A.2D：左侧乳腺3点钟距乳头2.0cm处可见一大小2.2cm×1.1cm低回声光团，形态规则，呈椭圆形，边界清，平行位，内见条索状回声。B.CDF：低回声光团内部可见短线状彩色血流信号。

图4-1-1a 乳腺纤维腺瘤超声图

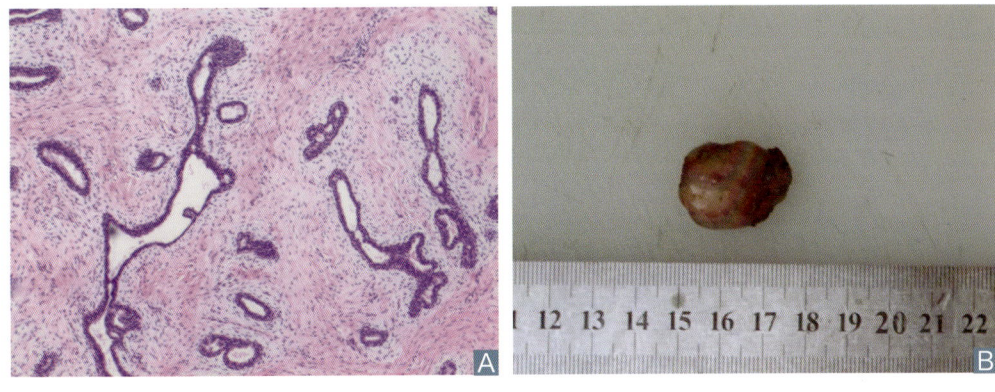

A.镜下：乳腺组织，导管及间质纤维增生，形成结节状，其内导管受压、扭曲变形，呈裂隙状，间质玻璃样变性。B.大体：（左）灰红灰白色结节1个，约2.7cm×2cm×1.5cm，切面灰白色，质中。

图4-1-1b 乳腺纤维腺瘤病理图

病例2 女，29岁。发现右乳肿块2周，无不适。

专科检查：右乳1点钟方向可触及一肿物，质韧，活动度好，与皮肤无粘连。右侧腋窝淋巴结未触及。

病理诊断：（右）乳腺纤维腺瘤。

详见图4-1-2a、图4-1-2b。

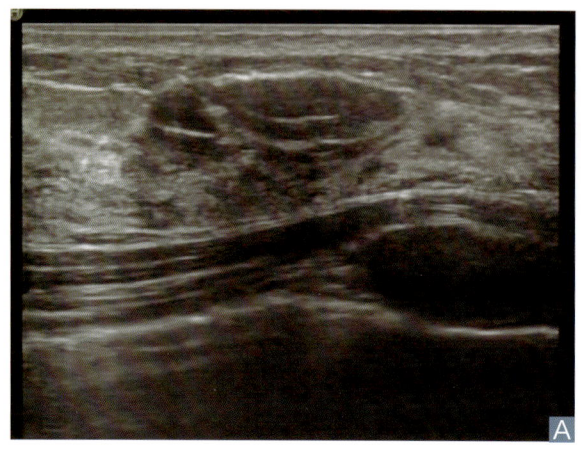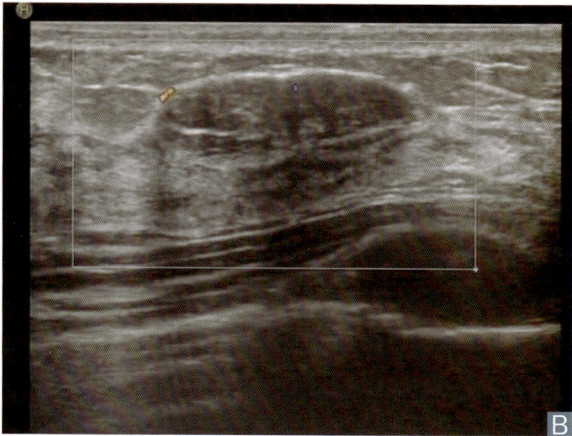

A.2D：右侧乳腺1点钟距乳头1.5cm腺体浅层内可见一大小2.4cm×0.7cm稍低回声光团，形态规则，呈椭圆形，边界清，平行位，内可见纤维条索样回声。B.CDFI：稍低回声光团内部见星点状彩色血流信号。

图4-1-2a 乳腺纤维腺瘤超声图

扫码观看视频

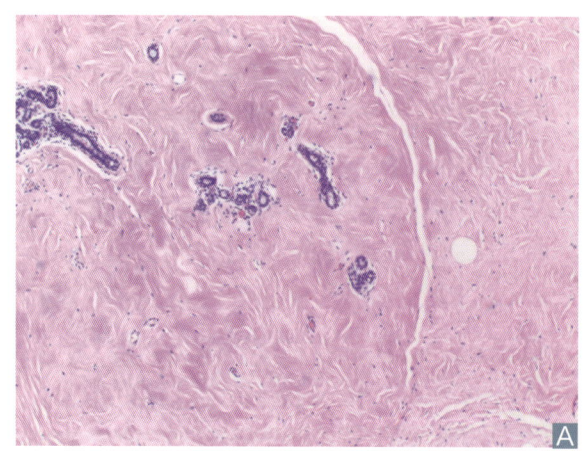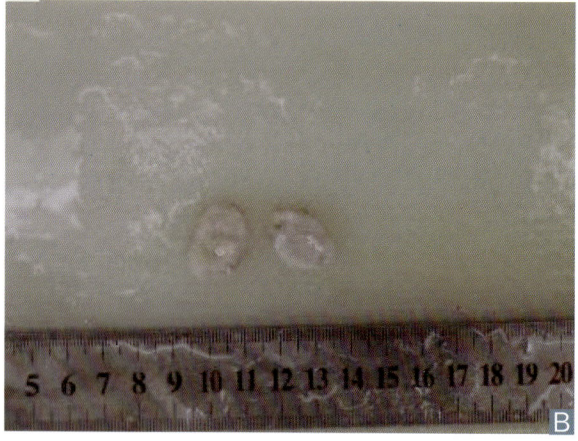

A.镜下：乳腺组织，局部小叶稀疏，间质胶原纤维呈结节状增生。B.大体：（右）灰白色结节样肿物1个，大小2.2cm×1.5cm×0.7cm，切面灰白色，实性，质韧。

图4-1-2b 乳腺纤维腺瘤病理图

解析

病例1、病例2属图像典型的纤维腺瘤，具有乳腺良性肿瘤表现：实性结节，形态规则，呈椭圆形，边界清晰，有明显包膜回声，内回声表现为条索样改变。结节内部可见少许血流，血管走行规则、自然。结合患者年龄、症状以及肿块触诊质地、活动度，超声诊断纤维腺瘤没有困难。

病例3 女，40岁。发现左乳肿块3个月，无不适。

专科检查：无异常。

病理诊断：（左）乳腺纤维腺瘤。

详见图4-1-3a、图4-1-3b。

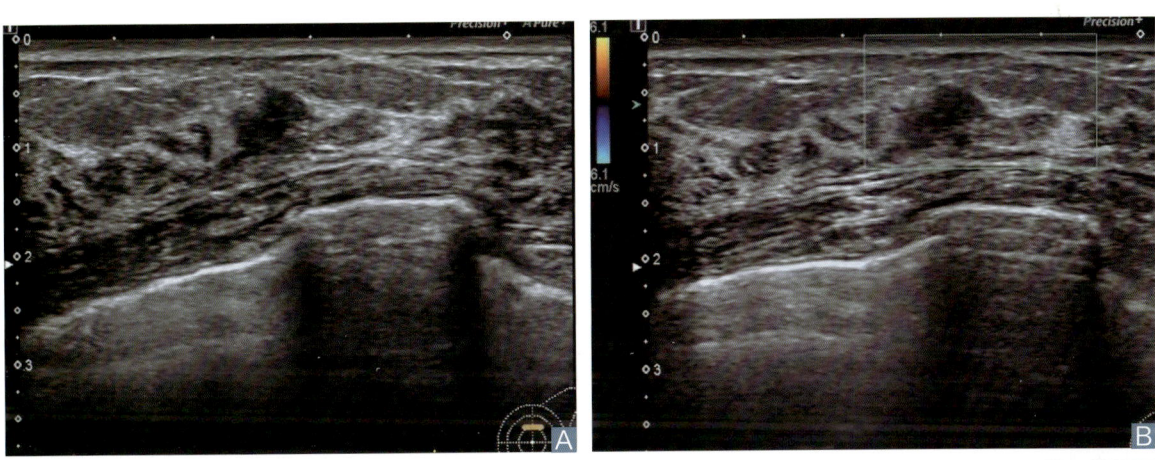

A.2D：左侧乳腺12点钟距乳头1.5cm可见一大小0.6cm×0.3cm低回声光团，形态欠规则，边界清，非平行位，内回声均匀。B.CDFI：低回声光团内部见少许彩色血流信号。视频：左侧乳腺低回声结节与周围组织分界清晰，可见包膜回声，后方回声增强，内部回声均匀。

图4-1-3a　乳腺纤维腺瘤超声图

扫码观看视频

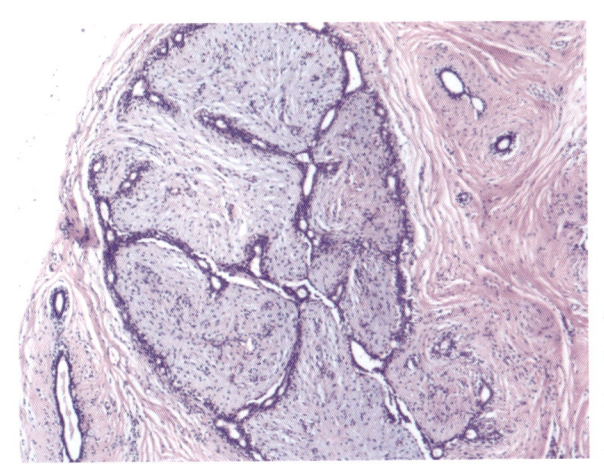

镜下：乳腺组织，间质纤维增生伴玻璃样或黏液样变性，形成境界较清的结节，部分导管受压，扭曲变形，呈裂隙状，细胞无明显异型。

图4-1-3b　乳腺纤维腺瘤病理图

病例4 女，56岁。发现左乳肿块1年，无不适。

专科检查： 左乳12点钟方向触及一肿物，约2cm×2cm大小，质硬，边界清。左侧腋窝淋巴结未触及。

病理诊断： （左）乳腺纤维腺瘤，伴部分导管上皮普通型增生（UDH）。

详见图4-1-4a、图4-1-4b。

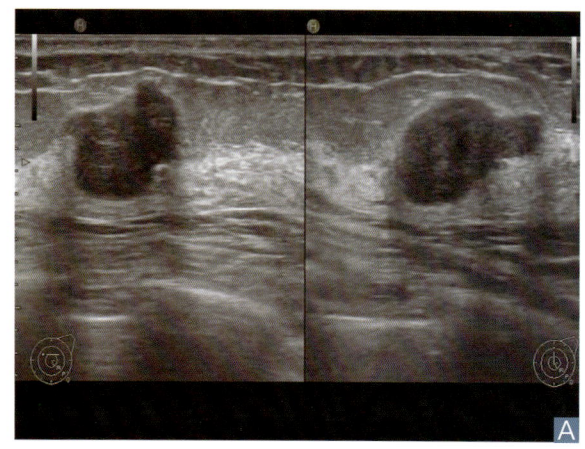
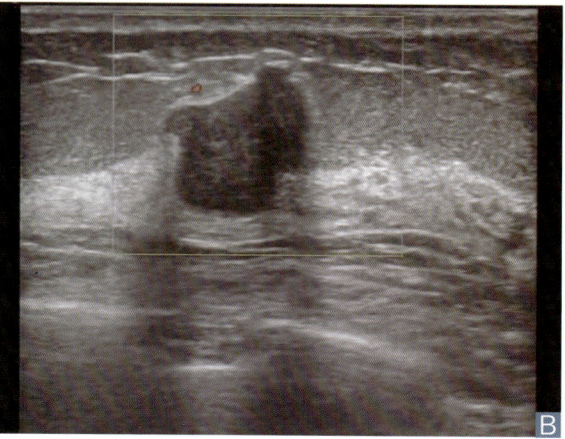

A.2D：（纵、横切面）左侧乳腺12点钟距乳头1.5cm可见一大小1.9cm×1.1cm低回声光团，形态不规则，呈分叶状，部分呈芽状向外凸出，边界清，可见纤细光滑包膜回声，内回声均匀。B.CDFI：低回声光团周边及内部可见星点状彩色血流信号。

图4-1-4a 乳腺纤维腺瘤超声图

扫码观看视频

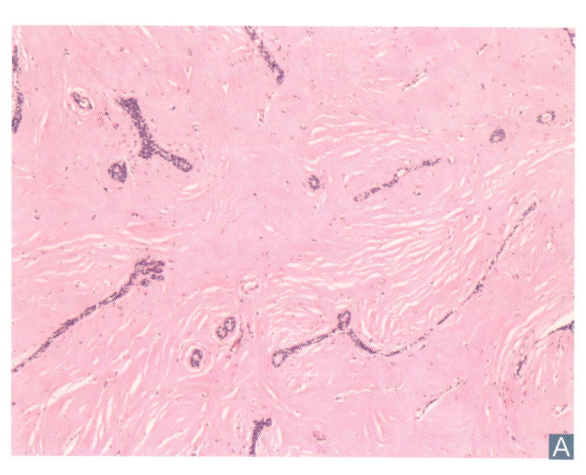
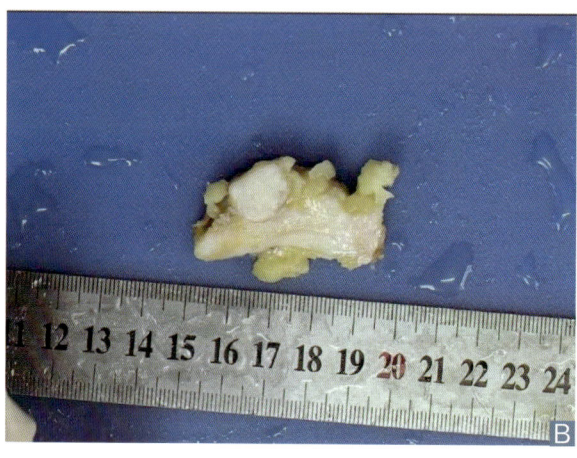

A.镜下：乳腺组织，导管及间质纤维增生，形成结节状，其内导管受压、扭曲变形，呈裂隙状，间质玻璃样或黏液样变性。个别导管囊性扩张伴泡沫细胞聚集或钙盐沉积，局灶导管上皮增生，排列呈流水状，形成边窗样结构，细胞不一致乳腺组织，局部小叶稀疏，间质胶原纤维呈结节状增生。B.大体：（左）结节大小约2cm×1.3cm×1.3cm，切面灰白色，分叶状，质韧。

图4-1-4b 乳腺纤维腺瘤病理图

病例5 女，47岁。发现左乳肿块1个月，无不适。

专科检查：无异常。

病理诊断：（左）乳腺纤维腺瘤。

详见图4-1-5a、图4-1-5b。

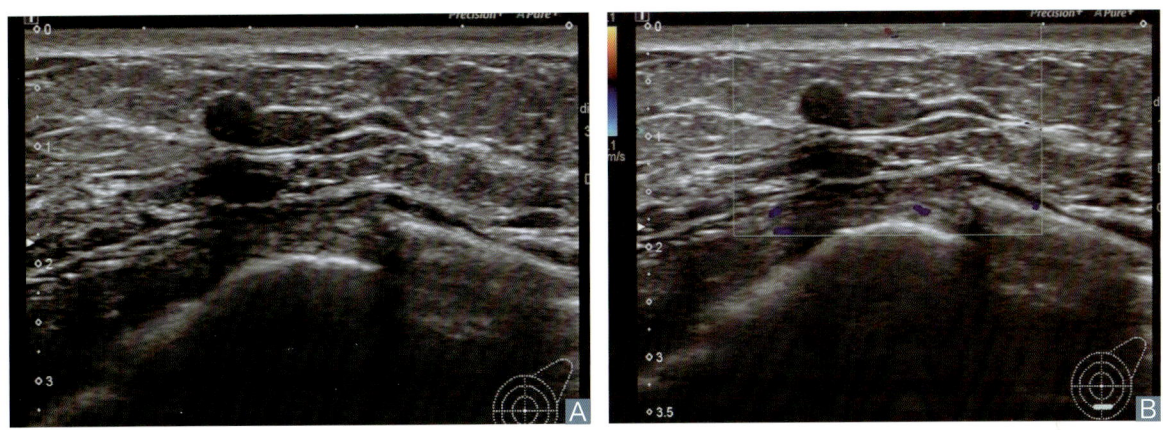

A.2D：左侧乳腺6点钟距乳头2.0cm可见一大小1.9cm×0.4cm低回声光团，形态不规则，类似蝌蚪状，边界清，可见纤细光滑包膜回声，内回声均匀。B.CDFI：低回声光团周边及内部未见明显彩色血流信号。

图4-1-5a 乳腺纤维腺瘤超声图

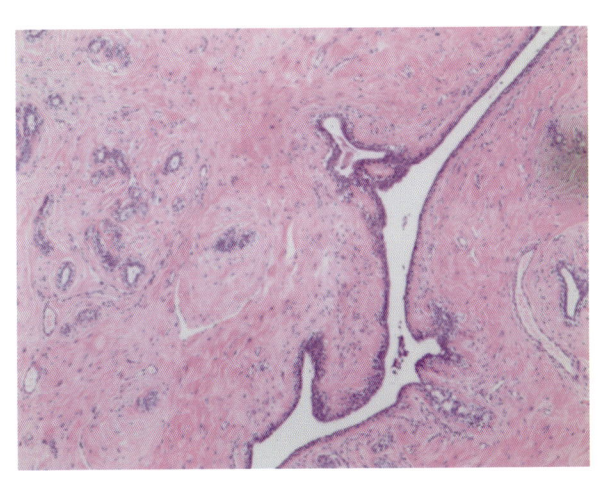

镜下：乳腺组织，间质纤维增生、变性，形成结节样结构，乳腺导管受压弯曲变形呈裂隙状。

图4-1-5b 乳腺纤维腺瘤病理图

病例6 女，33岁。无诱因发现右乳肿块1个月，无不适。

专科检查：右侧乳腺2点钟方向可触及一肿物，大小约3.0cm×1.0cm，质硬，活动度可。右侧腋窝淋巴结未触及。

病理诊断：（右）乳腺纤维腺瘤。

详见图4-1-6a、图4-1-6b。

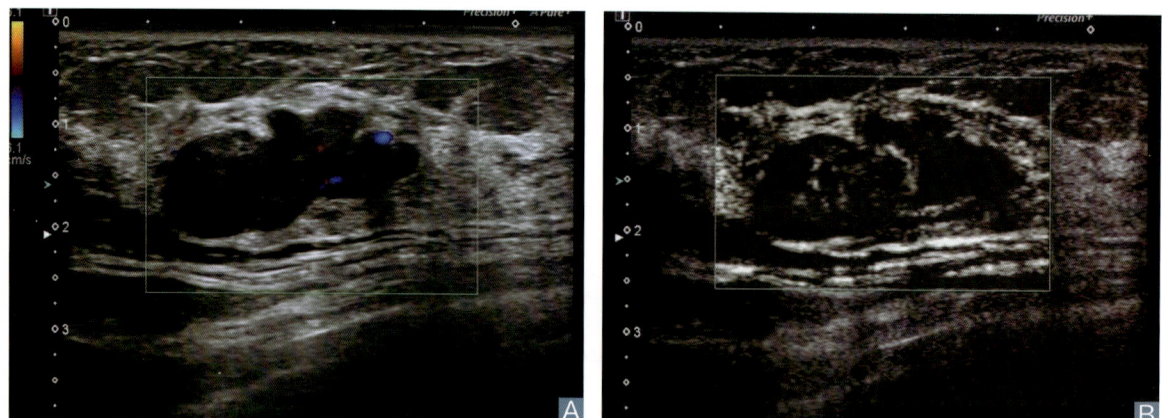

A.2D：右侧乳腺2点钟距乳头3.0cm见一大小2.8cm×1.1cm低回声光团，形态不规则，部分呈锐角状，边界清，可见纤细光滑包膜回声，内回声尚均匀。B.mSMI：低回声光团周边及内部可见短线状彩色血流信号。

图4-1-6a　乳腺纤维腺瘤超声图

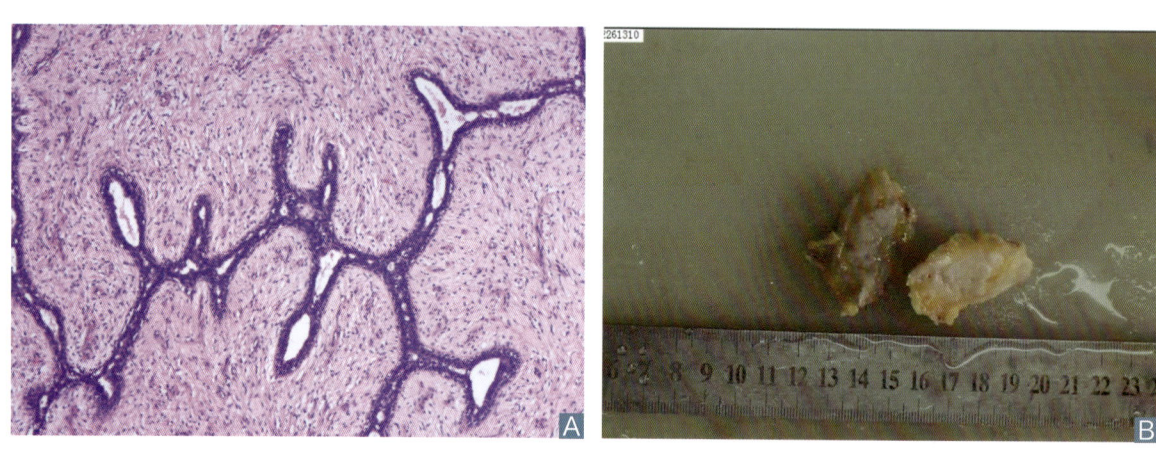

A.镜下：乳腺组织，导管及间质纤维增生，形成结节状，其内导管受压、扭曲变形，呈裂隙状，间质玻璃样或黏液样变性。B.大体：（右）肿物切面灰白色，略呈结节状，质韧。

图4-1-6b　乳腺纤维腺瘤病理图

解析

病例3至病例6属图像不典型纤维腺瘤，主要特征是形态不规则。从图像及视频中可见结节形态各异，有的呈锐角状，有的呈分叶状，有的呈蝌蚪状。虽然结节形状不规则，但与周围组织分界比较清晰，周边可见完整、光滑包膜回声，结节内部回声均匀或见条索样回声。根据上述这些特征超声诊断还是考虑为乳腺良性肿瘤，纤维腺瘤可能性比较大。

病例7 女，39岁。发现右乳肿块1个月，无不适。

专科检查：无异常。

病理诊断：（右）乳腺纤维腺瘤，局灶导管上皮普通型增生（UDH）。

详见图4-1-7a、图4-1-7b。

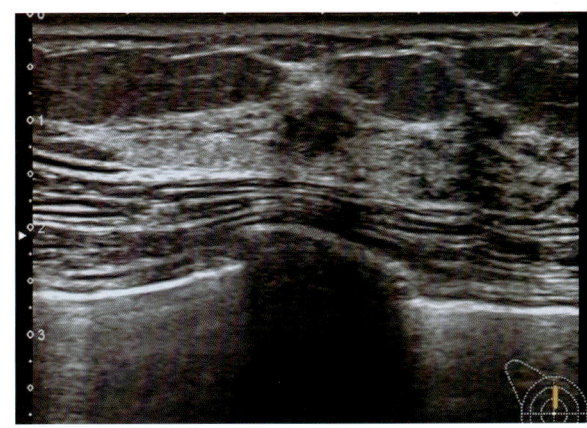

扫码观看视频

2D：右侧乳腺12点钟距乳头2.0cm见一大小0.9cm×0.6cm低回声光团，形态尚规则，边界欠清，未见明显包膜回声，内回声欠均匀。

图4-1-7a 乳腺纤维腺瘤超声图

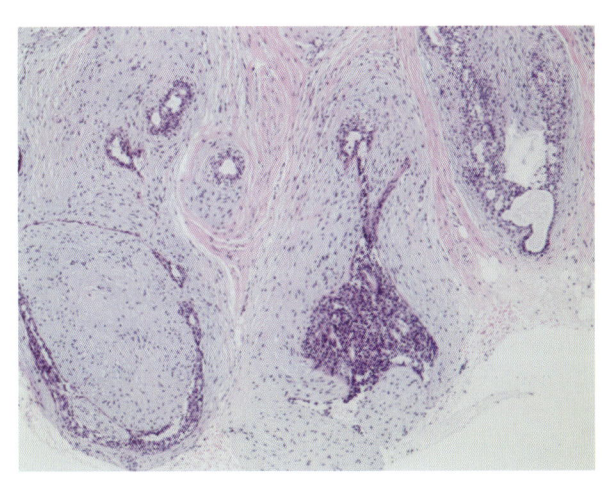

镜下：乳腺组织，小叶内间质纤维增生伴黏液变性，形成结节样结构，乳腺导管受压弯曲变形呈裂隙状，细胞无异型。部分导管上皮增生，呈流水样排列。

图4-1-7b 乳腺纤维腺瘤病理图

病例8 女，18岁。发现左乳肿块1周，无不适。

专科检查：无异常。

病理诊断：（左）乳腺纤维腺瘤。

详见图4-1-8a、图4-1-8b。

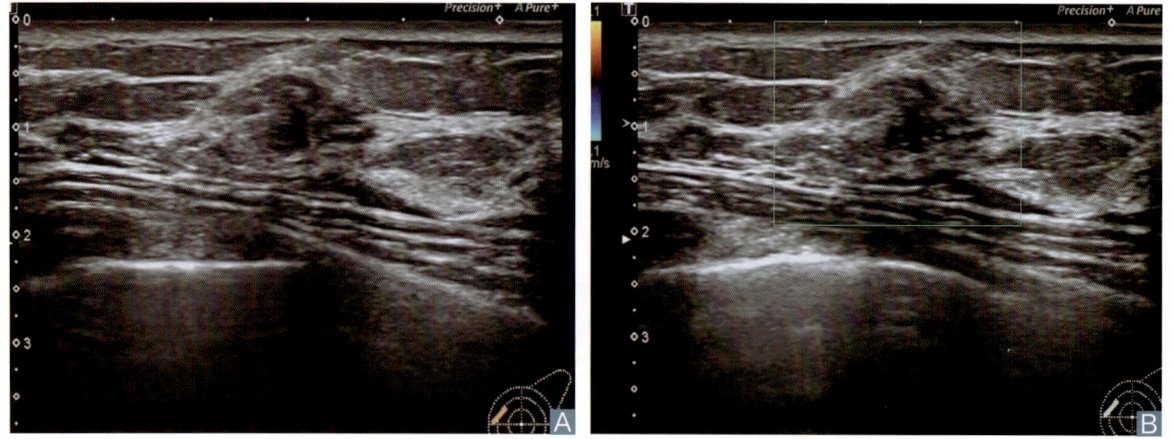

A.2D：左侧乳腺10点钟距乳头3.0cm可见一大小1.3cm×0.8cm稍低回声光团，形态尚规则，与周围组织分界不清，平行位，内回声欠均匀。B.CDFI：稍低回声光团周边可见少许彩色血流信号。

图4-1-8a　乳腺纤维腺瘤超声图

扫码观看视频

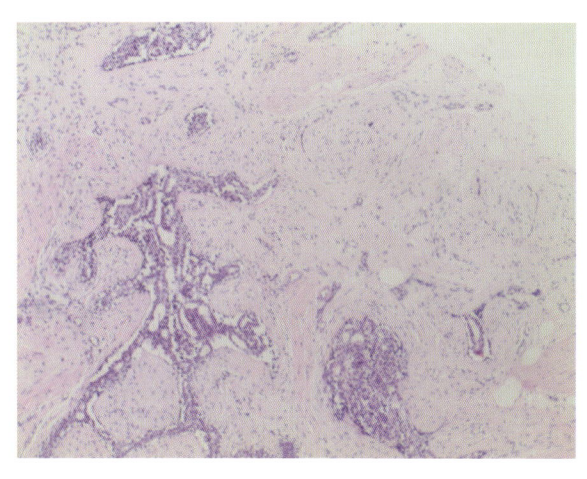

镜下：乳腺组织，局部导管及间质纤维增生，形成分界较清的结节状，部分导管受压、扭曲变形，呈裂隙状。

图4-1-8b　乳腺纤维腺瘤病理图

解析

病例7、病例8属图像不典型纤维腺瘤，主要特征是肿块边缘模糊、包膜不明显。从图像及视频中可见结节与周围组织分界不清，未见明显包膜回声，肿块占位效应亦不明显。超声第一遍扫查往往不确定是否有肿块存在，因此对这类结节需要进行"第二眼"超声评估。通过多切面扫查可以明确结节的存在，虽然结节边界比较模糊，但内部回声均匀，无合并钙化或导管扩张，后方回声无变化。根据上述特征超声还是首先考虑为乳腺良性病灶，纤维腺瘤或腺病可能。

病例9　女，56岁。发现左乳肿块4年，无不适。

专科检查：无异常。

病理诊断：（左）乳腺纤维腺瘤伴钙化。

详见图4-1-9a、图4-1-9b。

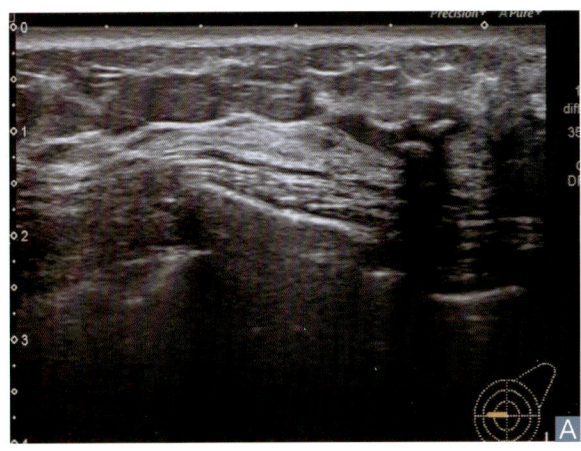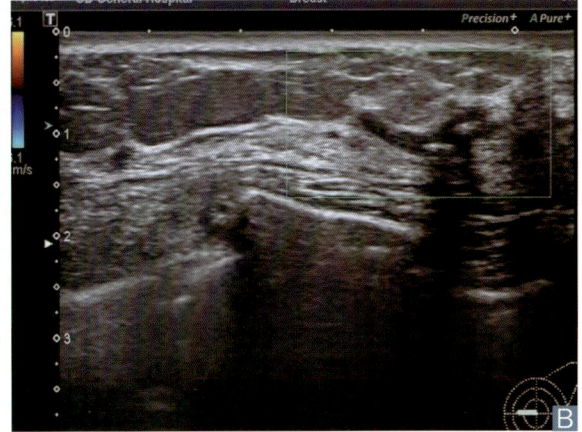

A.2D：左侧乳腺9点钟距乳头2.0cm可见一大小1.5cm×0.5cm低回声光团，形态不规则，呈弧形长条状，与周围组织分界清晰，内回声不均匀，可见多个弧形强回声光团，后伴声影。
B.CDFI：低回声光团周边见星点状彩色血流信号显示。

图4-1-9a　乳腺纤维腺瘤超声图

扫码观看视频

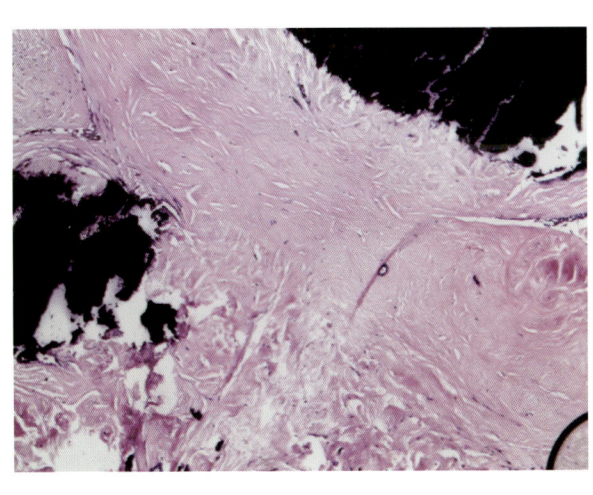

镜下：小叶内间质纤维增生伴黏液变性，形成结节样结构，乳腺导管受压弯曲变形呈裂隙状，细胞无异型。伴钙盐沉积。

图4-1-9b　乳腺纤维腺瘤病理图

病例10　女，51岁。左侧乳房疼痛5天余。

专科检查：无异常。

病理诊断：（左）乳腺纤维腺瘤伴大片钙化、骨化，局灶导管上皮普通型增生（UDH）。

详见图4-1-10a、图4-1-10b、图4-1-10c。

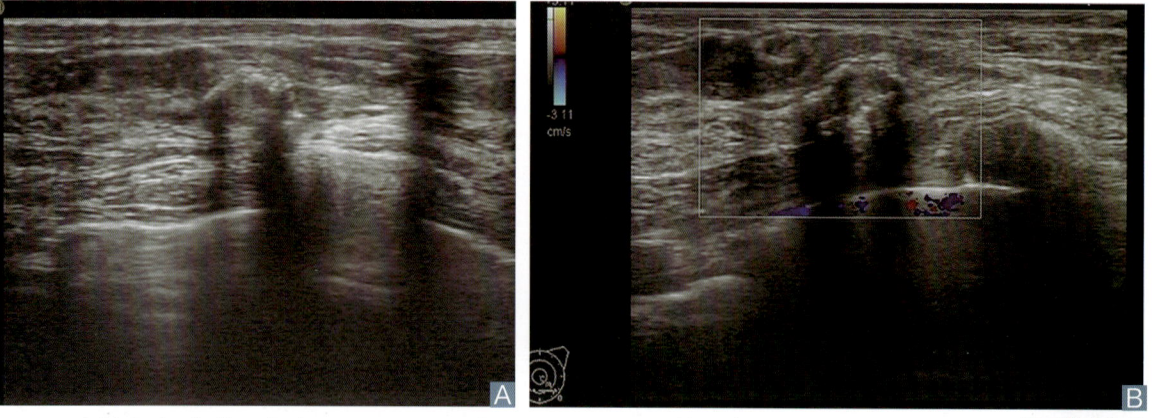

A.2D：左侧乳腺5点钟距乳头3.0cm处可见一大小1.2cm×0.8cm等回声光团，形态尚规则，边界欠清，平行位，内回声不均匀，可见簇状分布强回声光点及强光团，后伴声影。
B.CDFI：等回声光团周边及内部未见彩色血流信号显示。

图4-1-10a　乳腺纤维腺瘤超声图

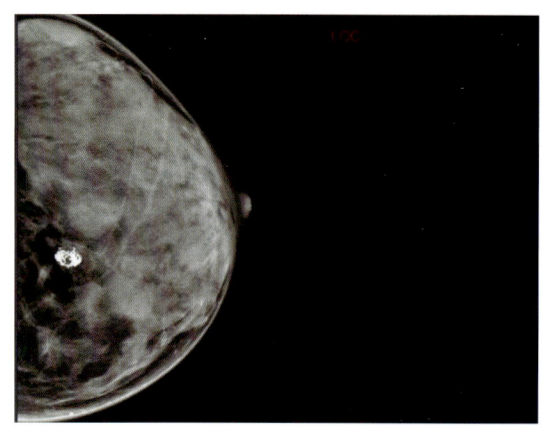

钼靶：左乳腺体内见点状、斑点状钙化。

图4-1-10b　乳腺纤维腺瘤钼靶图

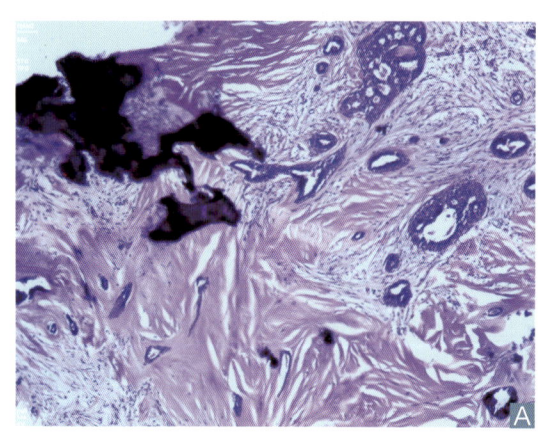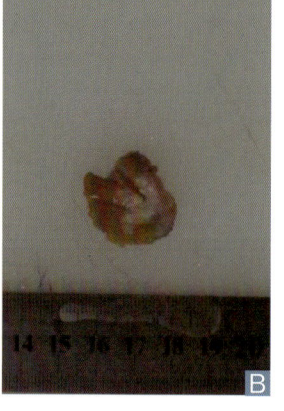

A.镜下：乳腺组织，局部间质纤维增生，形成结节状结构，其内导管受压、扭曲变形，呈裂隙状，部分导管上皮增生，呈凿孔状或流水样填充管腔，细胞不一致。间质伴玻璃样变性伴大片钙化、骨化。
B.大体：（左）见一结节，约1cm×1cm×0.6cm，切面灰白色，质韧。

图4-1-10c　乳腺纤维腺瘤病理图

病例11　女，35岁。发现右乳肿块1周，无不适。

专科检查：右乳9点钟方向可触及肿物，大小约2cm×1cm，边界不清，活动差。右侧腋窝淋巴结未触及。

病理诊断：（右）乳腺纤维腺瘤，乳腺腺病，伴导管上皮普通型增生（UDH）。

详见图4-1-11a、图4-1-11b、图4-1-11c。

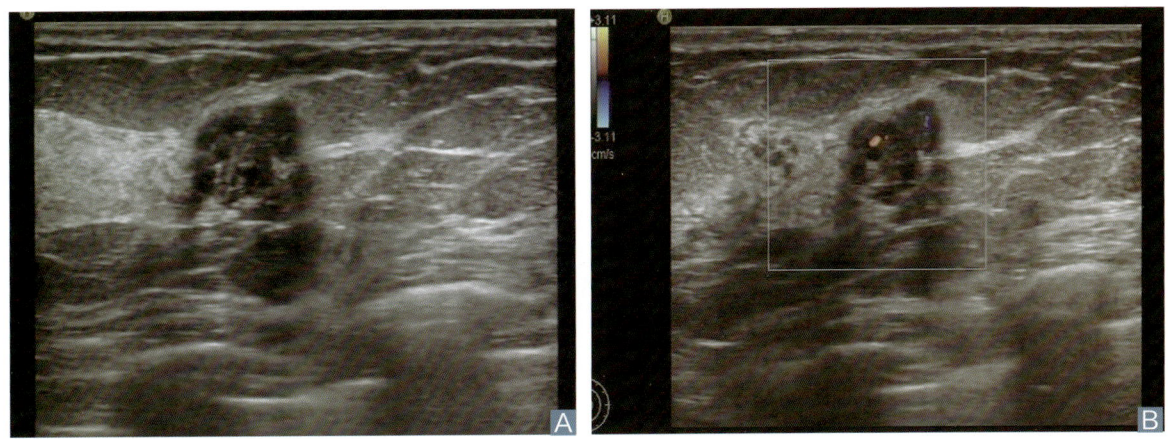

A.2D：右侧乳腺9点钟距乳头3.0cm可见一大小1.2cm×1.1cm低回声光团，形态欠规则，边界清，非平行位，内回声不均匀，可见液性暗区及散在点状强回声光斑。B.CDFI：低回声光团内部见星点状彩色血流信号。

图4-1-11a　乳腺纤维腺瘤超声图

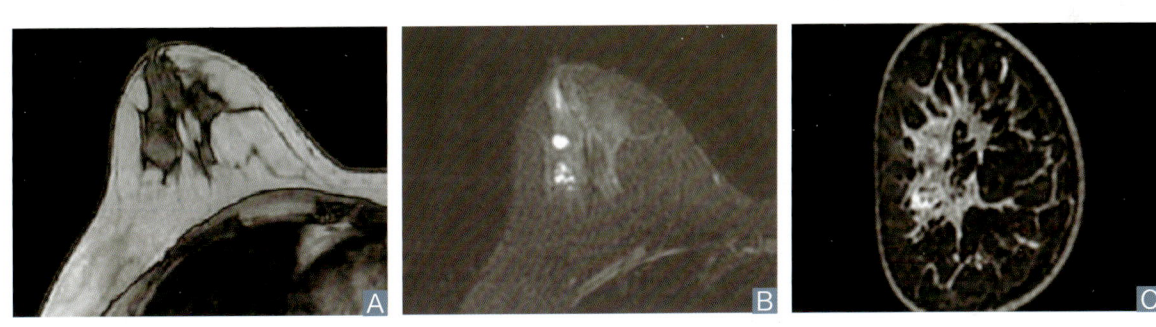

A~C.MRI：右乳约9点钟方向可见一结节影，最大层面大小约1.2cm×1.2cm，呈分叶状，边缘见毛刺，T2WI压脂相呈稍高信号（B），T1WI呈等信号（A），增强后呈较明显不均匀性强化（C），动态增强曲线呈平台型及轻度流出型。

图4-1-11b　乳腺纤维腺瘤MRI图

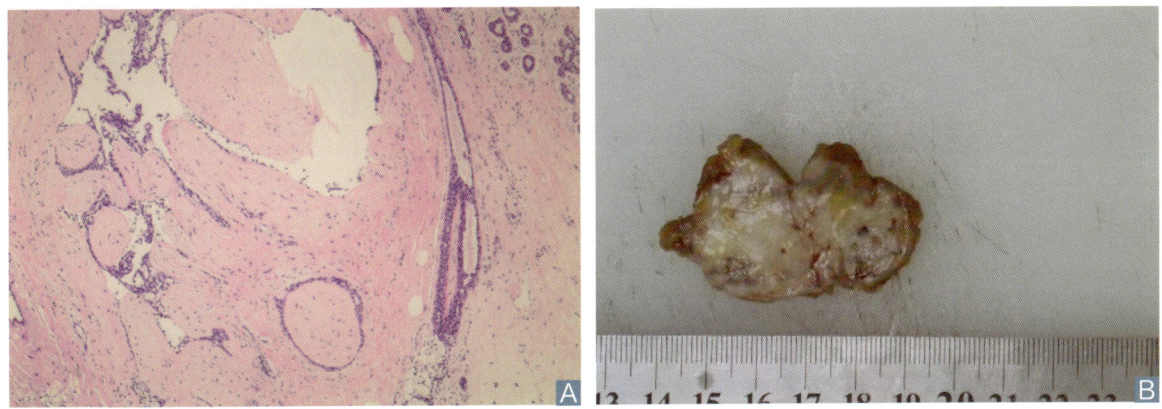

A.镜下：小叶数量增多，范围扩大，部分导管上皮增生，但细胞不一致；局部导管及间质纤维增生，形成结节状结构，其内导管受压、扭曲变形，呈裂隙状，间质伴玻璃样及黏液样变性。B.大体：（右）见一结节，约1cm×1cm×0.8cm，切面灰白色，质中。

图4-1-11c　乳腺纤维腺瘤病理图

病例12 女，35岁。发现右乳肿块5年，偶伴乳房轻胀痛。

专科检查：右乳9点钟方向可触及肿物，大小约2cm×1cm，边界不清，活动差。右侧腋窝淋巴结未触及。

病理诊断：（右）乳腺纤维腺瘤，乳腺腺病。

详见图4-1-12a、图4-1-12b、图4-1-12c。

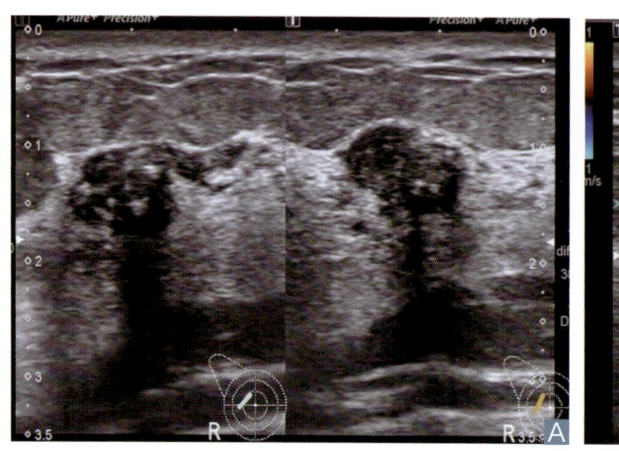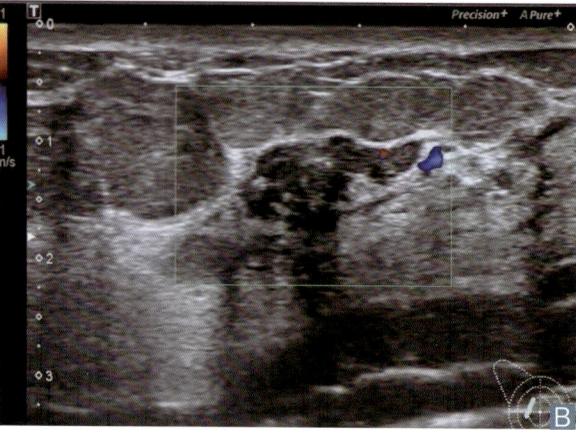

A.2D：（纵、横切面）右侧乳腺9点距乳头2.0cm处可见一大小1.8cm×0.9cm低回声光团，形态不规则，类似蝌蚪状，边界清，可见包膜回声，内回声不均匀，可见多个强回声光斑，部分后伴声影。B.CDFI：低回声光团周边及内部可见星点状彩色血流信号。

图4-1-12a 乳腺纤维腺瘤超声图

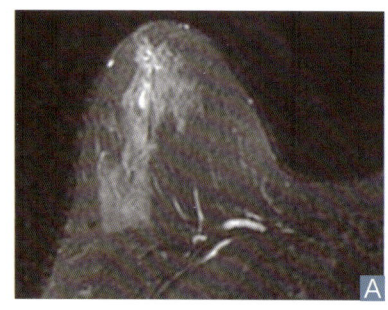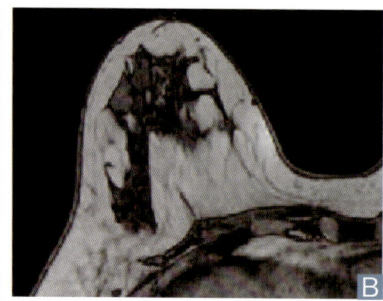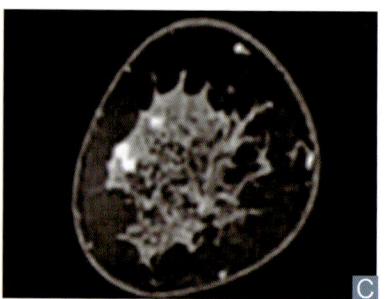

A~C.MRI：右乳外象限见一分叶状结节，边缘不清，最大层面大小约1.3cm×0.8cm，T2WI压脂相呈稍高信号（A），T1WI呈等信号（B），增强后明显强化（C），动态增强曲线呈上升型。

图4-1-12b 乳腺纤维腺瘤MRI图

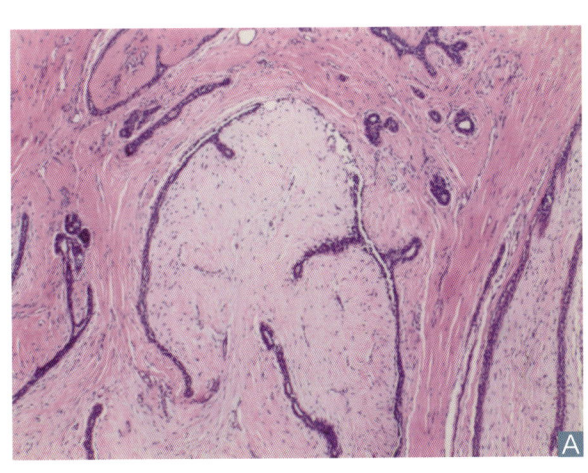
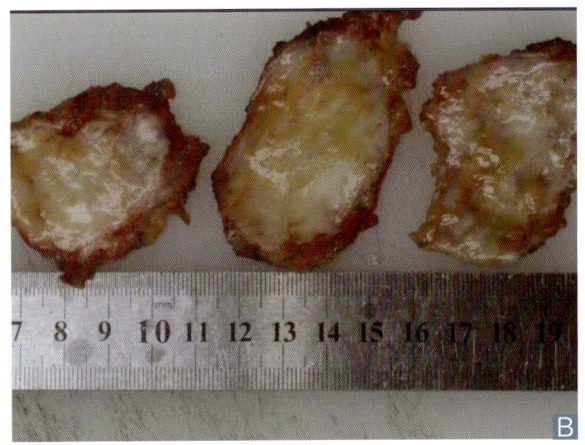

A.镜下：乳腺组织，间质纤维增生，形成结节样结构，部分乳腺导管受压变形呈裂隙状，间质玻璃样变性，部分导管扩张伴淋巴细胞浸润，可见钙盐沉积。B.大体：（右）切面见一灰白色结节，约1.5cm×1.5cm×1cm。

图4-1-12c　乳腺纤维腺瘤病理图

解析

病例9至病例12属图像不典型纤维腺瘤，特征是形态不规则、结节内部伴粗大钙化或微小钙化。病例9虽然结节形态不规则，但边界清晰，结节内部钙化以粗大钙化为主，因此超声还是考虑为良性肿瘤，纤维腺瘤可能性大。病例10从视频中可见该结节为等回声，形态尚规则，边界欠清晰，内部可见簇状微小钙化及粗大钙化。该病例需与导管原位癌鉴别。但结节为等回声，形态大致还是比较规则的，肿瘤周边包膜隐约可见，这些征象不支持恶性的诊断。病例11、病例12的结节边界还是比较清晰，但形态不规则，内部回声不均匀，需要与边界清晰肿块型乳腺癌鉴别，这两例患者术前B超及MRI均误诊为恶性肿瘤。

病例13　女，15岁。发现左乳肿块1个月，无不适。

专科检查：左侧乳头后可触及一约8cm肿物，质中，边界清楚，形状规则，活动度可，无明显压痛。左侧腋窝淋巴结未触及。

病理诊断：（左）乳腺纤维腺瘤（幼年型），伴导管上皮普通型增生（UDH）。

免疫组化结果：增生的上皮CK5/6（斑驳+），CK14（斑驳+，部分-），ER（斑驳+）。详见图4-1-13a、图4-1-13b。

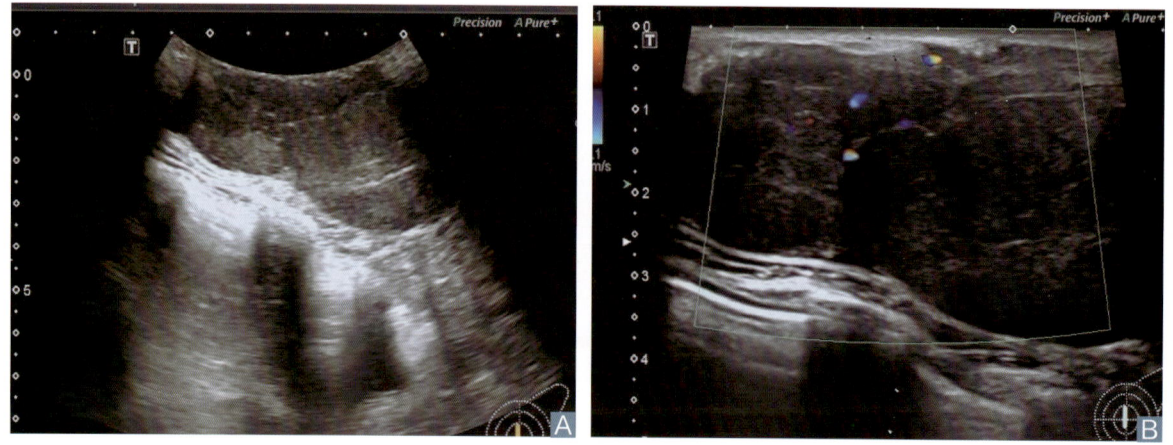

A.2D：左侧乳腺乳头下方可见一大小约8.9cm×3.8cm低回声光团，呈浅分叶状，边界清，内回声欠均匀。
B.CDFI：低回声光团周边及内部可见星点状彩色血流信号。

图4-1-13a　乳腺纤维腺瘤超声图

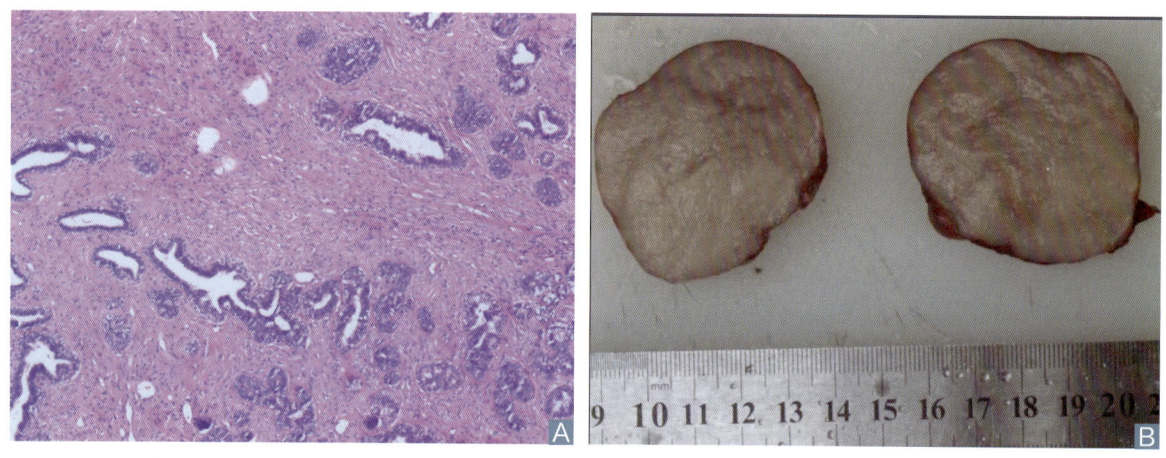

A.镜下：小叶数量增多，范围扩大；局灶导管上皮增生，细胞不一致；小叶内间质中度增生，压迫导管呈裂隙状，呈结节样。B.大体：（左）灰红色包膜完整组织1块，约5.5cm×4.5cm×3cm，切面灰白色，质稍韧。

图4-1-13b　乳腺纤维腺瘤病理图

病例14　女，14岁。左侧乳房增大1年，局部增大明显，伴乳房压痛，无伴乳头溢血、溢液，无伴乳头凹陷。

专科检查：左侧乳腺不对称隆起，触及一较大肿物，伴压痛，质硬，边界欠清楚，活动度尚可。右侧乳腺3点钟方向触及1个约3cm肿块，质韧，边界清楚，活动度好。双侧腋窝淋巴结未触及。

病理诊断：1.（左）乳腺纤维腺瘤，幼年型。2.（右）乳腺纤维腺瘤，伴导管上皮普通型增生（UDH）。

详见图4-1-14a、图4-1-14b。

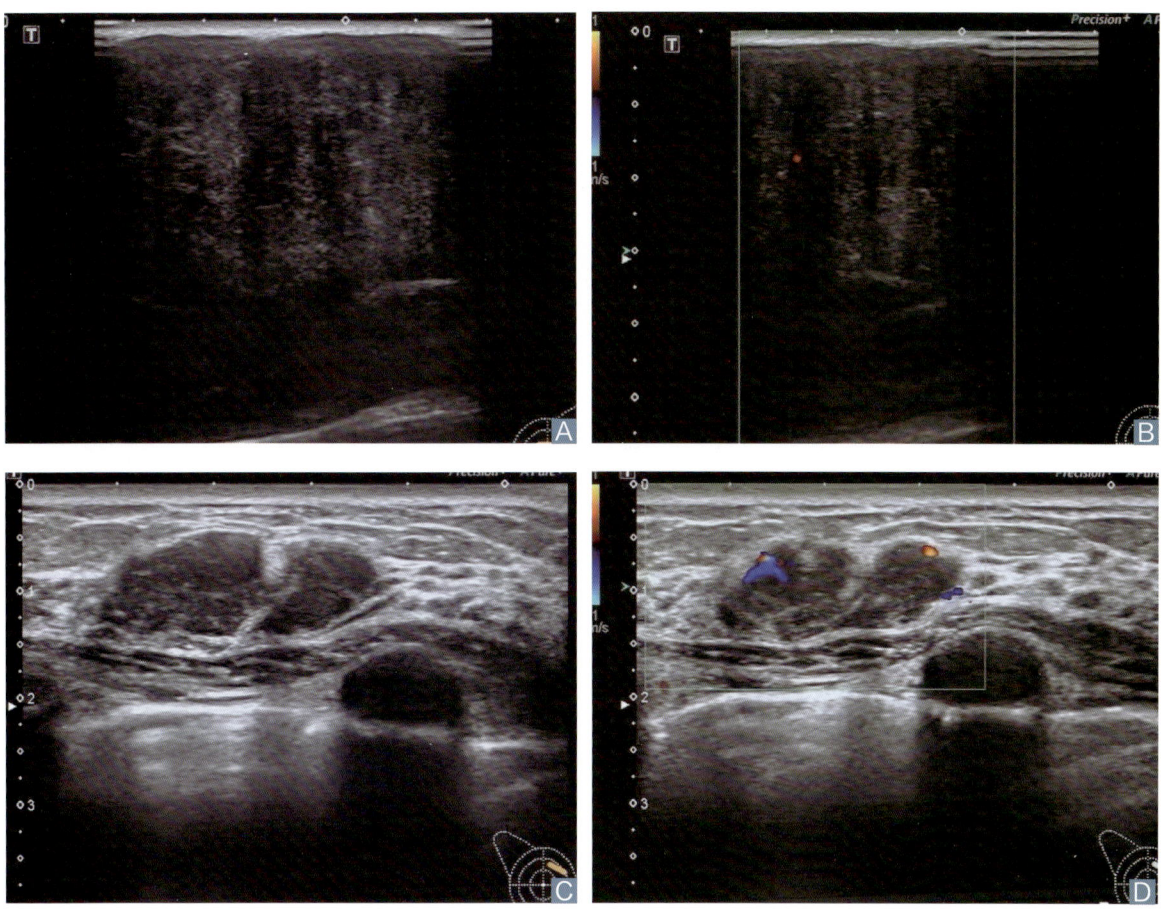

A~B.左侧乳腺可见一巨大低回声光团,大小超过超声窗,前后径5.1cm,边界清,形态规则,内回声欠均(A)。低回声光团周边及内部可见星点状彩色血流信号(B)。C~D.右侧乳腺3点钟距乳头3.0cm可见一大小3.1cm×1.0cm低回声光团,边界清,呈椭圆形,内回声均匀(C)。低回声光团周边及内部可见短线状彩色血流信号(D)。

图4-1-14a (双侧)乳腺纤维腺瘤超声图

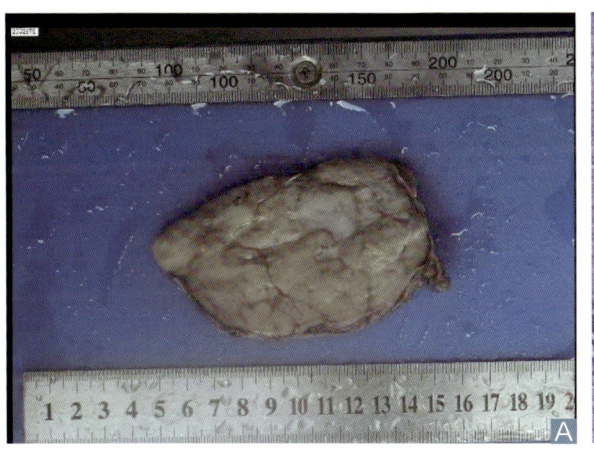
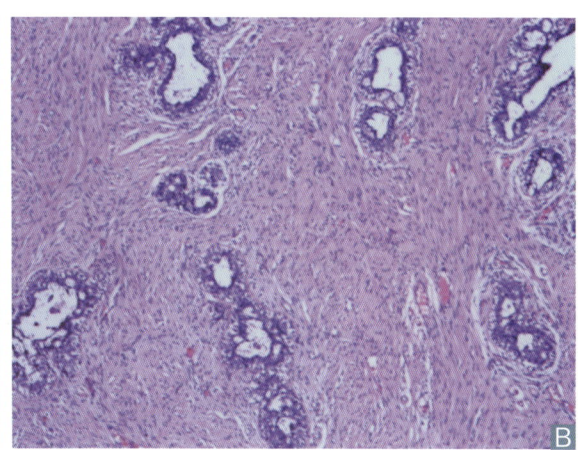

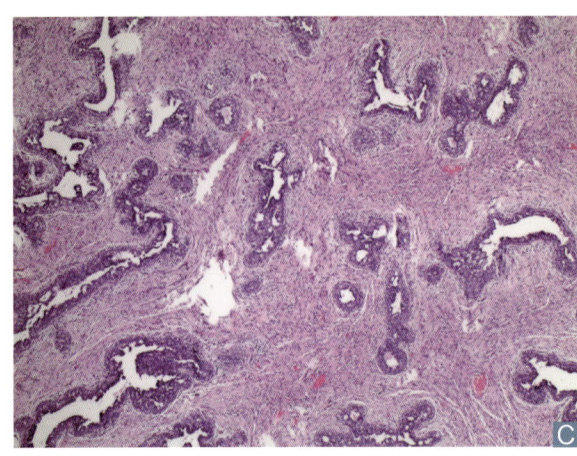 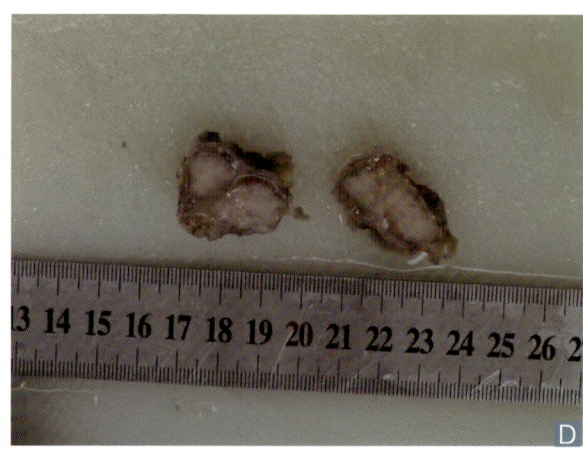

A.镜下：（左）乳腺组织，间质纤维增生，细胞较丰富，核分裂象偶见，伴玻璃样变性，形成境界较清的结节，部分导管受压、扭曲变形，呈裂隙状。部分导管上皮增生，细胞不一致。B.大体：（左）灰红色肿物一块11cm×9cm×7cm，切面灰黄色，实性，质韧，似有包膜。C.镜下：（右）乳腺组织，小叶内间质纤维增生伴黏液变性，形成结节样结构，乳腺导管受压弯曲变形呈裂隙状，细胞无异型。部分导管上皮增生，细胞不一致。D.大体：（右）灰白碎组织一堆，约5cm×3cm×1cm，切面灰白色，质韧。

图4-1-14b　（双侧）乳腺纤维腺瘤病理图

病例15　女，12岁。发现双乳肿块1周，无不适。

专科检查： 双侧乳腺乳头下方各触及一肿物，质硬，可活动，边界清晰，无触痛，乳头无溢液，双侧腋窝未触及肿大淋巴结。

病理诊断： （双侧）乳腺纤维腺瘤（幼年型），伴导管上皮普通型增生（UDH）。

详见图4-1-15a、图4-1-15b。

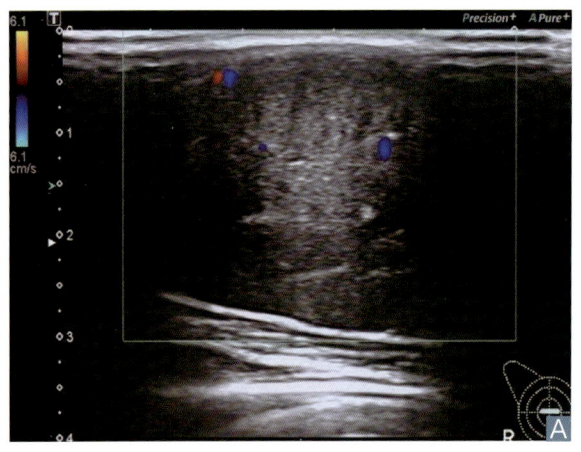 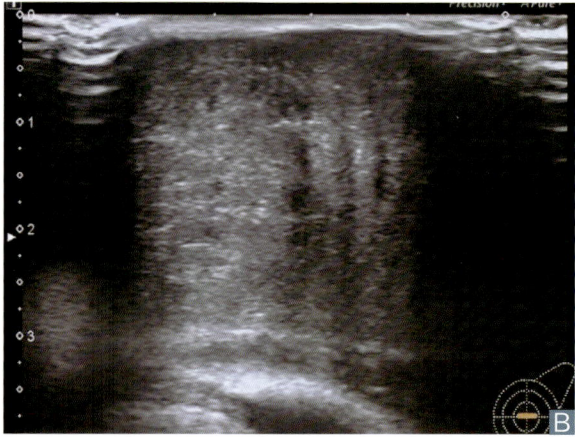

A～B.双侧乳腺乳头下方见一低回声光团，大小超过超声窗，前后径为左2.7cm（B）、右2.6cm（A），边界清，呈椭圆形，内回声尚均匀。低回声光团周边及内部可见星点状彩色血流信号。

图4-1-15a　（双侧）乳腺纤维腺瘤超声图

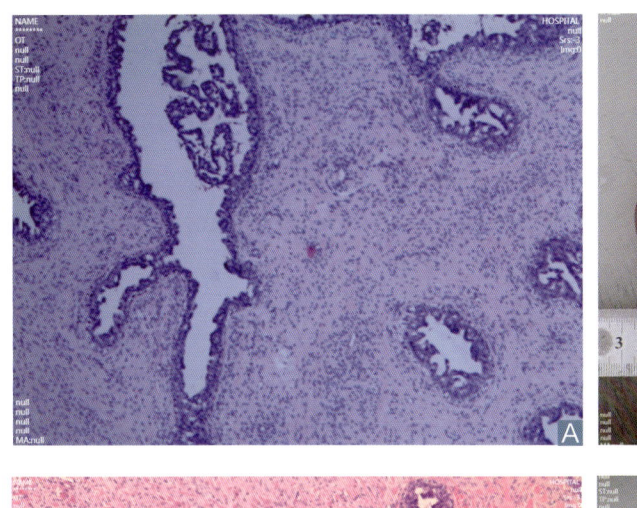
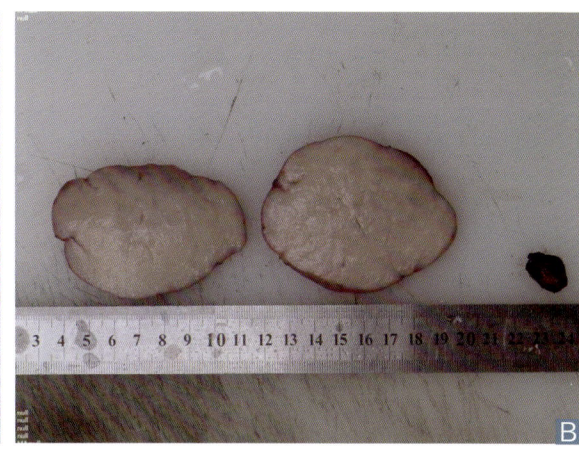
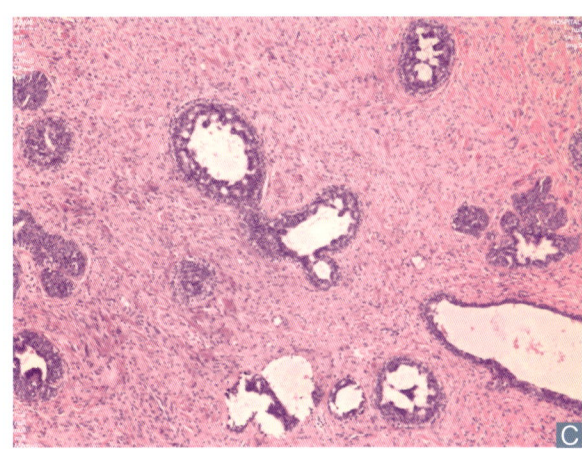
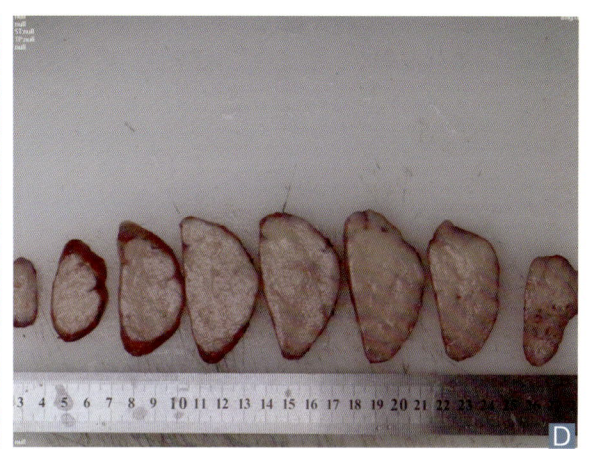

A.镜下：（左）乳腺组织，导管及间质纤维增生较明显，形成境界较清的结节状，部分导管受压呈裂隙状，伴间质玻璃样变性；小灶导管上皮增生，细胞杂乱，未见异性。B.大体：（左）灰红色带包膜肿物1个，约8cm×6.5cm×3cm，切面灰白色，质韧。C.镜下：（右）乳腺组织，间质纤维增生，细胞丰富，部分胞质红染，核分裂象罕见，乳腺小叶增生，灶性导管上皮细胞增生，细胞不一致。间质纤维增生伴胶原化及黏液样变性，导管受挤压呈裂隙样。D.大体：（右）灰红色肿物1个，约6.5cm×6cm×3cm，切面灰白灰红色，质韧，有黏液感。

图4-1-15b （双侧）乳腺纤维腺瘤病理图

解析

病例13至病例15为幼年型纤维腺瘤，多见于青春发育期女孩。可单侧或双侧乳腺发病，发现时结节较大，肿块生长较快，无压痛，质硬，活动度一般。结节多数表现为低回声，形态规则，边界清晰，内部回声均匀，不伴钙化，囊性变少见。结节内部一般为少血流。这类型病例有时需要与良性叶状肿瘤鉴别，后者肿块形状倾向分叶状，患者年龄较大。

诊断思路

乳腺纤维腺瘤是最常见的乳腺良性肿瘤，也是超声医师必须掌握的乳腺疾病之一。典型的纤维腺瘤具有良性肿瘤声像特征，超声诊断不难。困难的是如何准确诊断图像特征表现不典型的纤维腺瘤。

纤维腺瘤可单侧或双侧乳腺发病，单发或多发，以多发更常见。多发者，结节大小不一，图像特征也各异，可以部分结节图像表现典型，部分结节图像表现不典型（包括以下任何一条：边缘不清、形态不规则、内部回声多样等）。为了减少误诊、漏诊，首先乳腺扫查的范围必须足够大，其次需要对结节进行多切面扫查，并仔细观察每一个结节的图像特征，从而做出判断。因此超声医师既需要掌握纤维腺瘤典型图像特征，也要熟悉纤维腺瘤的不典型表现。

由于纤维腺瘤图像的多样性，因此需要与之鉴别的疾病也是最多的，包括腺病、导管内乳头状肿瘤、叶状肿瘤及恶性肿瘤（例如具髓样特征的浸润性癌、单纯型黏液癌等），鉴别要点详见上述章节内容。超声诊断最重要的是辨别肿块良恶性，如果不能做到病理诊断，那么至少也要做到分类准确。

复杂型纤维腺瘤是纤维腺瘤其中一亚型，大约占所有纤维腺瘤16%～23%，进展为乳腺癌的风险较其他类型高。复杂型纤维腺瘤病理镜下特点：上皮具有以下1个或多个特征，如>3mm的囊肿、硬化性腺病、乳头状大汗腺化生和增生，或上皮增生、钙化。根据其病理特点推理在超声上很可能表现为边缘模糊、形态不规则、合并囊性变或钙化等。因此，我们若发现具有上述特征的纤维腺瘤，再结合患者年龄（复杂型纤维腺瘤好发年龄为35～45岁）等因素，应不排除复杂型纤维腺瘤可能。BI-RADS分类可酌情从3类升至4A类。

（王银　郭玉萍）

第二节

乳腺错构瘤

· 临床概述 ·

乳腺错构瘤（hamartoma）是残留的胚芽在出生后异常发育所形成的畸形物，是一种乳腺发育异常性疾病。根据出现成分的不同分为以下类型：①腺脂肪瘤，脂组织为主；②软骨脂肪瘤，脂肪组织内有岛状透明软骨，腺体成分少；③平滑肌错构瘤，有明显的平滑肌成分。

乳腺错构瘤可见于任何年龄段女性，临床表现为无痛性类圆形肿块，肿块生长慢，质软，活动性好；容易误诊为纤维腺瘤或脂肪瘤。瘤体内的腺体成分尚保持分泌乳汁的功能，这是本病较具特色的征象。

乳腺错构瘤属于良性病变，但可以与纤维腺瘤、乳腺癌并发，若同时伴导管上皮不典型增生则有恶性倾向。

· 病理表现 ·

大体：肿瘤圆形或类圆形，直径一般2~4cm，有薄而完整的包膜，质地较软。切面呈灰白色或黄色。

镜下：成熟乳腺组织排列紊乱，可有发育不好的小叶结构，特化、非特化性间质不分，常出现异源性成分，最常见的组织学类型是透明变性的纤维结缔组织分隔导管和小叶，而且混有不同数量的脂肪。有时可以出现透明软骨、平滑肌等组织。

免疫组织化学染色显示：P63（间质细胞-），CK（间质细胞-），S-100（间质细胞-），β-catenin（胞质+），SMA（间质细胞+），Desmin（间质细胞+），CD34（间质细胞+-）。

· 超声表现 ·

	形状	圆形或类圆形肿块
	方位	平行位
2D	边缘	光整
	内部回声	稍强回声、低回声或等回声
	回声模式	直径较小结节内部回声较均匀；直径较大结节内部多为混杂回声。偶见钙化

（续表）

2D	后方回声	后方回声轻度增强
	其他征象	哺乳期检查可见肿块内部导管扩张
CDFI		结节内部血流Adler 0~Ⅲ级，血流是否丰富与结节大小无关联

· 病例及解析 ·

病例1 女，47岁。体检发现乳腺肿块1个月。

专科检查：右侧乳腺10点钟方向触及一肿物，质中，边界清，活动可，无触痛。右侧腋窝淋巴结未触及。

病理诊断：（右）乳腺肌样错构瘤，伴导管上皮普通型增生（UDH）。

免疫组化结果：CD34（间质细胞+），SMA（间质细胞+），ER（间质细胞-），CD99（间质细胞-），P63（间质细胞-），Desmin（间质细胞+），CK（间质细胞-），S-100（间质细胞-），β-catenin（胞质+），Ki67（2%+），Vimentin（间质细胞3+）。

详见图4-2-1a、图4-2-1b。

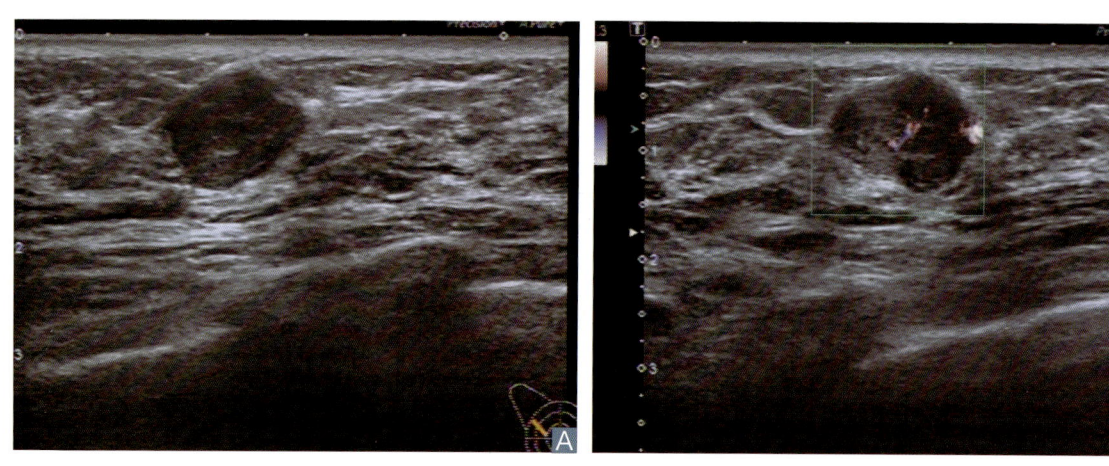

A. 2D：右侧乳腺10点钟距乳头3.0cm处可见一大小1.6cm×1.2cm低回声光团，形态规则，呈圆形，非平行位，边界清，内回声均匀，后方回声增强。B. CDFI：低回声光团内部可见短线状彩色血流信号。

图4-2-1a 乳腺肌样错构瘤超声图

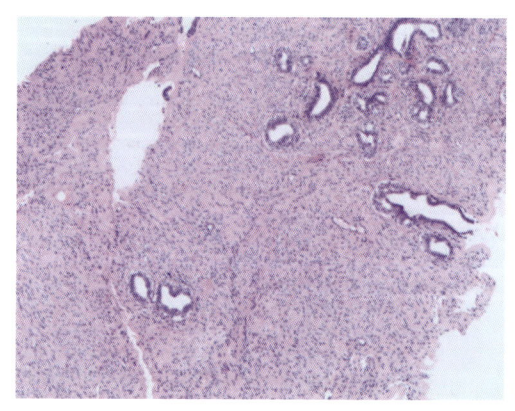

镜下：乳腺组织，小叶增生，范围扩大；部分导管上皮增生，细胞稍增大，呈实性填充管腔；间质梭形细胞增生，胞质红染，个别导管内可见钙盐沉积。

图4-2-1b 乳腺肌样错构瘤病理图

病例2 女，38岁。无诱因发现右乳肿块1个月，肿块逐渐增大。

专科检查：右侧乳腺9点钟方向触及一肿物，质硬，边界不清，活动度差。右侧腋窝淋巴结未触及。

病理诊断：（右）乳腺肌样错构瘤，伴导管上皮普通型增生（UDH）。

免疫组化结果：CD34（间质细胞+），SMA（间质细胞+），ER（间质细胞-），CD99（间质细胞-），P63（间质细胞-），Desmin（间质细胞+），CK（间质细胞-），S-100（间质细胞-），β-catenin（胞质+），Vimentin（间质细胞3+）。

详见图4-2-2a、图4-2-2b。

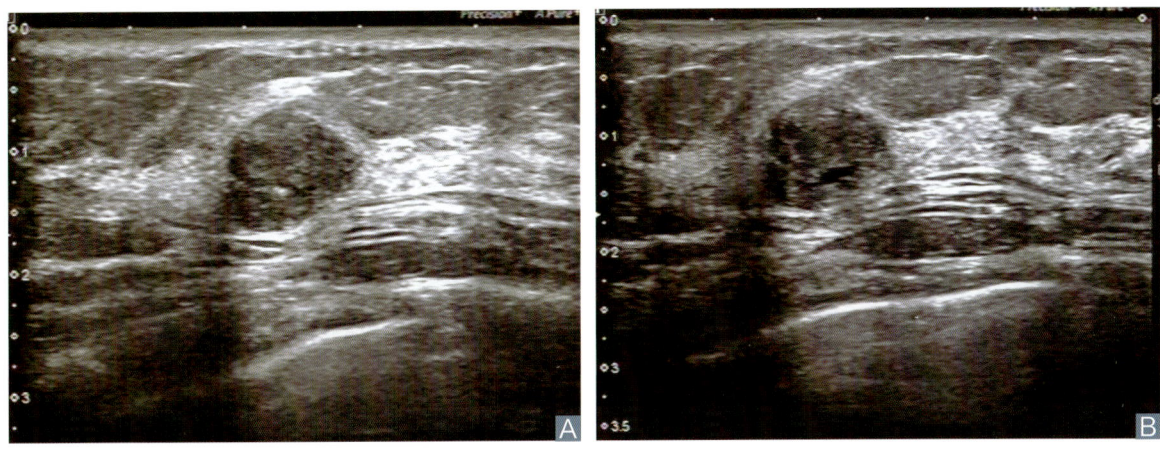

A~B. 右侧乳腺9点钟距乳头2.5cm处可见一大小1.4cm×1.1cm低回声光团，形态尚规则，呈圆形，非平行位，边界清，内回声不均匀，可见点状强回声光斑（A）及少许无回声区（B）。

图4-2-2a 乳腺肌样错构瘤超声图

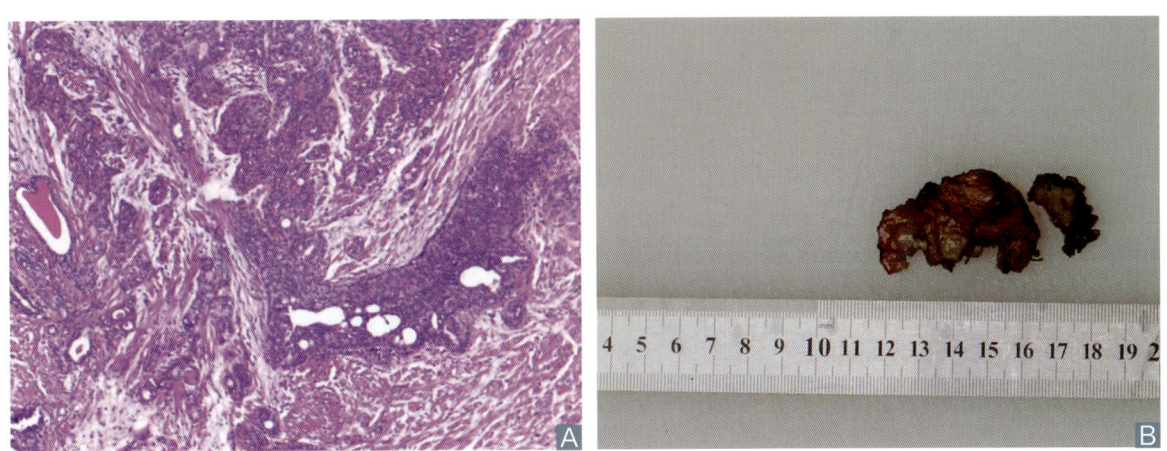

A.镜下：部分导管囊性扩张，管腔内可见分泌物潴留，部分导管上皮增生，细胞不一致；间质纤维增生，细胞呈梭形，胞质丰富、红染，核异型不明显，核分裂象罕见，呈束状或片状分布，其间见少许脂肪组织。B.大体：（右乳肿物）切开处可见一结节，约1.5cm×1cm×1cm，结节切面灰白色，质中。

图4-2-2b 乳腺肌样错构瘤病理图

病例3 女，27岁。无诱因发现右乳肿块2个月。

专科检查：右侧乳腺10点钟乳头旁触及一肿物，质中，边界清，活动可，无触痛。右侧腋窝淋巴结未触及。

病理诊断：（右）乳腺肌样错构瘤。

免疫组化结果：β-catenin（浆+），Desmin（3+），SMA（3+），ER（-），CK（-），CD34（-）。

详见图4-2-3a、图4-2-3b。

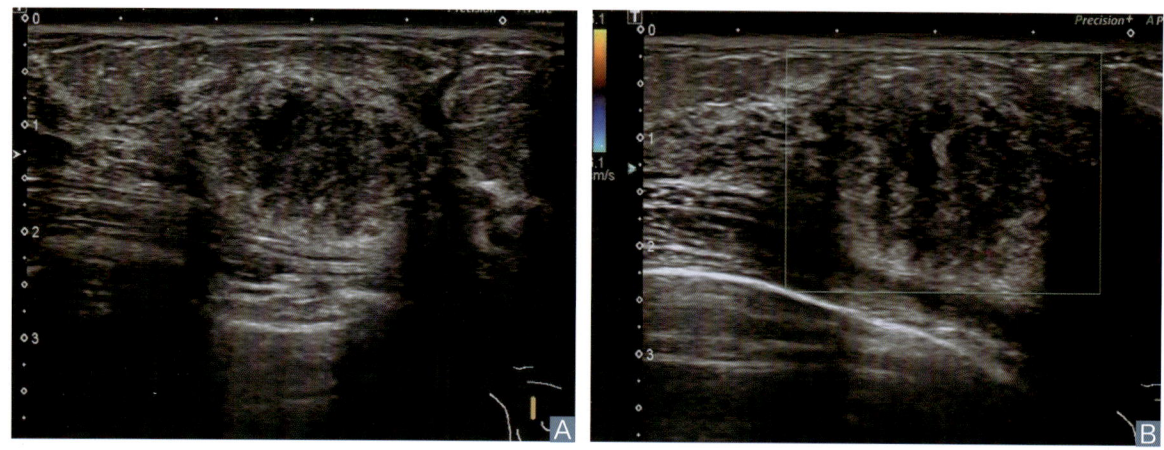

A. 2D：右侧乳腺10点钟乳头旁见一大小4.5cm×2.0cm稍低回声光团，形态规则，呈椭圆形，边界清，内回声欠均匀，后方回声增强。B. CDFI：稍低回声光团内部可见短线状彩色血流信号。

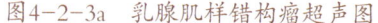

图4-2-3a 乳腺肌样错构瘤超声图

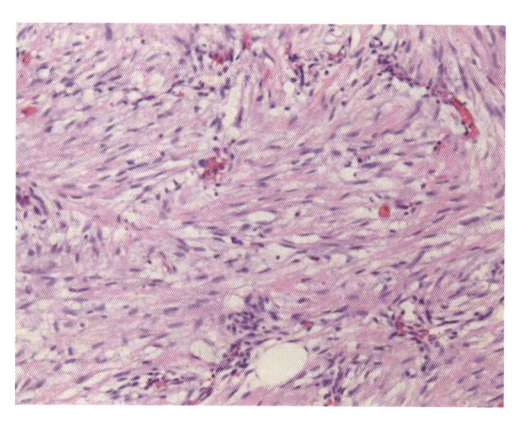

镜下：乳腺组织，导管及间质纤维增生，形成结节状，部分导管受压、扭曲变形，其间可见脂肪组织，边界不清；间质梭形细胞增生，胞质较红染，核分裂象偶见。

图4-2-3b 乳腺肌样错构瘤病理图

病例4 女，24岁。无诱因发现左乳肿块1个月。

专科检查：左侧乳腺6点钟乳头旁触及一肿物，质硬，边界不清，活动度差。左侧腋窝淋巴结未触及。

病理诊断：（左）乳腺肌样错构瘤，伴导管上皮呈普通型增生（UDH）。

免疫组化结果：CK5/6（+）、Calponin（基底+），P63（间质细胞-），ER（增生的上皮均斑驳+),梭形细胞CD34(-),SMA(2+),ER(-),P63(-),Desmin(3+),CK(-),β-catenin(浆+)。

详见图4-2-4a、图4-2-4b。

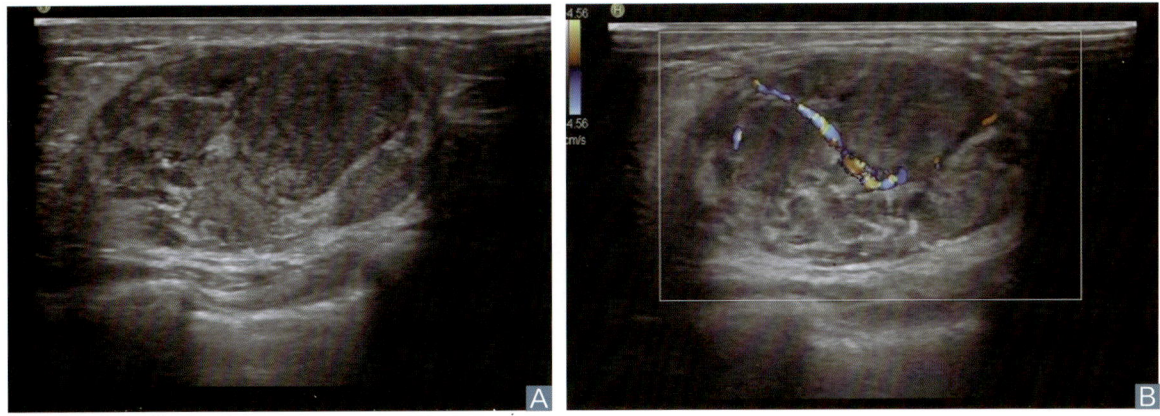

A.2D:左侧乳腺6点钟乳头旁见一大小4.5cm×2.0cm稍低回声光团,形态规则,呈椭圆形,边界清,内回声欠均匀,后方回声增强。B.CDFI:稍低回声光团内部可见短线状彩色血流信号。

图4-2-4a 乳腺肌样错构瘤超声图

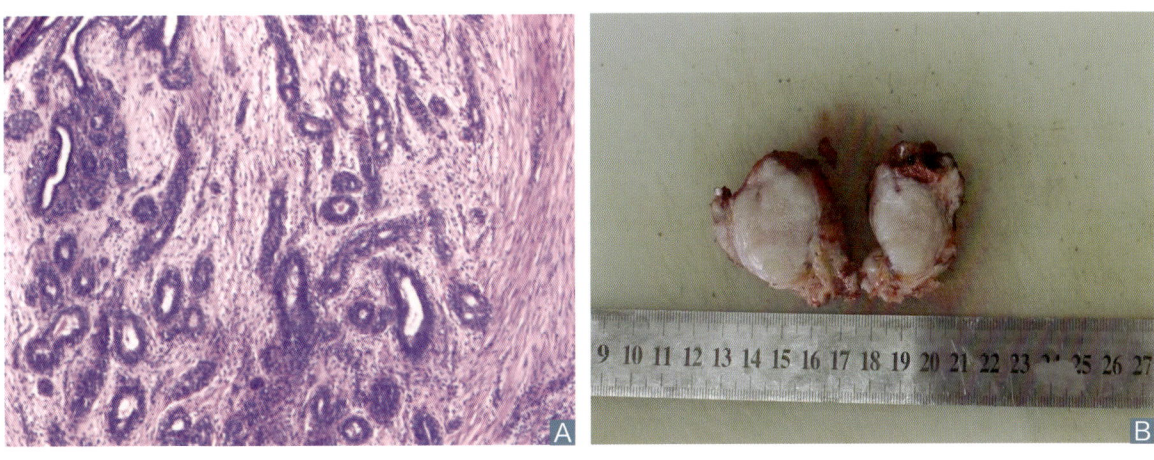

A.镜下:间质纤维增生,边界不清,细胞胞质红染,其间可见脂肪;导管上皮增生,排列呈流水状,形成边窗样结构,细胞不一致。B.大体:(左乳肿物)切面可见一结节4cm×3cm×2.5cm,结节切面灰白色,实性,质中。

图4-2-4b 乳腺肌样错构瘤病理图

解析

病例1至病例4均为乳腺错构瘤亚型-肌样错构瘤,属于较罕见的乳腺良性肿瘤。从上述病例肿块声像图特征来看,结节大多形态规则,边界清,后方回声增强,内回声不均匀,或伴少许微小钙化。结节内部血流表现为Adler 0~Ⅱ级。

诊断思路

乳腺错构瘤发病率低，大多数医生对其缺乏诊断经验，加上肿块触诊边界清晰、质中、可移动，常常误认为纤维腺瘤、叶状肿瘤或乳腺癌，因此误诊率较高。

乳腺错构瘤影像学表现实际上与其病理相关：错构瘤病理大体多数呈圆形或椭圆形，有薄而完整的包膜，质地较软，因此超声表现为肿块形态规则、边界清晰、后方回声增强；错构瘤镜下可见异源性成分，包括透明变性的纤维结缔组织、脂肪、平滑肌，甚至透明软骨等，这些杂乱无章分布的组织，在超声上表现为肿块内部回声多样化。

乳腺错构瘤与纤维腺瘤两者在声像表现上有许多相似之处，超声往往难以鉴别两者。但两者均为乳腺良性肿瘤，临床治疗及预后也相似，因此无法鉴别时超声可不下病理诊断，归为BI-RADS 3类即可。

近十年间，编者医院一共手术切除乳腺错构瘤9例，8例为肌样错构瘤，1例为错构瘤。我们在总结肌样错构瘤超声特征时发现：①小结节趋向于圆形，大结节（直径≥2cm）趋向于椭圆形，结节越大，纵/横比越小。②结节内部回声接近脂肪或腺体回声，少见低回声。③结节位于乳腺浅至中层居多。上述几点究竟是偶然因素还是属于肌样错构瘤的特点，还需要我们用更长的时间去收集更多的病例来验证。

（刘彦英　葛岩）

第三节 其他类型腺瘤

· 临床概述 ·

腺瘤是良性腺上皮肿瘤的总称。在乳腺，腺瘤来源于末端导管小叶单位的细胞增生，临床表现为界限清楚的肿块，可分为乳腺导管腺瘤、管状腺瘤、泌乳腺瘤、乳头腺瘤等。组织病理学特性与纤维腺瘤有所不同，但治疗、预后等临床方面与纤维腺瘤无甚差别。

（1）**导管腺瘤**（ductal adenoma，DA）：是一种良性乳腺肿瘤，可能是导管内乳头状瘤的一种变异，起源于乳腺周围的中小导管，病变全部或部分位于导管腔内。临床罕见，好发于中老年女性，恶变率低。

（2）**管状腺瘤**（tubular adenoma，TA）：是一种少见的乳腺良性肿瘤，好发于年轻或育龄期女性。为孤立性、边界清楚无痛性肿块，易误诊为乳腺纤维腺瘤。

（3）**泌乳腺瘤**（lactating adenoma，LA）：是发生于妊娠晚期或哺乳期的良性肿瘤，较少见。LA可单发或多发，病因目前尚不明确。为境界清楚无痛性肿块，活动性好，质硬。大部分LA发生于乳腺，偶见于腋窝。

（4）**乳头腺瘤**（nipple adenoma，NA）：是局限于集合管内或其周围的良性腺瘤，好发于40~50岁女性，为乳头或乳晕下方真皮内孤立的质硬肿块，单侧发病，病程长且生长缓慢，肿瘤体积小，直径一般不超过2cm。临床表现为溢液、乳头糜烂、乳头内触及肿块。易误诊为湿疹样癌或导管内乳头状瘤。

· 超声表现 ·

导管腺瘤	2D：多为单发，低回声，圆形或类圆形，边界较清楚，内部回声均匀，后方回声增强。可伴导管扩张
	CDFI：Adler 0~Ⅰ级
管状腺瘤	2D：多为单发肿块，低回声，边界清楚，形态规则，内部回声较均匀，后方回声增强
	CDFI：Adler Ⅱ~Ⅲ级
泌乳腺瘤	2D：多为单发，稍低回声，圆形或类圆形，平行生长，边界清楚，无明显包膜，内部回声不均匀，可见片状无回声，后方回声增强
	CDFI：Adler Ⅰ~Ⅲ级

（续表）

乳头腺瘤	2D：单发，肿块位于乳头内，低回声，边界清楚，内部回声较均匀
	CDFI：Adler Ⅰ～Ⅲ级

·病例·

病例1 女，40岁。无不适。

专科检查：无异常。

病理诊断：（左）乳腺导管腺瘤。

详见图4-3-1a、图4-3-1b。

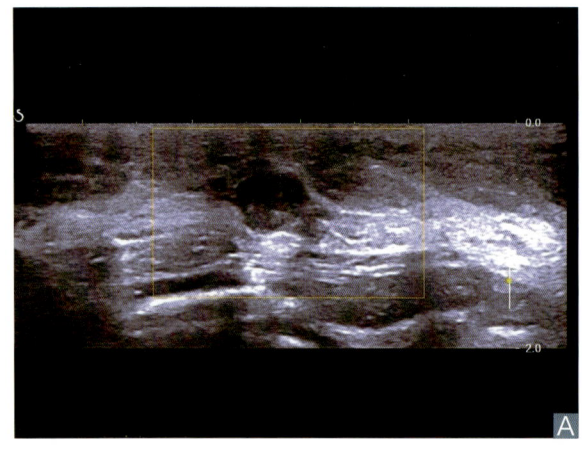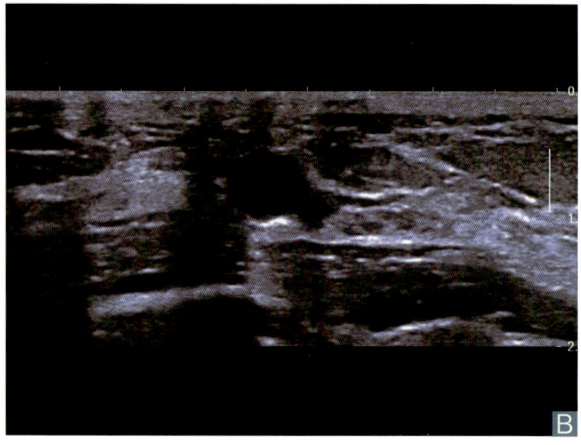

A.2D：左侧乳腺2点钟距乳头1.0cm处可见一大小约1.3cm×1.1cm低回声光团，边界清，形态尚规则，呈圆形，内回声均匀。B.CDFI：低回声光团周边及内部未见明显彩色血流信号。

图4-3-1a 乳腺导管腺瘤超声图

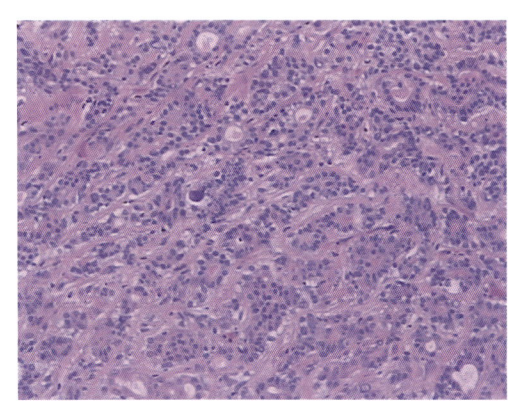

镜下：乳腺部分导管增生呈腺管样密集排列，形成边界清楚的结节，结节周围可见纤维包膜，结节内导管上皮细胞无明显异型，部分上皮大汗腺化生，可见肌上皮存在。

图4-3-1b 乳腺导管腺瘤病理图

病例2 女，42岁。发现左乳头溢血2个月。

专科检查：无异常。

病理诊断：（左）乳腺导管腺瘤。

详见图4-3-2a、图4-3-2b。

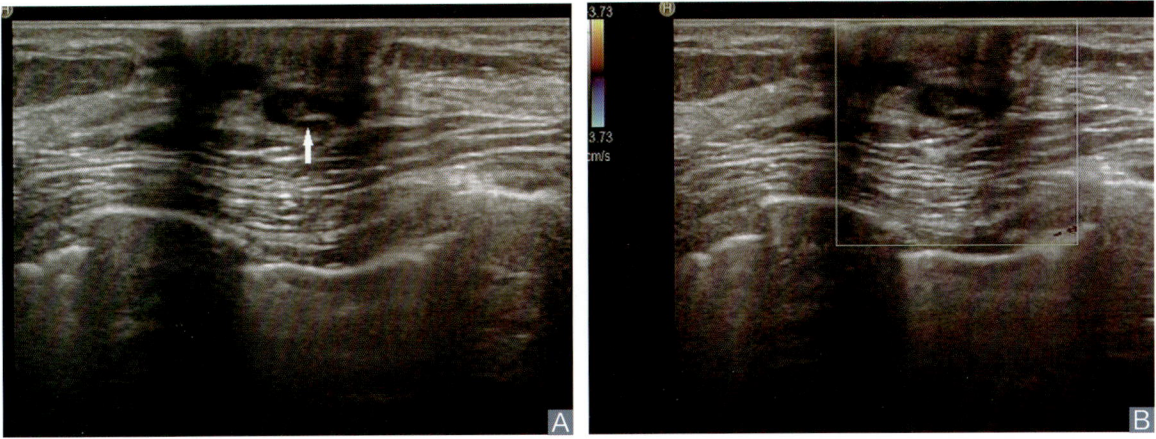

A.2D：左侧乳腺乳头后方可见一管状无回声区，内径为0.22cm，其内可见一大小约0.5cm×0.2cm低回声光团。B.CDFI：无回声区低回声光团内部可见少许彩色血流信号。

图4-3-2a　乳腺导管腺瘤超声图

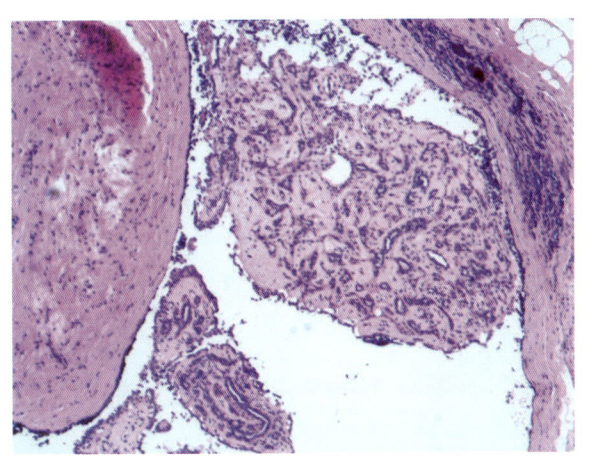

镜下：乳腺组织，部分导管扩张，导管内上皮及间质纤维增生呈乳头状突入管腔，间质玻璃样变，部分上皮呈腺管样排列，细胞无异型。

图4-3-2b　乳腺导管腺瘤病理图

病例3　女，19岁。体检发现左乳肿块1个月，无不适。

专科检查：左侧乳腺12点钟方向触及一肿物，约1.5cm，质软，边界清，活动度好，左侧腋窝淋巴结未触及。

病理诊断：（左）乳腺管状腺瘤。

详见图4-3-3a、图4-3-3b。

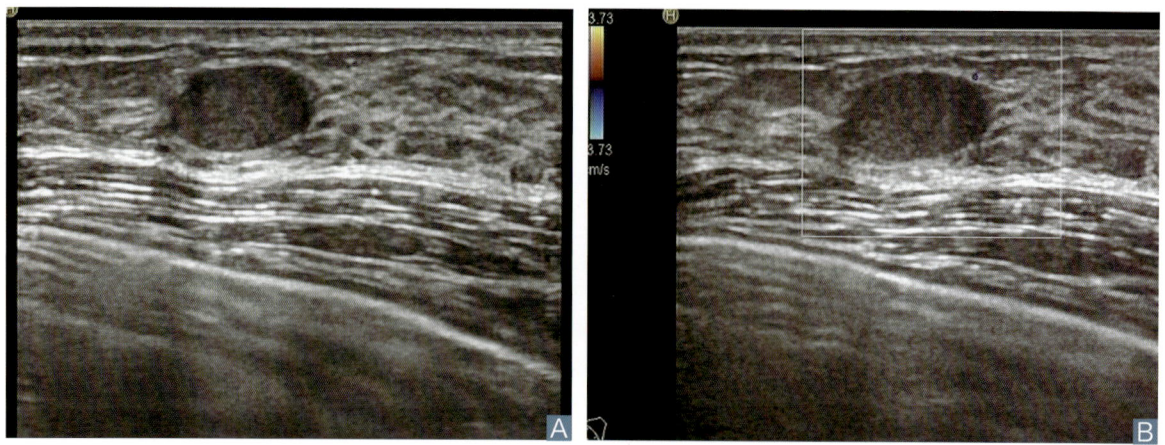

A.2D：左侧乳腺12点钟距乳头1.5cm处可见一大小约1.4cm×0.8cm低回声光团，边界清，形态规则，呈椭圆形，内回声均匀。B.CDFI：低回声光团周边可见星点状彩色血流信号。

图4-3-3a 乳腺管状腺瘤超声图

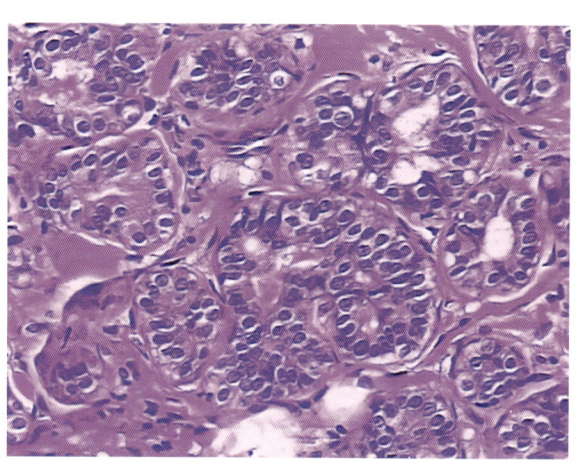

镜下：肿瘤边界清楚，由紧密排列的圆形小管构成，小管被覆双层上皮，其间穿插少量纤维间质；细胞无异型。

图4-3-3b 乳腺管状腺瘤病理图

病例4 女，15岁。发现左乳肿块10余天，无不适。

专科检查：右侧乳腺9点钟方向触及一肿物，约2.5cm，质软，边界清，活动度好。左侧腋窝淋巴结未触及。

病理诊断：（右）乳腺管状腺瘤。

详见图4-3-4a、图4-3-4b。

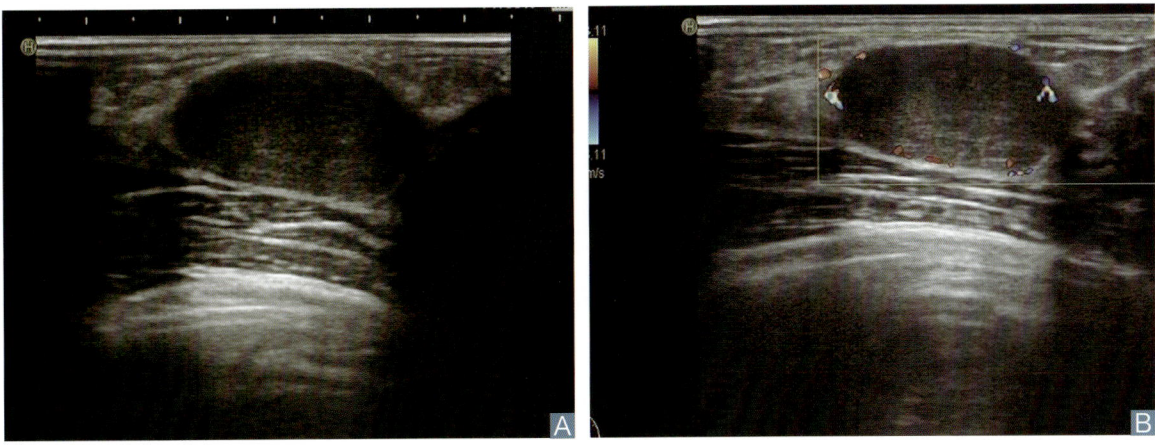

A.2D：右侧乳腺9点钟距乳头2.0cm处可见一大小2.6cm×1.3cm低回声光团，类椭圆形，边界清，内回声均匀。B.CDFI：低回声光团周边可见星点状彩色血流信号。

图4-3-4a　乳腺管状腺瘤超声图

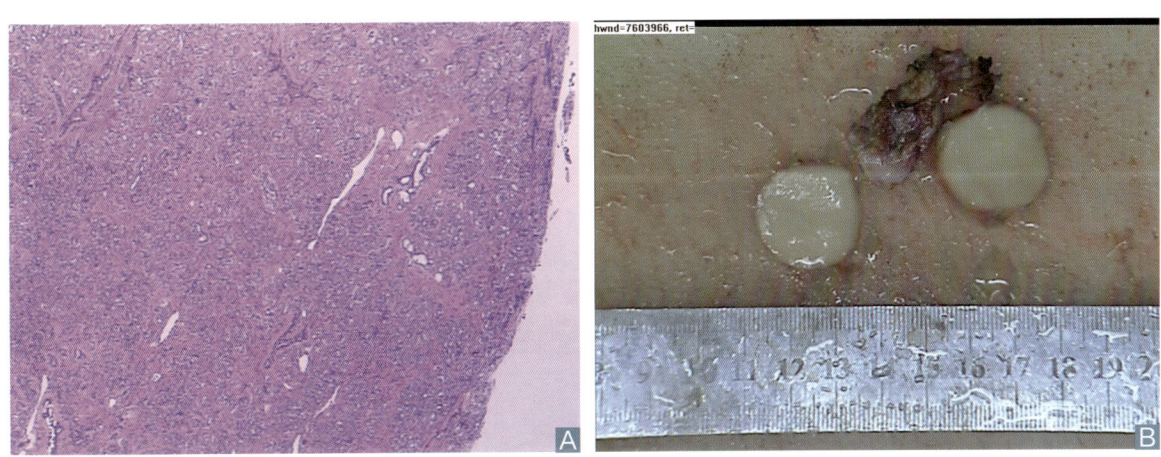

A.镜下：边界清楚的结节由均一的终末小导管构成，腺管圆形或卵圆形，小管内衬。B.大体：局部见一结节，约2.5cm×2.3cm×1.2cm，结节切面灰白色，质中。

图4-3-4b　乳腺管状腺瘤病理图

病例5　女，22岁。体检发现右乳肿块5个月，伴疼痛。

专科检查： 右侧乳房乳头后方可触及一约3cm肿物，质中，边界清，活动度好，与皮肤无粘连。右侧腋窝淋巴结未触及。

病理诊断：（右）乳腺泌乳腺瘤，伴乳汁潴留囊肿及感染。

详见图4-3-5a、图4-3-5b。

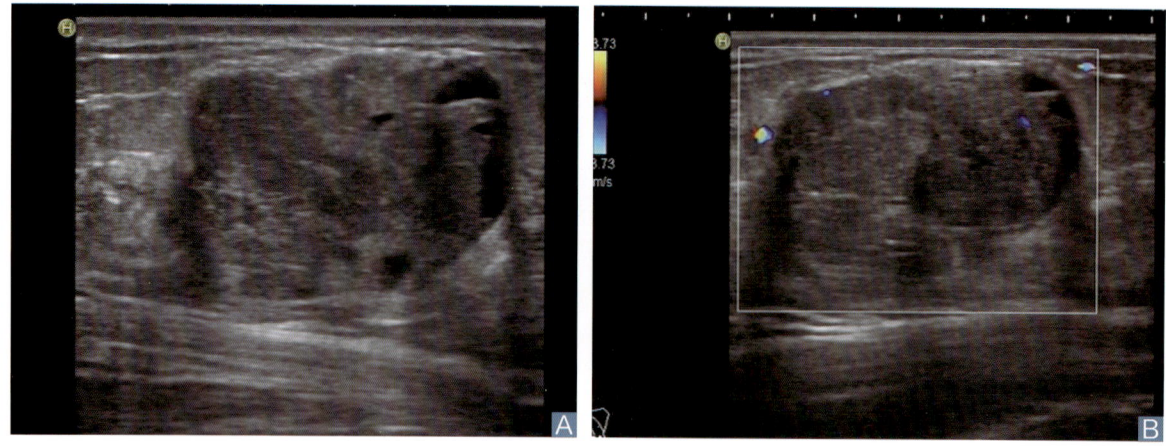

A.2D：右侧乳腺12点钟至1点钟乳头旁见一大小约3.6cm×2.7cm等回声光团，形态欠规则，部分边缘模糊，内回声不均匀，可见多个片状无回声区。B.CDFI：等回声光团周边可见星点状彩色血流信号。

图4-3-5a 乳腺泌乳腺瘤超声图

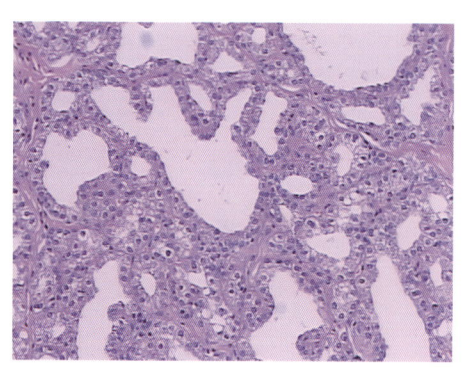

镜下：乳腺小叶明显增生，并形成边界较清楚的结节，导管不同程度扩张、分泌物潴留伴泌乳现象；间质纤维增生，灶性泡沫细胞聚集及中性粒细胞浸润，未见导管上皮异型增生。

图4-3-5b 乳腺泌乳腺瘤病理图

病例6 女，46岁。体检发现左乳头肿块3周，无不适。

专科检查：无异常。

病理诊断：（左乳头内肿物）乳头腺瘤。

详见图4-3-6a、图4-3-6b。

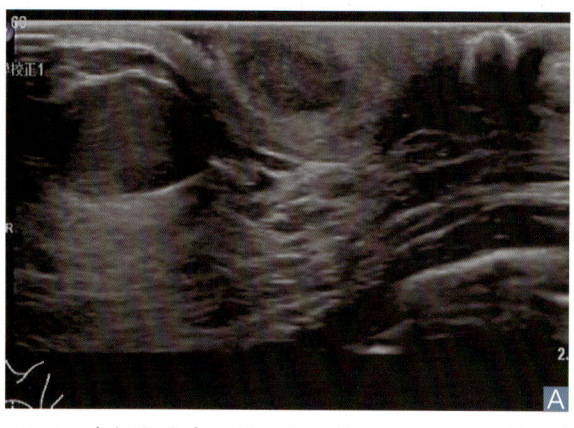
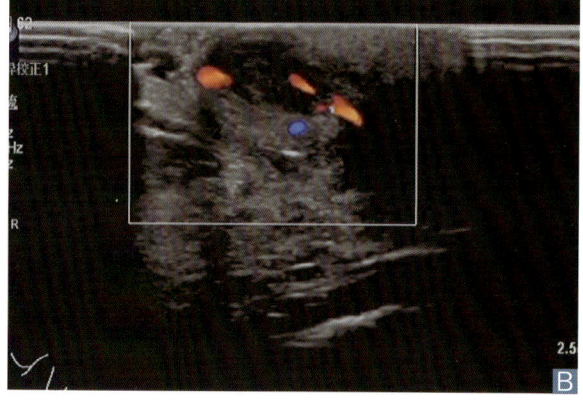

A.2D：左侧乳头内可见一大小约1.2cm×0.5cm低回声光团，边界清，形态尚规则，呈椭圆形，内回声欠均匀。B.CDFI：低回声光团周边及内部可见短线状彩色血流信号。

图4-3-6a 乳头腺瘤超声图

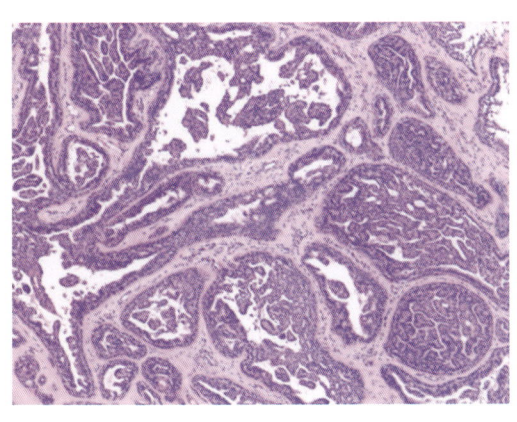

镜下：乳腺组织，部分导管上皮增生，呈凿孔状或流水样填充管腔，细胞不一致；部分导管上皮增生呈乳头状或边窗样，伴有肌上皮增生，可见纤维血管轴心，部分导管上皮柱状细胞变性。

图4-3-6b　乳头腺瘤病理图

病例7　女，43岁。发现右乳乳头内肿块1个月，无乳头溢液。

专科检查：右乳头内触及一约1cm肿物，质韧，表面光滑，边界清。乳头乳晕外观无异常。

病理诊断：（右）乳头腺瘤。

详见图4-3-7a、图4-3-7b。

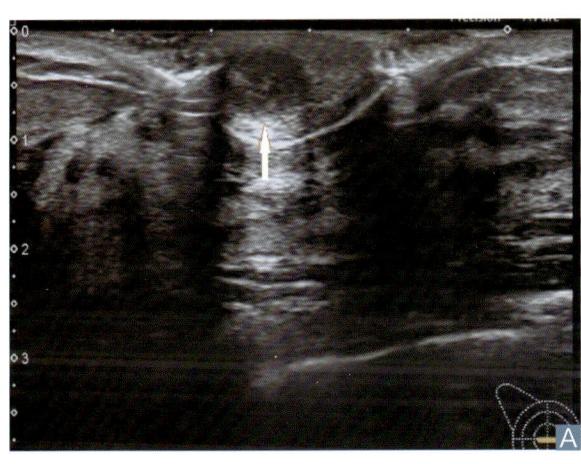
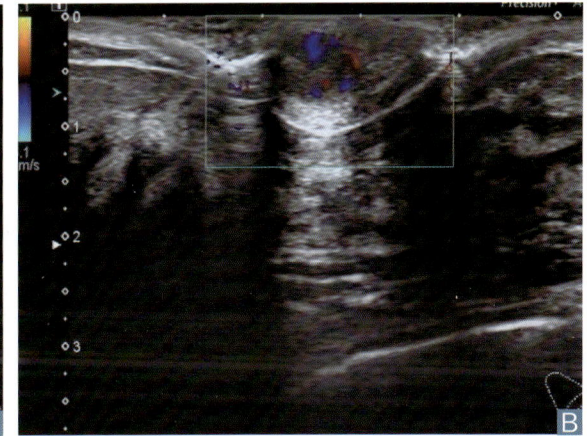

A.2D：右侧乳腺乳头内可见一大小约1.0cm×0.6cm低回声光团（箭头），形态尚规则，边界欠清，内回声均匀。B.CDFI：低回声光团周边及内部可见彩色血流信号。

图4-3-7a　乳头腺瘤超声图

扫码观看视频

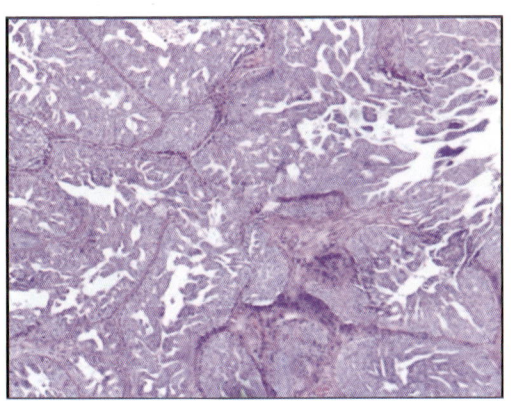

镜下：乳腺组织，可见囊腔结构形成，囊内见导管上皮增生呈乳头状，核分裂象偶见，细胞趋于一致；周围间质纤维增生。

图4-3-7b　乳头腺瘤病理图

诊断思路

乳腺导管腺瘤与管状腺瘤均具有乳腺良性肿瘤声像特征：低或稍低回声实性光团，边界清，呈类椭圆形，内回声均匀。文献报道导管腺瘤好发于中老年女性，管状腺瘤多见于青年女性。导管腺瘤由于肿块全部或部分位于导管内，因此可合并有导管扩张，易被误诊为导管内乳头状瘤。管状腺瘤与纤维腺瘤有许多相似之处，两者难以鉴别。从病例3、病例4我们发现管状腺瘤结节内部回声较纤维腺瘤更均匀一致，但由于病例数较少，因此我们并不确定此特征是否为两者鉴别依据。

泌乳腺瘤主要见于妊娠期或哺乳期后的女性，肿块内可含有乳汁潴留，超声表现为稍低回声，内部回声不均匀，可见片状无回声区。该病要与积乳囊肿鉴别，后者为囊性结节。

乳头腺瘤位于乳头内，实性低回声，形态规则，边界清，内回声均匀，内部血流稍丰富，需要与实性乳头状癌鉴别。后者老年女性多见，可伴乳头溢血，肿块位于乳头内及乳头后方，形态欠规则。乳头腺瘤容易漏诊，多数是由于操作者检查不规范、扫查乳房不全面（遗漏乳头）导致。

（葛岩　王银）

第五章

乳腺导管内乳头状肿瘤

乳腺疾病超声诊断思路及病例解析

第一节 导管内乳头状瘤

· 临床概述 ·

导管内乳头状瘤（intraductal papilloma，IP）是良性病变，以上皮和肌上皮细胞层被覆于指状纤维血管轴为特征。IP可分为2类：①中央型（单发），发生在大导管，通常位于乳晕下，不累及终末导管小叶单位。②周围型（多发），发生在终末导管小叶单位，可延伸到周围的导管。

导管内乳头状瘤可发生于各年龄段，常见于中青年女性。最常见的临床症状是单侧乳头无痛性溢液或溢血，可在挤压乳腺时发现，更多的是在内衣上留有污迹而发现。部分患者可无明显临床症状。少数患者因乳房肿块就诊，活检时发现IP。

导管内乳头状瘤治疗以开放性手术为主，采用区段切除术。手术彻底切除后不再复发，但可在同一乳腺或对侧乳腺的其他导管再发。国内文献报道导管内乳头状瘤癌变率为5%～12%。周围型较中央型似乎有较高的复发率及进展到乳腺癌的风险。

· 病理表现 ·

1. 中央型

大体：乳腺大导管扩张呈囊状，内含清亮或血性液体，肿瘤位于导管内，呈绒毛乳头状，一般小于1cm，常有蒂与导管壁相连，瘤组织软脆，红色或褐色。

镜下：大导管囊状扩张，上皮呈乳头状增生，其外形宽而钝圆，中间具有纤维血管轴心形成乳头状、树枝状结构，被覆腺上皮和肌上皮（通常不明显）2层细胞。通常核分裂少见及缺乏钙化。

2. 周围型：又称镜下乳头状瘤

镜下：通常为多发性病变，起源于终末导管小叶单位，可延伸到较大导管。其组织学改变和中央型相似，乳头状结构更多样性和不规则化，乳头大小不等，长短不一。较中央型更常伴有导管/小叶增生、不典型增生、原位癌以及硬化性腺病、放射状瘢痕等增生性病变。

免疫组织化学染色显示：腺体及导管周围肌上皮P63，Calponin，SMMHC，SMA，CD10等阳性。CK5/6普通型导管增生细胞阳性，柱状细胞及大汗腺细胞阴性。ER、PR柱状细胞弥漫阳性，普通型导管增生细胞非克隆性阳性。

超声表现

根据 Boo-Kyung Han 等的研究，乳腺导管内乳头状瘤声像图特征可分为 Ⅰ~Ⅴ，5种类型。

Ⅰ型	2D：乳腺导管扩张，扩张的导管内见乳头状实性回声 CDFI：实性回声内可见少许彩色血流信号。Adler Ⅰ级
Ⅱ型	2D：乳腺导管呈囊状扩张，内可见实性回声，呈囊实混合型团块，可表现为囊壁见乳头状实性回声突入囊内，或表现为实性回声边缘见弧形或半月形暗区 CDFI：实性回声内部可见稍丰富彩色血流信号。Adler Ⅱ~Ⅲ级
Ⅲ型	2D：局限性乳腺导管扩张，远端导管壁不规则或中断 CDFI：远端导管不规则或中断处未见彩色血流显示。Adler 0级
Ⅳ型	2D：乳腺扩张导管远端中断处见实性回声 CDFI：实性回声内部可见少许彩色血流信号。Adler Ⅰ级
Ⅴ型	2D：乳腺导管扩张不明显，腺体内见实性低回声，形态欠规则 CDFI：实性回声内部可见彩色血流信号，表现为少血流或丰富血流。Adler Ⅰ~Ⅲ级

病例及解析

病例1 女，49岁。B超发现左乳导管扩张伴实性肿块1个月。无不适。

专科检查：无异常。

病理诊断：（左）乳腺导管内乳头状瘤，部分导管上皮普通型增生（UDH）。

详见图5-1-1a、图5-1-1b。

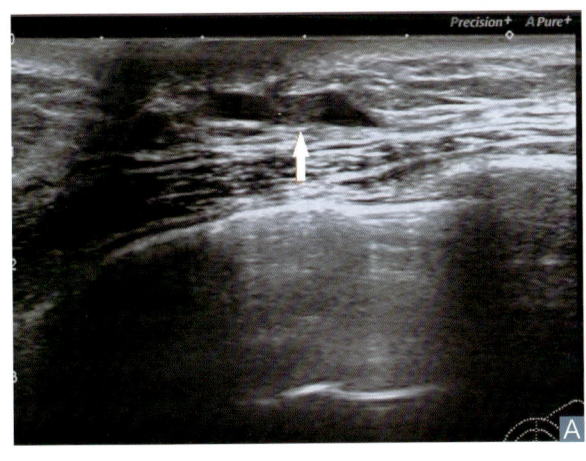
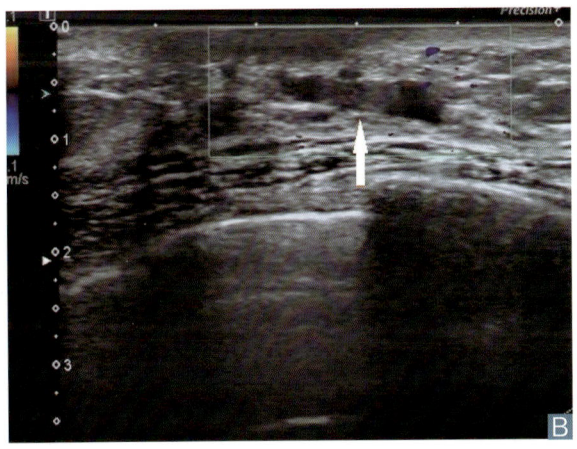

A.2D：左侧乳腺3点钟乳晕区可见一内径约0.27cm管状无回声区，管壁纤细光整，内透声好，其内可见一大小约0.8cm×0.2cm等回声光团（箭头），内回声均匀。B.CDFI：等回声光团内部可见星点状彩色血流信号。

图5-1-1a 乳腺导管内乳头状瘤超声图

扫码观看视频

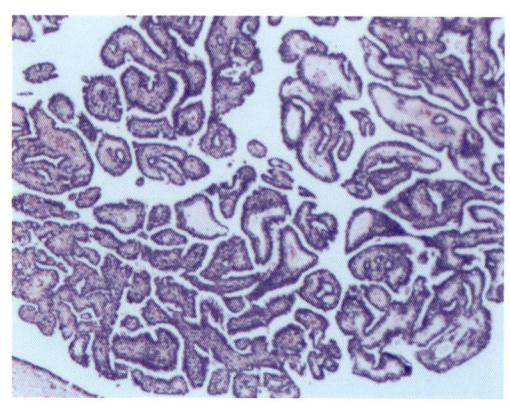

镜下：灶性导管上皮增生，呈乳头状凸向管腔，细胞无明显异型。

图5-1-1b 乳腺导管内乳头状瘤病理图

病例2 女，39岁。体检发现左乳肿块伴导管扩张2周，无症状体征。

专科检查：无异常。

病理诊断：（左）乳腺导管内乳头状瘤，伴导管上皮普通型增生（UDH）。

详见图5-1-2a、图5-1-2b。

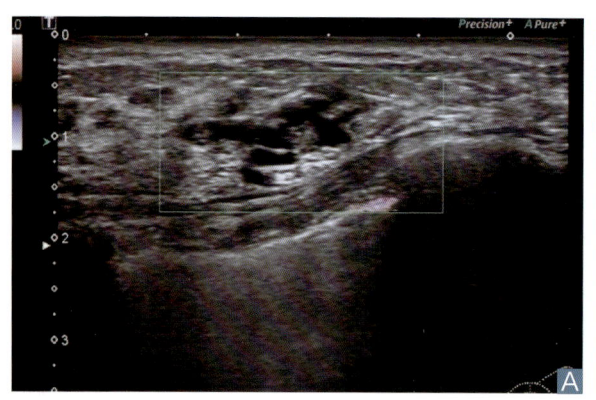
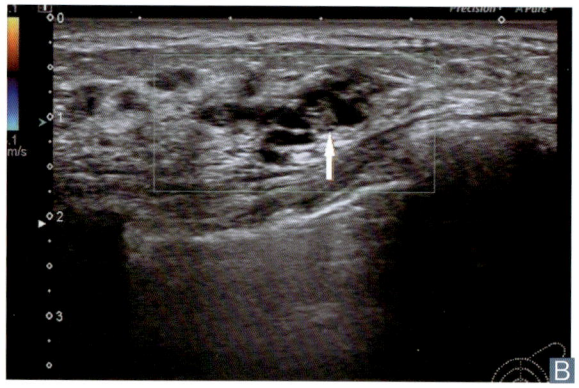

A.左侧乳腺6点钟乳头旁可见多个迂曲走行管状无回声区，其内可见一大小约0.4cm×0.3cm等回声光团，形态规则，边界清晰，内回声均匀。B.CDFI：等回声光团（箭头）内部及周边未见明显彩色血流信号。

图5-1-2a 乳腺导管内乳头状瘤超声图

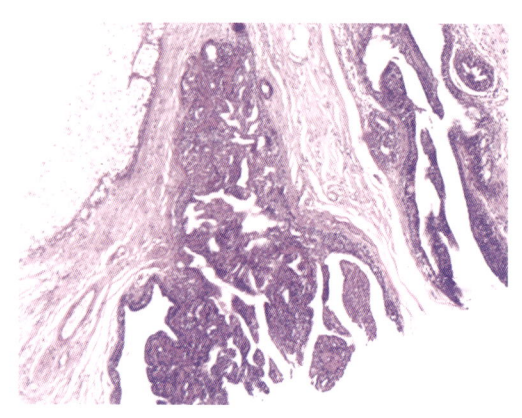

镜下：乳腺组织，局灶管腔扩张，导管上皮增生，呈乳头状突入管腔，可见纤维血管轴心；导管上皮无异型。

图5-1-2b 乳腺导管内乳头状瘤病理图

病例3 女，23岁。1年前发现右乳溢血。

专科检查：无异常。

病理诊断：（右）乳腺导管内乳头状瘤。

详见图5-1-3a、图5-1-3b。

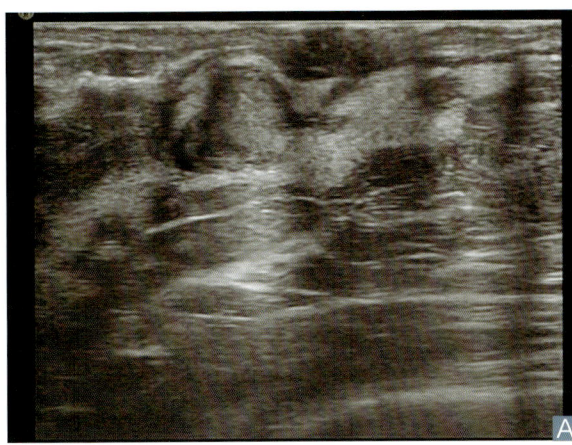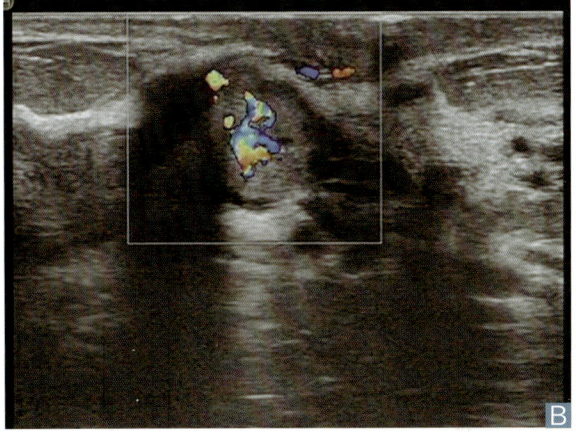

A.2D：右侧乳腺乳头后方可见多个迂曲管状无回声区，其中一内径约0.24cm，其内可见一大小约1.5cm×0.6cm等回声光团，边界清，内回声均匀。B.CDFI：等回声光团内可见较丰富血流信号，分布紊乱。

图5-1-3a 乳腺导管内乳头状瘤超声图

扫码观看视频

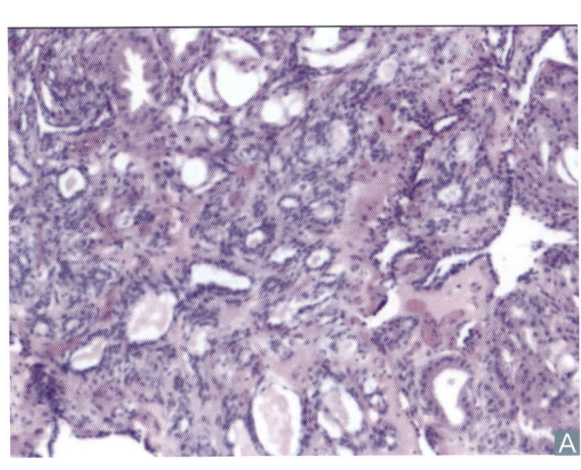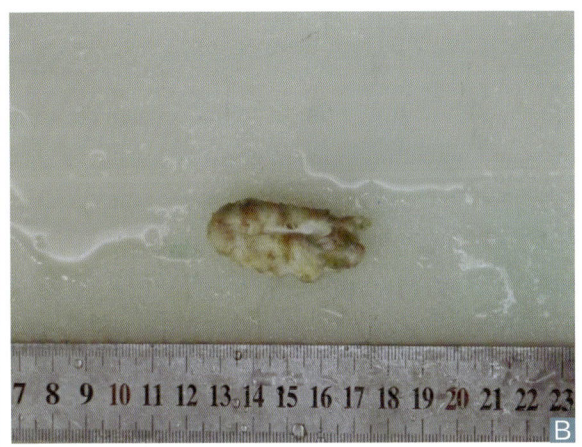

A.镜下：乳腺组织，导管上皮与间质纤维血管均增生，细胞无明显异型，形成乳头状突入管腔，乳头表面被覆双层上皮。B.大体：（右乳肿物）切面灰白色，实性，质中。

图5-1-3b 乳腺导管内乳头状瘤病理图

解析

病例1至病例3其声像图特征属于Ⅰ型,多数表现为乳晕区的大导管扩张,属于典型的中央型导管内乳头状瘤。可单个或多个导管扩张,扩张导管内见实性结节,大多单发,形态较规则,边界清晰。部分结节基底部较窄、有蒂,呈乳头状;部分结节较大,几乎填塞整个导管腔。结节内部多数可见血流显示。扩张的导管走行正常,管壁光整。具备Ⅰ型声像特征的IP,若导管内病灶较大时需要与其他导管内乳头状肿瘤鉴别;若病灶较小时要与单纯导管扩张及导管扩张症鉴别,鉴别的关键点在于明确导管内异常回声是否为实性结节,单纯导管扩张及导管扩张症的扩张导管内一般是分泌物或沉积物,并非实性结节,超声造影对两者鉴别有帮助。

病例4 女,46岁。发现左乳肿块半个月,无不适。

专科检查:左侧乳腺9点钟乳头旁可触及一约2cm肿物,质硬,表面光滑,边界清,活动可,与皮肤无粘连。左侧腋窝淋巴结未触及。

病理诊断:(左)乳腺导管内乳头状瘤,伴导管上皮普通型增生(UDH)。

免疫组化结果:CK5/6(+),CK14(+),ER(异质性+)。

详见图5-1-4a、图5-1-4b。

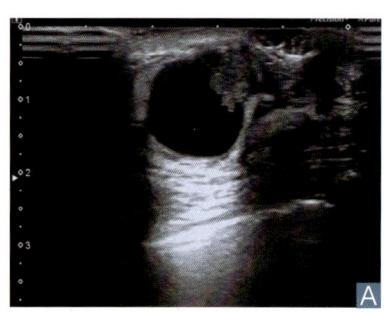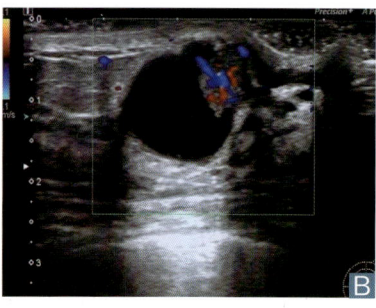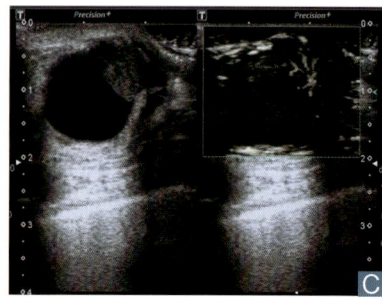

A.2D:左侧乳腺9点钟乳头旁可见一大小约2.0cm×1.5cm无回声区,形态规则,呈类圆形,边界清,内可见一大小约1.0cm×0.5cm低回声光团,光团形态不规则,部分呈角状凸出,表面不光整,边界清,内回声尚均匀。B.CDFI:低回声光团内部可见较丰富彩色血流信号。C.mSMI:低回声光团内部血流呈放射状分布。

图5-1-4a 乳腺导管内乳头状瘤超声图

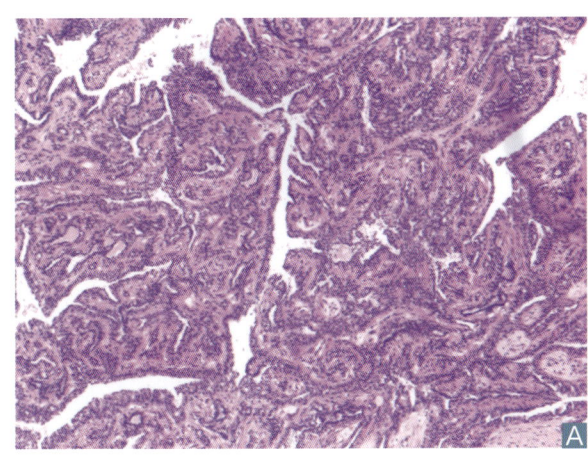 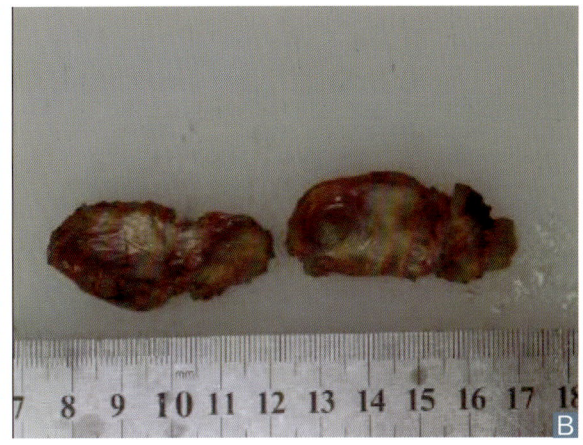

A.镜下：乳腺组织，导管上皮呈乳头状增生，突入管腔，细胞较密集，细胞无异型。B.大体：（左）灰红色组织一块，切面见一囊腔，直径1.5cm，囊内壁可见乳头状物，约0.5cm×0.5cm×0.5cm；其余囊壁光滑。

图5-1-4b 乳腺导管内乳头状瘤病理图

病例5 女，49岁。发现左乳肿块1个月。

专科检查：无异常。

病理诊断：（左）乳腺导管内乳头状瘤。

免疫组化结果：CK5/6（＋），CK14（＋），ER（斑片＋）。

详见图5-1-5a、图5-1-5b。

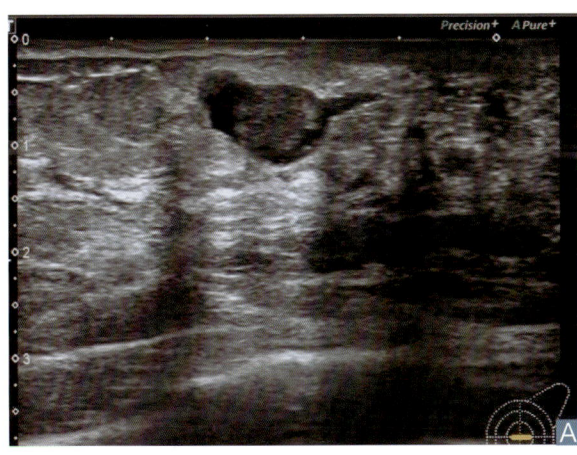 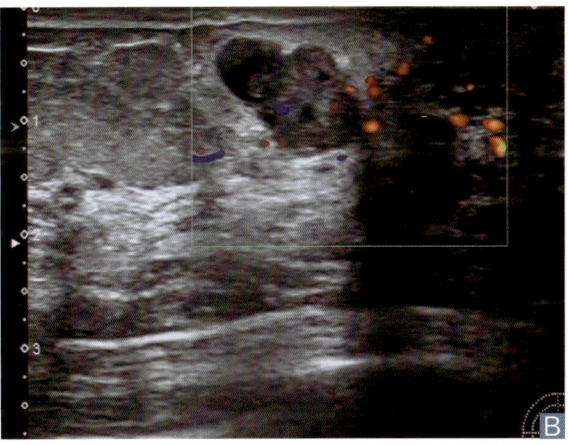

A.2D：左侧乳腺乳头下方可见迂曲走行无回声区，末端呈囊状，可见一大小约1.4cm×1.0cm低回声光团，形态欠规则，边界清，内回声不均匀，可见少许无回声区。B.CDFI：低回声光团内部可见星点状血流信号。

图5-1-5a 乳腺导管内乳头状瘤超声图

扫码观看视频

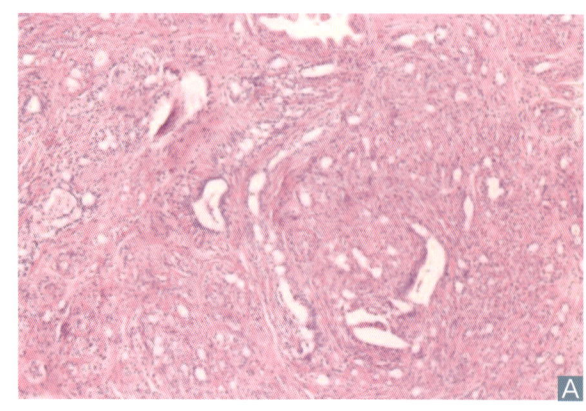 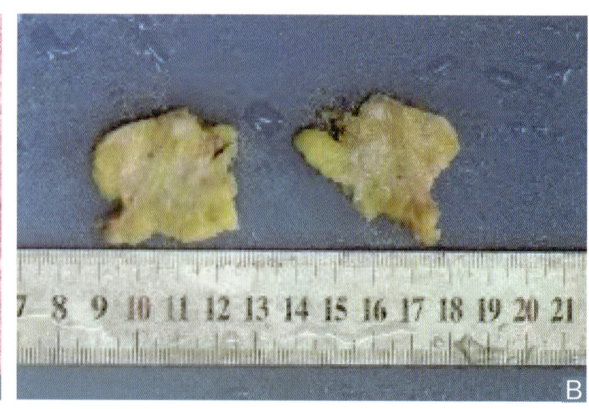

A.镜下：乳腺末梢导管数量增多，小叶明显增生、融合成片；部分导管扩张，囊肿形成，腔内可见分泌物潴留或泡沫细胞聚集，个别导管内乳头状瘤形成趋势。B.大体：切开可见结节1，直径0.5cm，切面灰白色，质中；另见结节2，直径0.6cm，切面灰黄色，质软。

图5-1-5b 乳腺导管内乳头状瘤病理图

病例6 女，60岁。发现左乳肿块1月余。

专科检查：左乳10点钟方向触及一肿物，大小约2.5cm×2cm，质韧，表面不光滑，活动度差。

病理诊断：（左）乳腺导管内乳头状瘤，伴局灶导管上皮普通型增生（UDH）。

免疫组化结果：CK5/6（+），CK14（+），ER（斑驳状+）。

详见图5-1-6a、图5-1-6b、图5-1-6c。

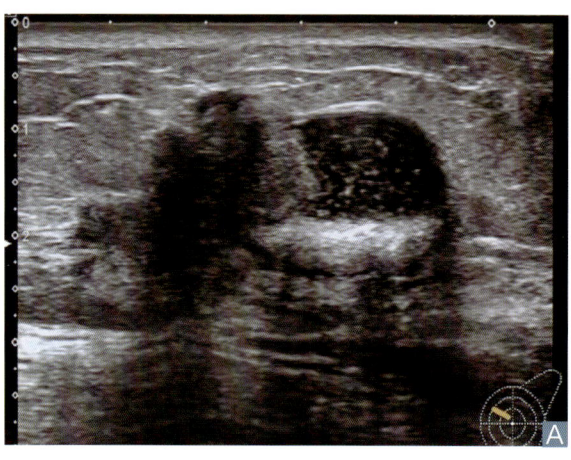 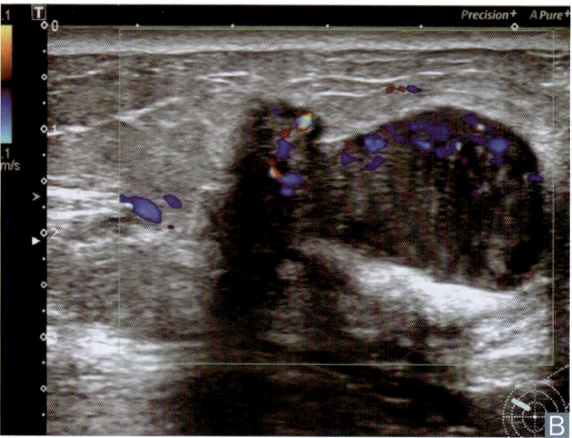

A.2D：左侧乳腺10点钟距乳头2.5cm处可见一大小为2.6cm×2.0cm低回声光团，形态不规则，边界不清，内回声欠均匀；其旁见一大小2.8cm×1.6cm无回声区，边界清，形态规则，壁厚0.4cm，内见密集光点群回声；该低回声光团与无回声区紧密相连。B.CDFI：左侧乳腺低回声光团周边及内部可见短线状彩色血流信号。

图5-1-6a 乳腺导管内乳头状瘤超声图

扫码观看视频

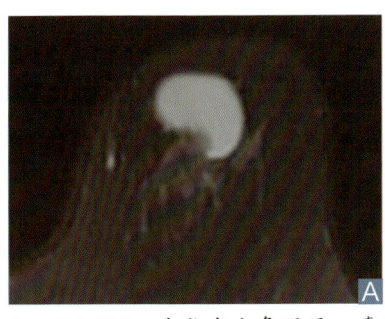 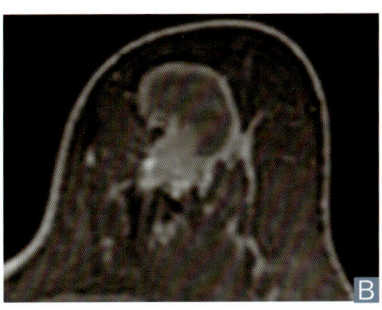 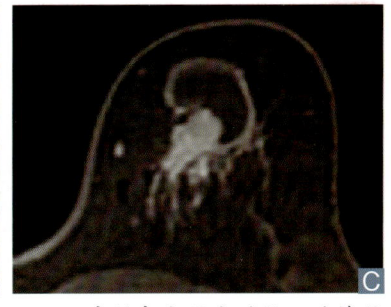

A~C.MRI：左乳内上象限见一囊实性肿块，最大层面大小约4.5cm×3.3cm，实性部分呈分叶状，边缘见毛刺，T2WI压脂相呈稍高信号（A），T1WI压脂相呈等信号（B），增强后实性部分呈较明显不均匀性强化，囊性部分呈环形强化（C），动态增强曲线呈平台型。

图5-1-6b　乳腺导管内乳头状瘤MRI图

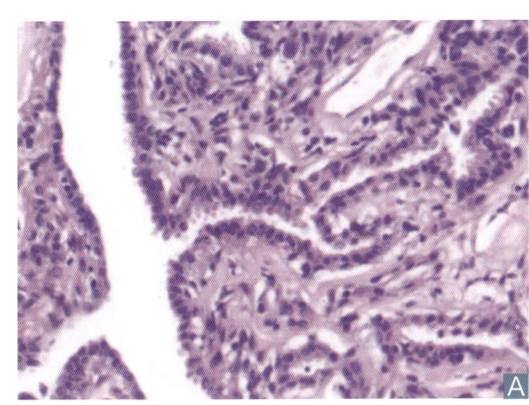 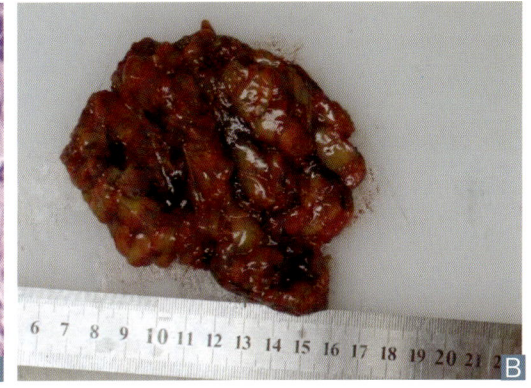

A.镜下：乳腺组织，导管上皮增生形成乳头状凸向管腔，可见纤维血管轴心；局灶导管上皮层次明显增多，细胞不一致。B.大体：（左乳肿物）切面见一囊实性区，3.5cm×2cm×2cm，切面灰黄色，实性，质韧。

图5-1-6c　乳腺导管内乳头状瘤病理图

解析

病例4至病例6是超声图像特征表现为Ⅱ型（混合型肿块）的导管内乳头状瘤。当乳头状瘤体积较大时阻塞导管或导管两端被封闭后可出现较大囊肿，从而形成混合性肿块（病例4、病例5），亦称为囊实性肿块。具备这类型声像特征的IP往往难与实性乳头状癌鉴别，结合患者年龄对诊断有较大的帮助，导管内乳头状瘤多见于中青年女性，而实性乳头状癌老年女性多见。影像学检查中，MRI对两者的鉴别能力要高于超声，在条件允许情况下，可以参考MRI的检查结果。

病例7　女，34岁。发现右乳肿块1个月，偶有右乳头溢液，淡黄色。

专科检查：无异常。

病理诊断：（右）乳腺导管内乳头状瘤，伴导管上皮普通型增生（UDH）。

免疫组化结果： CK5/6（斑驳+），CK14（斑驳+），ER（斑驳+）。

详见图5-1-7a、图5-1-7b、图5-1-7c。

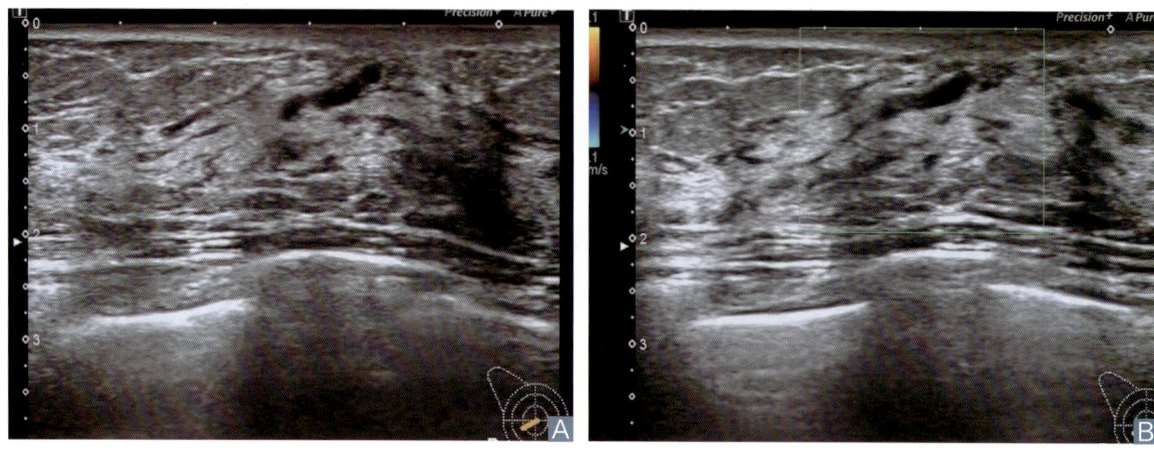

A.2D：右侧乳腺8点钟乳头旁可见一内径为0.22cm迂曲走行管状无回声区，呈局限性扩张，远端截断处管腔内见细弱光点，未见明显占位病变。B.CDFI：无回声区周边及内部未见明显彩色血流信号。

图5-1-7a 乳腺导管内乳头状瘤超声图

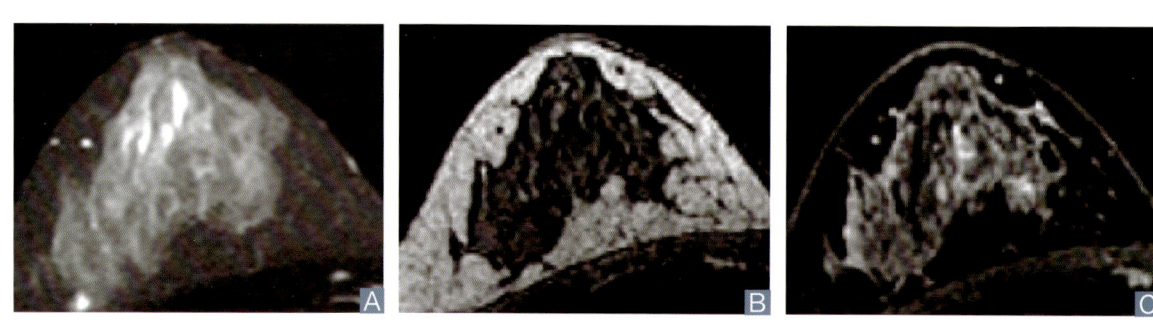

A～C.MRI：右乳自乳头向后方见一导管及其分支扩张，增强后于扩张的导管末端似见直径约0.4cm小结节状明显强化灶（B），T1WI呈低信号（A），T2WI压脂相呈稍高信号（C），动态增强曲线呈上升型。

图5-1-7b 乳腺导管内乳头状瘤MRI图

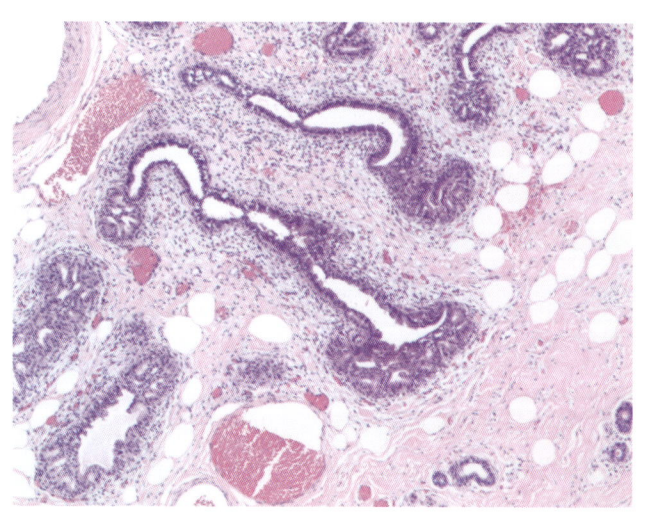

镜下：可见部分导管囊性扩张，囊肿形成；局灶导管上皮增生，排列呈流水状，形成边窗样结构，细胞不一致；局灶导管上皮呈乳头状增生，被覆双层上皮。该病例（右乳扩张导管）大体标本多切面切开未见明显肿块。

图5-1-7c 乳腺导管内乳头状瘤病理图

病例8 女，68岁。体检发现左乳肿块1个月，无不适。

专科检查：无异常。

病理诊断：（左）乳腺导管内乳头状瘤。

详见图5-1-8。

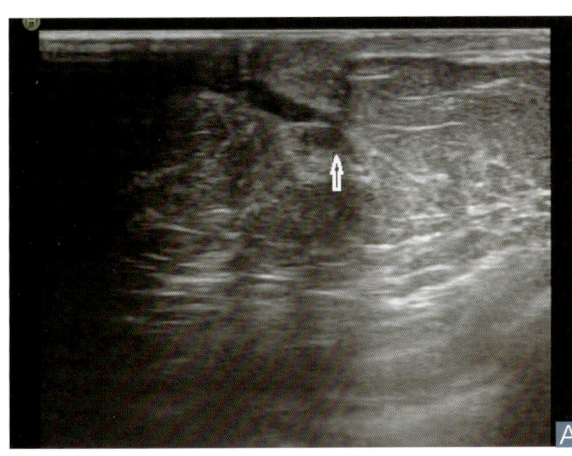 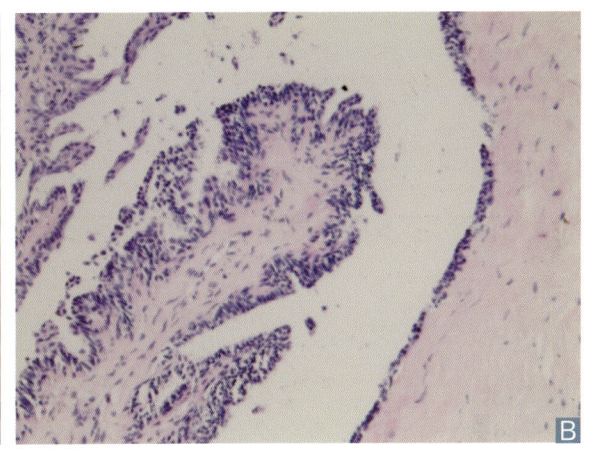

A.左侧乳腺5点钟乳头旁可见一内径0.23cm管状无回声区，局限性扩张，远端呈鸟嘴状截断，其外周可见一大小约0.3cm×0.2cm低回声光团（箭头），边界欠清，内回声均匀。B.镜下：乳腺组织，局灶导管上皮呈乳头状增生，乳头表面被覆双层上皮，细胞无异型。

图5-1-8 乳腺导管内乳头状瘤超声及病理图

解析

病例7、病例8其声像图特征属于Ⅲ型，这类型导管内乳头状瘤，是超声检查最容易漏诊的一类IP。因其超声图像表现为仅见1个或数个扩张的导管，呈局限性扩张，管腔内及远端未见明显实性病灶，彩色多普勒亦无异常血流信号显示，因此往往被误诊为单纯导管扩张。由于瘤体较小，超声无法在扩张导管处发现实性结节，有时甚至大体标本肉眼亦未见明显病灶（如病例7），仅镜下可见导管上皮呈乳头状增生。与前面Ⅱ型一样，这类结节MRI特异性高于超声，在条件允许情况下，可以参考MRI的检查结果。

病例9 女，61岁。体检发现右乳肿块半年，无不适。有左侧乳腺癌病史。

专科检查：右侧乳腺无异常。左侧乳腺已切除。双侧腋窝淋巴结未触及。

病理诊断：（右）导管内乳头状瘤，伴导管上皮普通型增生（UDH）。

免疫组化结果：CK5/6（肌上皮+），CK14（肌上皮+），ER（斑驳+）。

详见图5-1-9a、图5-1-9b。

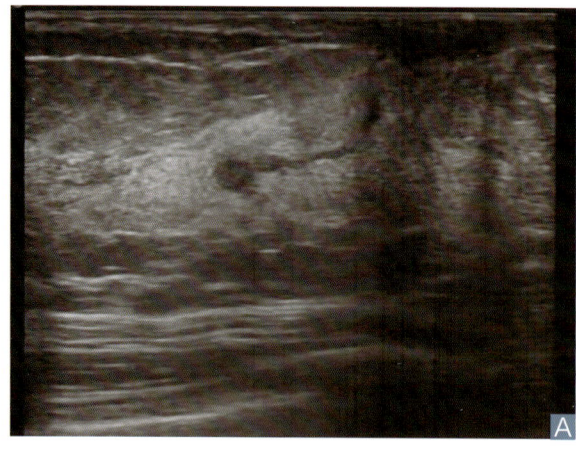 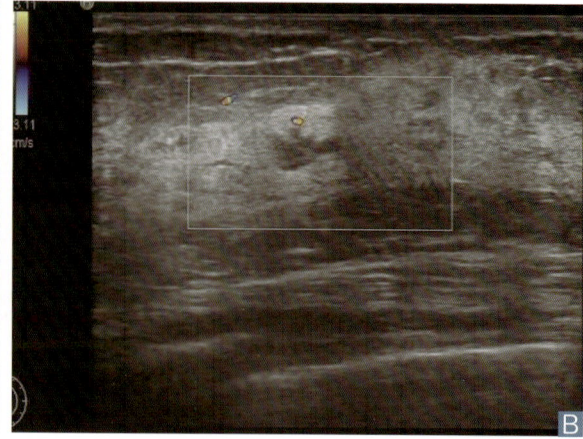

A.2D：右侧乳腺乳头下方可见一内径0.18cm迂曲走行管状无回声区，其末端见一大小0.5cm×0.3cm低回声光团，形似蝌蚪状，光团形态欠规则，边界欠清，内回声均匀。
B.CDFI：低回声光团周边可见星点状彩色血流信号。

图5-1-9a　乳腺导管内乳头状瘤超声图

扫码观看视频

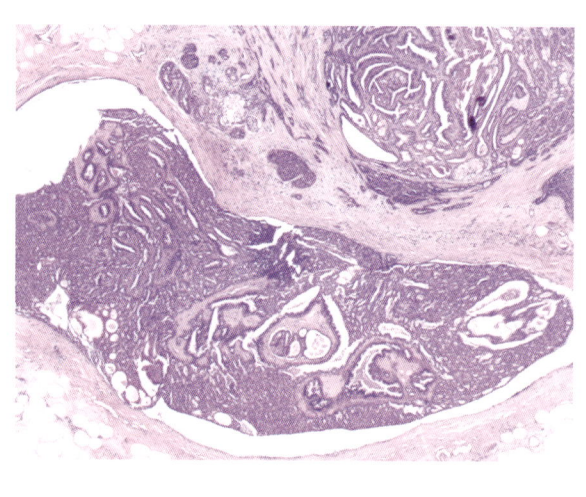

镜下：部分导管扩张呈囊性，导管上皮和肌上皮增生，呈乳头状突入管腔，伴上皮增生，呈筛状或实性片状。

图5-1-9b　乳腺导管内乳头状瘤病理图

病例10　女，45岁。体检发现左乳肿块1周，无不适。

专科检查：无异常。

病理诊断：（左）乳腺导管内乳头状瘤，伴导管上皮普通型增生（UDH）。

详见图5-1-10a、图5-1-10b。

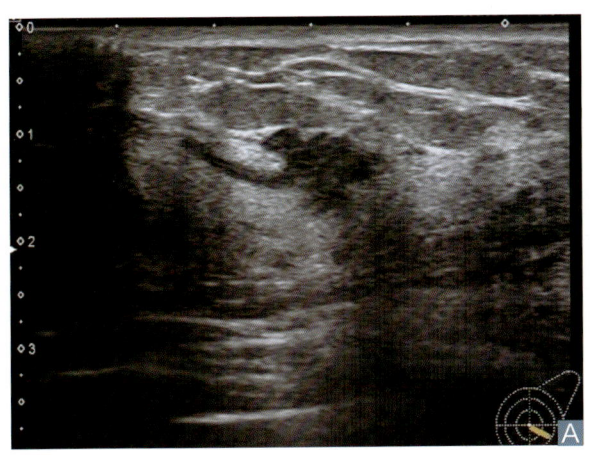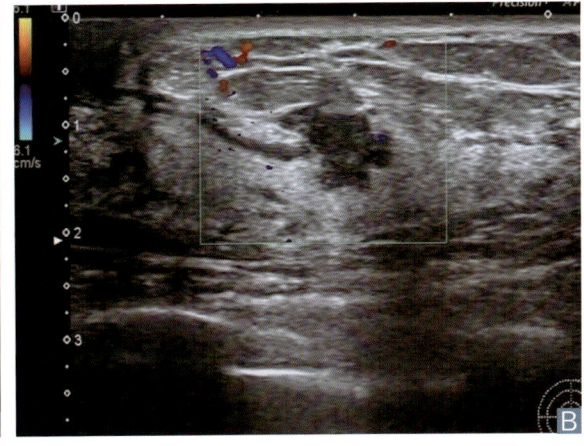

A.2D：左侧乳腺4点钟方向可见一管状无回声区，其末端（距乳头约2cm处）可见一大小约1.4cm×0.8cm低回声光团，部分边缘模糊，形态不规则，呈分叶状，内回声欠均匀。B.CDFI：低回声光团内部可见星点状彩色血流信号。

图5-1-10a 乳腺导管内乳头状瘤超声图

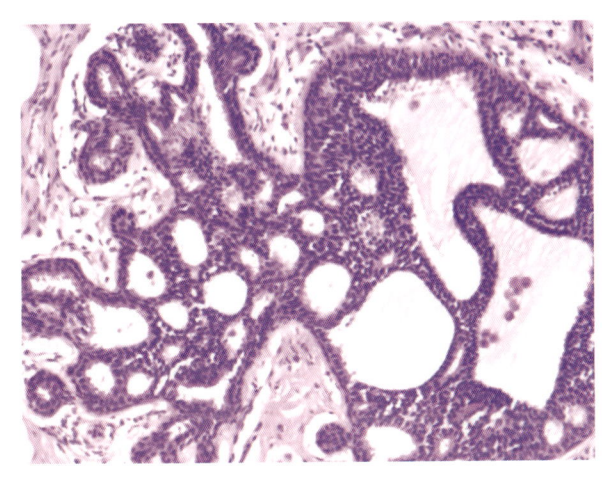

镜下：局部导管囊性扩张，导管上皮与间质纤维增生形成乳头状结构凸入囊腔，乳头结构内导管上皮与肌上皮增生呈双层排布伴"边窗"形成，细胞未见明显异型。

图5-1-10b 乳腺导管内乳头状瘤病理图

病例11 女，31岁。体检发现左乳肿块3周，无不适。

专科检查：无异常。

病理诊断：（左）乳腺导管内乳头状肿瘤，伴部分导管上皮普通型增生（UDH）。

免疫组化结果：CK5/6（部分+），CK14（部分+），ER（斑驳+）。

详见图5-1-11a、图5-1-11b。

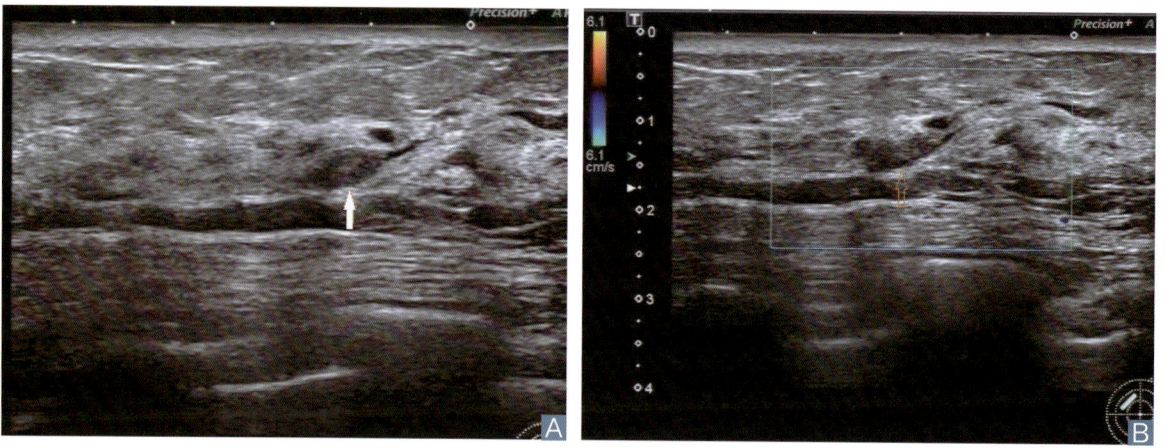

A.2D：左侧乳腺10点钟距乳头2.0cm处可见一内径0.17cm管状无回声区，走行迂曲，管径逐渐变细，远端可见一大小约0.7cm×0.4cm低回声光团，边界清，形态规则，内回声均匀。B.CDFI：低回声光团周边及内部未见明显彩色血流信号。

图5-1-11a　乳腺导管内乳头状瘤超声图

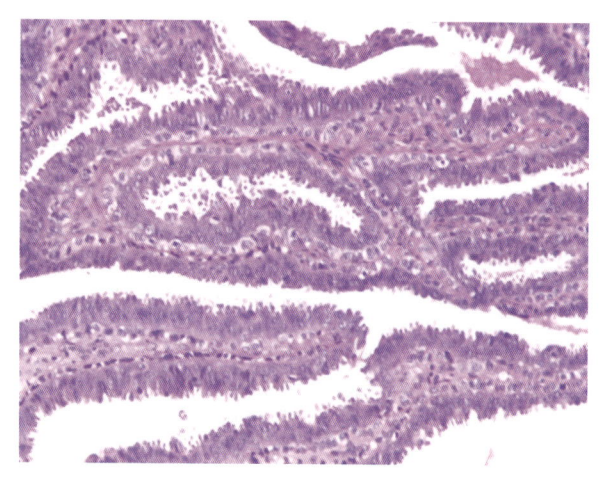

镜下：部分导管上皮大汗腺化生及大汗腺乳头状增生，部分导管上皮柱状细胞变性，局灶导管上皮呈乳头状增生，伴有肌上皮增生，细胞异型性不明显，充填导管腔。

图5-1-11b　乳腺导管内乳头状瘤病理图

解析

病例9至病例11其声像图特征属于Ⅳ型，与Ⅰ型不同之处在于实性结节在扩张的乳腺导管远端。扩张导管+远端实性结节，形似"蝌蚪状"。结节大小不一，形态大多不规则，边界可清晰或模糊，结节内部血流不丰富。少数病例导管轻度扩张（如病例11），探头加压扫查时容易造成假阴性。因此对导管病变的扫查需要避免用力加压，结合多切面多角度观察以免遗漏。

病例12 女，22岁。体检发现右乳肿块1周，无不适。

专科检查：无异常。

病理诊断：（右）乳腺导管内乳头状瘤。

免疫组化结果：CK5/6（+），CK14（+），ER（斑驳+）。

详见图5-1-12a、图5-1-12b。

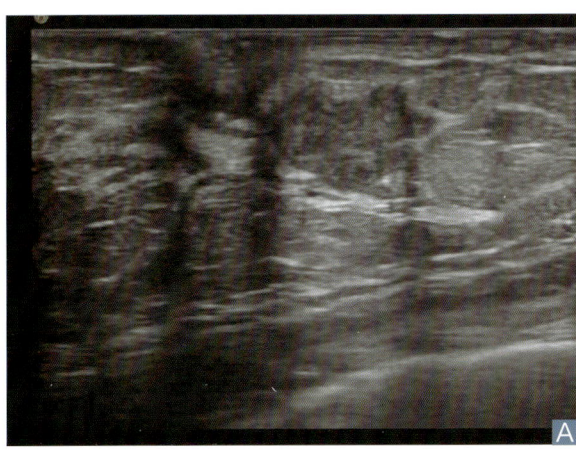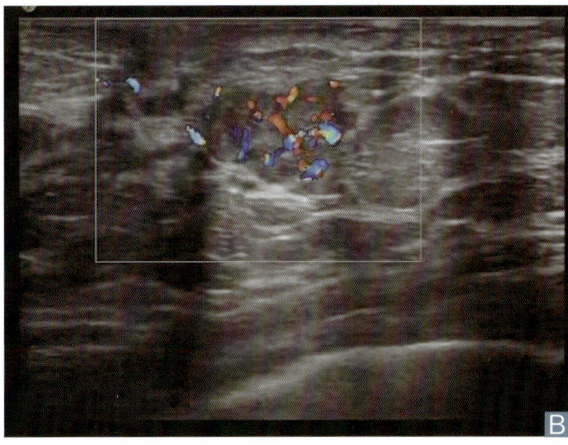

A.2D：右侧乳腺3点钟乳头旁可见一大小1.6cm×1.0cm低回声光团，形态不规则，略呈分叶状，边界清，平行位，内回声欠均匀。B.CDFI：低回声光团内部可见稍丰富彩色血流信号。

图5-1-12a 乳腺导管内乳头状瘤超声图

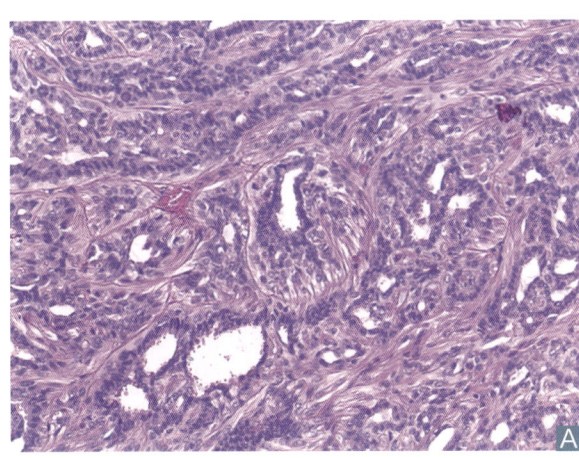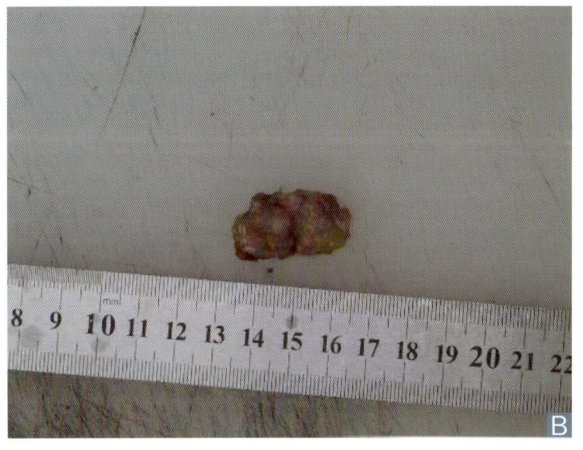

A.镜下：局部小腺管增生，部分导管扩张，导管上皮增生，呈凿孔状填充管腔，细胞不一致；部分导管上皮增生呈乳头状或边窗样，伴有肌上皮增生，可见纤维血管轴心。B.大体：（右乳肿物）灰黄色结节1个，1.5cm×1.4cm×1.2cm，切面灰白色，质中，略呈分叶状。

图5-1-12b 乳腺导管内乳头状瘤病理图

病例13 女，50岁。发现左乳肿块1个月。

专科检查：无异常。

病理诊断：（左）乳腺导管内乳头状瘤。

免疫组化结果： CK5/6（+），CK14（+），ER（斑驳状+）。

详见图5-1-13a、图5-1-13b。

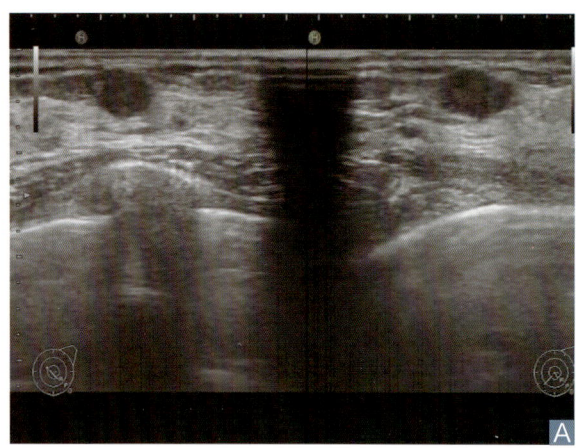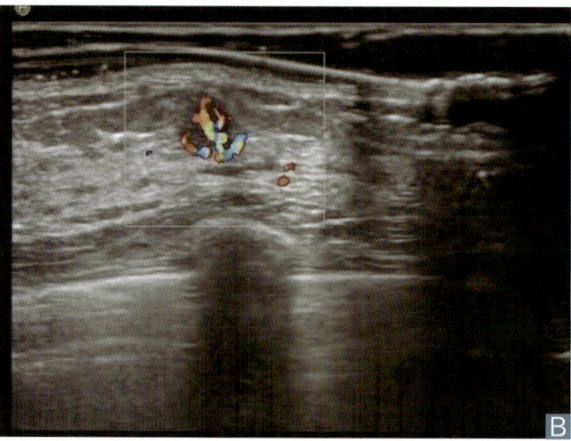

A.2D：（纵、横切面）左侧乳腺8点钟乳头旁、距体表0.2cm处可见一大小0.8cm×0.5cm低回声光团，形态规则，呈类椭圆形，边界尚清，平行位，内回声均匀。该光团周边及乳头乳晕区未见明显导管扩张。B.CDFI：低回声光团周边及内部可见丰富彩色血流信号，呈树枝状分布。

扫码观看视频

图5-1-13a 乳腺导管内乳头状瘤超声图

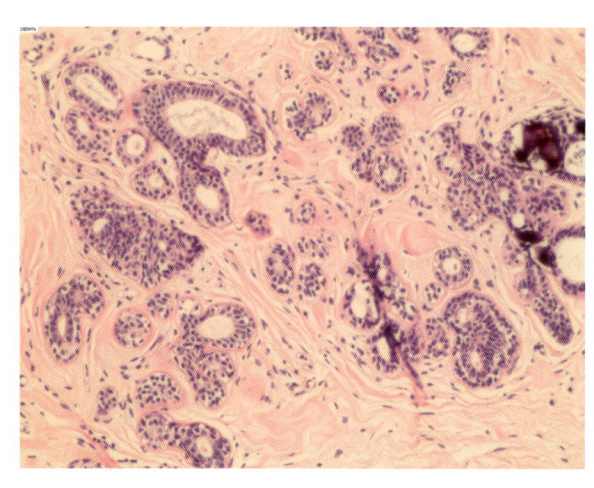

镜下：乳腺部分导管扩张，导管上皮呈乳头状增生，伴肌上皮增生，上皮细胞无异型。间质可见纤维血管轴心；局灶导管上皮增生，细胞大小不一，排列呈流水状，形成边窗样结构，可见散在钙盐沉积。

图5-1-13b 乳腺导管内乳头状瘤病理图

病例14 女，40岁。发现左乳肿块8个月，无不适。

专科检查： 左侧乳腺4点钟乳头旁可触及一大小约1.0cm×1.0cm肿物，质硬，形状不规则，边界不清，活动可，与皮肤无粘连。左腋窝淋巴结未触及。

病理诊断：（左）乳腺导管内乳头状瘤，伴导管上皮普通型增生（UDH）。

免疫组化结果： CK5/6（+），CK14（+），ER（均斑驳+），Syn（-），CgA（-）。

详见图5-1-14a、图5-1-14b、图5-1-14c。

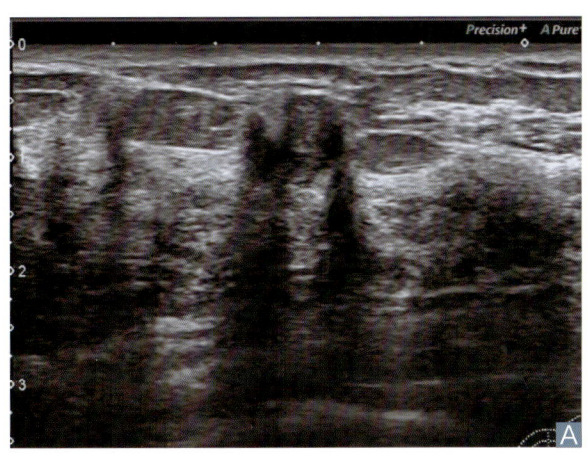 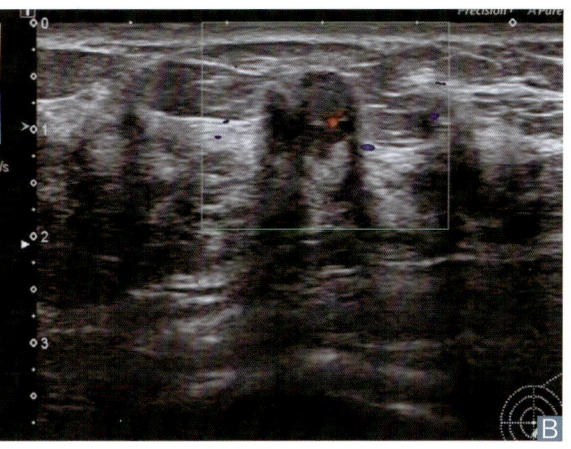

A.2D：左侧乳腺4点钟距乳头1.0cm处可见一大小为1.1cm×0.8cm低回声光团，形态不规则，呈蟹足状，部分边缘模糊，内回声欠均匀，可见少许无回声区。B.CDFI：低回声光团内部可见星点状彩色血流信号。

图5-1-14a　乳腺导管内乳头状瘤超声图　　　　　　　　扫码观看视频

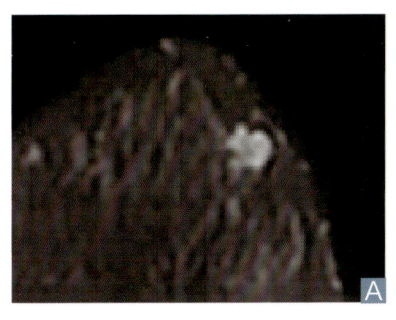 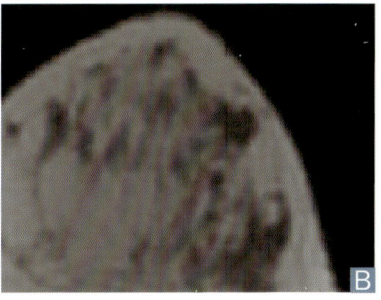 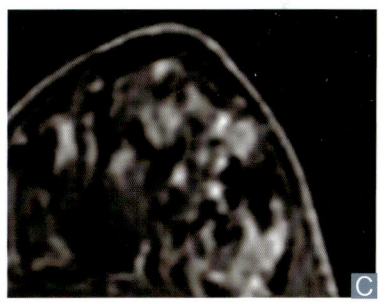

A～C.MRI：左乳外下象限见一不规则结节，最大层面大小约0.8cm×0.8cm，呈分叶状，边缘见毛刺，T2WI压脂相呈稍高信号（A），T1WI呈等信号（B），增强后呈较明显不均匀性强化（C），动态增强曲线呈平台型。

图5-1-14b　乳腺导管内乳头状瘤MRI图

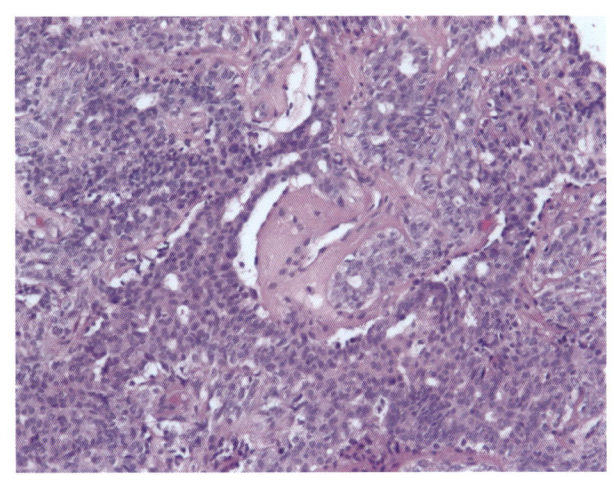

镜下：部分导管囊性扩张，导管上皮与间质纤维均增生，形成具有纤维血管轴心的乳头状结构填充囊腔，伴导管上皮细胞增生，部分区域形态较一致。

图5-1-14c　乳腺导管内乳头状瘤病理图

病例15 女，42岁。体检发现双侧乳腺肿块4个月，无不适。

专科检查：无异常。

病理诊断：1.（左）乳腺导管内乳头状瘤，伴导管上皮普通型增生（UDH）。2.（右）乳腺导管内乳头状瘤，伴导管上皮普通型增生（UDH）。

免疫组化结果：（左、右）CK5/6（增生的导管上皮斑驳+），CK14（增生的导管上皮斑驳+），ER（增生的导管上皮斑驳+）。

详见图5-1-15a、图5-1-15b。

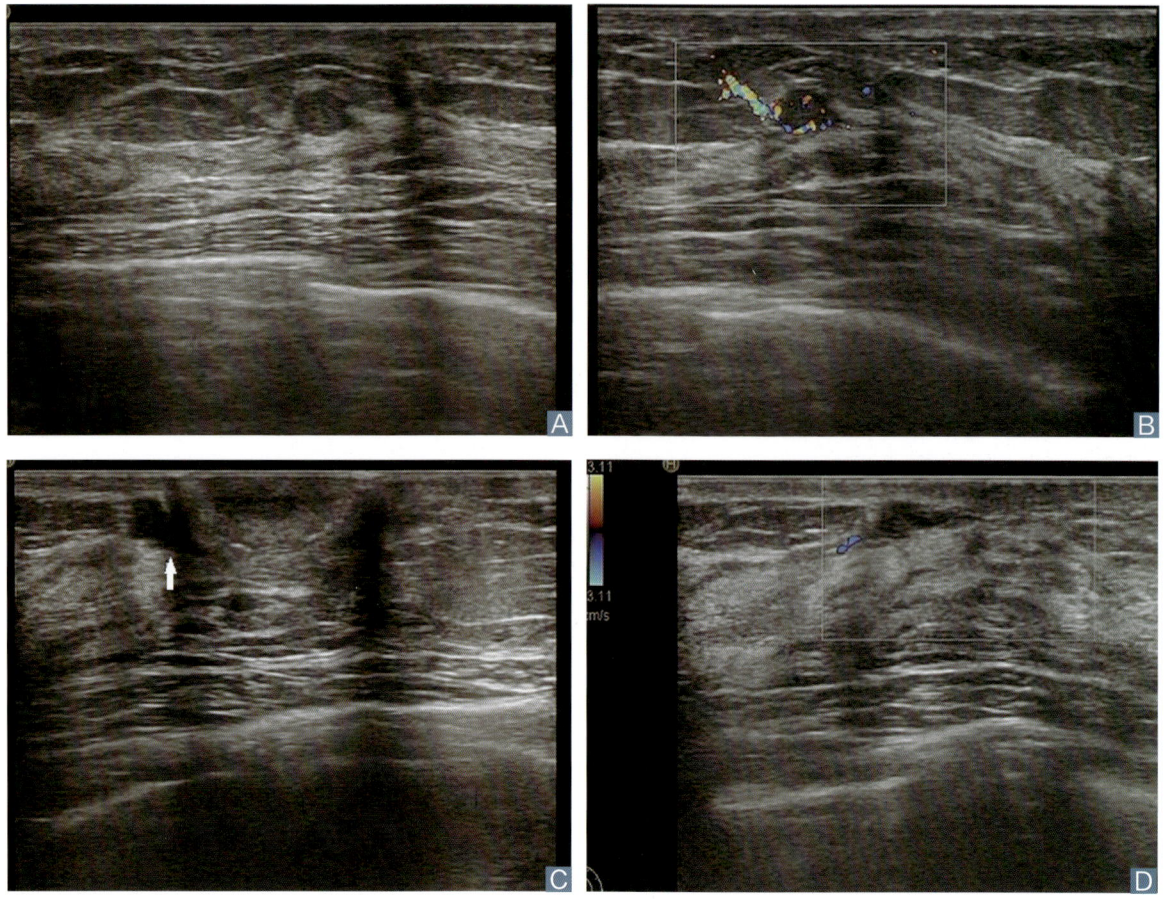

A~B.左侧乳腺6点钟距乳头0.5cm处可见一大小0.6cm×0.5cm低回声光团，形态规则，边界清，平行位，内回声均匀（A）。低回声光团内部及周边可见稍丰富彩色血流信号，分布紊乱，可见穿支动脉（B）。C~D.右侧乳腺9点钟乳头旁可见一大小0.7cm×0.4cm低回声光团，形态欠规则，边界清，非平行位，内回声欠均匀（C）。低回声光团内部及周边未见明显彩色血流信号（D）。

扫码观看视频

图5-1-15a （双侧）乳腺导管内乳头状瘤超声图

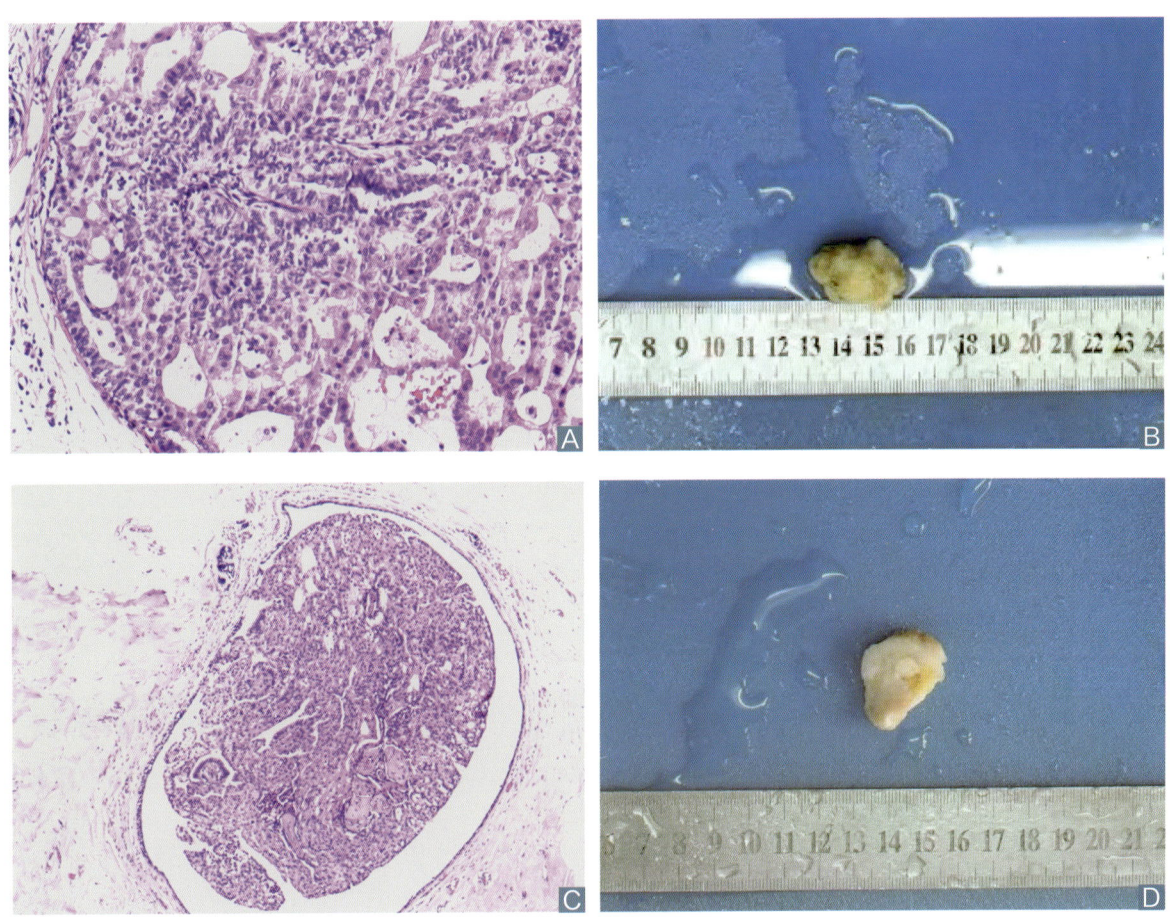

A.镜下：（左）乳腺导管扩张，导管上皮呈乳头状增生，乳头具纤维血管轴心。部分导管上皮增生，细胞异型性不明显，呈实性。B.大体：（左乳肿物）灰红、灰白色结节1个，3cm×2cm×1.2cm，切面灰白、灰黄色，质中。C.镜下：（右）乳腺导管扩张，导管上皮呈乳头状增生，乳头具纤维血管轴心。部分导管上皮增生，细胞异型性不明显，呈实性。D.大体：（右乳肿物）切面灰白色，实性，质韧。

图5-1-15b　（双侧）乳腺导管内乳头状瘤病理图

病例16　女，60岁。发现右乳肿块1周，无不适。

专科检查： 右侧乳腺3点钟方向可触及肿物，大小约3.0cm×1.0cm，质硬，形状不规则，表面欠光滑，边界不清，活动可，与皮肤无粘连。右腋窝淋巴结未触及。

病理诊断： （右）乳腺导管内乳头状瘤，伴导管上皮普通型增生（UDH）。

免疫组化结果： CK5/6（3+），CK14（3+），ER（3+）。

详见图5-1-16a、图5-1-16b、图5-1-16c。

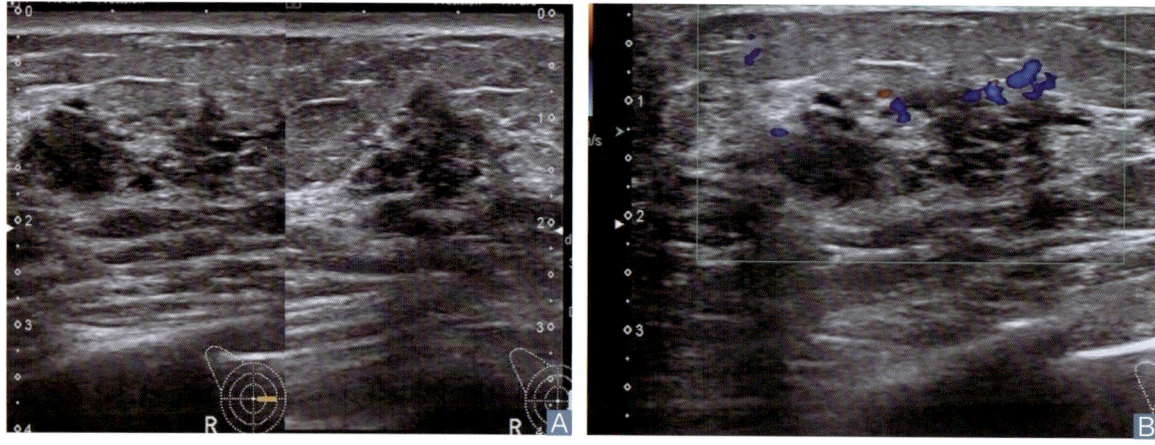

A.2D：（纵、横切面）右侧乳腺3点钟距乳头2.0cm处可见一大小为2.9cm×1.1cm低回声光团，形态不规则，与周围组织分界不清，内回声不均匀，见多个梭形无回声，似与导管相连。B.CDFI：低回声光团周边及内部可见短线状彩色血流信号。

图5-1-16a　乳腺导管内乳头状瘤超声图

扫码观看视频

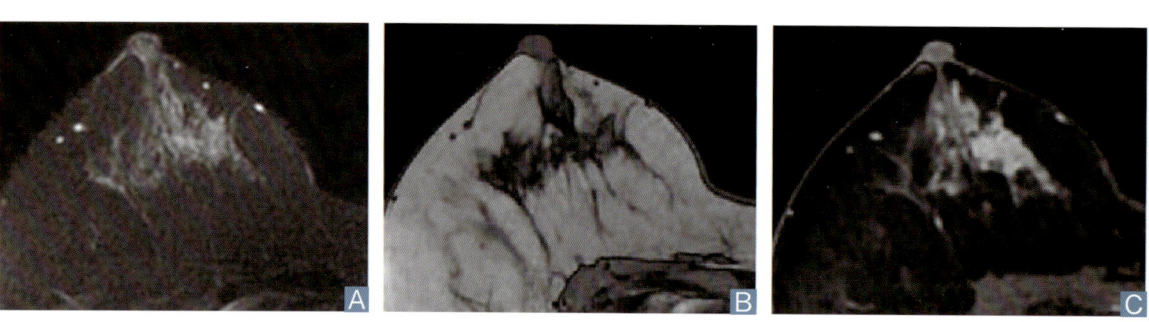

A~C.MRI：右乳内上与内下象限交界区见欠规则局灶性分布异常信号影，边缘不规则，范围约2.2cm×1.7cm，T2WI压脂相呈稍高信号（A），T1WI呈等信号（B），增强后病灶较明显强化（C），动态增强曲线呈线形平台型。

图5-1-16b　乳腺导管内乳头状瘤MRI图

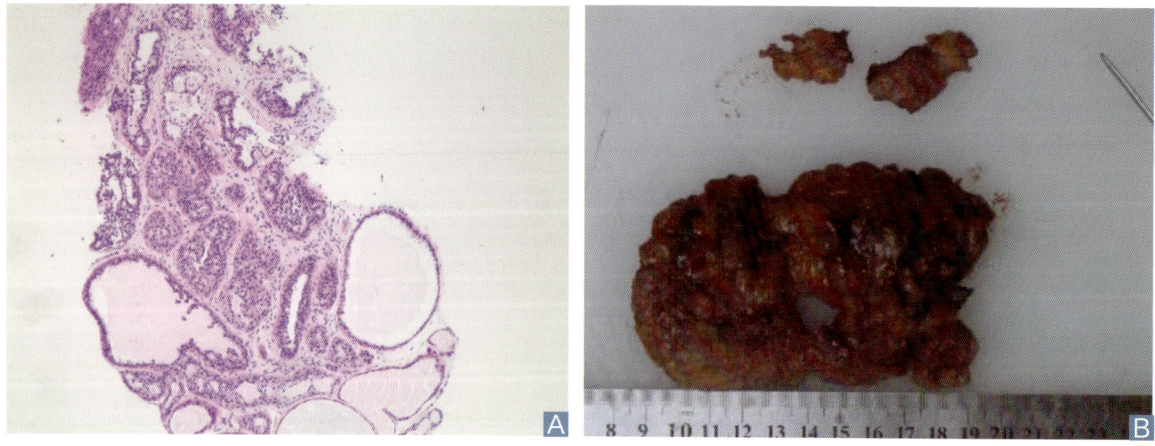

A.镜下：乳腺组织，导管扩张，导管上皮增生呈乳头状或实性填充管腔，可见纤维血管轴心；局灶导管上皮增生，细胞大小不一。B.大体：（右乳）切面见一质稍硬区，1.5cm×1cm×1cm，切面灰白色。

图5-1-16c　乳腺导管内乳头状瘤病理图

解析

病例12至病例16其声像图特征属于Ⅴ型（实性肿块型），这类型导管内乳头状瘤，通常不伴有导管扩张，仅表现为实性结节，低回声，大多数形态欠规则，边界清或模糊，内部回声尚均匀，微钙化少见，结节内部血流一般较丰富。可单侧或双侧发生，单发或多发。大多发生于乳晕区。多灶者结节超声图像特征各异，可不具相似性。由于不伴有导管扩张，影像学特征不明显，这类型IP结节较小时需要与小叶瘤变及腺病鉴别（如病例15），结节较大时则需要与乳腺癌鉴别（如病例16），后者微钙化常见、病灶质地较硬，短期内长大。

诊断思路

导管内乳头状瘤（IP）大多数肿块较小，不易触及，患者多以乳头溢血或溢液症状就诊。IP超声表现多样，为了更好掌握其特征，我们将其分为5型。典型的超声表现为扩张导管内见实性病灶，譬如前面提及的超声图像特征中Ⅰ型及Ⅳ型。具备Ⅰ型或Ⅳ型声像特征的IP超声诊断符合率是比较高的。Ⅱ型、Ⅲ型、Ⅴ型IP由于超声表现不典型，容易误诊及漏诊（特别是Ⅲ型很容易漏诊）。此外，IP可与乳腺其他病变共存，可同时表现乳腺其他病变的图像特征。这些都会增加超声对IP的诊断难度。

鉴别诊断方面：Ⅰ型需要与导管内沉积物（非实性病灶）鉴别，超声造影对两者的鉴别作用要强于普通彩超，在缺乏造影条件下，我们可以通过探头加压及多角度观察有无形状改变来判断是否为沉积物。Ⅳ型为病灶位于扩张导管末端，导管扩张明显时，不容易漏诊，但导管扩张不明显或人为操作失误（如探头加压扫查）时容易出现假阴性，从而漏诊。Ⅱ型、Ⅴ型IP主要表现为肿块型，导管扩张不明显，需要与其他导管内乳头状肿瘤鉴别，结合患者年龄、症状，对鉴别诊断有帮助。导管内乳头状瘤多见于中青年女性，多伴乳头溢液；而实性乳头状癌多见于老年女性，多以触及肿块就诊。Ⅲ型是最容易漏诊的类型，因此若碰上乳头溢血患者，超声仅见导管扩张，导管内未见明显实性病灶时，也不能排除导管内乳头状瘤可能。MRI对导管内乳头状瘤的诊断敏感性要高于超声，条件允许下，可以结合MRI结果诊断。

导管内乳头状瘤属癌前病变，超声考虑为乳腺导管内乳头状瘤者，诊断为BI-RADS 4A类。若与实性乳头状癌难以鉴别者，可提示：乳腺导管内乳头状肿瘤，BI-RADS 4B类。

（郭玉萍　葛岩　刘彦英）

第二节　实性乳头状癌

· 临床概述 ·

实性乳头状癌（solid papillary carcinoma，SPC）又称为实性导管内乳头状癌。包括原位型（有肌上皮）和浸润型（无肌上皮）2种类型，前者是一种特殊类型的导管原位癌，后者是膨胀浸润性癌。大多数SPC为原位型，浸润型较少见，有部分病例以原位型为主，同时合并小灶浸润。

本病好发于老年女性（60~70岁），可有血性乳头溢液，单发或多发病变，惰性临床过程。原位型预后好，偶见局部复发，临床可以按导管原位癌处理。浸润型预后由肿瘤大小、分级及分期决定。

· 病理表现 ·

大体：大部分边界较清楚，少数与浸润性导管癌相似。

镜下：病变为结节状，导管明显膨胀性扩大，呈圆形、卵圆形或地图样不规则形。瘤细胞呈实性增生，其中有纤维血管轴心（呈实性乳头状结构），其周围细胞常呈栅状排列或呈假菊形团。肿瘤细胞核低-中级别。大部分肿瘤中间质成分较少。

免疫组织化学染色显示：原位型，肿瘤团巢周围存在完整肌上皮（P63、Calponin、SMMHC等阳性）。浸润型，缺乏完整肌上皮，>50%病例肿瘤细胞神经内分泌标志物（如Syn、CgA等）阳性，ER、PR弥漫强阳性，CK5/6、HER2阴性，Ki67低增殖活性。

· 超声表现 ·

		原位型	浸润型
2D	形状	形态较规则，浅分叶状或椭圆形	大多形态不规则
	方位	平行位多见	平行位多见
	边缘	多数边缘清晰	边缘模糊
	内部回声	低回声	低回声
	回声模式	回声均匀；或不均匀、可见无回声区	回声均匀；或不均匀、可见无回声区

（续表）

		原位型	浸润型
2D	后方回声	无变化或增强	无变化或增强
	其他征象	部分肿块周边可见扩张导管，内透声差。肿块内部钙化少见	部分肿块周边可见扩张导管，内透声差。肿块内部钙化少见
CDFI		内部可见少许血流信号显示，Adler Ⅰ～Ⅱ级	内部血流较丰富，Adler Ⅱ～Ⅲ级
淋巴结		无转移	可有腋窝淋巴结转移

· 病例及解析 ·

病例1 女，74岁。左乳疼痛不适并发现左乳结节10余天。

专科检查： 左乳内下象限可触及一约1cm肿物，挤压可见左乳溢血，肿物边界欠清，活动度可，质地硬。左侧腋窝淋巴结未触及。

病理诊断： （左）乳腺原位实性乳头状癌（SPC in situ）。肿瘤最大径约0.8cm。左腋窝前哨淋巴结未见转移癌（0/3）。

免疫组化结果： CK5/6（-，周边肌上皮无缺失），CK14（-，周边肌上皮无缺失），Syn（灶+），CgA（-），Ki67（热点区10%+），ER（95% 3+），PR（95% 3+），HER2阴性（基因无扩增）。

详见图5-2-1a、图5-2-1b。

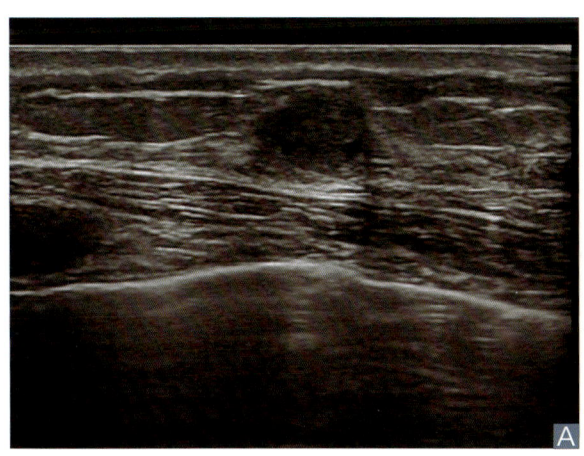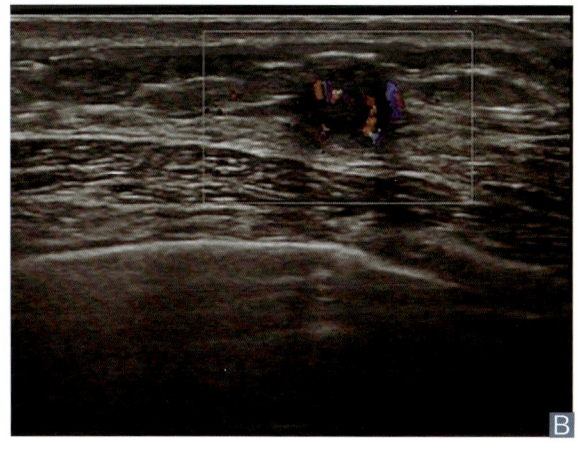

A.2D：左侧乳腺9点钟距乳头2.0cm处可见一大小为1.2cm×0.7cm低回声光团，形态规则，部分边缘模糊，后方回声增强，内回声欠均匀。B.CDFI：低回声光团内部可见稍丰富彩色血流信号。

图5-2-1a 乳腺实性乳头状癌（原位型）超声图

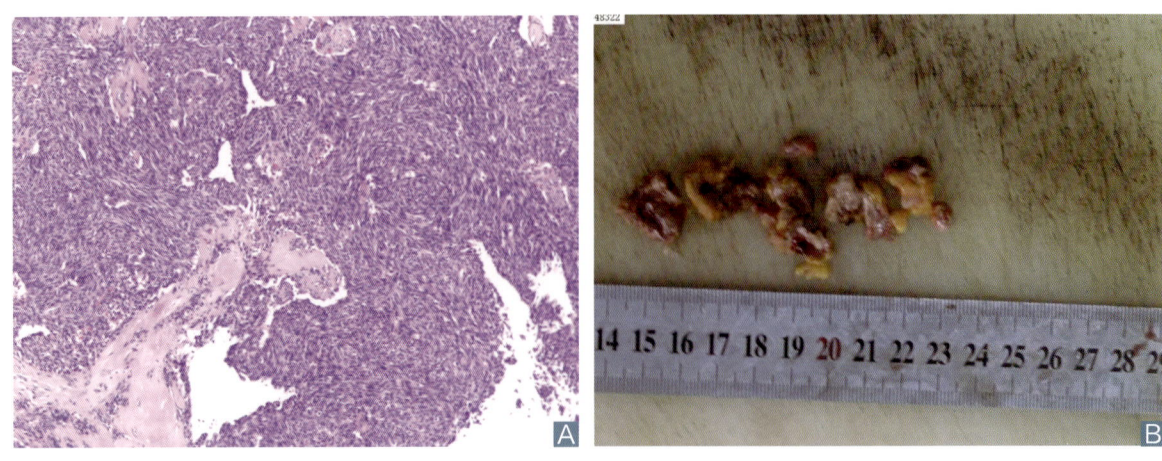

A.镜下：乳腺肿瘤，瘤细胞大小较一致，核轻-中度异型，核分裂象可见；呈不规则乳头状或呈实性排列，部分区域细胞呈栅栏状围血管生长或呈菊形团样；周边可见导管上皮不典型增生。B.大体：（左乳肿物）切开，见一质韧区，2.5cm×2cm×1.2cm，切面灰白色，质韧。

图5-2-1b　乳腺实性乳头状癌（原位型）病理图

病例2　女，71岁。发现左乳肿块1个月。

专科检查：左侧乳腺12点钟方向可触及一约2cm的肿物，质硬，边界清，活动差，无压痛。左侧腋窝可触及一约1.5cm的肿大淋巴结，质硬，无压痛。左锁骨上淋巴结未触及。

病理诊断：（左）乳腺原位实性乳头状癌（SPC in situ）。肿瘤为多灶性，最大径0.7cm～1.1cm。左腋窝前哨淋巴结未见转移癌（0/3）。

免疫组化结果：CK5/6（-），P63（-），Calponin（部分肌上皮保存），Syn（3+），CgA（3+），Ki67（10%+），PR（95% 3+），ER（95% 3+），HER2阴性（基因无扩增）。

详见图5-2-2a、图5-2-2b。

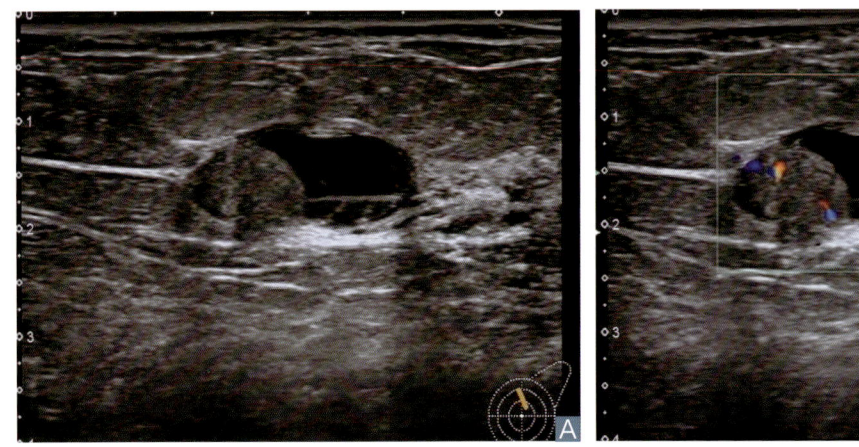

A.2D：左侧乳腺12点钟距乳头3.5cm处可见一大小2.4cm×1.0cm低回声光团，形态规则，边界清，平行位，内回声不均匀，可见不规则形态液性暗区。B.CDFI：低回声光团周边及内部可见短线状彩色血流信号。

图5-2-2a　乳腺实性乳头状癌（原位型）超声图

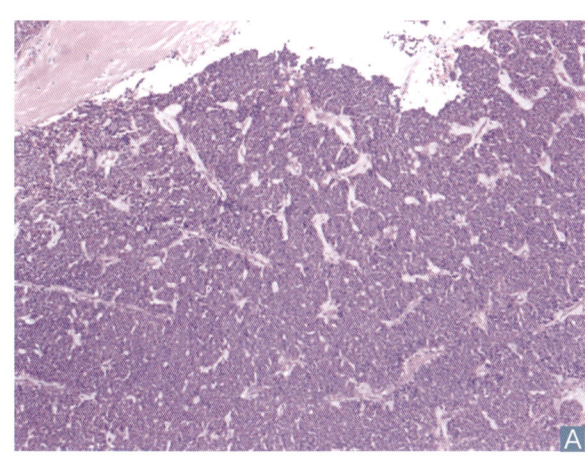
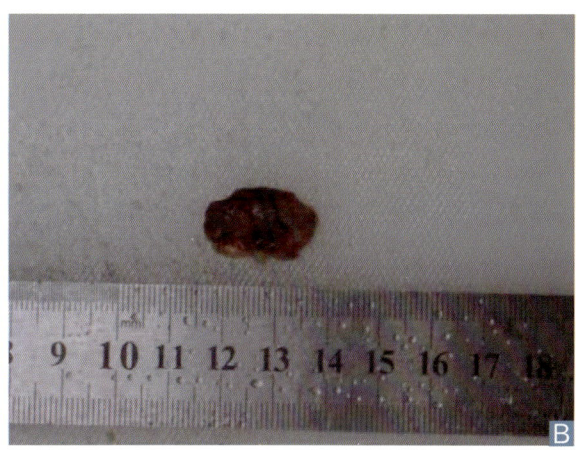

A.镜下：部分管腔扩张，导管上皮呈乳头状增生，凸入管腔，可见纤细的纤维血管轴心及"菊形团"样结构，部分细胞趋于一致，部分细胞核偏位，胞质红染，灶性间质黏液样变性。B.大体：（左乳肿物）切面灰黄色，质中，部分区域出血呈暗红色。

图5-2-2b　乳腺实性乳头状癌（原位型）病理图

病例3　女，57岁。发现右乳肿块1个月。

专科检查：右侧乳腺4点钟乳头旁可触及一约2cm肿物，边界不清，质韧，活动差。右腋窝淋巴结未触及。

病理诊断：（右）乳腺原位实性乳头状癌（SPC in situ）。

免疫组化结果：CK5/6（+），P63（+），CgA（2+），Syn（3+），CD8（间质少量淋巴细胞+），FOXC1（-），Ki67（30%+），ER（95% 3+），PR（95% 3+）。HER2阴性（基因无扩增）。

详见图5-2-3a、图5-2-3b。

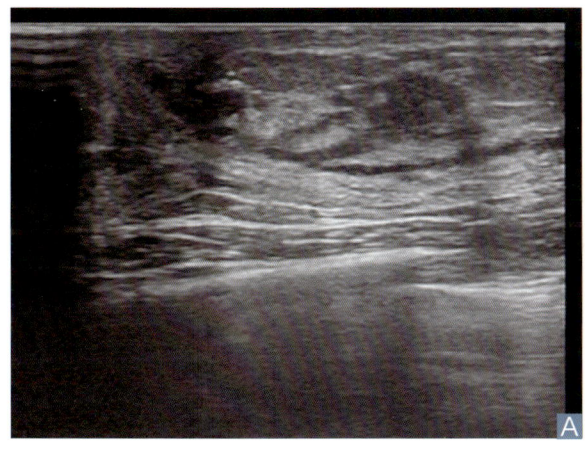
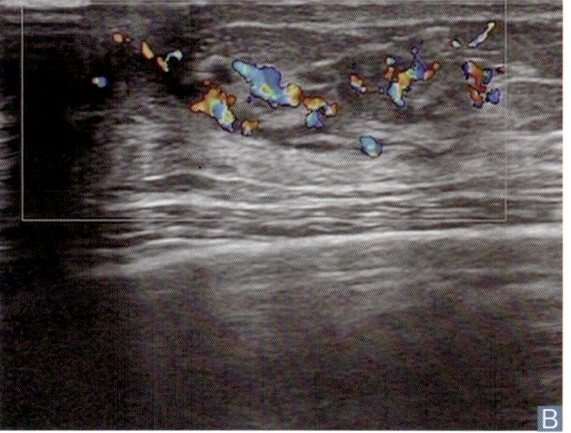

A.2D：右侧乳腺4点钟乳头旁可见范围约1.6cm×0.5cm低回声区，形态不规则，边界不清，平行位，内回声欠均匀。B.CDFI：低回声区内部可见稍丰富血流信号。

图5-2-3a　乳腺实性乳头状癌（原位型）超声图

扫码观看视频

乳腺疾病
超声诊断思路及病例解析

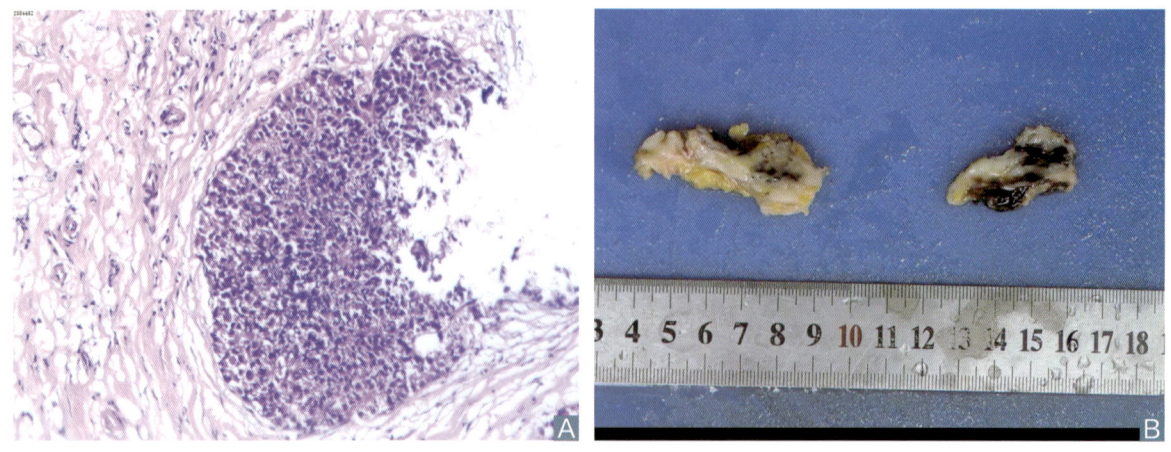

A.镜下：乳腺组织，局部导管上皮增生呈实性填充管腔，增生的细胞形态一致，细胞轻度异型，核卵圆，胞质嗜酸性，可见纤维血管轴心。B.大体：（右乳腺）见一质硬区，1.8cm×1.5cm×1cm，切面灰白，实性质硬。

图5-2-3b 乳腺实性乳头状癌（原位型）病理图

病例4 女，78岁。发现左乳头溢血1月余。

专科检查： 无异常。

病理诊断： （左）乳腺原位实性乳头状癌（SPC in situ）。

详见图5-2-4a、图5-2-4b、图5-2-4c。

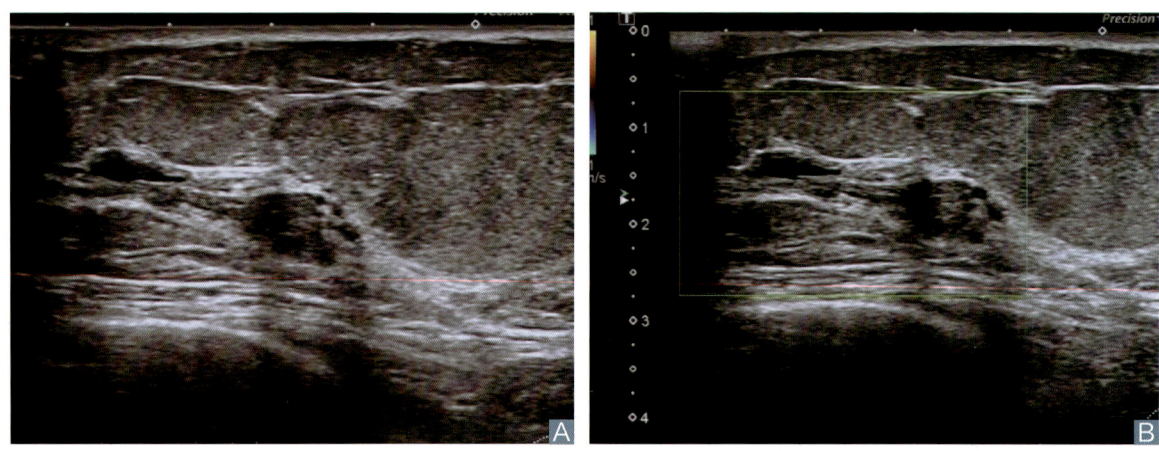

A.2D：左侧乳腺3点钟距乳头1.5cm处可见一大小1.1cm×0.7cm低回声光团，形态欠规则，边界欠清，平行位，内回声欠均匀，其外周可见多个管状无回声区，其中一内径约0.21cm，内透声尚好。B.CDFI：低回声光团周边及内部未见明显彩色血流信号。

图5-2-4a 乳腺实性乳头状癌（原位型）超声图

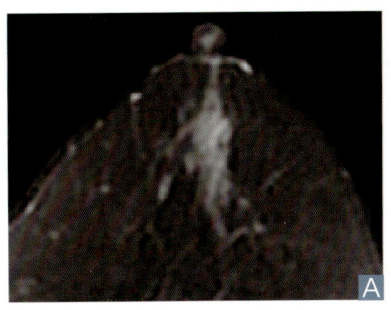 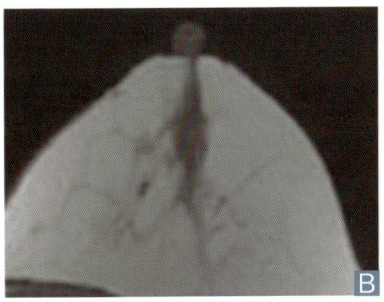 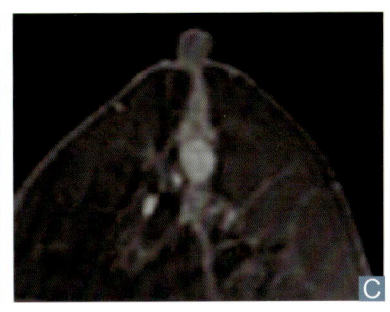

A~C.MRI：左乳自乳头向后方见一导管及其分支扩张，增强后于扩张的导管末端见大小约1.1cm×0.9cm结节状明显强化灶（C），T1WI呈低信号（B），T2WI压脂相呈稍高信号（A），动态增强曲线呈上升型。

图5-2-4b 乳腺实性乳头状癌（原位型）MRI图

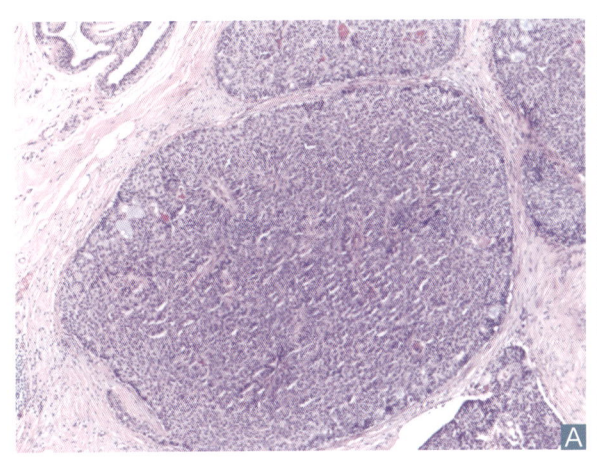 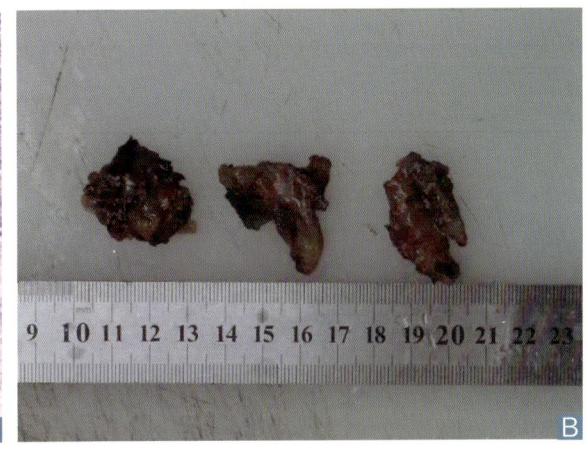

A.镜下：部分导管上皮增生，形态较一致，形成乳头状结构，具纤维血管轴心，间质局部可见出血及炎症细胞浸润。B.大体：（左）组织1块，4cm×3cm×1.5cm，切面灰白、灰黄色，质软。

图5-2-4c 乳腺实性乳头状癌（原位型）病理图

病例5 女，32岁。左乳头溢血3个月，加重10天。

专科检查：左乳溢出红色澄清液体，无气味，左侧乳房体积小于右侧，皮肤外观正常。左腋窝淋巴结未触及。

病理诊断：1.（左乳头后）乳腺原位实性乳头状癌（SPC in situ）。肿瘤最大径约0.5cm。2.（左乳7点钟）乳腺原位实性乳头状癌（SPC in situ）。病变最大径无法准确评估，至少1.0cm（显微镜下）。左腋窝前哨淋巴结未见转移癌（0/5）。

免疫组化结果：CK5/6（增生导管周围-），P63（增生导管周围-），Calponin（增生导管周围-），CgA（3+），Syn（3+），PR（3+），ER（3+），Ki67（热点区约8%+），HER2阴性（基因无扩增）。

详见图5-2-5a、图5-2-5b。

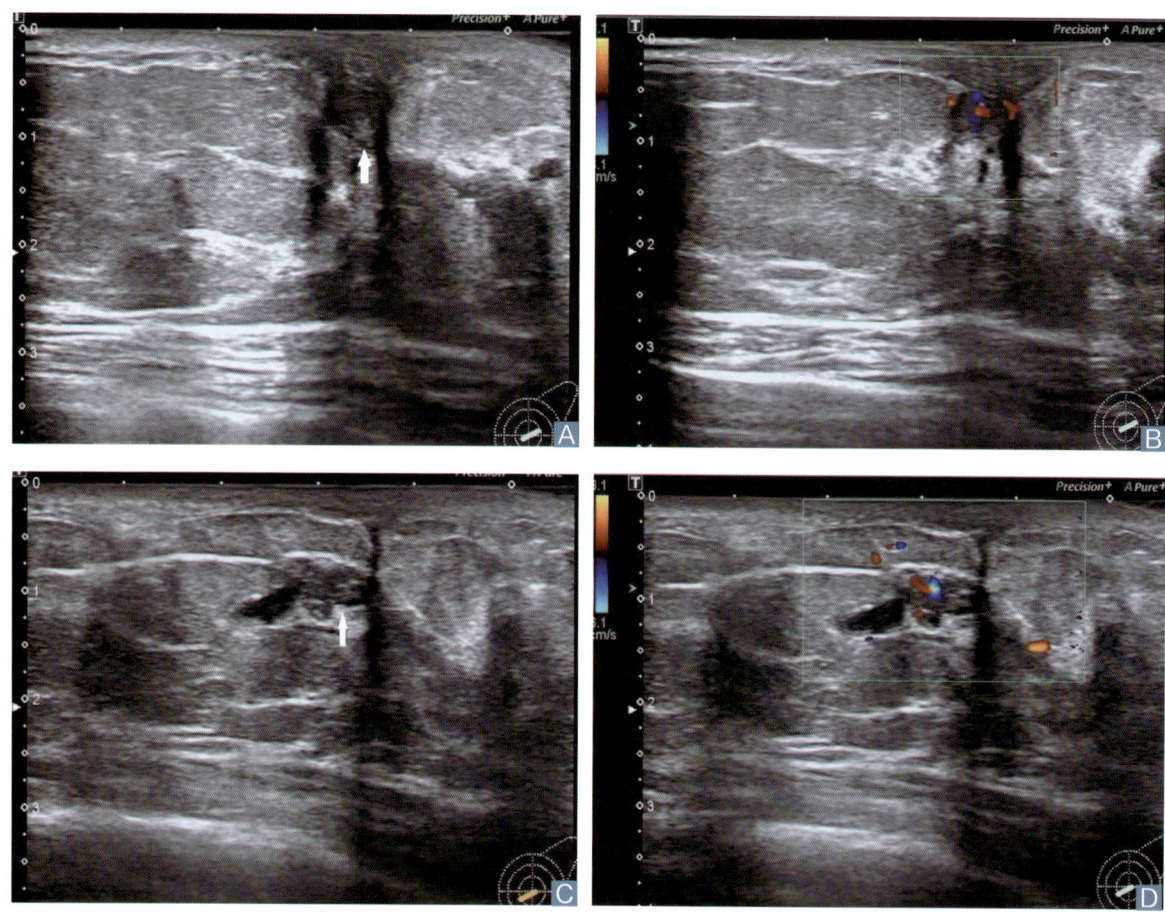

A~B.左侧乳腺乳头后方可见一大小0.8cm×0.4cm低回声光团，边界清，形态规则，内回声均匀（A）。低回声光团内部可见短线状彩色血流信号显示（B）。C~D.左侧乳腺7点钟乳头旁可见一大小为1.3cm×0.4cm低回声光团（C），形态欠规则，内回声不均匀，可见无回声区。低回声光团内部可见短线状彩色血流信号显示（D）。

扫码观看视频

图5-2-5a　乳腺实性乳头状癌（原位型、多灶）超声图

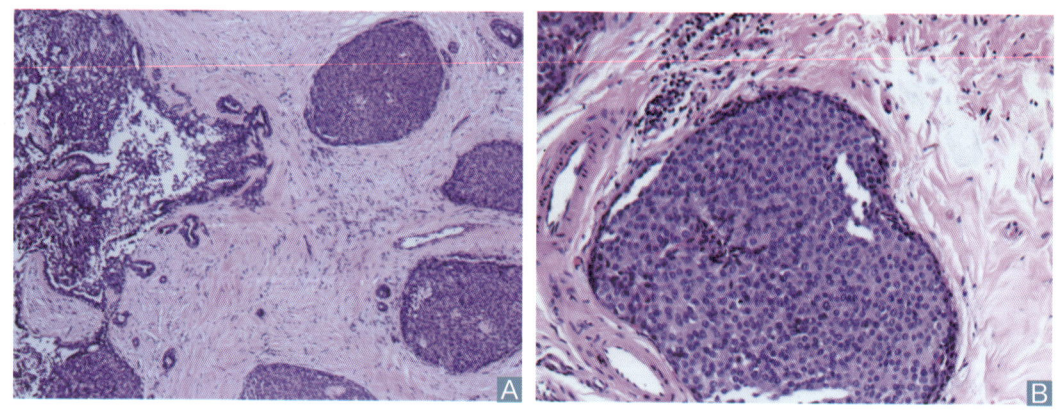

A.（左乳头后方）镜下：部分导管上皮增生，呈实性或筛状充填管腔，部分管腔内似有纤维血管轴心，部分轴心伴玻变；增生的上皮形态较单一，核卵圆形或短梭形，核仁不明显，胞质中等量、粉染。B.（左乳7点钟）镜下：乳腺导管内上皮增生，围绕纤维血管轴心形成乳头状结构，并充填管腔呈实性；导管上皮趋于一致，胞质中量、淡染或红染，核圆、卵圆、深染，核仁不明显。

图5-2-5b　乳腺实性乳头状癌（原位型、多灶）病理图

病例6 女，65岁。发现右乳肿块1个月。

专科检查：右侧乳腺9点钟方向可触及一肿物，约2.5cm，类圆形，质硬，边界较清，活动度尚可。右腋窝淋巴结未触及。

病理诊断：（右）乳腺实性乳头状癌（SPC），大部分原位实性乳头状癌（SPC in situ），肿瘤最大径约为2.0cm；部分为浸润性实性乳头状癌（SPC invasive），最大径约0.6cm。

免疫组化结果：浸润癌细胞CK5/6（-），Calponin（-），CgA（-），CD56（-），Syn（小部分2+），P63（-），Ki67（15%+），PR（90% 3+），ER（90% 3+），HER2阴性（基因无扩增）。

详见图5-2-6a、图5-2-6b。

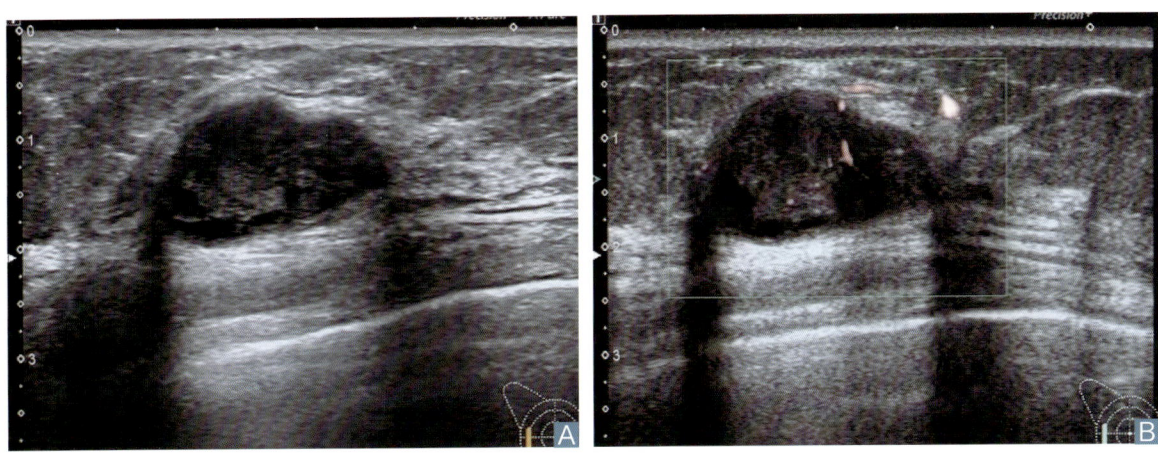

A.2D：右侧乳腺9点钟距乳头4.0cm处可见一大小2.5cm×1.3cm低回声光团，呈椭圆形，边界清，内回声不均匀，边缘可见少许无回声区，后方回声增强。B.CDFI：低回声光团周边及内部可见短线状彩色血流信号。

图5-2-6a 乳腺实性乳头状癌（原位型+小灶浸润）超声图

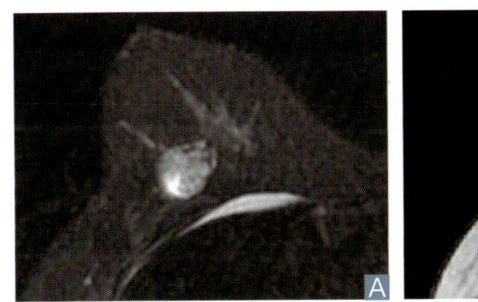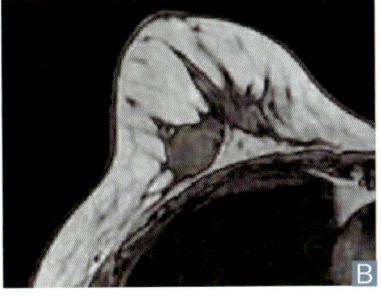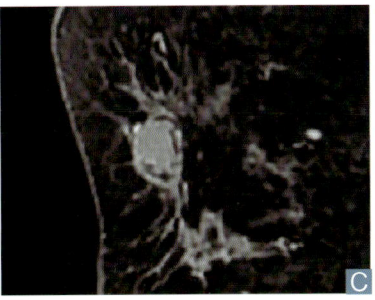

A~C.MRI：右乳外象限见一结节状异常信号影，大小约2.1cm×1.8cm，T2WI压脂相呈稍高信号（A），T1WI呈等信号（B），增强后呈明显欠均匀性强化（C），动态增强曲线呈平台型。

图5-2-6b 乳腺实性乳头状癌（原位型+小灶浸润）MRI图

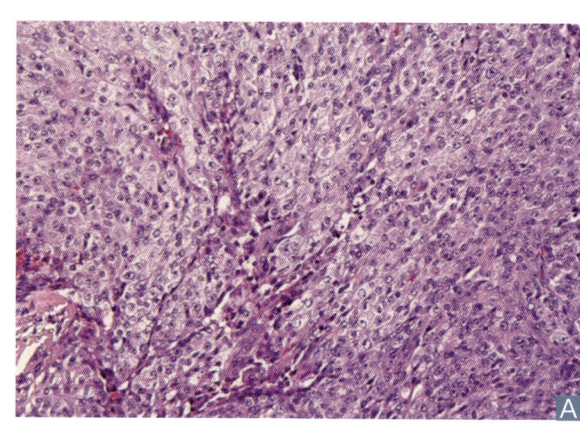 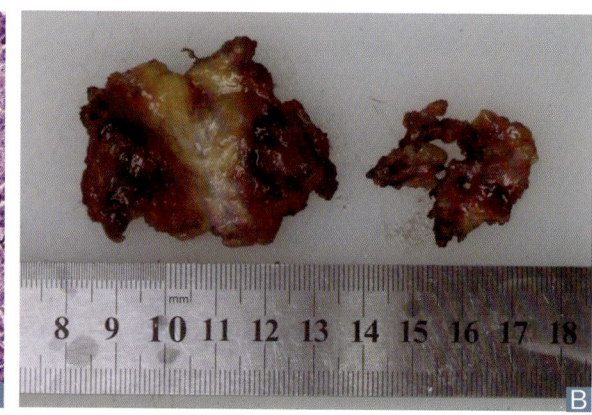

A.镜下：乳腺肿瘤，大部分在囊内；肿瘤细胞大小较一致，核轻-中度异型，核分裂象可见；呈不规则乳头状或呈腺样，局灶呈实性片状；大部分肿瘤周边较规则；部分呈条索状或小巢状，周边部分导管扩张囊性，囊壁可见出血。B.大体：（右）切面见一灰红色结节状肿物，2cm×2cm×1cm，切面灰红色，质软。

图5-2-6c 乳腺实性乳头状癌（原位型+小灶浸润）病理图

病例7 女，69岁。发现右乳肿块1个月。

专科检查： 右侧乳腺外上象限可触及一约7cm肿物，边界不清，质硬，活动差。右腋窝淋巴结未触及。

病理诊断：（右）乳腺实性乳头状癌，大部分为原位癌，局灶微小浸润。右腋窝淋巴结未见转移癌（0/8）。

免疫组化结果： CK5/6（-），P63（-），CgA（-），CD56（散在+），Syn（散在+），PR（95% 3+），ER（60% 3+），Ki67（热点区约5% +），HER2阴性（基因无扩增）。

详见图5-2-7a、图5-2-7b。

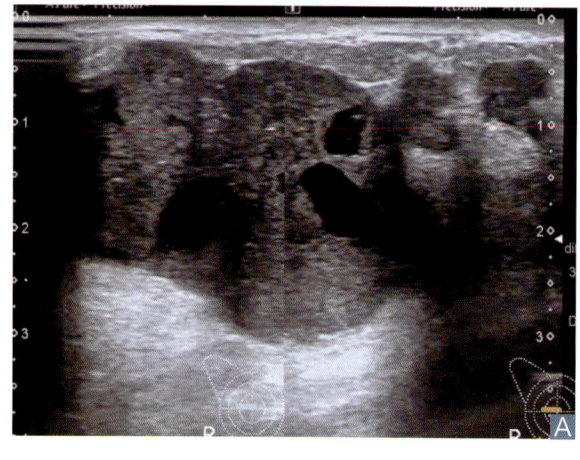 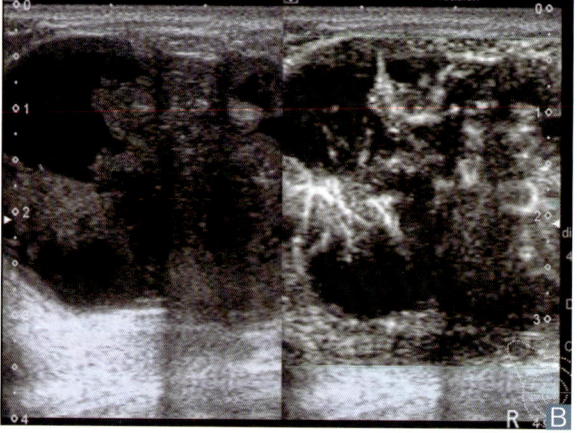

A.2D：右侧乳腺外上象限可见一大小约6.6cm×2.8cm低回声光团，形态不规则，边界清，内回声不均，可见不规则形态无回声区。B.mSMI：低回声光团内部可见丰富血流信号，呈树枝状分布。

图5-2-7a 乳腺实性乳头状癌（原位型+小灶浸润）超声图

扫码观看视频

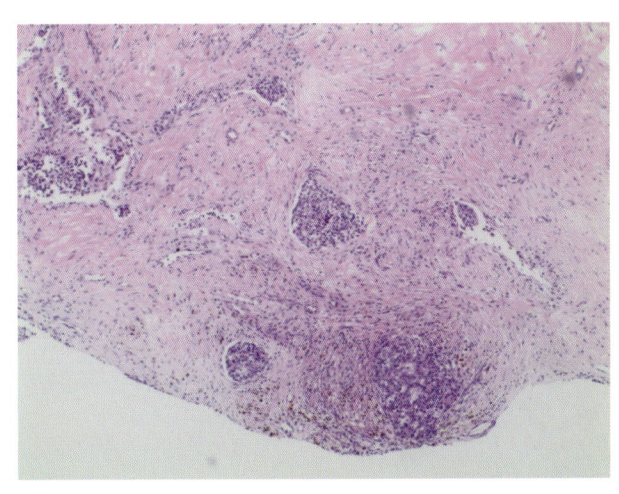

镜下：乳腺组织，导管扩张，管腔内上皮增生，细胞大小较一致，胞质中等、嗜酸性，呈实性或乳头状增生；灶性区域可见不规则的巢状。

图5-2-7b 乳腺实性乳头状癌（原位型+小灶浸润）病理图

解析

病例1至病例5为原位型SPC，病例6、病例7大部分为原位型，同时合并小灶浸润。上述病例患者大多为老年女性（除病例5，32岁）。病例4、病例5患者出现乳头溢血，其余患者无症状，体检发现乳房肿块就诊。单侧乳腺发病，单灶或多灶，结节大小从数毫米到数厘米不等。归纳上述肿块图像特征为：①部分病例表现为实性低回声（如病例1、病例6），肿块形态规则、内部回声均匀，类似乳腺良性肿瘤；但肿块呈"膨胀性"生长特征，并且内部血供稍丰富，这些特征又与乳腺良性肿瘤不符。②部分病例表现为囊实混合性肿块（如病例2、病例7），需要与积乳囊肿、乳腺囊肿合并感染及导管内乳头状瘤等作鉴别。积乳囊肿多见于哺乳期或哺乳后的妇女，有囊内"脂液分层"征。囊肿合并感染常常合并囊壁增厚、囊壁见血流信号，SPC囊壁较薄，内部实性部分呈乳头状突起。导管内乳头状瘤病灶一般较小。③部分病例表现为结节周边见扩张乳腺导管（如病例3、病例4），超声易误诊为导管内乳头状瘤。导管内乳头状瘤多见于中青年女性，SPC多见于老年女性。病例5为单侧乳腺多灶原位型SPC，2个病灶均为小结节，位于乳头附近，二维图像有差异，CDFI结节内部血供稍丰富。其中乳头后方病灶较隐匿，该位置若病灶较小时容易漏诊。

病例8 女，39岁。发现左乳肿块6天。

专科检查：左侧乳腺12点方向可触及一大小为1.9cm×0.9cm肿物，边界不清，活动差。左腋窝淋巴结未触及。

病理诊断：（左）乳腺浸润性实性乳头状癌（SPC invasive）。肿瘤最大径1.4cm。左腋窝前哨淋巴结未见转移癌（0/3）。

免疫组化结果：Ki67（热点区约10%+），CgA（3+），Syn（3+），CD34（可见脉管癌栓），D2-40（可见脉管癌栓），CK5/6（-），ER（95% 3+），PR（95% 3+），HER2阴性（基因无扩增）。

详见图5-2-8a、图5-2-8b。

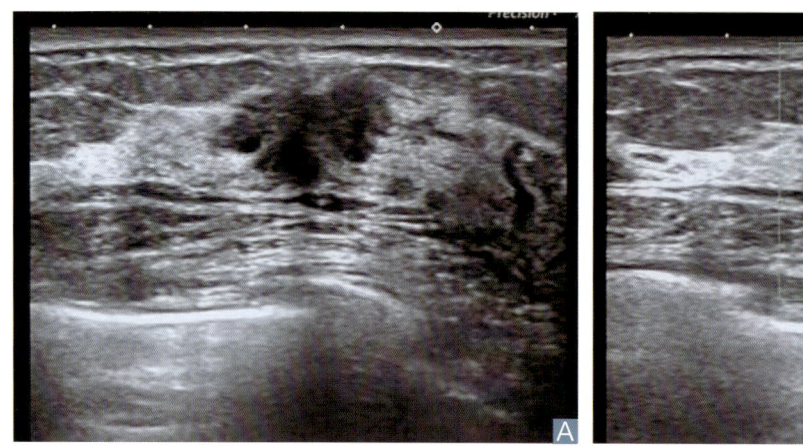
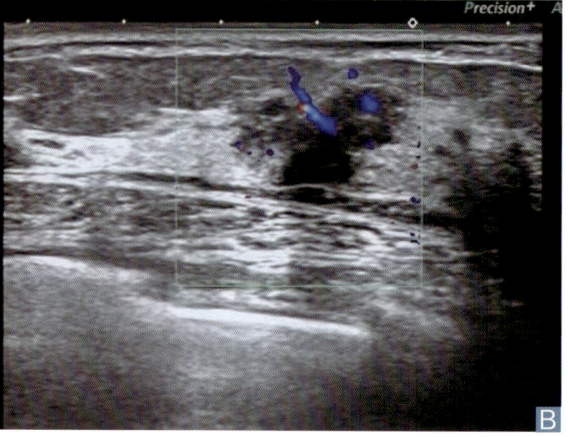

A.2D：左侧乳腺12点钟距乳头1.5cm处可见一大小为1.9cm×0.9cm低回声光团，形态不规则，边界不清，呈"毛刺样"改变，后方回声无衰减，内回声欠均匀。B.CDFI：低回声光团周边及内部可见短线状彩色血流信号。

图5-2-8a 乳腺实性乳头状癌（浸润型）超声图

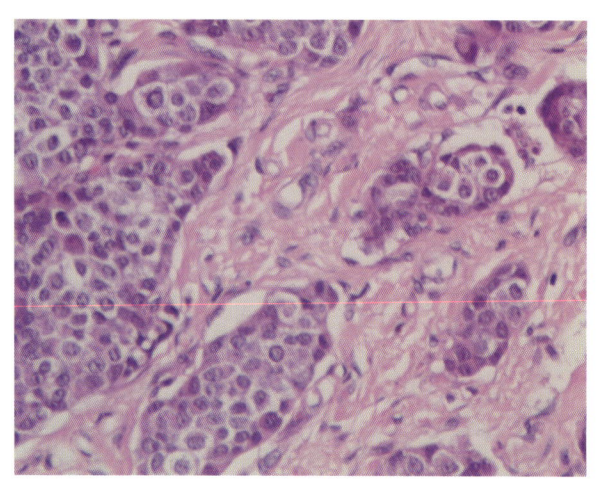

镜下：乳腺组织，部分导管上皮异型增生，填充导管呈筛状或实性，部分导管中央可见坏死，个别导管内钙盐沉积；间质纤维组织增生，灶性出血，炎症细胞浸润。

图5-2-8b 乳腺实性乳头状癌（浸润型）病理图

病例9 女，41岁。发现左乳肿块1月余。

专科检查：左侧乳腺3点钟乳头旁可触及一大小约2cm×1.3cm肿物，质地坚韧，活动度差，表面不光滑。左腋窝淋巴结未触及。

病理诊断：（左）乳腺浸润性实性乳头状癌，Ⅱ级。肿瘤最大径约1.5cm。左腋窝前哨淋巴结未见转移癌（0/3）。

免疫组化结果：Ki67（8%+），AR（8%+），CK5/6（-），P63（-），CgA（-），Syn

（+），ER（100% 3+），PR（95% 3+），HER2阴性（基因无扩增）。

详见图5-2-9a、图5-2-9b。

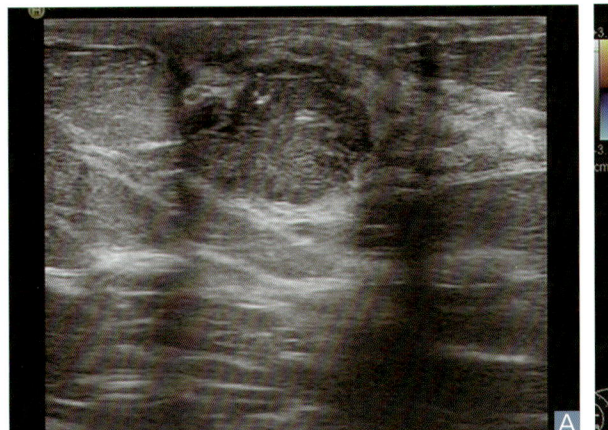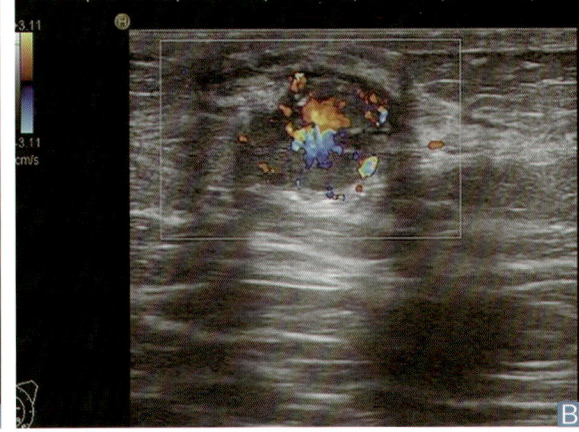

A.2D：左侧乳腺3点钟乳头旁可见一大小为2.0cm×1.3cm低回声光团，形态欠规则，边界清，内回声不均匀，可见散在分布强回声光点及少许无回声区。B.CDFI：低回声光团周边及内部可见丰富彩色血流信号。

图5-2-9a 乳腺实性乳头状癌（浸润型）超声图

扫码观看视频

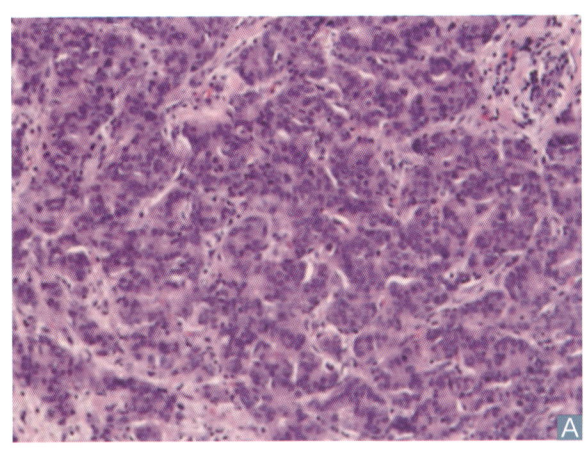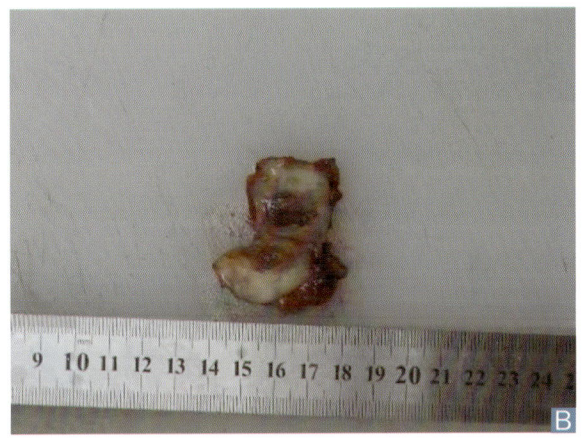

A.镜下：乳腺肿瘤，呈多个实性结节状，外被增生的纤维囊壁；肿瘤细胞大小较一致，核中度异型，核分裂象较易见，灶性坏死；大部分肿瘤周边较规则，局部边缘锯齿状或呈不规则巢状。B.大体：（左）切面见一囊实性肿物，1.5cm×1cm×1cm，切面灰褐色，质中。

图5-2-9b 乳腺实性乳头状癌（浸润型）病理图

病例10 女，72岁。体检发现右乳肿块3年，无不适。

专科检查：右侧乳腺2点钟方向可触及一约2cm肿物，边界不清，活动差，与皮肤无粘连。右腋窝淋巴结未触及。

病理诊断：（右）乳腺浸润性实性乳头状癌（SPC invasive）。肿瘤最大径约1.5cm。右腋窝前哨淋巴结免疫组化显示少量癌转移，为多灶孤立性肿瘤细胞（ITC）。肿瘤（病理）分期：

pT1cNx（TNM）。

免疫组化结果：肿瘤细胞 CK5/6（部分肌上皮-），P63（部分肌上皮-），Syn（部分3+），Ki67（热点区约15%+），ER（100% 3+），PR（10% 2+），HER2阴性（基因无扩增）。

详见图5-2-10a、图5-2-10b。

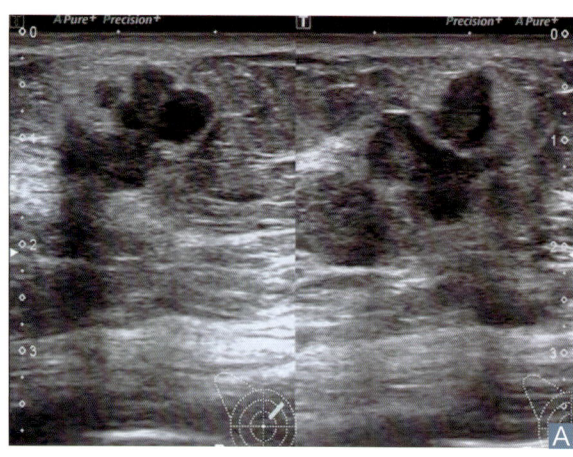 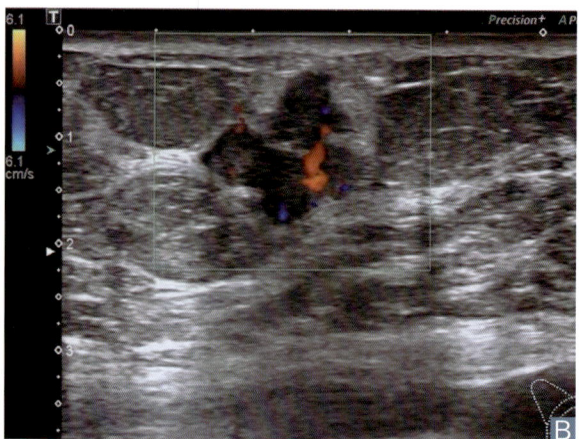

A.（纵、横切面）2D：右侧乳腺2点钟至3点钟距乳头4.0cm处可见一大小为2.0cm×1.7cm低回声光团，形态不规则，呈分叶状，边界尚清，内回声欠均匀。B.CDFI：低回声光团周边及内部可见稍丰富彩色血流信号。

图5-2-10a　乳腺实性乳头状癌（浸润型）超声图

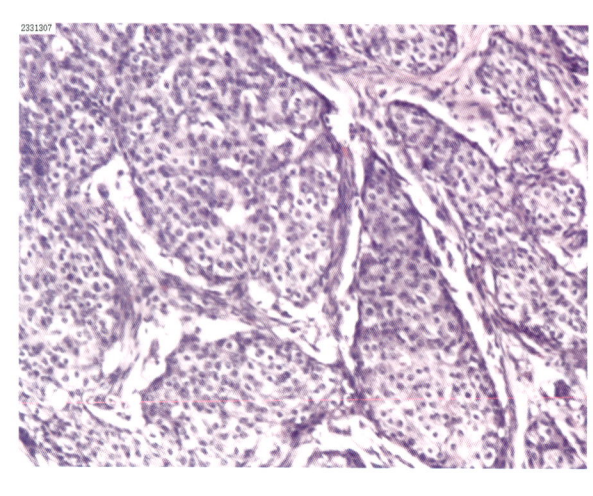

镜下：乳腺肿瘤，瘤细胞排列呈实性巢状，浸润性生长，瘤细胞中度异型，胞质少-中等量，部分可见核仁，核分裂象约8个/10HPF，间质纤维组织增生，伴玻璃样变性，局部可见黏液湖形成；局灶导管上皮呈筛状或实性巢状填充管腔。

图5-2-10b　乳腺实性乳头状癌（浸润型）病理图

病例11　女，72岁。体检发现右乳肿块1个月，无不适。

专科检查：右侧乳腺2点钟乳头后方可触及一约4cm肿物，边界不清，活动差，与皮肤无粘连。右腋窝淋巴结未触及。

病理诊断：（右）乳腺浸润性实性乳头状癌。肿瘤最大径约5.0cm。右腋窝前哨淋巴结未见转移癌（0/4）。肿瘤（病理）分期：pT4bN0（TNM）。

免疫组化结果：CK5/6（-），Ki67（20%+），P63（-），CgA（-），Syn（-），ER（100% 3+），PR（-），HER2阴性（基因无扩增）。

详见图5-2-11a、图5-2-11b。

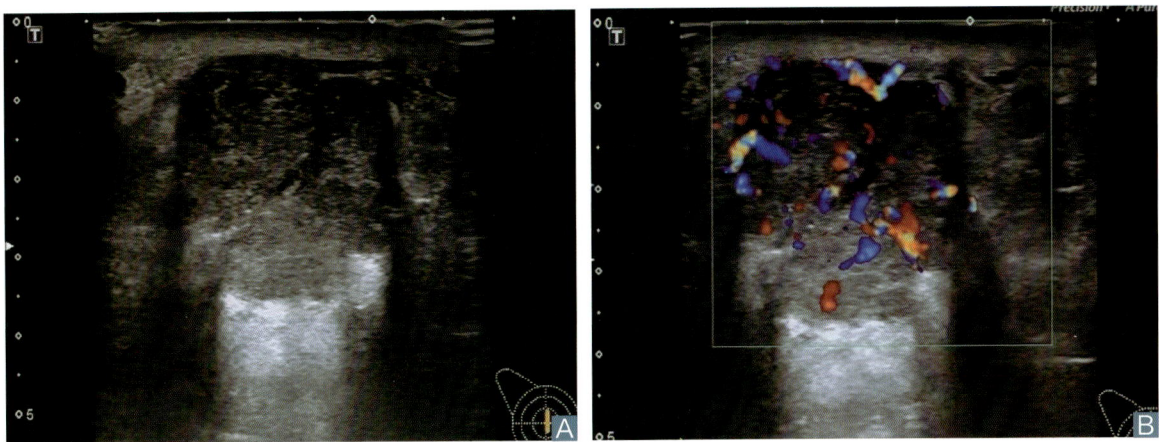

A.2D：右侧乳腺乳头后方可见一大小为3.5cm×3.2cm低回声光团，形态欠规则，非平行位，边界尚清，后方回声增强，内回声欠均匀。B.CDFI：低回声光团周边及内部可见稍丰富彩色血流信号。

图5-2-11a　乳腺实性乳头状癌（浸润型）超声图

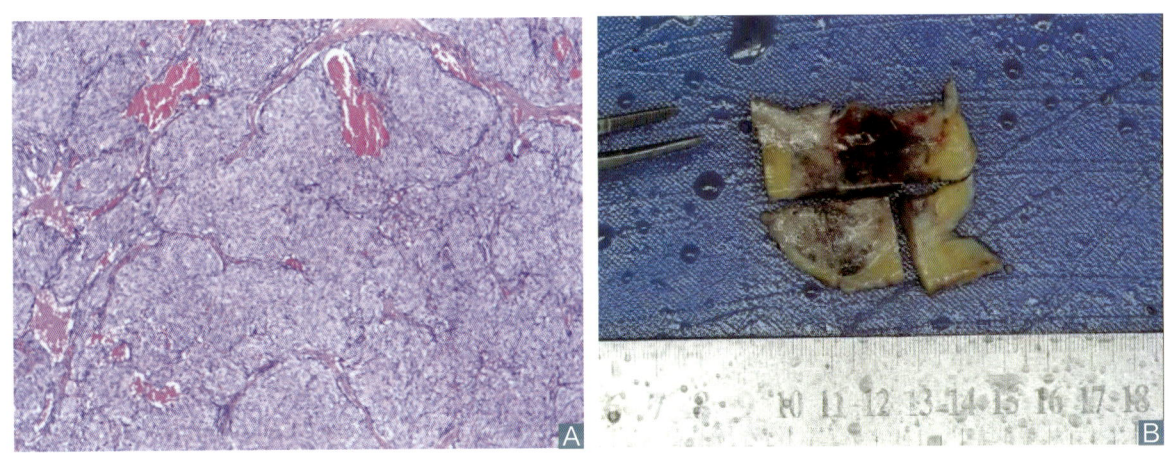

A.镜下：乳腺肿瘤，瘤细胞中度异型，核分裂象易见（约12个/10HPF），排列成实性巢状，间质可见血管、纤维组织增生及少量炎症细胞浸润；肿瘤侵犯表皮并形成溃疡。B.大体：（右）破碎肿物，5cm×5cm×3cm，切面灰白、灰红色，质硬。

图5-2-11b　乳腺实性乳头状癌（浸润型）病理图

解析

病例8至病例11为浸润型SPC，与原位型SPC声像图比较，浸润型病灶大多数表现为形态不规则，边缘模糊，结节内部血流丰富，可伴同侧腋窝淋巴结肿大。由于浸润型SPC结节常具备1个或多个恶性肿瘤的声像特征，因此浸润型SPC的超声诊断符合率较高。病例10病灶1.5cm伴腋窝淋巴结转移，病例11病灶5cm无淋巴结转移。可见是否伴腋窝淋巴结转移与SPC肿块大小并非绝对相关。

诊断思路

实性乳头状癌与导管内乳头状瘤均属导管内乳头状肿瘤，两者临床表现都有乳头溢血症状。浸润型SPC发病率低于原位型，由于浸润型SPC病灶常具有乳腺恶性肿瘤声像特征，超声不易漏诊或误诊。原位型SPC与导管内乳头状瘤两者声像图有许多相似之处，我们需要掌握它们各自的特点以便把它们区别开来。

实性乳头状癌与导管内乳头状瘤的鉴别要点主要有以下几个方面：①患者年龄，实性乳头状癌老年女性多见，年龄比导管内乳头状瘤的患者要年长。②肿瘤大小，虽然两者病灶大小可从几毫米到三四厘米不等，但实性乳头状癌结节质地较硬，有时临床可触及明显肿块，而导管内乳头状瘤多数小于1cm，质软，临床一般难以触及肿块。③导管，两者均可合并乳腺导管扩张，实性乳头状癌表现为数个导管迂曲扩张，内透声差，管壁可出现明显增厚；导管内乳头状瘤导管一般为均匀性扩张，管壁纤细、光滑，透声好。④病灶内部血流，实性乳头状癌结节内部血流较丰富，而导管内乳头状瘤结节内部一般为少血流。

MRI、钼靶对乳腺导管内乳头状肿瘤良恶性判断准确率要高于超声。我们在结合上述鉴别要点的同时可以结合其他影像学检查结果，作出一个较为准确的判断及分类。

（刘彦英　郭玉萍　葛岩）

第三节
包裹性乳头状癌

· 临床概述 ·

包裹性乳头状癌（encapsulated papillary carcinoma，EPC）又称为囊内乳头状癌（intracapsular papillrary carcinoma），其主要特征：由低-中核级肿瘤上皮细胞被覆的纤维血管细乳头完全包裹在纤维被膜内。

包裹性乳头状癌多见于老年人（平均65岁），常表现为乳晕下界限清楚的肿块，伴或不伴有乳头溢液。本病预后很好，2012年第四版世界卫生组织（WHO）乳腺肿瘤组织学分类认为其分期为Tis。如周围没有合并导管原位癌或浸润性癌，临床处理策略参照导管原位癌。

· 病理表现 ·

大体：囊腔内乳头状或圆形易碎肿物（0.4~10cm，平均2cm），基底常广泛附着于囊壁上。

镜下：低倍镜下可见明显纤维性厚包膜。包裹的结节由纤维血管细乳头构成，乳头表面衬覆低-中核级的单一型肿瘤性上皮细胞。上皮细胞通常排列成实性或筛状结构。偶尔，细胞略呈梭形，可有细胞内和（或）外黏液。囊壁缺少内衬上皮及肌上皮。囊壁纤维组织内可有埋陷上皮巢（类似于浸润性癌）。周围常见低级别导管原位癌，也可见浸润性导管癌。

免疫组织化学染色显示：肿瘤细胞及囊壁通常缺乏肌上皮（如P63、Calponin、SMMHC、SMA、CK5/6等阴性），通常ER、PR阳性，HER2阴性。

· 超声表现 ·

2D	形状	形态较规则，分叶状或椭圆形
	方位	平行位多见
	边缘	清晰
	内部回声	低回声
	回声模式	回声不均匀，可见无回声区，钙化少见
	后方回声	增强多见
CDFI		肿块内部血流丰富
其他		少见腋窝淋巴结转移

·病例·

病例1 女，69岁。发现左乳肿块1个月，无不适。

专科检查：左侧乳腺4点钟方向触及一约3cm肿物，质硬，活动度差，与皮肤无粘连。左侧腋窝淋巴结未触及。

病理诊断：（左）乳腺包裹性乳头状癌。左腋窝前哨淋巴结未见转移癌（0/3）。

免疫组化结果：CK5/6（-），P63（-），Calponin（-），ER（100% 3+），PR（95% 2+），HER2阴性（基因未见扩增）。

详见图5-3-1a、图5-3-1b。

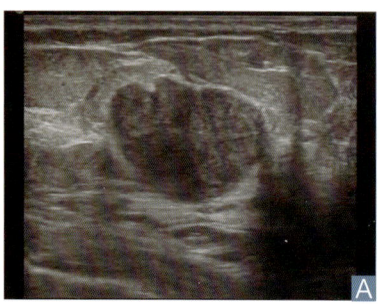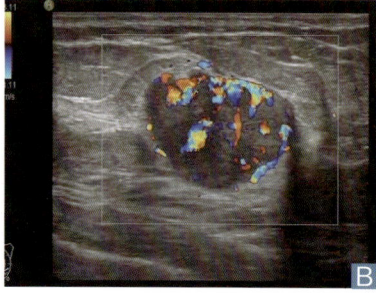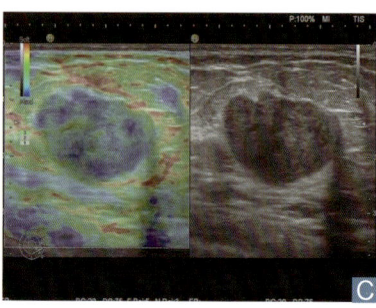

A.2D：左侧乳腺4点钟距乳头2.5cm处可见一大小2.7cm×1.6cm低回声光团，形态规则，边界清，平行位，内回声尚均匀，后方回声稍增强。B.CDFI：低回声光团周边及内部可见丰富彩色血流信号。C.弹性评分3分。

图5-3-1a 乳腺包裹性乳头状癌超声图

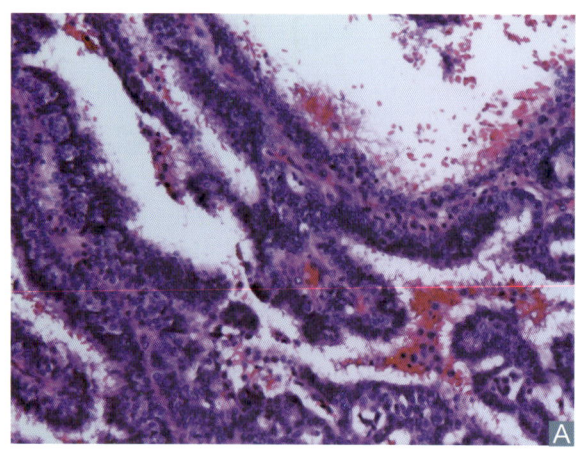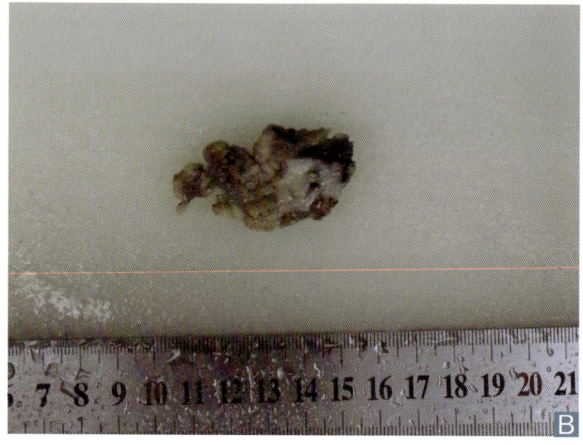

A.镜下：乳腺肿瘤，瘤细胞边界清楚，局灶可见出血伴含铁血黄素沉积，可见囊样结构形成，囊内见导管上皮增生呈乳头状，细胞轻-中度异型，核分裂象偶见；周围间质纤维增生。B.大体：（左乳腺）见一肿物，2.5cm×1.8cm×1.3cm，肿物切面灰黄色，质软，粉刺样。

图5-3-1b 乳腺包裹性乳头状癌病理图

病例2 女，42岁。无诱因发现右乳肿块1周。

专科检查：右侧乳腺外上象限触及一大小约6cm×2cm肿物，质硬，活动度差，与皮肤无粘连。右腋窝未触及淋巴结。

病理诊断：（右）乳腺包裹性乳头状癌。肿瘤最大径约4.0cm。右腋窝前哨淋巴结未见转移癌（0/6）。

免疫组化结果： CK5/6（灶性+），CK14（灶性+）。Ki67（热点10%+），ER（95% 2+），PR（95% 3+），HER2阴性（基因未见扩增）。

详见图5-3-2a、图5-3-2b。

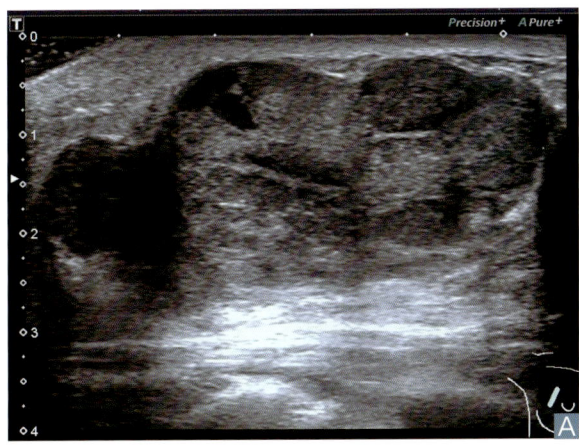
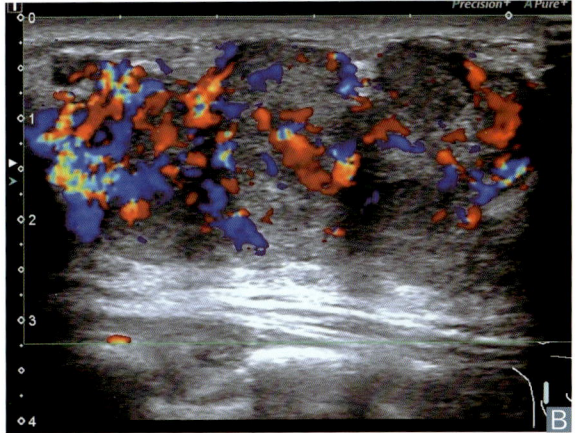

A.2D：右侧乳腺外上象限可见一大小5.8cm×2.1cm稍低回声光团，形态规则，呈浅分叶状，边界清，平行位，内回声不均匀，可见少许无回声区。B.CDFI：稍低回声光团内部可见丰富彩色血流信号。

图5-3-2a 乳腺包裹性乳头状癌超声图

扫码观看视频

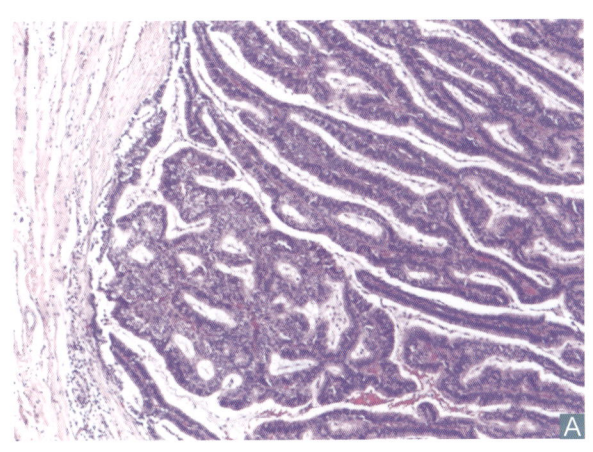
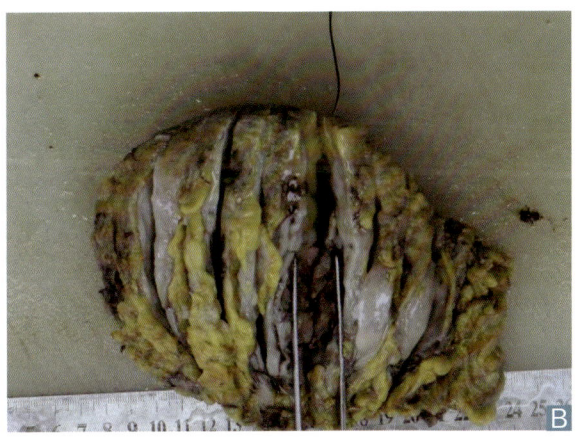

A.镜下：乳腺肿瘤，瘤细胞中度异型，呈高柱状，核拉长、深染，核分裂象4个/10HPF，胞质中量；瘤细胞排列成具有多级分枝的乳头状，周围形成纤维包裹性结构，伴炎症细胞浸润。B.大体：（右）见一灰白色分叶状肿物，4cm×2.5cm×2.5cm，界清，其切面灰白色，实性，质软。

图5-3-2b 乳腺包裹性乳头状癌病理图

病例3 女，66岁。发现右乳肿块1月余。

专科检查： 右侧乳腺外象限可触及大小约7cm×4cm肿物，质地坚韧，活动度差，表面不光滑，与皮肤无粘连。右腋窝未触及淋巴结。

病理诊断：（右）乳腺包裹性乳头状癌，伴微小浸润癌（浸润灶大小约0.06cm），肿瘤周边可见低级别导管原位癌。肿瘤最大径约6.5cm。右腋窝淋巴结未见转移癌（0/25）。

免疫组化结果：Ki67（约5%+），ER（98% 3+），PR（98% 3+），HER2阴性（基因未见扩增）。

详见图5-3-3a、图5-3-3b。

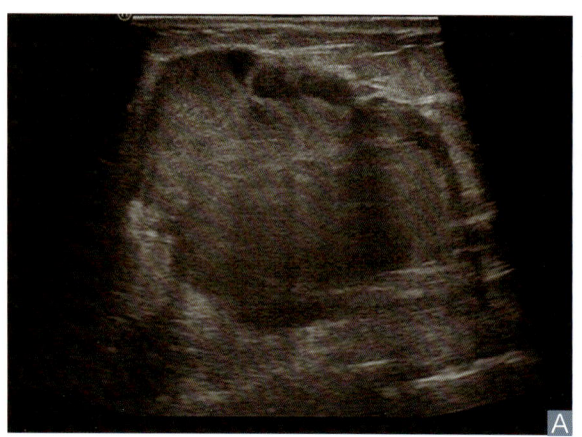 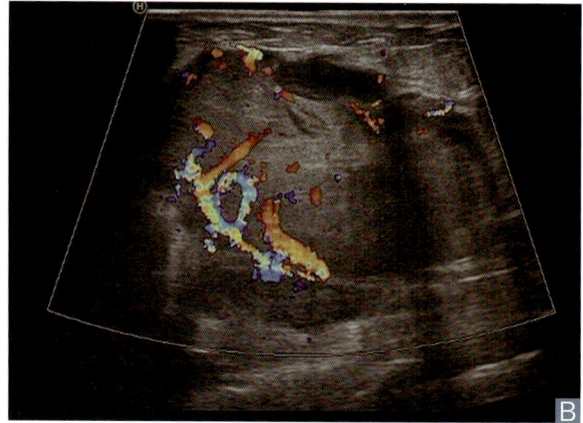

A.2D：右侧乳腺外象限乳头旁可见一大小为7.0cm×4.1cm低回声光团，形态尚规则，边界清，内回声不均匀，周边见少许不规则形态液性暗区。B.CDFI：低回声光团周边及内部可见彩色血流信号。

图5-3-3a　乳腺包裹性乳头状癌超声图

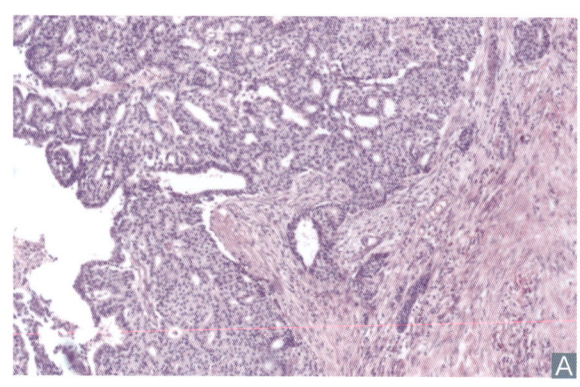 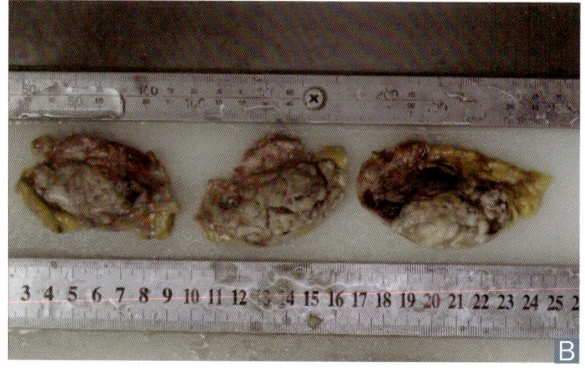

A.镜下：乳腺组织，导管上皮增生，大小较一致，形成筛状或乳头状突入管腔，可见纤维性囊壁；部分导管上皮增生，部分细胞大小较一致，排列呈筛状，周边间质纤维组织增生伴成纤维细胞增生。B.大体：（右乳腺）见一灰白色结节，6.5cm×5cm×4cm，切面灰白色，质中。

图5-3-3b　乳腺包裹性乳头状癌病理图

诊断思路

乳腺包裹性乳头状癌较罕见，是一种膨胀性生长的低级别浸润性癌。中老年女性多见，单发，肿块进展较慢。肿瘤声像图特征分为实性乳头型和囊性伴乳头型。本文病例1至病例3均为实性乳头型，表现为肿瘤形态较规则，边界清晰，内部回声均匀或不均匀，可伴少许无回声区，病灶内部血流较丰富，血管分支走行扭曲，粗细不均。囊性伴乳头型表现为囊肿内见乳头状低回声结节，表面凹凸不平，基底较宽，内部血流较丰富，多数实性成分超过50%。实性乳头型EPC需要与单纯型筛状癌、纤维腺瘤等鉴别，前者老年女性多见，肿块内部血供较丰富。囊性伴乳头型EPC主要与实性乳头状癌鉴别，两者均为老年女性多见，EPC多数肿块较大，形态规则，边界清，腋窝淋巴结转移较少见。

值得注意的是，包裹性乳头状癌可见于男性，因此碰上男性乳腺囊实性病变时，应考虑该病可能。

（王银　葛岩）

第 六 章

乳腺叶状肿瘤

乳腺疾病超声诊断思路及病例解析

· 临床概述 ·

乳腺叶状肿瘤（phyllodes tumor of the breast，PTB）是一种临床上较为少见的纤维上皮性肿瘤，占所有乳腺肿瘤的0.3%~1.0%。

PTB好发于中老年女性，平均发病年龄为40~50岁，可分为良性、交界性、恶性3类。临床表现为单侧、单发、无痛性可触及肿块、肿块生长速度较快等；亦可见于一个长期稳定的肿块短期内明显增大。肿块较大时可伴有皮肤变薄、表面静脉曲张。由于叶状肿瘤绝大多数局限在乳房内，属局部性病变，因此很少发生腋窝淋巴结或远处转移，但高度恶性者可出现远处转移并导致死亡。

细针穿刺或空芯针活检难以鉴别叶状肿瘤或纤维腺瘤，也不能鉴别良性、交界性、恶性PTB，准确病理诊断需肿物完整切除。

叶状肿瘤治疗方法是外科手术完整切除，良性、交界性及恶性PTB均可出现术后局部复发。

· 病理表现 ·

大体：肿瘤常较大（>4cm），边界清，但无明显包膜，略呈结节状。切面实性分叶状，常见弯曲裂隙及囊腔，可有出血、坏死或梗死。

镜下：组织学上，PTB具有较大异质性，由于含有间质和上皮，既可能非常类似纤维腺瘤，也可能表现出典型的肉瘤特征。PTB表现为内部结构排列的紊乱性，间质相对腺体过度生长，形成叶状结构及有浸润性边缘。

组织学分级：决定叶状肿瘤病理学诊断及分类的不是上皮成分，而是间质成分。间质过度增殖与局部复发及转移相关。2012年第四版WHO乳腺肿瘤组织学分类，根据肿瘤边缘情况、间质细胞丰富程度、间质细胞异型性、间质细胞核分裂活性、间质过度生长和恶性异源性成分，分为良性、交界性和恶性3个级别。2019年第五版WHO乳腺肿瘤组织学分类，诊断恶性叶状肿瘤需具备以下所有条件：显著的间质细胞异型性、间质过度生长（即1个4倍物镜×10倍目镜低倍视野）不存在上皮成分、核分裂象增多（≥10/10HPF），间质弥漫富于细胞、浸润性边缘。仅符合上述部分标准时，诊断为交界性叶状肿瘤。

免疫组织化学染色显示：间质细胞SMA、CD34、BCL-2及CD10不同程度阳性。恶性叶状肿瘤的间质细胞P63/P40及CK可有阳性，但常为局灶性，良性及交界性一般阴性。

·超声表现·

1. 良性叶状肿瘤

2D	形状	肿块较大，较规则，分叶状，圆形或椭圆形
	方位	平行位或非平行位
	边缘	光整，常有包膜
	内部回声	低回声
	回声模式	回声较均匀；或部分内部可见无回声区或强回声结节。肿瘤较大时可见特征性旋涡状结构伴裂隙样回声
	后方回声	多见增强
	其他征象	探头加压可改变形状，有弹性感或囊性感。肿块较大时可见皮肤皮下浅静脉扩张
CDFI		肿块内部无-少血流。Adler 0~Ⅰ级
淋巴结		无异常

2. 恶性叶状肿瘤：与良性叶状肿瘤区别在于肿块较大，形态不规则，部分边缘模糊，内部回声不均匀，肿块内部中-多血流。偶见腋窝淋巴结转移。

3. 交界性叶状肿瘤：兼备良性与恶性叶状肿瘤声像特征。

·病例及解析·

病例1 女，39岁。无诱因发现左乳肿块1个月。

专科检查：左侧乳腺12点钟方向触及一肿物，质软，边界清，活动度可，无压痛。左侧腋窝淋巴结未触及。

病理诊断：(左)乳腺纤维上皮性肿瘤，考虑为良性叶状肿瘤，伴导管上皮普通型增生(UDH)。详见图6-1-1a、图6-1-1b。

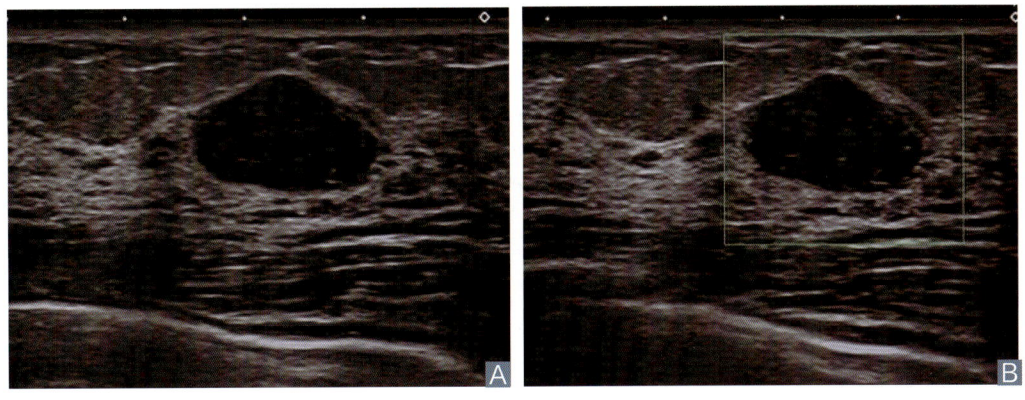

A.2D：左侧乳腺12点钟距乳头2.0cm处可见一大小1.7cm×0.9cm低回声光团，呈椭圆形，边界清，内回声均匀。B.CDFI：低回声光团周边及内部未见血流信号。

图6-1-1a 乳腺(良性)叶状肿瘤超声图

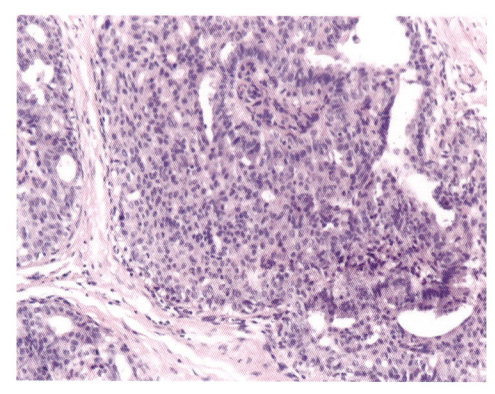

镜下：乳腺肿瘤呈分叶状，由扩张的、裂隙状的导管及间质梭形细胞构成，细胞无明显异型，间质细胞密度增加，核分裂象罕见，未见坏死。局灶导管上皮增生，形成边窗样结构，细胞不一致。

图6-1-1b 乳腺（良性）叶状肿瘤病理图

病例2 女，18岁。无诱因发现左乳肿块6个月。

专科检查：左侧乳腺11点钟方向可触及一肿物，质硬，边界清，活动度可，与皮肤无粘连。左侧腋窝淋巴结未触及。

病理诊断：（左）乳腺良性叶状肿瘤。

详见图6-1-2a、图6-1-2b。

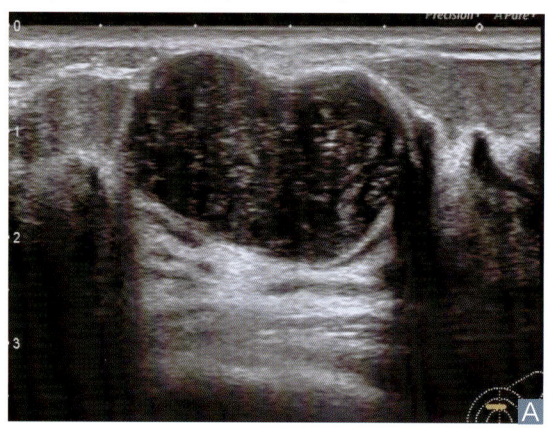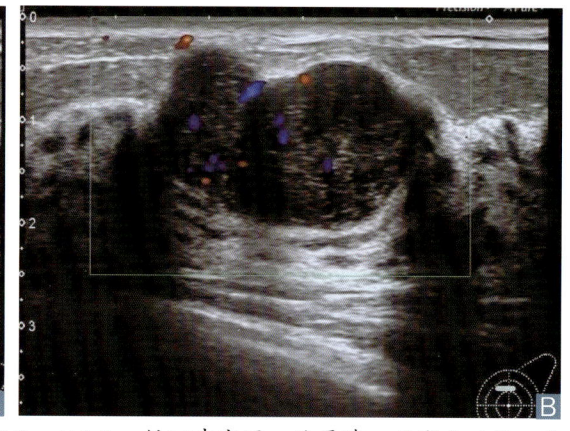

A.2D：左侧乳腺11点钟距乳头2.0cm处可见一大小为3.2cm×1.7cm低回声光团，边界清，呈浅分叶状，内回声尚均匀。B.CDFI：低回声光团内部可见短线状血流信号。

图6-1-2a 乳腺（良性）叶状肿瘤超声图

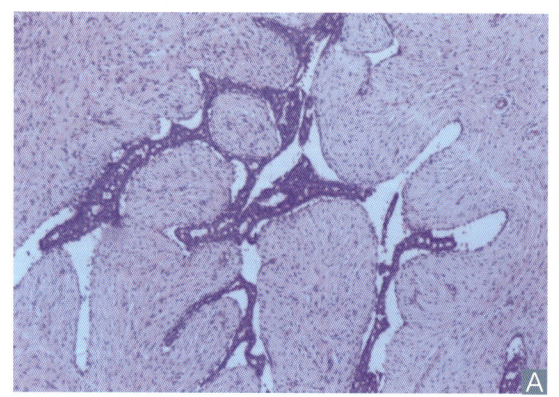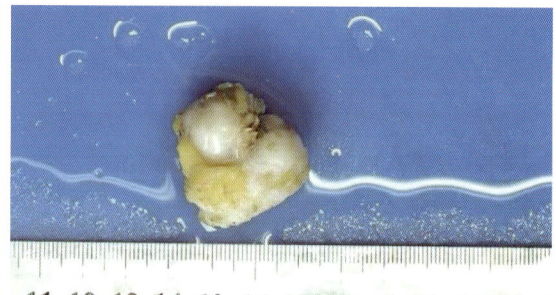

A.镜下：乳腺组织增生，以纤维增生为主，间质细胞稍密，异型性不明显，核分裂象可见（0~3个/10HPF），呈结节状结构，伴灶性间质黏液样变性，增生的纤维挤压导管呈裂隙状。B.大体：灰白色结节1个，约3.5cm×3cm×2cm，切面灰白色，实性，质中。

图6-1-2b 乳腺（良性）叶状肿瘤病理图

病例3 女，36岁。体检发现左乳肿块半年，无不适。

专科检查：左乳12点钟方向可触及一约4cm肿物，质韧，边界清，活动可，与皮肤无粘连。左侧腋窝淋巴结未触及。

病理诊断：（左）乳腺纤维上皮性肿瘤，符合良性叶状肿瘤，合并灶性纤维腺瘤及部分导管上皮普通型增生（UDH）。

详见图6-1-3a、图6-1-3b。

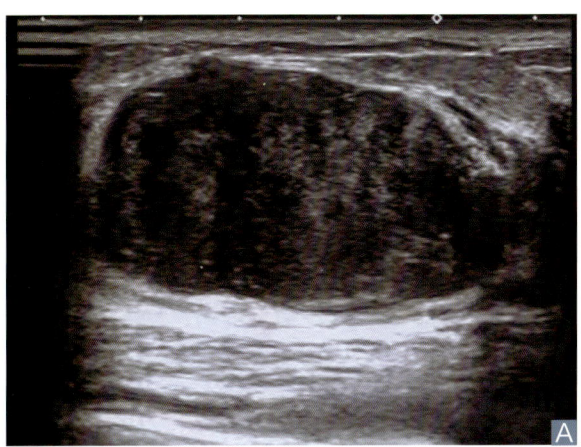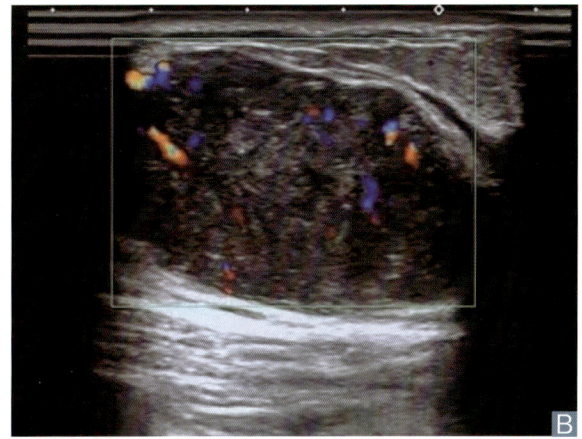

A.2D：左侧乳腺12点钟距乳头1.0cm处可见一大小4.3cm×2.2cm低回声光团，边界清，椭圆形，内回声尚均匀。B.CDFI：低回声光团内部可见短线状血流信号。

图6-1-3a 乳腺（良性）叶状肿瘤超声图

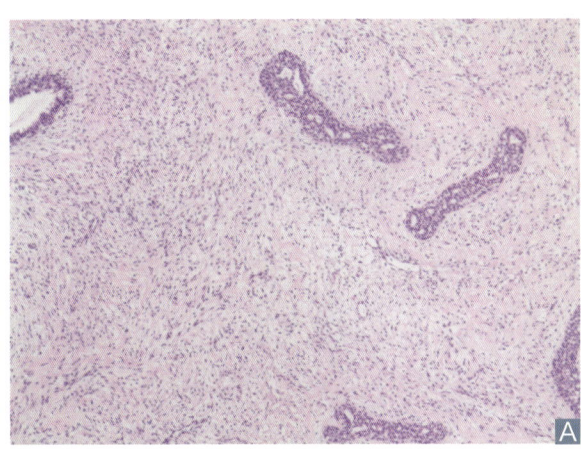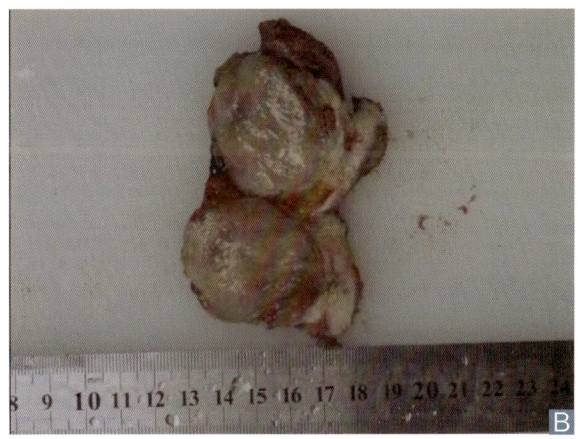

A.镜下：乳腺肿瘤，呈分叶状结构，由扩张的、裂隙状的导管及增生的间质梭形细胞构成，细胞无明显异型，间质细胞密度不高，核分裂象偶见，未见坏死。B.大体：结节一个，4cm×3.5cm×3cm，切面灰红、灰褐色，略呈编织状，质中。

图6-1-3b 乳腺（良性）叶状肿瘤病理图

解析

病例1至病例3为良性叶状肿瘤,从声像图来看与纤维腺瘤极为相似,好发年龄段及临床表现也无明显差异。两者病理上均属纤维上皮性肿瘤,区别仅在于镜下良性叶状肿瘤为管内型生长模式,并形成分叶状结构(有时也可无分叶结构)、间质细胞较丰富。有时良性叶状肿瘤与纤维腺瘤病理都难以鉴别,因此这种情况超声想把两者鉴别出来也是非常困难的。良性叶状肿瘤与纤维腺瘤均属乳腺良性肿瘤,BI-RADS分类归到3类。与纤维腺瘤不一样的是良性叶状肿瘤有切除后复发可能,因此临床最佳治疗方案是肿块完整切除而并非微创手术。对于单侧单发结节,有持续性增长,或长期稳定突然长大者,即使肿块图像非常像纤维腺瘤,也不能排除良性叶状肿瘤的可能。建议超声提示:乳腺实质性肿块(考虑纤维上皮来源,不排除良性叶状肿瘤可能),BI-RADS 3类。临床治疗可以参考超声结果选择合适的手术方式。

病例4 女,61岁。右侧乳腺良性叶状肿瘤术后1年,体检发现右乳肿块2周。

专科检查:右侧乳腺6点钟方向可触及肿物,质硬,活动可,与皮肤无粘连。右侧腋窝淋巴结未触及。

病理诊断:(右)乳腺叶状肿瘤,交界性。肿瘤2灶,最大径分别为1.5cm和2.0cm。

免疫组化结果:CD34(间质血管+),P63(上皮+),Desmin(间质梭形细胞弱+),CK(上皮+),S-100(-),Ki67(8%+),CD10(-),ER(-),CD99(-),β-catenin(间质梭形细胞质+),Vimentin(间质梭形细胞+)。

详见图6-1-4a、图6-1-4b、图6-1-4c。

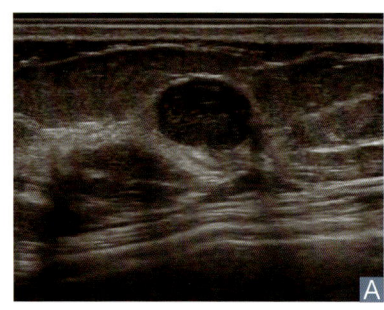 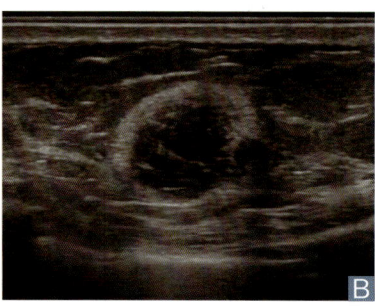 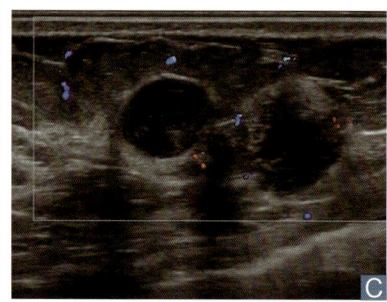

A~B.2D:右侧乳腺6点钟方向可见2个低回声光团。(A)大小1.4cm×0.9cm,边界清,形态规则,呈椭圆形,内回声均匀;(B)大小1.8cm×1.3cm,边界清,形态规则,类椭圆形,内回声欠均匀,周边为稍强回声,内部为低回声。C.CDFI:上述两个低回声光团周边及内部均可见星点状彩色血流信号。

图6-1-4a 乳腺(交界性)叶状肿瘤超声图

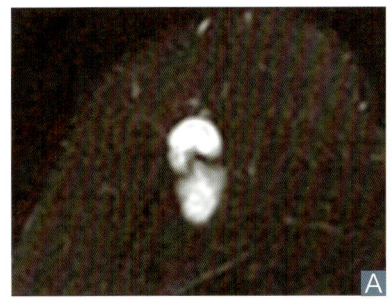 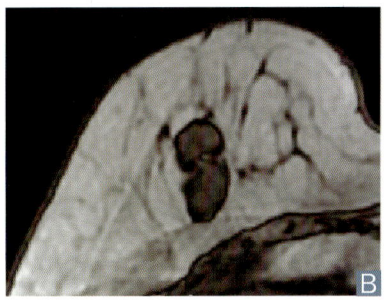 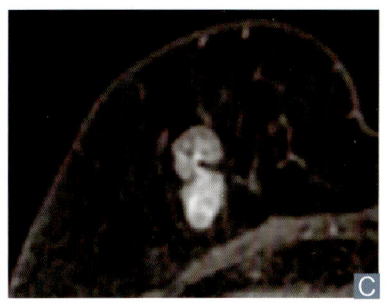

A~C.MRI：右乳外下象限见2个类圆形异常信号影，边界清，部分呈分叶状改变，较大者大小约1.4cm×1.8cm，T2WI压脂相呈明亮高信号（A），T1WI呈等信号（B），增强后明显强化（C），动态增强曲线呈持续上升型。

图6-1-4b 乳腺（交界性）叶状肿瘤MRI图

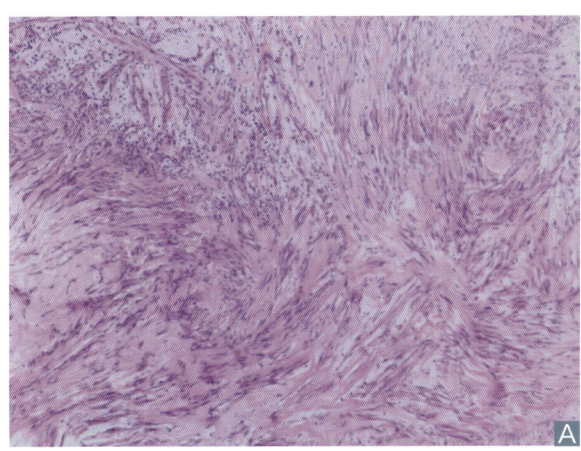 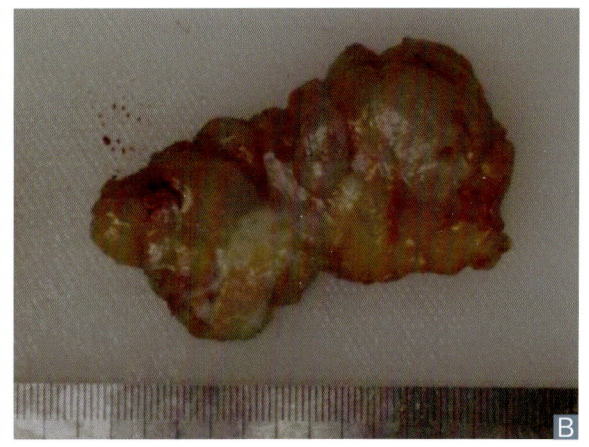

A.镜下：乳腺肿瘤，由导管及增生的梭形细胞构成，形成结节状，部分呈分叶状，部分区域可见导管受压、扭曲变形呈裂隙状，间质纤维增生稍活跃，核分裂象偶见（0～1个/10HPF）。肿瘤与周边组织界限不清，部分区域可见肿瘤累及周边脂肪组织。B.大体：灰白色结节2个，大者2cm×2cm×1.6cm，小者1.5cm×1cm×1cm，两者相距0.6cm，边界较清，切面灰白色，质中。

图6-1-4c 乳腺（交界性）叶状肿瘤病理图

病例5 女，60岁。发现右乳房肿块10年，无不适。

专科检查：右侧乳腺3点钟乳头旁可触及一肿物，约红枣大小，质韧，无触痛，活动可。右侧腋窝淋巴结未触及。

病理诊断：（右）乳腺叶状肿瘤，交界性。

详见图6-1-5a、图6-1-5b。

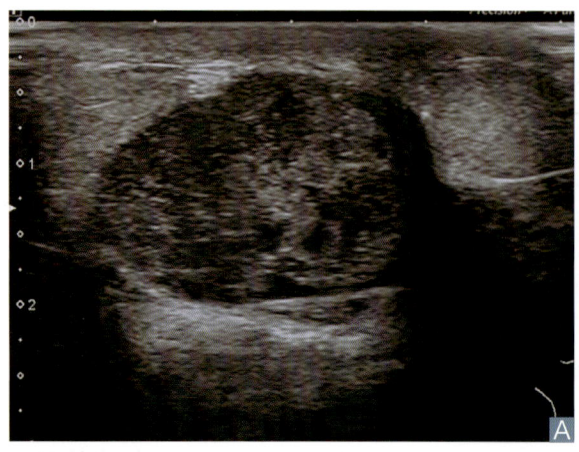
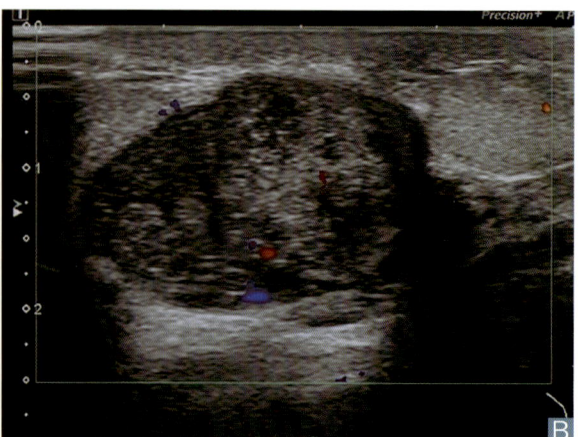
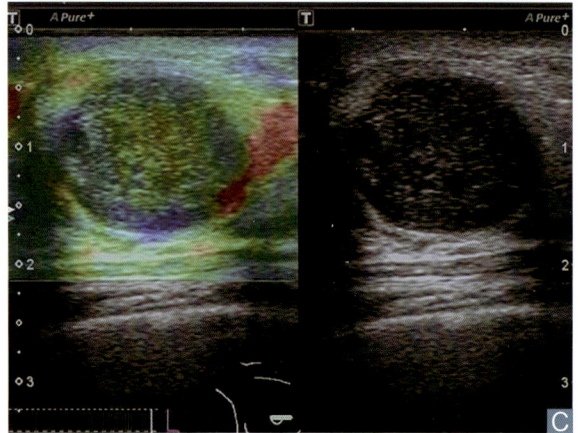

A.2D：右侧乳腺3点钟近乳头处可见一低回声光团，形态规则，边界清晰，内回声强弱不均匀，呈裂隙状，并可见少许液性暗区，后方回声增强。B.CDFI：低回声光团内部及周边可见短线状血流信号。C.弹性评分3分。

扫码观看视频

图6-1-5a 乳腺（交界性）叶状肿瘤超声图

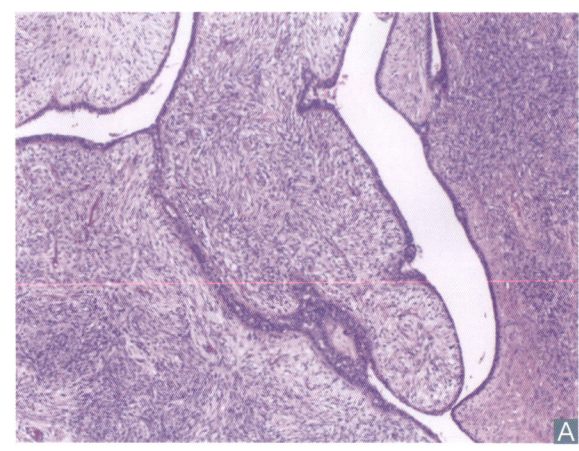
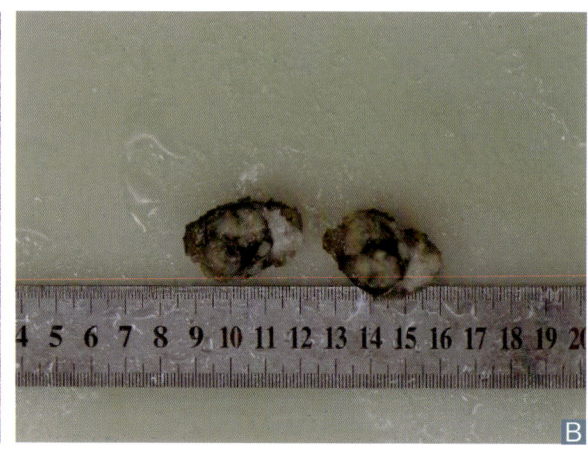

A.镜下：乳腺组织，导管及间质纤维增生，形成分叶状结构，边界清，导管周围间质细胞增生，部分区域密度较高，细胞中度异型，核分裂象易见（16个/10HPF），未见明确坏死，未见明确浸润性生长。B.大体：（右乳肿物）切面可见一结节，2.2cm×1.8cm×1.2cm，切面灰黄色，质中。

图6-1-5b 乳腺（交界性）叶状肿瘤病理图

病例6 女，39岁。发现左乳肿块3年，无不适。

专科检查：左侧乳腺外上象限可触及一大小约4cm×2cm肿物，质地硬，活动度差。左侧腋窝淋巴结未触及。

病理诊断：（左）乳腺叶状肿瘤，交界性。

详见图6-1-6a、图6-1-6b。

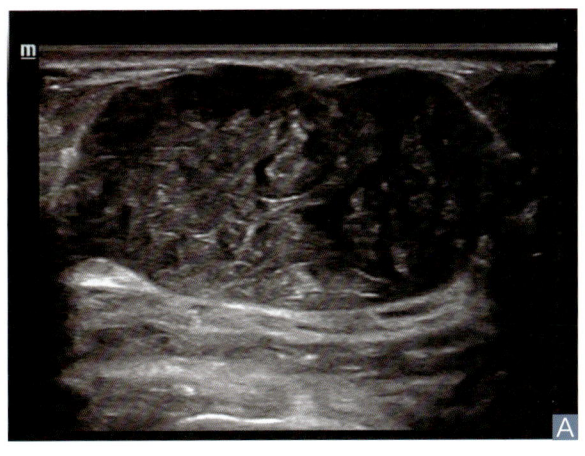
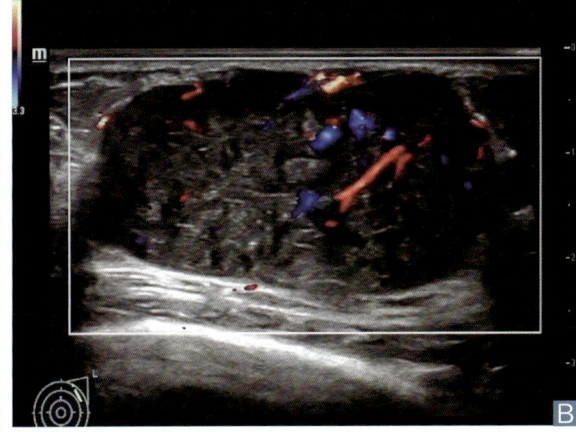

A.2D：左侧乳腺外上象限近腋窝处可见一大小3.8cm×2.5cm低回声光团，呈椭圆形，边界清晰，内见裂隙样回声，后方回声增强。B.CDFI：低回声光团内部及周边可见较丰富血流信号。

图6-1-6a　乳腺（交界性）叶状肿瘤超声图

扫码观看视频

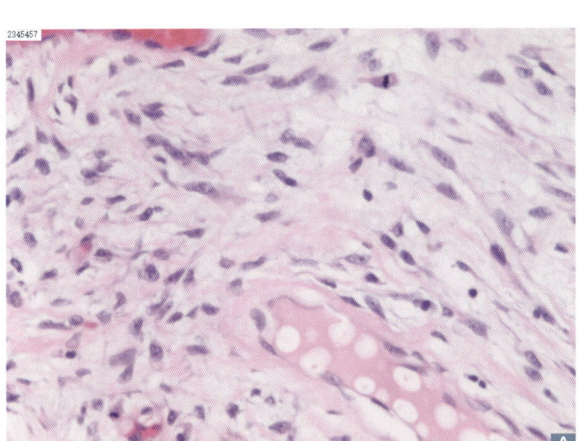
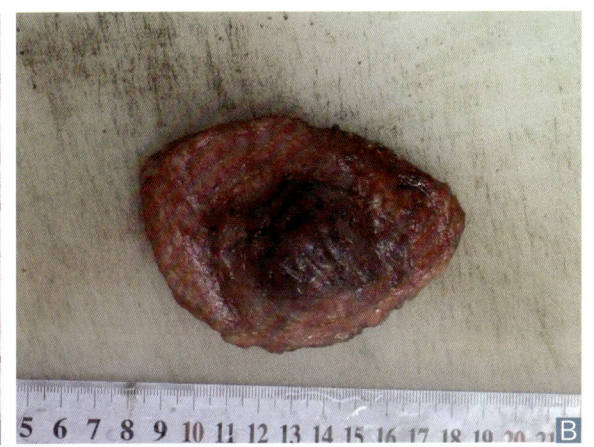

A.镜下：乳腺肿瘤，导管及间质纤维增生，形成结节状结构，其内导管受压、扭曲变形，呈分叶状，局部梭形细胞密集，核浆比稍增高，核分裂象5~6个/10HPF，未见明确坏死，未见明确浸润性生长；部分导管囊性扩张，伴囊肿形成，部分导管上皮大汗腺化生，局灶导管上皮增生，细胞不一致。B.大体：（左乳肿物）可见一肿物，大小5cm×3.3cm×2.4cm，切面灰白色，实性，质中，呈分叶状，部分质脆，似有包膜。

图6-1-6b　乳腺（交界性）叶状肿瘤病理图

病例7　女，46岁。无诱因发现左乳肿块2个月，无不适。

专科检查：左乳2点钟方向可触及一约5.0cm肿物，质韧，表面不光滑，边界清，活动可，与皮肤无粘连。左侧腋窝淋巴结未触及。

病理诊断：（左）乳腺纤维上皮性肿瘤，部分为乳腺叶状肿瘤，交界性；部分为乳腺纤维腺瘤。肿瘤最大径约5.5cm。

详见图6-1-7a、图6-1-7b、图6-1-7c。

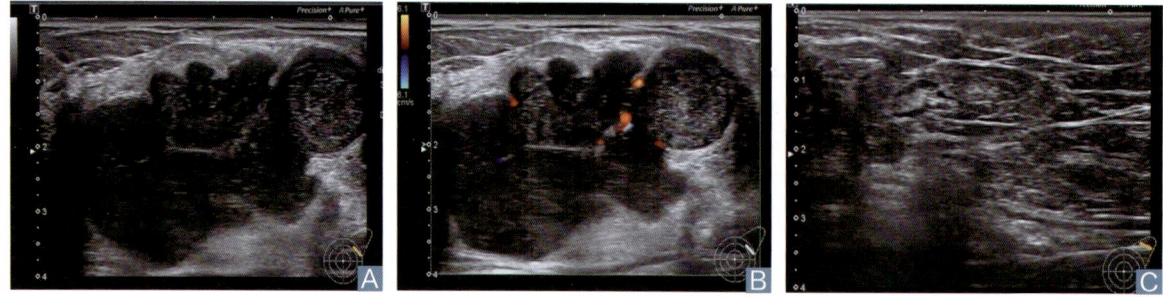

A.2D：左侧乳腺2点钟距乳头5.0cm处可见一大小5.5cm×3.2cm低回声光团，呈分叶状，边界清，内回声欠均匀。B.CDFI：低回声光团周边及内部可见短线状彩色血流信号。C.左侧腋窝淋巴结（－）。

图6-1-7a　乳腺（交界性）叶状肿瘤超声图

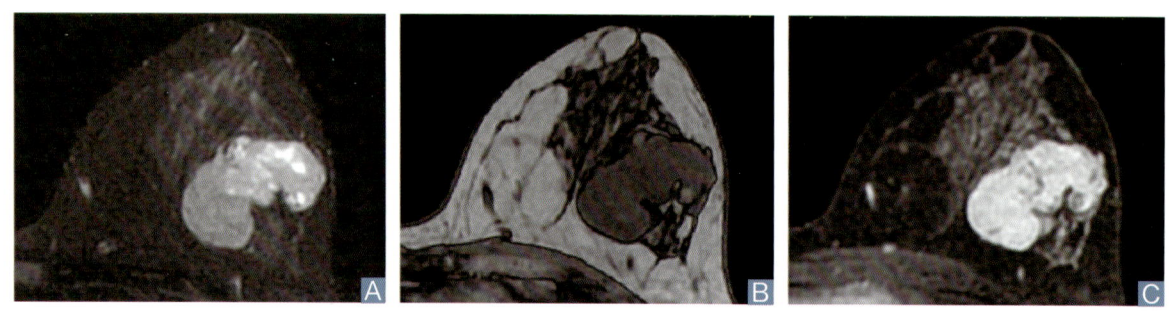

A～C.MRI：左乳外象限见一大小约4.9cm×3.7cm分叶状肿块，边缘尚光滑，T2WI压脂相呈稍高信号（A），T1WI呈等信号（B），增强后呈明显不均匀性强化（C），动态增强曲线呈上升型。

图6-1-7b　乳腺（交界性）叶状肿瘤MRI图

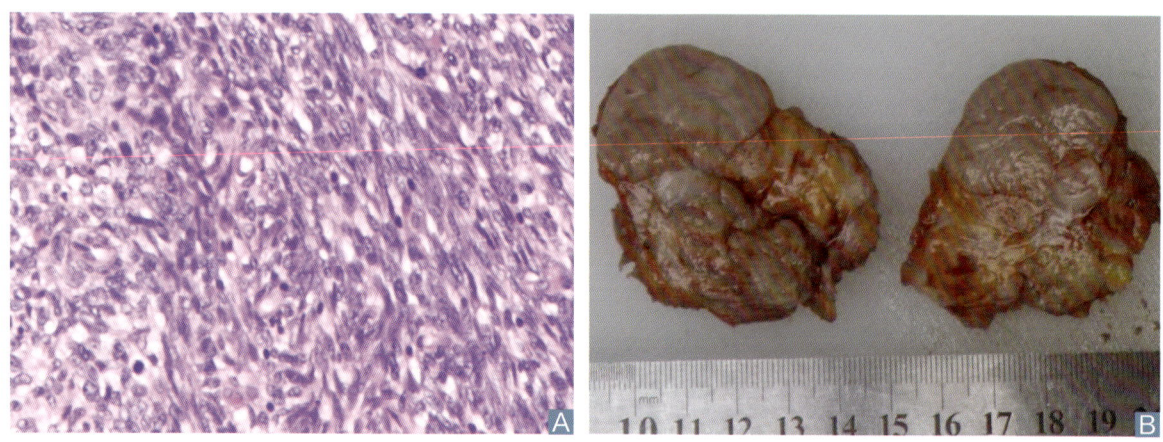

A.镜下：乳腺肿瘤，导管及间质纤维增生，形成结节状结构，其内导管受压、扭曲变形，呈分叶状或裂隙状，局部梭形细胞密集，核浆比稍增高，核分裂象8～11个/10HPF，未见明确坏死，未见明确浸润。B.大体：（左）灰红色组织，约5.5cm×5cm×4cm，切面灰白、灰红色，实性、质软，呈分叶状。

图6-1-7c　乳腺（交界性）叶状肿瘤病理图

病例8 女，50岁。触及左乳肿块8个月，自觉肿块大小无变化，无不适。

专科检查：左乳3点钟方向可触及大小约3.5cm×2.0cm肿物，质硬，表面光滑，边界清，活动可，与皮肤无粘连。左侧腋窝淋巴结未触及。

病理诊断：（左）符合乳腺交界性叶状肿瘤，伴局灶小叶瘤变（LN），小叶瘤变区在叶状肿瘤内。

免疫组化结果：小叶瘤变细胞CK5/6（-），CK14（-），ER（3+），ECD（表达减弱），P120（-）；间质梭形细胞CD34（局部+），BCL-2（局部+），Ki67（5%+）。

详见图6-1-8a、图6-1-8b。

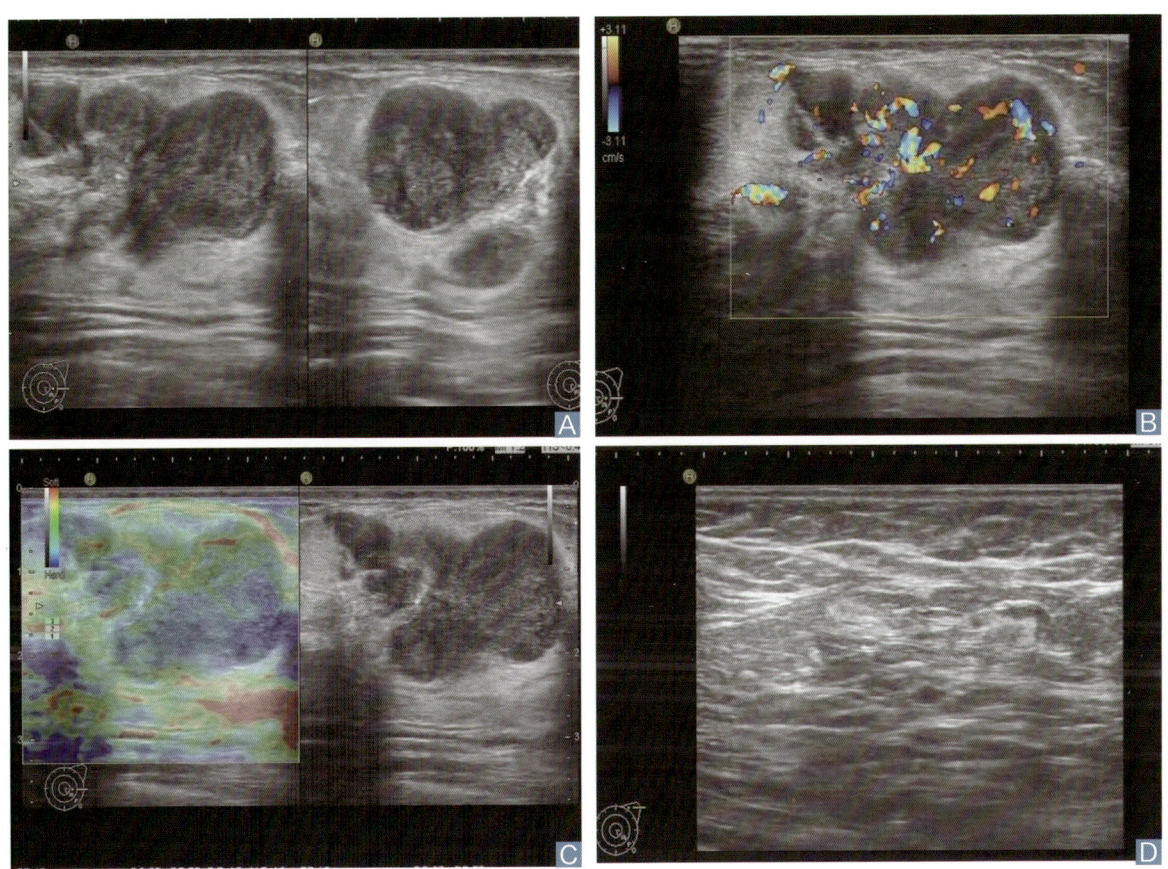

A.2D：（纵、横切面）左侧乳腺3点钟距乳头3.0cm处可见一大小为3.6cm×2.5cm低回声光团，形态不规则，呈分叶状，边界尚清，内回声欠均匀。B.CDFI：低回声光团周边及内部可见稍丰富彩色血流信号。C.弹性评分2分。D.左侧腋窝淋巴结（-）。

图6-1-8a 乳腺（交界性）叶状肿瘤超声图

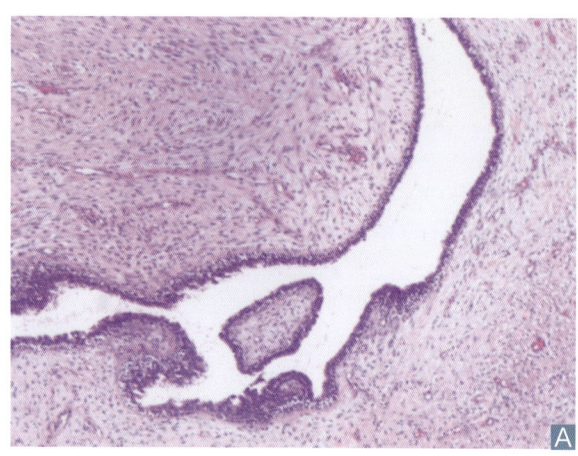 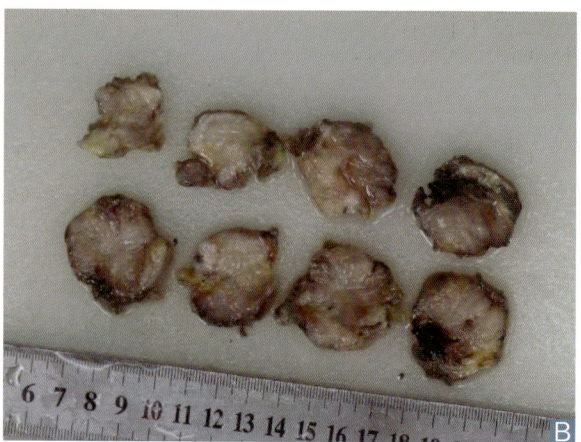

A.镜下：乳腺肿瘤呈分叶状，由扩张的、裂隙状的导管及间质梭形细胞构成，肿瘤边界欠清，局部浸润周围脂肪组织；未见间质细胞过度生长，未见恶性异源性成分。B.大体：（左）肿物3cm×3cm×2.5cm，切面灰白色，质中。

图6-1-8b 乳腺（交界性）叶状肿瘤病理图

病例9 女，48岁。发现右乳肿块6个月，自觉肿块大小无变化。

专科检查： 右侧乳腺被一肿物占据，质中，边界较清，活动可，与胸壁、皮肤无粘连。右侧腋窝淋巴结未触及。

病理诊断： （右）乳腺交界性叶状肿瘤，伴灶性导管上皮普通型增生（UDH）。肿瘤最大径约7.0cm。

免疫组化结果： 导管内增生的上皮CK5/6、CK14、ER、P63（均斑驳+）；CD117（-），β-catenin（胞质+），P53（20%+），Ki67（热点区约5%+），VEGF（-），P16（少部分+）。

详见图6-1-9a、图6-1-9b、图6-1-9c。

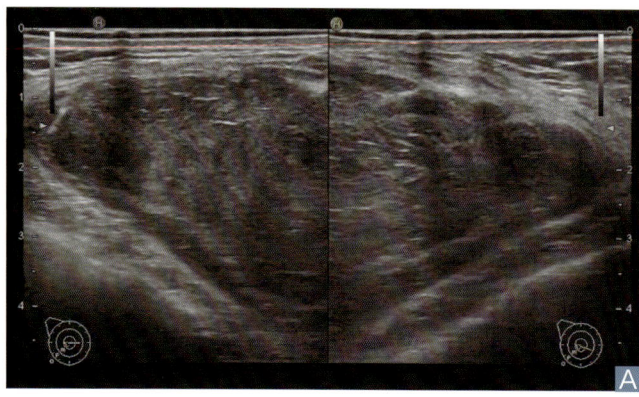 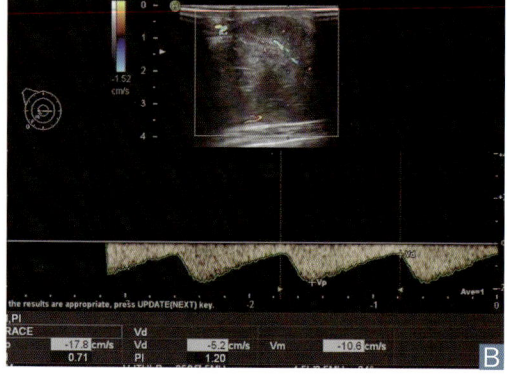

A.2D：右侧乳腺内可见一稍低回声光团，大小约8.9cm×4.0cm，边界清，内回声尚均匀。B.CDFI：低回声光团内部可见短线状血流信号，探及低阻力动脉频谱。

图6-1-9a 乳腺（交界性）叶状肿瘤超声图

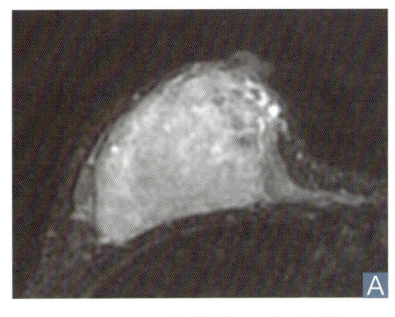
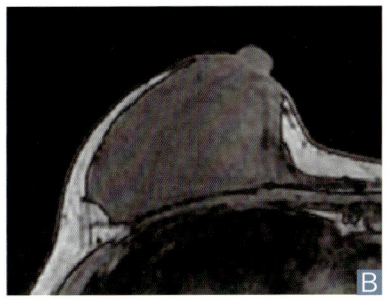
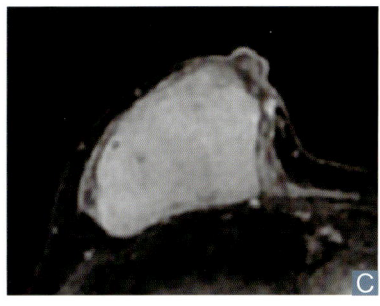

A~C.MRI：右乳见一大小约6.8cm×5.0cm肿块，边界尚清，呈分叶状，T2WI压脂相呈混杂稍高信号（A），T1WI呈稍高信号（B），增强后呈较明显强化（C），动态增强曲线呈上升型。

图6-1-9b　乳腺（交界性）叶状肿瘤MRI图

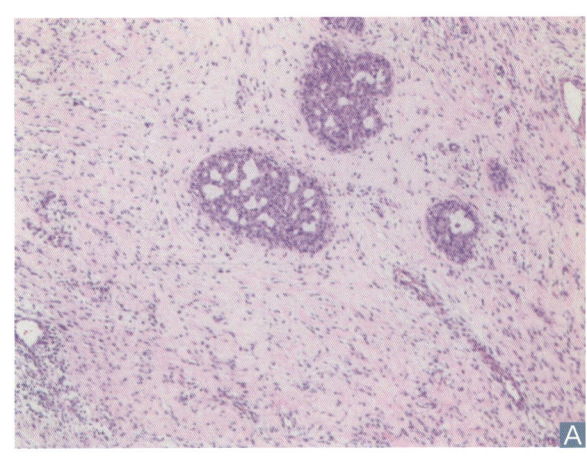
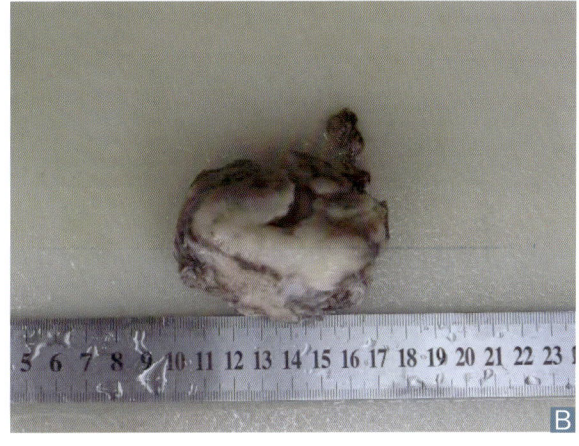

A.镜下：乳腺肿瘤呈分叶状，由扩张的、裂隙状的导管及间质梭形细胞构成，肿瘤边界尚清，间质细胞疏密不等，局灶间质细胞过度增生（局灶一个低倍镜下未见腺管结构），核轻-中度异型，核分裂象5~6个/10HPF，未见恶性异源性成分。B.大体：（右）结节状一肿物，大小7cm×6cm×4.5cm，切面灰白色，质中。

图6-1-9c　乳腺（交界性）叶状肿瘤病理图

病例10　女，70岁。5个月前无诱因发现右乳肿块，约4cm，未予重视，后肿块逐渐长大至20cm。

专科检查：右乳外侧可触及一巨大肿物，质韧，边界欠清，活动度一般，无压痛，肿块处皮肤表面可见浅表静脉曲张。右侧腋窝淋巴结未触及。

病理诊断：（右）乳腺叶状肿瘤，综合免疫组化和形态学分析，考虑为交界性叶状肿瘤。肿瘤最大径约15.5cm。

免疫组化结果：CD34（血管+），CD10（+），ER（-），P53（间质梭形细胞约20%中等强度+），Desmin（+），CK（-），β-catenin（浆+），Ki67（约10%，局灶约20%+）。

详见图6-1-10a、图6-1-10b、图6-1-10c。

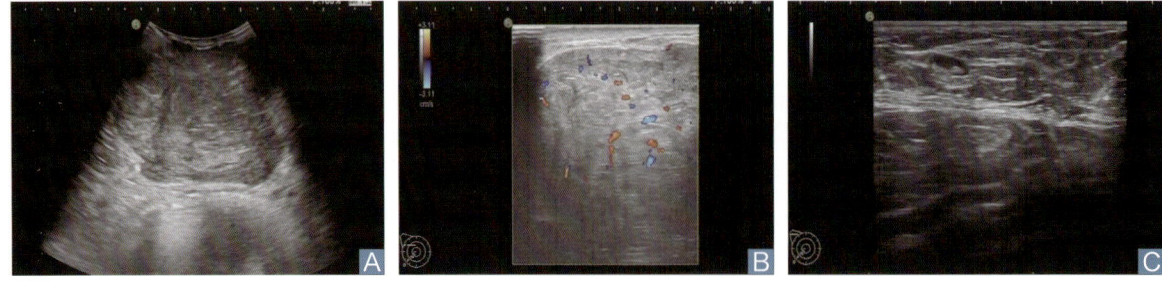

A.2D：右侧乳腺几乎未见正常乳腺组织，可见一巨大低回声光团，大小超过超声窗，前后径8.1cm，形态尚规则，边界清，内回声欠均匀。B.CDFI：低回声光团周边及内部可见短线状彩色血流信号。C.右侧腋窝淋巴结（-）。

图6-1-10a 乳腺（交界性）叶状肿瘤超声图

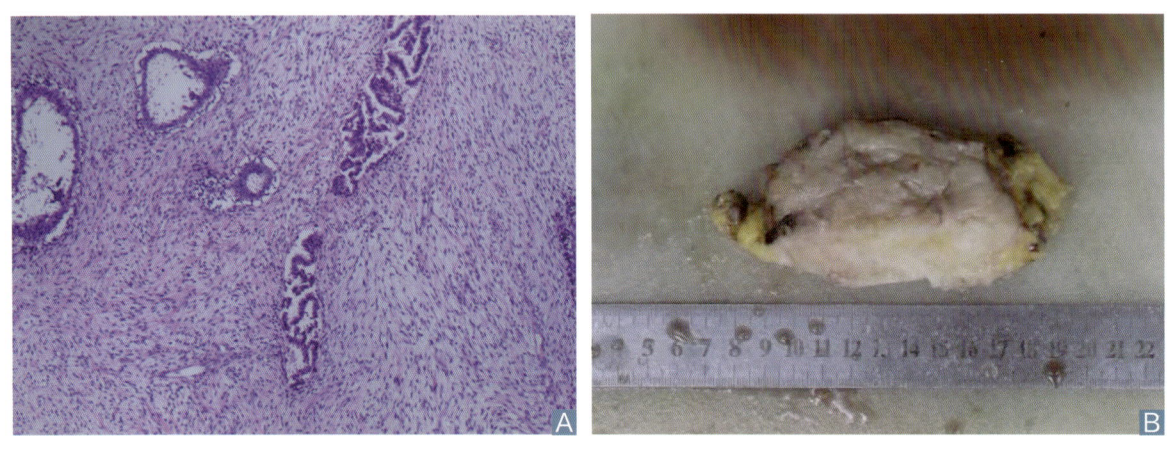

A.镜下：导管及间质纤维增生，间质梭形细胞明显增生，细胞疏密不等，核中度异型，核分裂象易见（约8~10个/10HPF）；肿瘤边界大部分清楚，小灶与周围脂肪组织边界不清，未见明确坏死。B大体：（右）乳头后方可见一巨大肿物，大小15.5cm×12cm×6.5cm，切面灰黄色，质脆，可见出血及局灶坏死。

图6-1-10b 乳腺（交界性）叶状肿瘤病理图

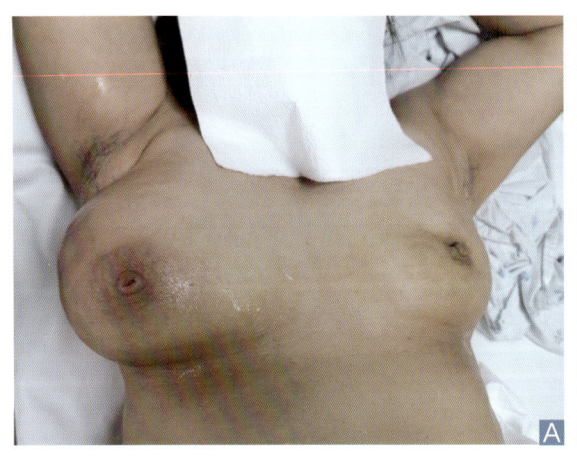
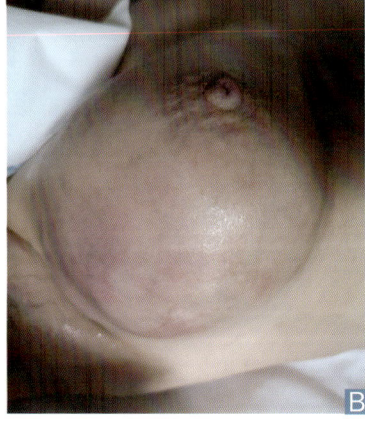

A~B.外观：左右侧乳房不对称（A），右乳隆起，表面皮肤静脉曲张（B），乳头乳晕未见异常。

图6-1-10c 乳腺（交界性）叶状肿瘤乳房外观

解析

病例4至病例10为交界性叶状肿瘤，也是叶状肿瘤中最常见类型。

交界性叶状肿瘤图像表现呈多样化，既可以表现为形态规则（乳腺良性肿瘤特点）（如病例4、病例5、病例6），也可以表现为明显分叶状（如病例7、病例8）。肿块可以为较小型（如病例4），也可以为巨大型（如病例9、病例10）。病例4至病例6单从图像来看与纤维腺瘤有相似之处，甚至MRI亦误诊为纤维腺瘤。但术前超声并不考虑纤维腺瘤诊断，依据是病例5、病例6肿块内部并非条索样回声，而是裂隙状回声，这是叶状肿瘤的一个特异性征象。病例4是考虑到患者有良性叶状肿瘤病史，因此术前超声考虑不排除（良性或交界性）叶状肿瘤可能。需要注意的是，病例4术后病理提示超声所见的2个病灶均为交界性叶状肿瘤，可见叶状肿瘤也可以是多灶的。病例7、病例8肿块形态不规则，呈分叶状，内部血供丰富，诊断上需要与乳腺癌进行鉴别。乳腺癌肿块大多数边界不清，呈毛刺状或蟹足状改变，可伴微小钙化，常见同侧腋窝淋巴结肿大。病例8从病史来看，肿块自发现起8个月大小无变化，这点也不符合乳腺癌的临床表现。病例9、病例10为巨大肿块型，几乎占据整个乳房，再结合患者年龄排除纤维腺瘤诊断（部分幼年型纤维腺瘤可表现为巨大肿块）。病例10肿块为短时间内迅速增大，外观见患侧乳腺隆起，表面皮肤变薄，并见浅表静脉曲张，这是叶状肿瘤的另一个特异性征象。从上述7例交界性叶状肿瘤来看，大小1.5~15.5cm（病理测量）不等，图像表现多样，超声可以根据图像特点，再结合病史对其与纤维腺瘤、乳腺癌进行鉴别。

病例11 女，24岁。体检左乳肿块1周，无不适。

专科检查：左侧乳房皮肤外观正常，外上象限可触及一约5.0cm肿物，质硬，活动度差。左侧腋窝淋巴结未触及。

病理诊断：（左）乳腺恶性叶状肿瘤。

免疫组化结果：肿瘤 CD34（-），CD10（部分+），ER（-），CD99（-），P63（-），Desmin（+），CK（-），S-100（-），β-catenin（浆+），Ki67（热点50%+），Vimentin（2+），肿瘤 Myogenin（-），MyoD1（-）。

详见图6-1-11a、图6-1-11b、图6-1-11c。

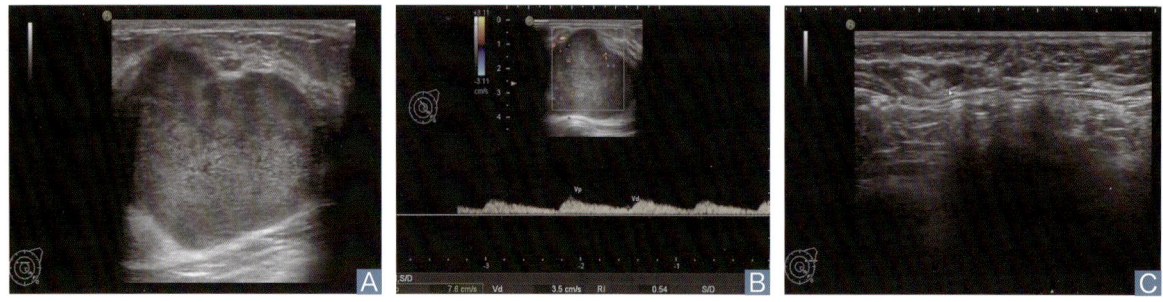

A.2D：左侧乳腺外上象限近乳头处可见一大小5.2cm×3.8cm低回声光团，形态不规则，分叶状，边界清，内回声不均匀，可见小片状无回声区。B.CDFI：该低回声光团周边及内部可见短线状彩色血流信号显示，探及低阻力动脉频谱。C.左侧腋窝淋巴结（-）。

图6-1-11a 乳腺（恶性）叶状肿瘤超声图

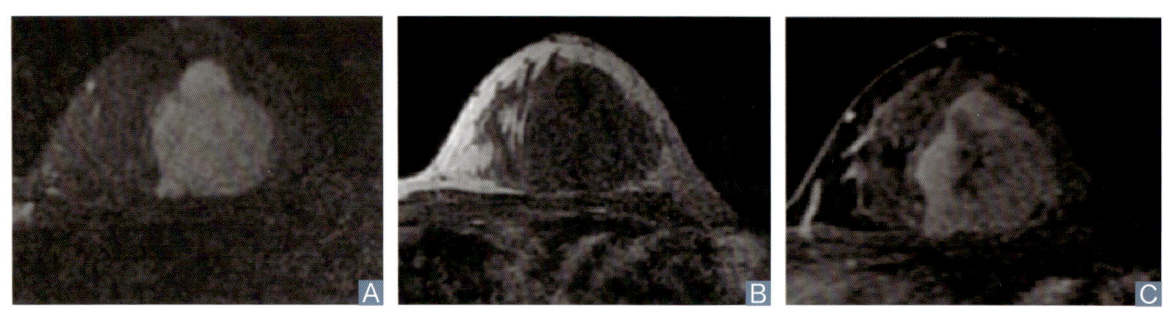

A~C.MRI：左乳外上象限见大小约4.6cm×4.4cm肿块，边界清，边缘呈分叶状，T2WI压脂相呈高信号（A），T1WI呈等信号（B），增强后病灶轻度持续渐进性强化（C），动态增强曲线呈平台型。

图6-1-11b 乳腺（恶性）叶状肿瘤MRI图

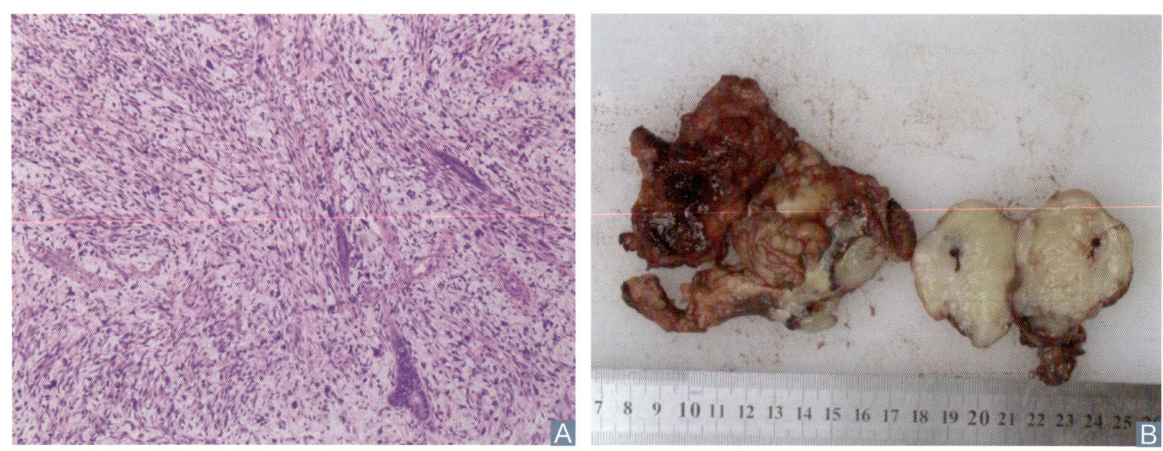

A.镜下：乳腺组织内可见肿瘤，瘤细胞呈梭形，异型性明显，核卵圆或梭形，不规则，胞质丰富粉染，核分裂象易见（25个/10HPF）；瘤细胞呈多结节状排列，部分区域于乳腺小叶或导管间穿插生长，部分区域低倍视野未见明确乳腺导管结构，灶性黏液变性。B.大体：（左）见2个结节，大小分别为4.5cm×3cm×3cm、2.5cm×2.5cm，切面灰白色，质中。

图6-1-11c 乳腺（恶性）叶状肿瘤病理图

病例12 女，54岁。触及左乳肿块2个月，保守治疗（不详）无效，肿块进行性增大。

专科检查：左乳可触及巨大乳房肿物，约12cm×10cm，质地硬，活动度差。左侧腋窝淋巴结未触及。

病理诊断：（左）恶性肿瘤，结合形态及免疫表型，符合恶性叶状肿瘤。肿物最大径约15.0cm。左腋窝组织淋巴结未见肿瘤（0/12）。

免疫组化结果：肿瘤细胞PR（-），ER（-），HER2（-），Ki67（30%+），CK（-），CK5/6（-），P63（-），34βE12（-），CD34（血管+），BCL-2（3+）。

详见图6-1-12a、图6-1-12b。

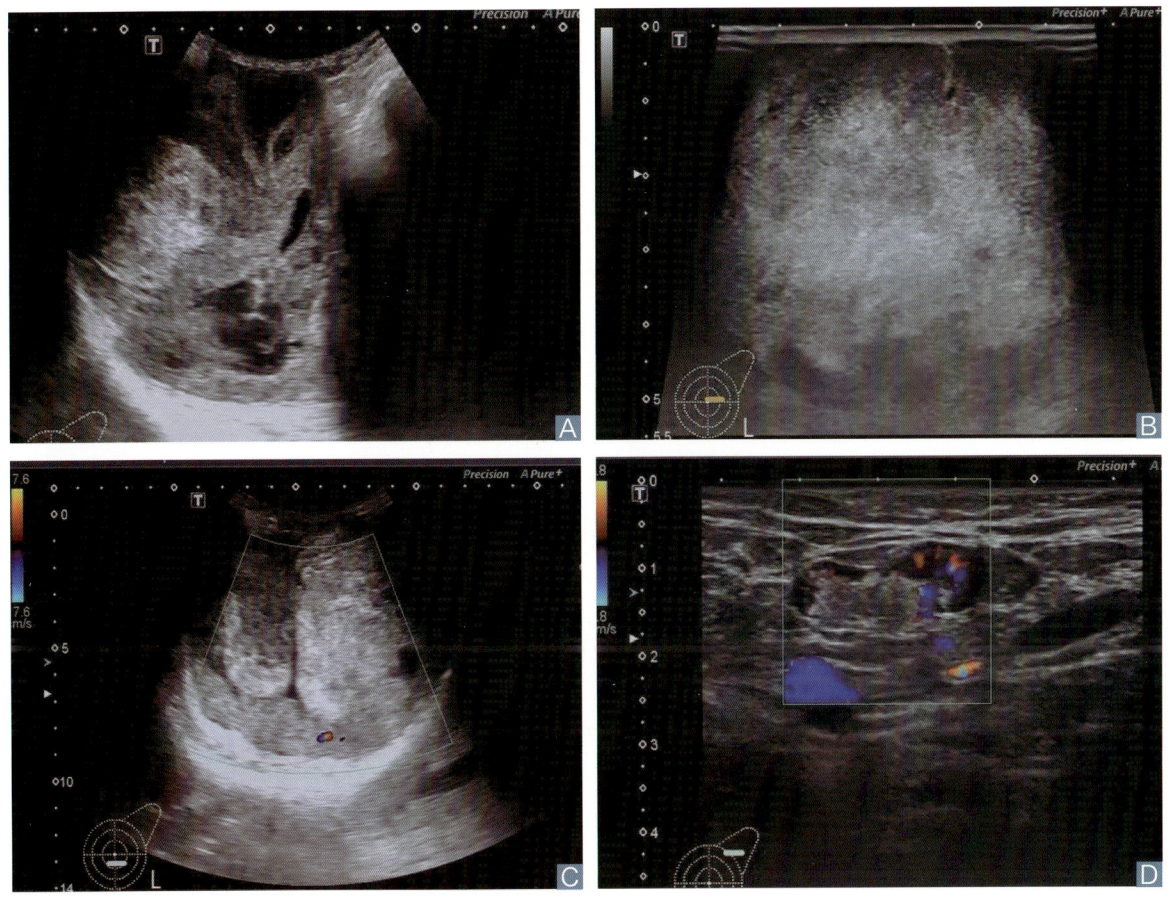

A~B.2D：左侧乳腺内几乎未见正常乳腺组织，可见一范围约10.8cm×9.6cm稍强回声光团（B），形态欠规则，边界清，内回声不均匀，可见裂隙状回声及少许无回声区（A）。C.CDFI：稍强回声光团周边及内部可见星点状彩色血流信号。D.左侧腋窝淋巴结（-）。

图6-1-12a 乳腺（恶性）叶状肿瘤超声图

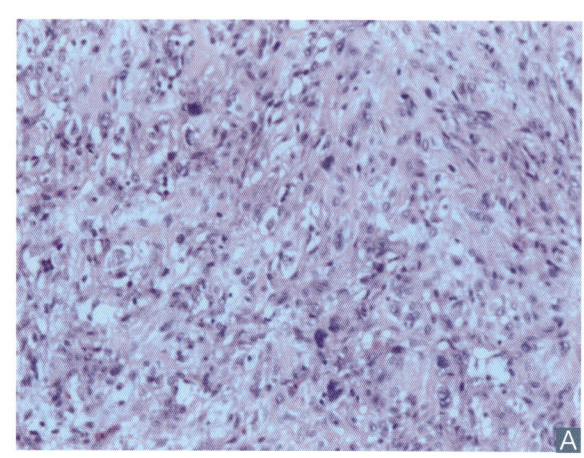 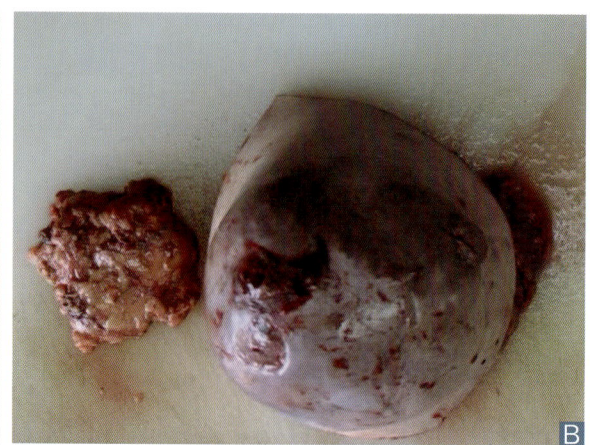

A.镜下：乳腺肿瘤，瘤细胞梭形、致密，核中-重度异型，核分裂象易见（>10个/10HPF），并可见病理性核分裂及瘤巨细胞，排列成束状交错排列。肿瘤与周围组织边界不清，可见不规则浸润灶，伴有大片坏死；局灶分叶状结构。B.大体：（左）巨大肿物，15cm×13.5cm×8.5cm，切面灰白、灰黄色，质中，大部分区域灰褐色，可见坏死。

图6-1-12b　乳腺（恶性）叶状肿瘤病理图

解析

病例11、病例12为恶性叶状肿瘤，病例11为24岁女性患者，恶性叶状肿瘤多见于中老年女性，偶尔也见于青年女性。病例11肿块较大，呈低回声，形态不规则，局部角状突起，内部回声较均匀，超声考虑为叶状肿瘤，但无法判断是交界性或恶性。病例12肿块巨大，内部回声强弱不均匀，可见裂隙状回声，结合肿块有进行性长大病史、中老年女性，考虑恶性叶状肿瘤可能。

诊断思路

乳腺叶状肿瘤属于纤维上皮源性肿瘤，其特征是肿瘤内间质高度增生形成分叶或裂隙状结构，因此在声像图上表现为分叶状。此征象可能与肿瘤体积相关，与肿瘤的良、恶性无关，直径越大，越可能出现分叶征象，但若肿块巨大占据整个乳房时，分叶状反而不明显（如病例9、病例12）。叶状肿瘤的"包膜"是肿瘤压迫并推挤周围正常组织形成，并非真性包膜。良性PTB呈膨胀性生长，而恶性PTB由于瘤体局部出现浸润性生长，可表现为边界模糊或局部边界模糊。恶性叶状肿瘤内部更容易合并有出血、坏死及黏液性变等情况，因此表现为内部回声不均匀。有报道恶性PTB肿瘤内部血供明显较良性PTB

更为丰富，但实际工作中也碰见恶性PTB肿瘤内部表现为乏血供。

超声应该如何鉴别良性、恶性、交界性叶状肿瘤。我们的结论是：①分叶状是良性、恶性、交界性叶状肿瘤共有特征，非鉴别要点。②良性PTB与恶性PTB较容易鉴别，与良性比较，恶性PTB肿块更大、边界不清晰，内部回声不均匀，可见无回声区或强回声光团。③交界性PTB则较难与良性或恶性PTB鉴别，因为交界性PTB既可有良性PTB的特征，也可有恶性PTB的特征。

关于叶状肿瘤的鉴别诊断。①良性及交界性PTB需要与纤维腺瘤鉴别。两者临床特征及超声图像相似度极大，再加上部分患者可同时患有PTB及纤维腺瘤2种疾病，增加了鉴别诊断的难度。结合患者年龄及病史，有时能给我们带来帮助。PTB的患者发病年龄大多数比纤维腺瘤患者要年长。一般肿块较大，部分患者有肿块短期内长大病史，部分患者由于肿块过大可使表面的皮肤因受压而变薄。②恶性叶状肿瘤要与化生性癌和乳腺原发肉瘤鉴别。化生性乳腺癌临床特点与PTB相似，亦好发于中年女性，前者肿块体积较大，直径可达5cm以上，生长速度较快，多为血行转移，常见肺转移。PTB肿块形状可呈分叶状，内部可见裂隙状结构，而化生性乳腺癌中不存在这些征象。恶性叶状肿瘤不伴有皮肤凹陷、橘皮样等改变，淋巴结转移少见。

叶状肿瘤的BI-RADS分类。体积较小的良性叶状肿瘤，声像图常表现为良性实性肿瘤特征：椭圆形或浅分叶、边界清、内部回声均匀等。此时超声难以鉴别是PTB还是纤维腺瘤，但考虑为乳腺良性肿瘤可能性大，建议超声诊断为BI-RADS 3类。若肿块有以下征象之一：明显分叶状、内部回声欠均匀或见裂隙状回声、肿块血供丰富，怀疑叶状肿瘤（不确定良性或交界性），建议超声诊断为BI-RADS 4A类。若肿块体积较大、有短期内长大病史，并有上述超声征象之一，考虑叶状肿瘤（不确定交界性或恶性），建议超声诊断为BI-RADS 4B类；若有上述多个征象并肿块边缘或部分边缘不清者，考虑恶性叶状肿瘤，建议超声诊断为BI-RADS 4C类。

（郭玉萍　尚诗瑶　葛岩）

第七章

小叶瘤变

乳腺疾病超声诊断思路及病例解析

小叶瘤变（lobular neoplasia，LN）是指发生于终末导管小叶单位（TDLU）中小的失黏附的上皮细胞非典型增生，伴或不伴有Paget样改变。世界卫生组织专家共识小组根据细胞核非典型特征及结构特征，将其分为非典型小叶增生（atypical lobular hyperplasia，ALH）与小叶原位癌（lobular carcinoma in situ，LCIS）。两者都是乳腺癌的危险因素，只是风险程度有所差别，LCIS比ALH进展为乳腺癌的概率更高。这一章内容主要介绍乳腺小叶原位癌（LCIS）。

■ 乳腺小叶原位癌

·临床概述·

小叶原位癌发生于导管终末小叶，在临床症状及体征方面没有特异性，乳腺钼靶检查也不具有特异性，往往是偶然因包块、钙化或其他病变行乳腺穿刺活检或外科手术切除活检时被诊断，因此，其发病率可能被低估。好发年龄段为40~50岁，也见于绝经后女性。以往观点认为小叶原位癌仅见于女性，后有病例报道亦可见于男性。有研究表明，其发病可能与激素的影响有关。

小叶原位癌其生物学行为与导管原位癌（DCIS）不同，它具有低癌变率、癌变周期长、双侧乳房和多个象限发病的特点。

·病理表现·

病理学特征：小叶原位癌和非典型性小叶增生常同时存在。受累的小叶单位由充满单一形态细胞的腺泡构成。其细胞小，形态为圆形、多边形或立方形，细胞质内为均匀的品红小体，细胞核/质比例高；细胞间黏附松散，间隔有规律，充满腺泡，小叶结构仍可见。

病理亚型：①经典型；②多形性；③旺炽性。

免疫组织化学染色显示：AB/PAS常阳性。ER、PR阳性；P120胞质阳性，Ki67低增殖指数，E-cadherin、β-catenin、α-cantenin、CK5/6（极少数阳性）、HER2和P53通常阴性。有10%~16%的病例异常表达E-cadherin。多形性小叶原位癌Ki67增殖指数高，ER阴性（特别是伴有大汗腺化生者），HER2和P53常阳性。

· 超声表现 ·

2D	病灶一般较小，单发或多发，形态欠规则，边缘可清晰或模糊，后方回声无变化，病灶内部微小钙化常见
CDFI	血流不丰富，多数为无血流或少血流。Adler 0~Ⅰ级
其他	淋巴结（-）

· 病例及解析 ·

病例1 女，46岁。体检发现右乳肿块2周，无不适。

专科检查：无异常。

病理诊断：（右）符合小叶原位癌。右腋窝前哨淋巴结未见转移癌（0/4）。

免疫组化结果：P63（肌上皮+），CK5/6（肌上皮+），ECD（-），P120（胞质+），ER（强弱不等+），PR（-），P53（少量弱+），HER2（-），Ki67（2%+）。

详见图7-1-1a、图7-1-1b。

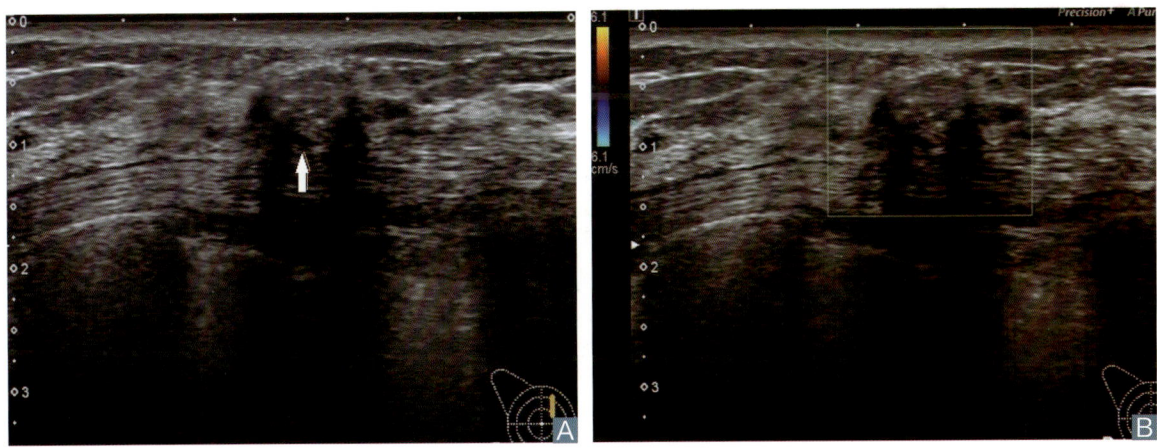

A.2D：右侧乳腺1点钟距乳头1.5cm处可见一大小1.0cm×0.6cm稍低回声光团（箭头），形态规则，平行位，部分边缘模糊，可见侧边声影，内回声不均匀，可见少许点状强回声光斑。B.CDFI：低回声光团周边及内部未见彩色血流信号。

图7-1-1a 乳腺小叶原位癌超声图

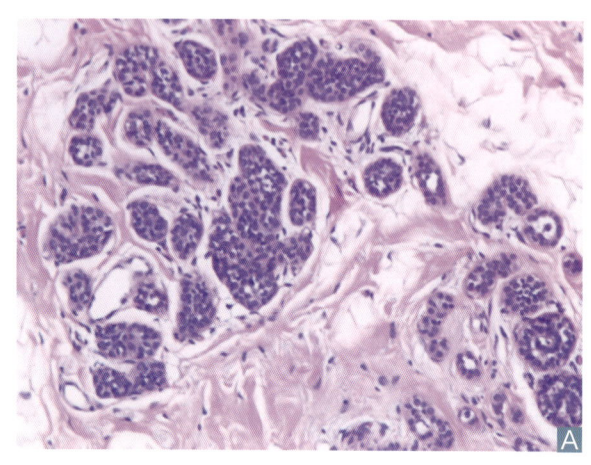
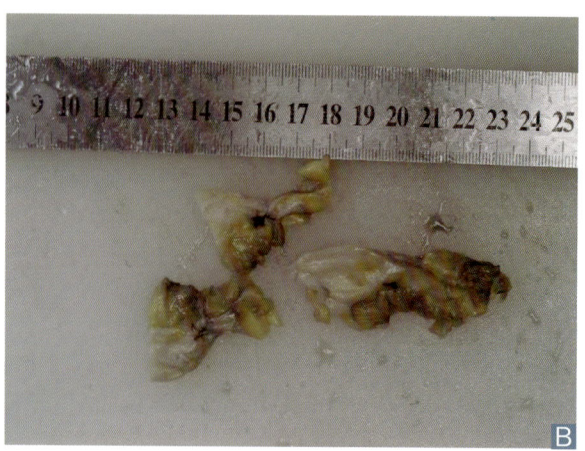

A.镜下：乳腺组织，灶性终末小叶导管上皮增生，细胞大小较一致，失黏附，呈实性充填管腔，致部分腺泡增生、膨大。B.大体：（右肿物）1.0cm×0.6cm×0.5cm，切面灰白、灰红色，局灶出血，质中。

图7-1-1b　乳腺小叶原位癌病理图

病例2　女，41岁。体检发现左乳肿块2周，无不适。

专科检查： 无异常。

病理诊断： （左）乳腺小叶原位癌。

免疫组化结果： CK5/6（-），P63（肌上皮+），ECD（-），P120（浆弱+）。

详见图7-1-2。

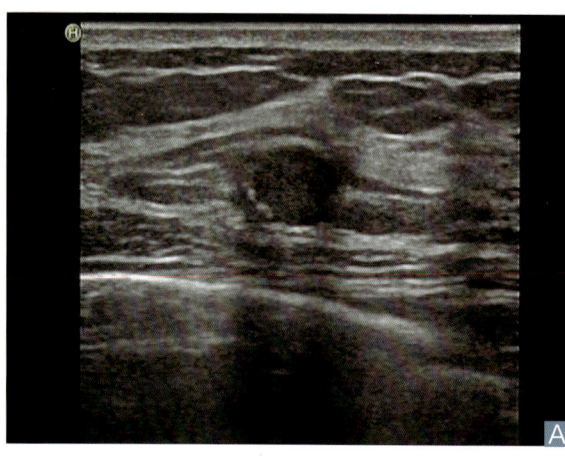
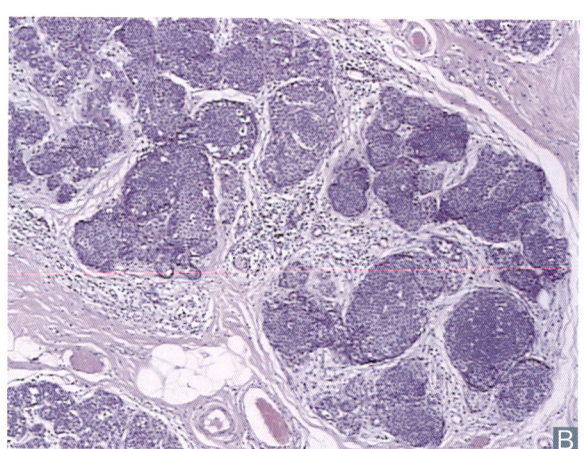

A.左侧乳腺12点钟距乳头1.0cm处可见一大小1.1cm×1.0cm低回声光团，形态规则，类圆形，边界清，内回声不均匀，可见少许点状强回声光斑。B.镜下：乳腺组织，可见较广泛的终末导管内上皮细胞增生，轻度异型，趋于一致性，充填终末导管，小叶结构保存。

图7-1-2　乳腺小叶原位癌超声及病理图

病例3　女，49岁。体检发现左乳肿块3周，无不适。

专科检查： 无异常。

病理诊断：（左）乳腺小叶原位癌。

免疫组化结果： CK5/6、P63、CK14（小叶腺泡上皮-，周围肌上皮+）、ECD（小叶腺泡上皮-）、P120（小叶腺泡上皮胞质+）、ER（斑驳+）、CK5/6（肌上皮存在）。

详见图7-1-3a、图7-1-3b。

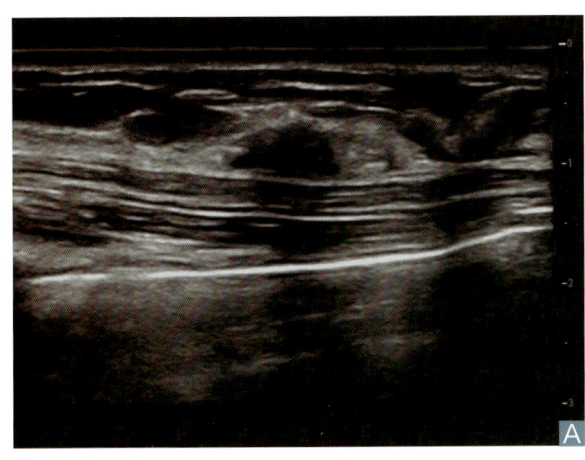
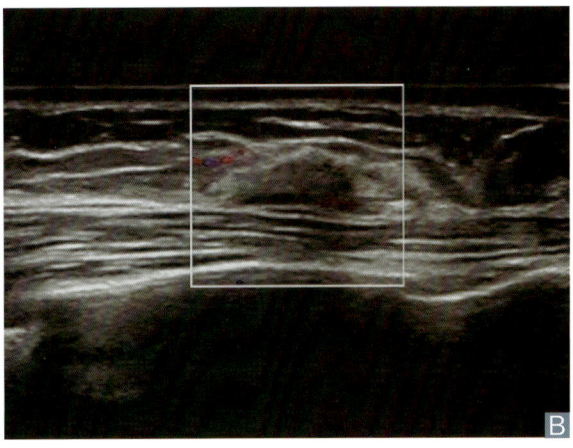

A.2D：左侧乳腺2点钟距乳头1.0cm处可见一大小1.1cm×0.5cm低回声光团，边界清，形态规则，内回声均匀。B.CDFI：低回声光团周边及内部未见彩色血流信号。

图7-1-3a　乳腺小叶原位癌超声图

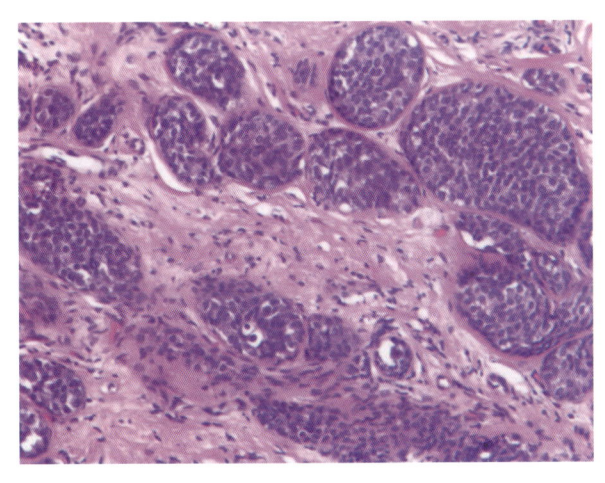

镜下：小叶上皮增生，腺泡排列密集、鼓胀，部分细胞胞质透亮，形态趋一致。

图7-1-3b　乳腺小叶原位癌病理图

病例4　女，39岁。体检发现双乳肿块1个月，无不适。

专科检查： 无异常。

病理诊断： 1.（左）乳腺小叶原位癌。2.（右）乳腺小叶原位癌，最大径约0.5cm。

详见图7-1-4a、图7-1-4b。

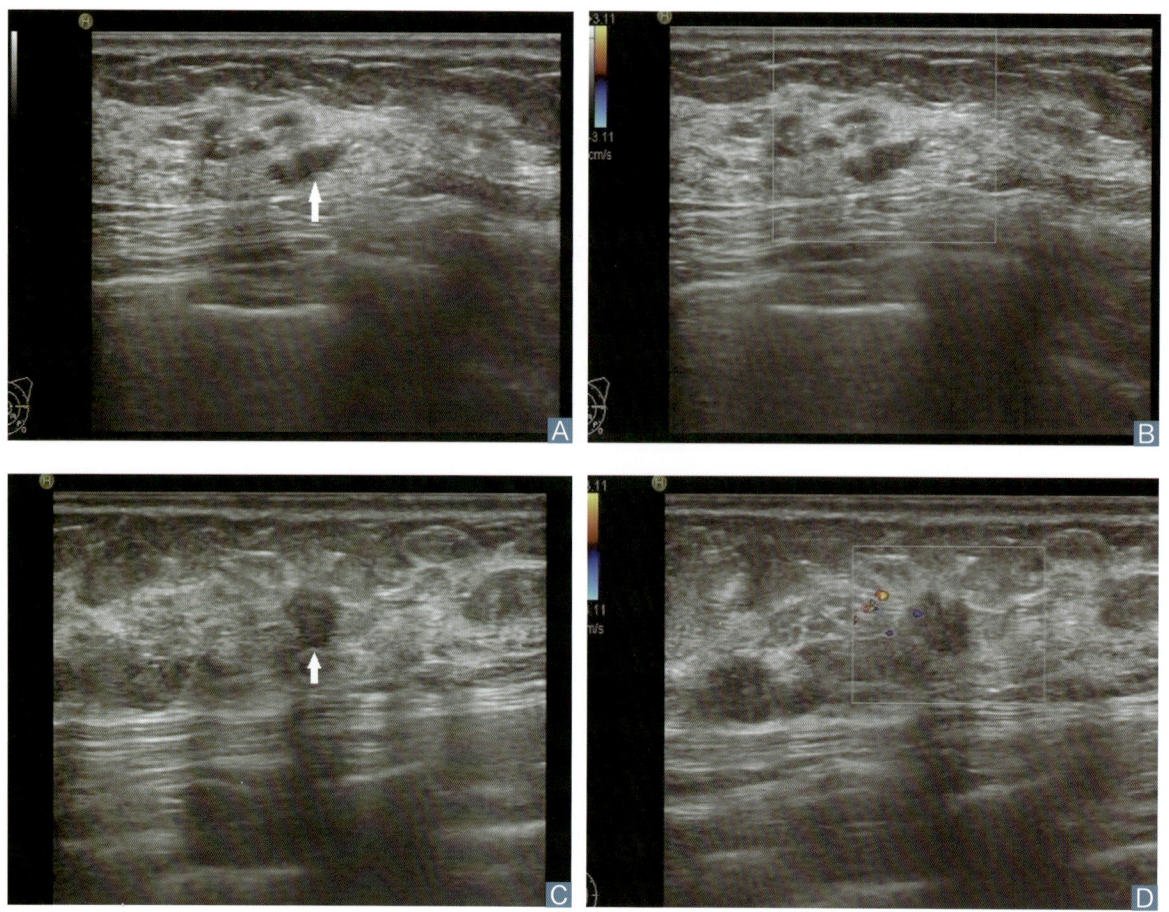

A~B.左侧乳腺3点钟距乳头3.0cm处可见一大小为0.9cm×0.4cm低回声光团（箭头），形态欠规则，边界清，内回声均匀。低回声光团周边及内部未见彩色血流信号。C~D.右侧乳腺10点钟距乳头4.0cm处可见一大小为0.8cm×0.4cm低回声光团（箭头），形态欠规则，边界清，内回声均匀。低回声光团周边及内部未见彩色血流信号。

图7-1-4a （双侧）乳腺小叶原位癌超声图

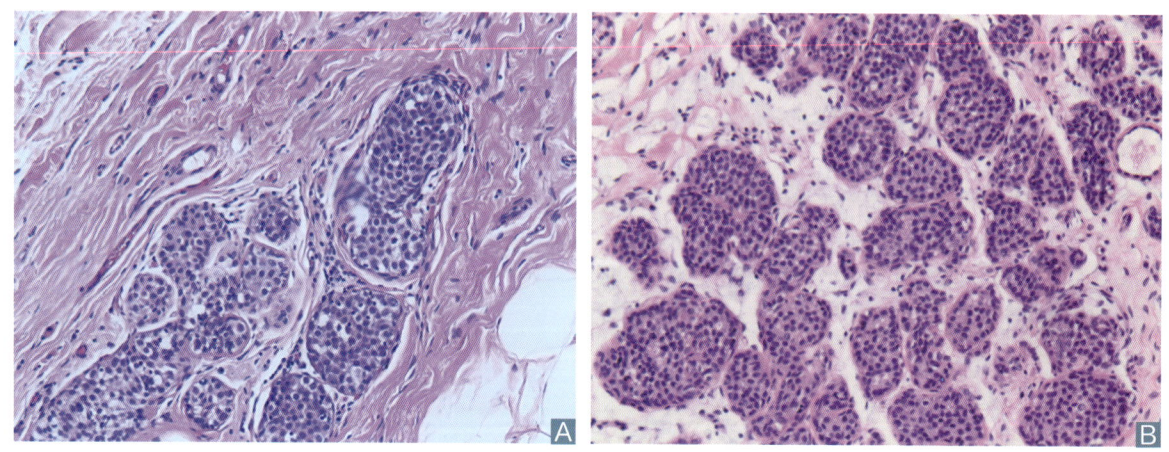

A~B.镜下：左侧（A）、右侧（B）小叶上皮增生，腺泡排列密集、鼓胀，部分细胞胞质透亮，形态趋一致；周围乳腺小叶增生，范围扩大，部分导管上皮增生，细胞杂乱不一致；灶性导管上皮大汗腺化生。

图7-1-4b （双侧）乳腺小叶原位癌病理图

解析

病例1至病例4小叶原位癌病灶（共5个）较小，患者均无临床症状、体征。超声表现为低回声结节，形态欠规则，边界较清，内回声不均匀，部分可伴微小钙化，结节内部无血流。由于结节形态欠规则，超声诊断多数考虑为BI-RADS 4A类。

诊断思路

乳腺小叶原位癌大多数发生在绝经前妇女，高发年龄段为45～54岁。临床症状和体征常常无特征性表现，因此很容易被忽视。多数是因其他乳腺疾病活检时镜下偶然发现。

乳腺小叶原位癌发病率较低，有关其超声特征方面的研究也甚少。超声检查中主要与腺病、纤维腺瘤、（肿块型）导管内乳头状瘤鉴别。为慎重起见，若超声发现低回声、内部伴微小钙化的实性小结节或形态不规则的实性小结节时，应慎下BI-RADS 3类，诊断为BI-RADS 4A类会更为恰当。

（王银）

第八章

乳腺恶性肿瘤

乳腺疾病超声诊断思路及病例解析

第一节 乳腺导管原位癌

· 临床概述 ·

乳腺导管原位癌（ductal carcinoma in situ，DCIS）又称导管内癌，是起源于终末导管小叶单位，局限于乳腺导管内的肿瘤性恶性上皮细胞克隆性增生，但未突破基底膜和细胞间质。DCIS虽然是早期癌，但生物学行为并非一致。国际上通用的VanNuys预后指数将DCIS分成3组：VN1，中低核级无粉刺样坏死；VN2，中低核级伴粉刺样坏死；VN3，高核级伴或不伴粉刺样坏死。3组的生物学行为依次变差。DCIS多中心病灶占8%～33%，＞2.5cm的DCIS多中心病灶可达47%。有30%～50%的DCIS会进展为浸润性癌。

DCIS常见于青春期后女性，半数发生于乳腺外上象限。临床表现：大多数为无症状，体检发现，偶见触及肿块、乳头血性溢液或其他原因发现。DCIS治疗根据肿瘤大小可采取乳房切除术或肿物局部切除，再辅以术后放疗。

· 病理表现 ·

大体：切面可有不太明显的实性、小结节状或颗粒状区，粉刺型可见管腔内淡黄色坏死，挤压有粉刺样溢出物。

镜下：终末导管小叶单位明显扩张，导管内上皮细胞增生，有程度不同的细胞异型性及核级（低、中、高），伴有或无坏死。肌上皮层存在或部分缺失。基膜保存或偶有灶性不连续。间质内无癌细胞浸润。

组织学分类和分级：根据核级别和（或）坏死分高、中、低级别。

免疫组织化学染色显示：乳腺导管周上皮肌上皮标志物（P63、Calponin，CK5/6等）阳性。

	ER、PR	Ki67	HER2	CK5/6
低级别	弥漫阳性	低增殖指数	阴性	阴性
中级别	阳性	介于中间	阳性	阴性
高级别	常阴性，也可阳性	高增殖指数	常阳性	可阳性

· 超声表现 ·

根据乳腺导管原位癌的声像图表现将其归纳为非肿块型及肿块型。非肿块型主要表现为2种形式：①腺体内低回声区；②乳腺导管异常。肿块型则表现为：①均质肿块；②非均质肿块。

注：非肿块型定义，是指超声检查中未探及明显边界并在2个不同检查切面未见明显占位效应的一类乳腺病变，表现为病灶缺乏明确的形态和边界，与周边组织间没有明显界限，且与对侧乳腺对应区域的超声表现不同。

		非肿块型		肿块型	
		腺体内低回声区	乳腺导管异常	非均质	均质
2D	形态	腺体内见片状低回声区，平行位，呈"匍匐状"蔓延，或沿导管生长呈放射状延伸	多个导管局限性扩张，走行迂曲，呈管状或梭形，也可表现为微囊样改变	不规则	一般结节较小，形态规则
	边缘	与周围腺体分界尚清	局部扩张的导管与周边组织分界尚清晰	欠清晰	尚清晰
	内部回声	欠均匀，或可见点状强回声光斑	不均匀，可见点状强回声光斑	强弱不均匀，或内部可见点状强回声光斑，或可见少许液性暗区	较均匀
	后方回声	无变化或衰减	无变化	无变化	无变化或增强
CDFI		低回声区域可见血流、分布紊乱。Adler Ⅱ~Ⅲ级	可见血流或无血流。Adler 0~Ⅱ级	可见血流、分布紊乱。Adler Ⅰ~Ⅱ级	一般无血流。Adler 0级
共同点		①两种类型均可伴有多发点状强回声（微小钙化，病理镜下为病灶内的粉刺样坏死），呈丛状分布，形态如细沙，针尖样或短棒样 ②同侧腋窝淋巴结无转移			

· 病例及解析 ·

病例1 女，58岁。钼靶发现左乳钙化灶1周。

专科检查：左侧乳腺3点钟方向触及一约2cm肿物，质中，边界不清，活动度差。左腋窝淋巴结未触及。

病理诊断：（左）乳腺高级别导管原位癌。左腋窝前哨淋巴结未见转移癌（0/4）。

免疫组化结果：CK5/6（周围+，提示肌上皮存在），P63（周围+，提示肌上皮存在），PR（<1%+），ER（10%+），Ki67（60%+），EGFR（-），Tau（1%+），HER2（3+）。

详见图8-1-1a、图8-1-1b、图8-1-1c。

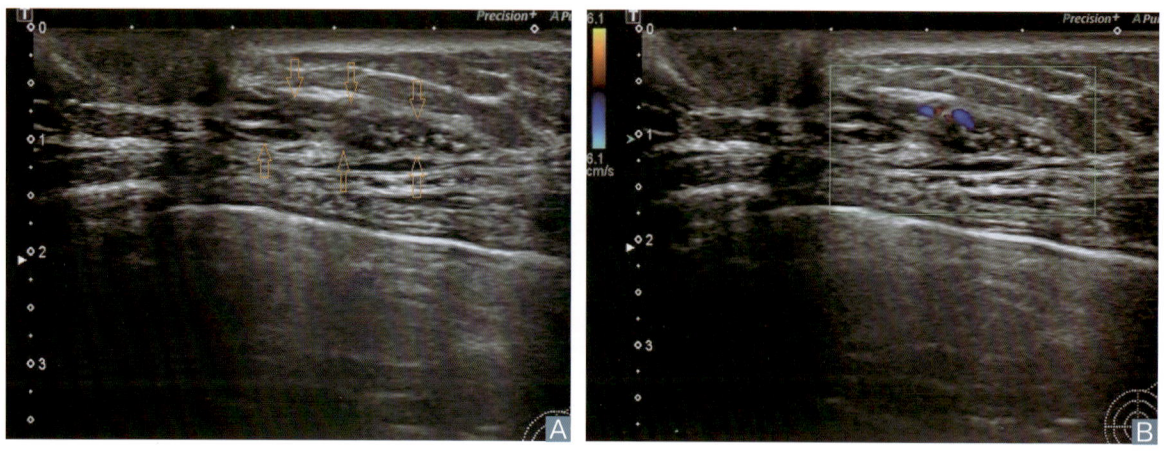

A.2D：左侧乳腺3点钟乳头旁见多个迂曲管状无回声区（箭头），范围约2.5cm×0.6cm，边界尚清，内透声差，内可见不规则形态低回声光团及呈线状分布点状强回声光斑。B.CDFI：低回声光团周边及内部可见短线状彩色血流信号。

图8-1-1a　乳腺导管原位癌超声图

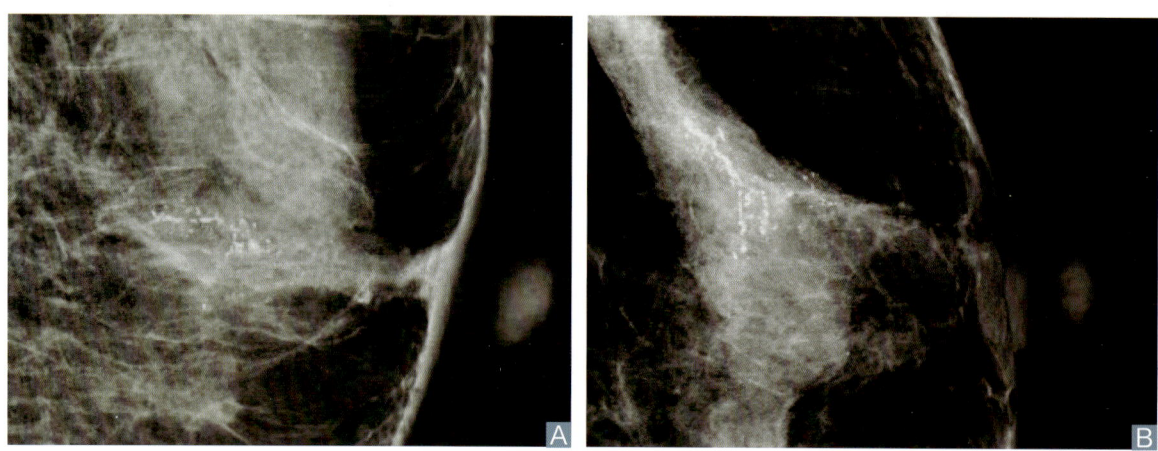

A~B.钼靶：左侧乳腺外上象限见段样分布簇状钙化（A.头尾位；B.内外斜位）。

图8-1-1b　乳腺导管原位癌钼靶图

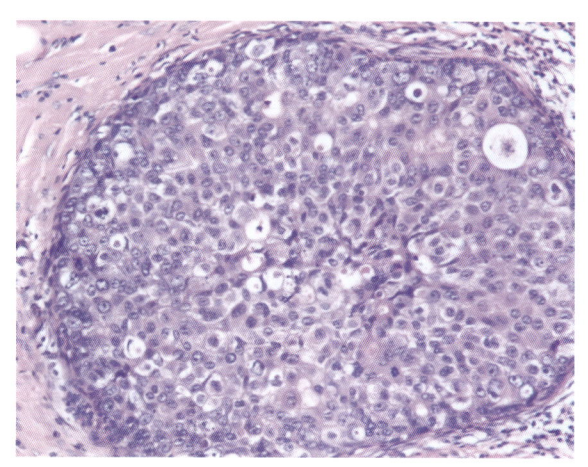

镜下：（左）乳腺肿瘤，导管上皮不典型增生，呈实性或筛状填充管腔，伴腔内坏死或钙化；增生的上皮异型性明显，核增大，部分核仁明显，胞质中量、粉染，核分裂增多。

图8-1-1c　乳腺导管原位癌病理图

病例2 女，71岁。CT发现右乳肿块2周，无不适。

专科检查：无异常。

病理诊断：（右）乳腺高级别导管原位癌。肿瘤最大径约1.5cm。右腋窝前哨淋巴结未见转移癌（0/4）。

免疫组化结果：CK5/6（导管周上皮+），P63（导管周上皮+），Calponin（导管周上皮+）。Ki67（5%+），AR（-），PD-L1（阴性试剂对照）（-），PD-L1（22C3）（CPS<1），PD-1（MRQ-22）（-）。ER（-），PR（-），HER2（3+）。

详见图8-1-2a、图8-1-2b、图8-1-2c。

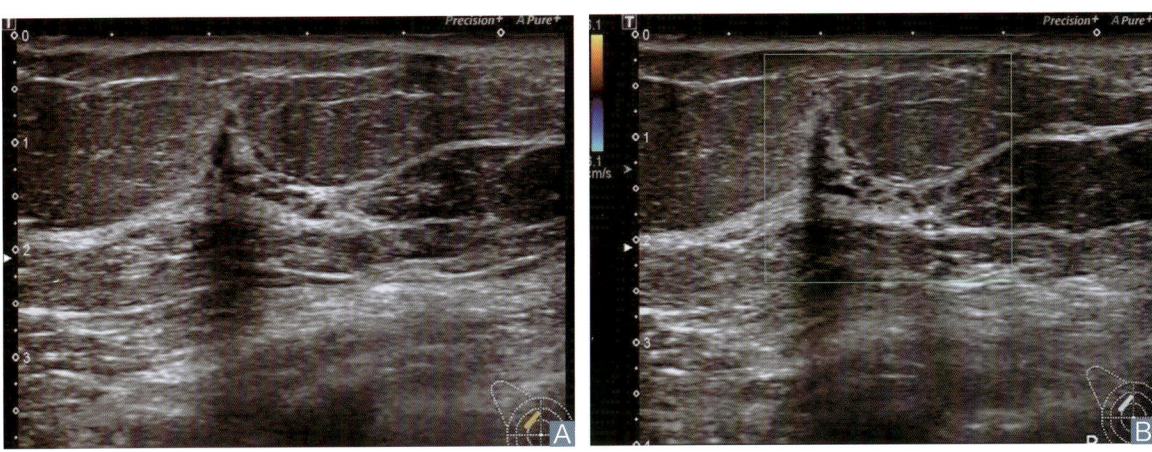

A.2D：右侧乳腺11点钟距乳头2.0cm处可见多个迂曲走行管状无回声区，类微囊样改变，范围约1.8cm×0.9cm，内透声差，可见不规则形态低回声光团及少许点状强回声光斑。
B.CDFI：低回声光团周边可见星点状血流信号。

图8-1-2a 乳腺导管原位癌超声图

扫码观看视频

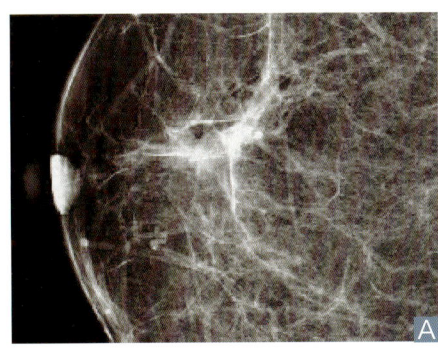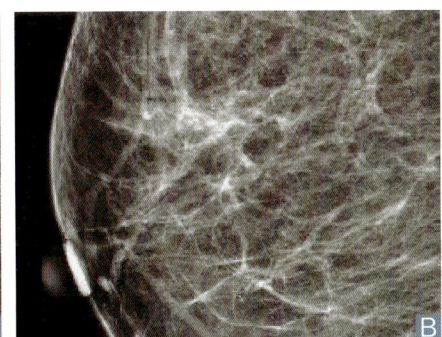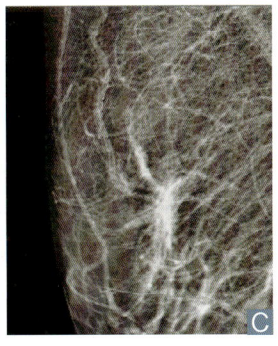

A～C.钼靶：右乳外上象限腺体结构扭曲，周围可见泥沙样钙化（A.头尾位；B.内外斜位；C.腋尾位）。

图8-1-2b 乳腺导管原位癌钼靶图

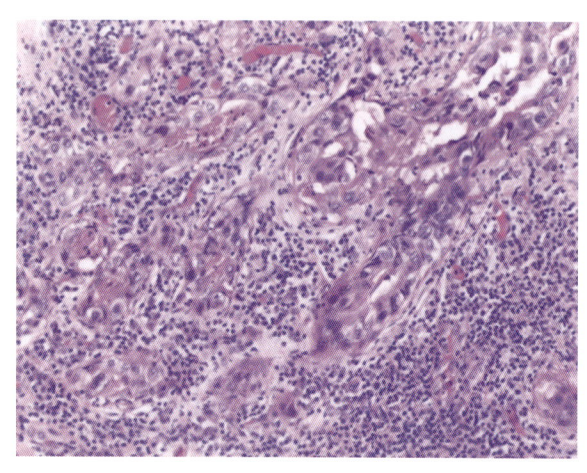

镜下：乳腺肿瘤，导管上皮增生呈实性或筛状填充管腔，伴腔内坏死或钙化；增生的上皮异型性明显，核增大，部分核仁明显，胞质中量、粉染，核分裂增多；间质纤维增生及灶性炎症细胞浸润。

图8-1-2c 乳腺导管原位癌病理图

解析

病例1、病例2为非肿块型乳腺导管原位癌，主要表现为乳腺导管异常扩张，走行紊乱，管壁欠光整，导管内透声差，可见不规则形态低回声光团以及微小钙化。这种微小钙化病理镜下为病灶内的粉刺样坏死，已被证实更容易出现在高级别DCIS中。微小钙化是非肿块型乳腺导管原位癌的常见特征，也是与导管内乳头状瘤相鉴别的重要征象，后者导管扩张走行正常，管壁光整，微钙化少见。对于微钙化的识别，必要时可以参考钼靶检查结果。

病例3 女，34岁。发现左侧乳腺肿块1个月，无不适。

专科检查： 无异常。

病理诊断： （左）乳腺中级别导管原位癌。左腋窝前哨淋巴结未见转移癌（0/4）。

免疫组化结果： CK5/6（导管周肌上皮+，导管内肌上皮−），P63（导管周肌上皮+，导管内肌上皮−），Calponin（导管周肌上皮+，导管内肌上皮−），ER（100% 3+），PR（100% 3+），HER2（90% 2+），Ki67（8%+），AR（10%+）。

详见图8-1-3a、图8-1-3b、图8-1-3c。

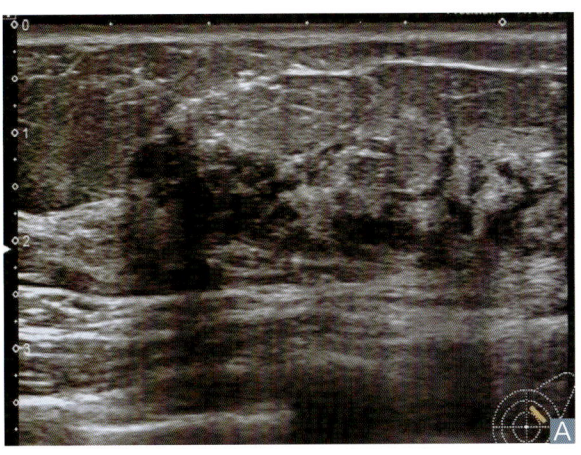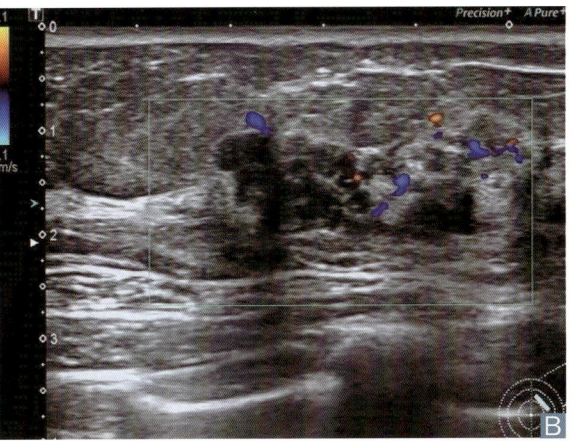

A.2D：左侧乳腺外上象限距乳头2.0cm处可见范围约4.2cm×1.0cm片状低回声区，形态不规则，沿导管生长呈放射状延伸，与周围组织分界尚清，内回声欠均匀。B.CDFI：低回声区周边及内部可见短线状血流信号、紊乱分布。

扫码观看视频

图8-1-3a　乳腺导管原位癌超声图

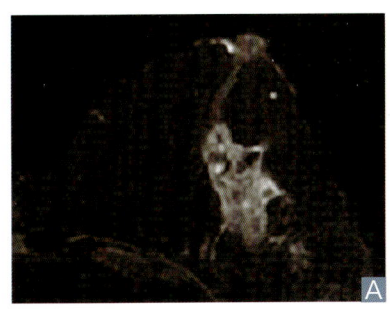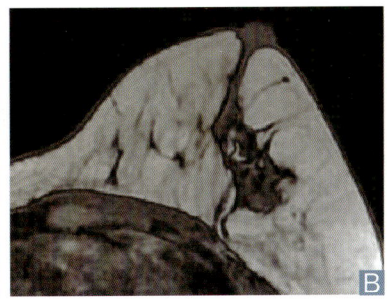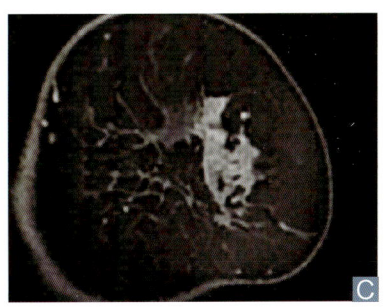

A~C.MRI：左乳外象限见段样分布异常信号影，范围约3.7cm×1.8cm，边缘不规则，边界不清，T2WI压脂相呈混杂稍高信号（A），T1WI呈等信号（B），增强后病灶较明显强化（C），动态增强曲线呈平台型及流出型。

图8-1-3b　乳腺导管原位癌MRI图

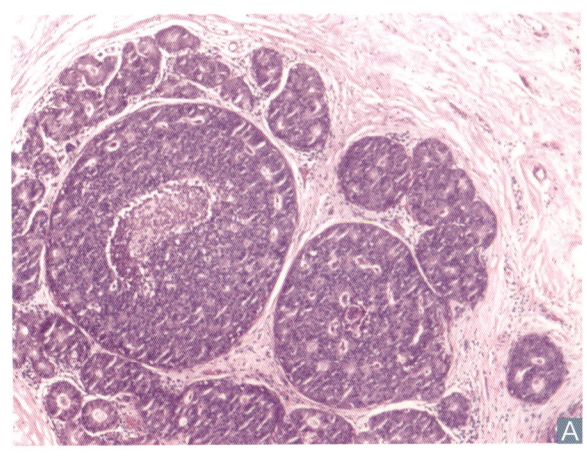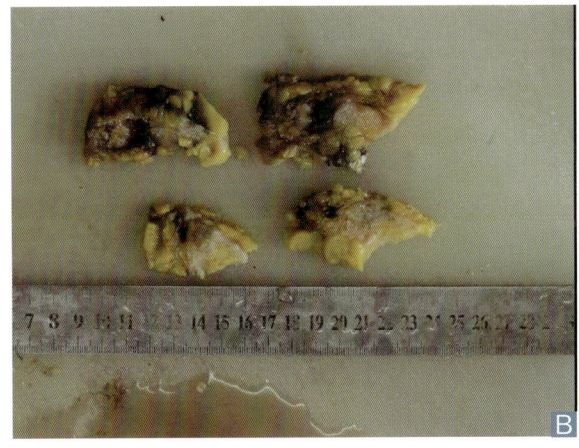

A.镜下：乳腺肿瘤，乳腺导管上皮异型增生，细胞异型较明显，核分裂可见，呈实性或筛状填充管腔，个别导管中央见坏死，病变累及乳腺小叶。间质纤维增生，少量炎症细胞浸润。B.大体：（左乳腺）于2点钟方向见一出血区质硬，2cm×1.5cm×1cm，出血区及周围切面灰红色，质硬。

图8-1-3c　乳腺导管原位癌病理图

病例4 女，62岁。发现右乳肿块3天，无不适。

专科检查： 右乳触及一肿物，约8cm，质硬，边界不清，活动度差。右腋窝淋巴结未触及。

病理诊断： （右）乳腺中级别导管原位癌。右腋窝前哨淋巴结未见转移癌（0/6）。

免疫组化结果： CK5/6、CK14、P63、Calponin（导管内增生的上皮-，导管周边肌上皮无缺失），ER（-），AR（60% 2+），HER2（3+），Ki67（10%+）。

详见图8-1-4a、图8-1-4b、图8-1-4c。

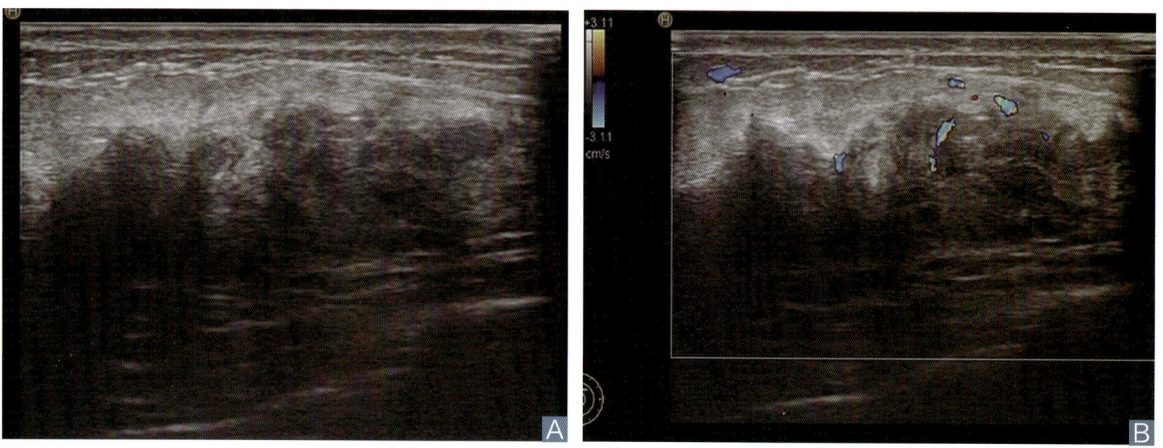

A.2D：右侧乳腺9点钟至3点钟（顺时针方向）可见一片状低回声区，范围较大，从外上象限蔓延至内上象限，周围尚可见少许正常乳腺组织，与之分界尚清，内回声欠均匀。
B.CDFI：低回声区周边及内部可见短线状彩色血流信号。

图8-1-4a 乳腺导管原位癌超声图

扫码观看视频

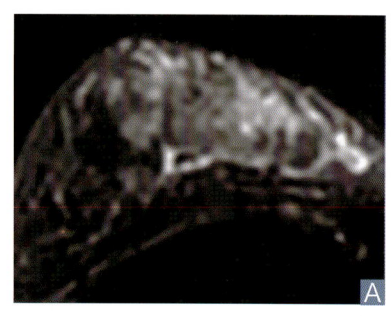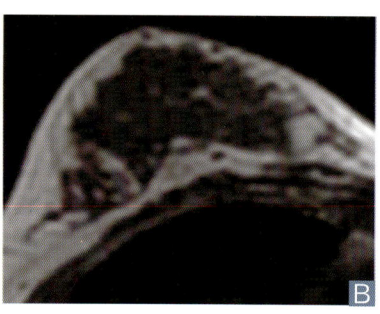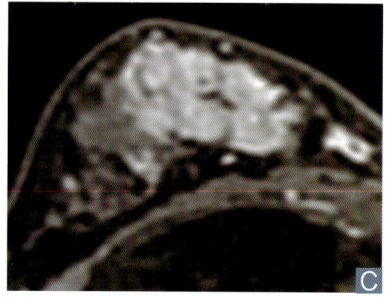

A~C.MRI：右乳上象限见范围约4.3cm×2.2cm团片状异常信号影，边缘不规则，T2WI压脂相呈稍高信号（A），T1WI呈等信号（B），增强后病灶延迟明显强化（C），动态增强曲线呈上升型。

图8-1-4b 乳腺导管原位癌MRI图

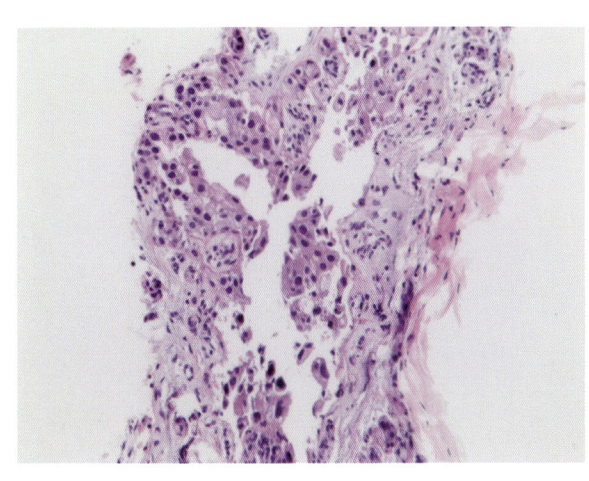

镜下：（右）乳腺组织，间质纤维胶原增生伴钙盐沉积，局灶导管上皮增生，细胞具有一定异型性。

图8-1-4c　乳腺导管原位癌病理图

病例5　女，65岁。发现右乳肿块1周，无不适。左乳无异常。

专科检查：右侧乳腺9点钟方向触及一肿物，质软，边界不清，活动度可。右腋窝淋巴结未触及。左乳无异常。

病理诊断：1.（左乳1点钟）乳腺中级别导管原位癌。肿瘤最大径约4.0cm。左腋窝前哨淋巴结未见转移癌（0/3）。2.（右乳9点钟）乳腺高级别导管原位癌。肿瘤最大径约2.8cm。右腋窝前哨淋巴结未见转移癌（0/4）。

免疫组化结果：左，Ki67（15%+），AR（90% 3+），ER（<1%+），PR（10%+），HER2（2+），ECD（3+），P120（膜3+）。右，PR（-），ER（5%+），HER2（2+），Ki67（10%+），CK5/6（导管周围肌上皮+），P63（导管周围肌上皮+）。

详见图8-1-5a、图8-1-5b。

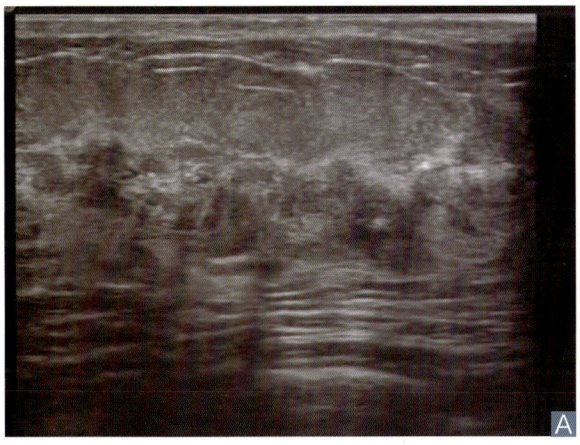
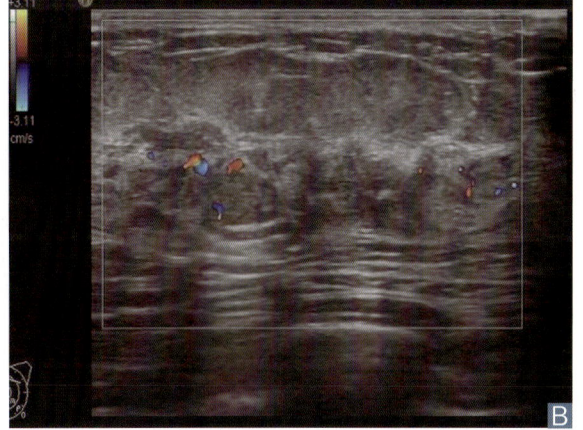

A～B.左侧乳腺外上象限见腺体局限性回声减低，边界不清，无明显"球体感"，内回声强弱不均匀，可见少许点状强回声光斑（A）。腺体回声减低区域可见短线状血流信号、分布紊乱（B）。

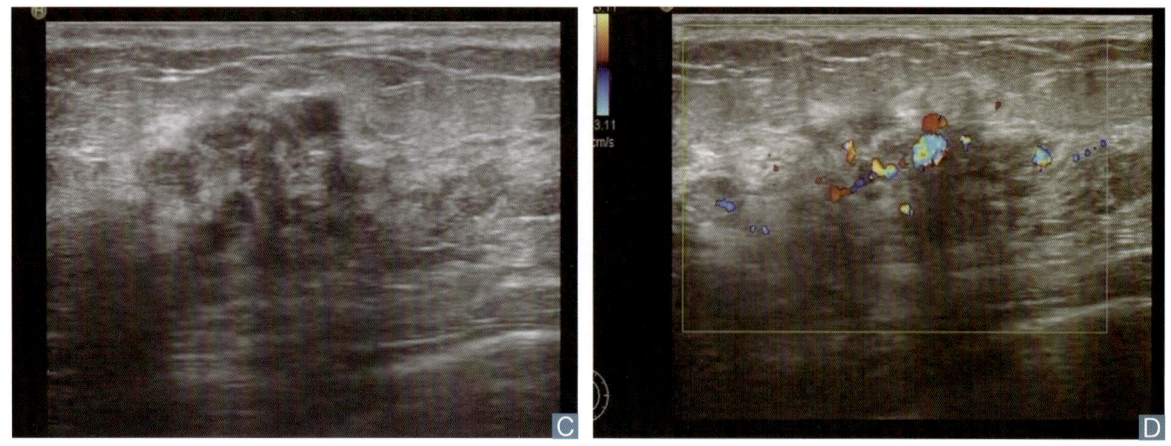

C~D.右侧乳腺外下象限见腺体局限性回声减低，边界不清，无明显"球体感"，内回声强弱不均匀，可见少许点状强回声光斑（C）。腺体回声减低区域可见稍丰富血流信号、分布紊乱（D）。

图8-1-5a （双侧）乳腺导管原位癌超声图

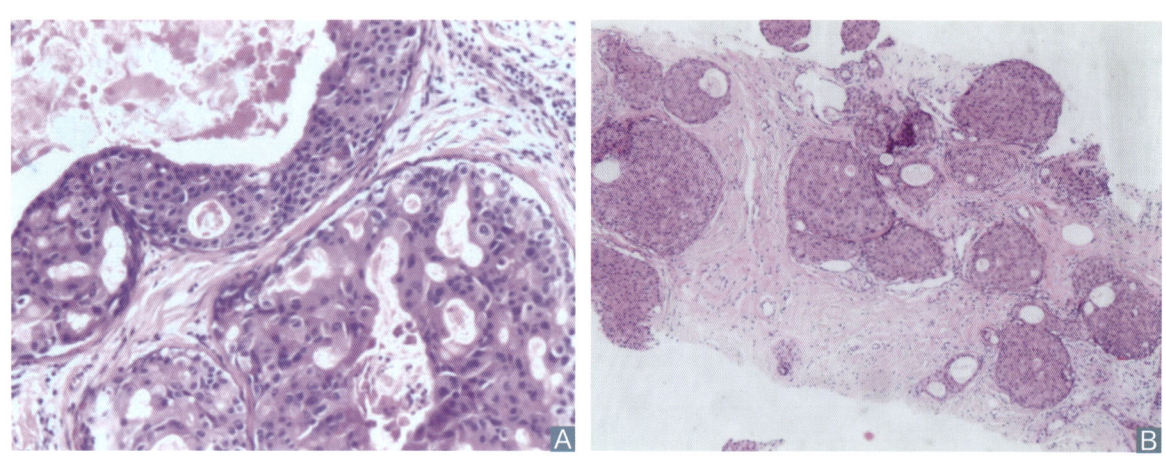

A.镜下：（左）乳腺导管上皮增生，核中度异型，核大、深染，核浆比高，呈实性或筛状填充整个管腔，胞质嗜酸。B.镜下：（右）乳腺导管上皮增生，核中度异型，核大、深染，核浆比高，呈实性或筛状填充整个管腔，胞质嗜酸；局部粉刺样坏死。

图8-1-5b （双侧）乳腺导管原位癌病理图

病例6 女，35岁。钼靶发现左乳钙化灶20余天，伴左乳褐色溢液。

专科检查：无异常。

病理诊断：（左）乳腺高级别导管原位癌。左腋窝前哨淋巴结未见转移癌（0/4）。

免疫组化结果：CK5/6（+），P63（+），Calponin（+），Ki67（15%+），PR（20% 2+），ER（10%+），HER2（3+）。

详见图8-1-6a、图8-1-6b、图8-1-6c。

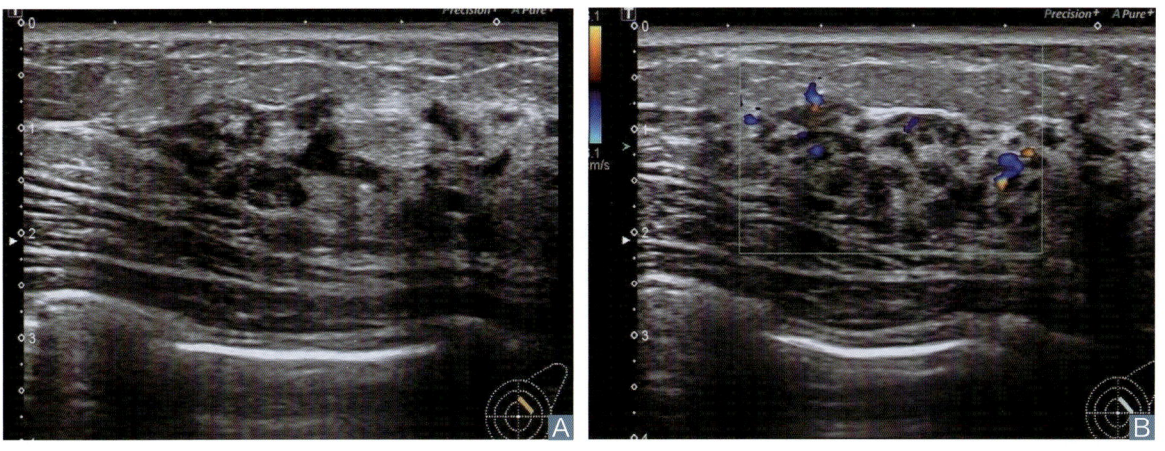

A.2D：左侧乳腺外上象限腺体内见片状低回声区，范围超过超声窗，大小难以估测，形态不规则，平行位，沿导管呈葡萄状蔓延，与周围组织分界尚清，内回声不均匀，可见散在分布点状强回声光斑。B.CDFI：低回声区周边及内部可见短线状血流信号，紊乱分布。

图8-1-6a 乳腺导管原位癌超声图

扫码观看视频

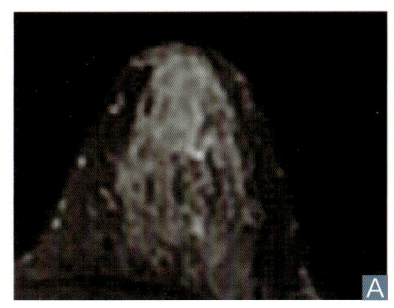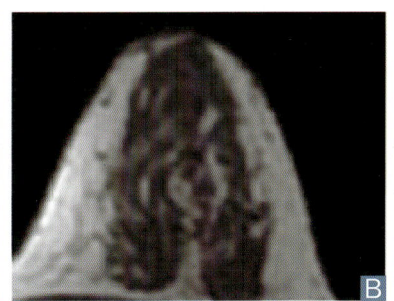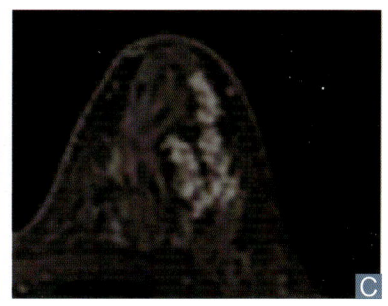

A~C.MRI：左乳外上象限可见段样分布明显强化影（C），最大层面大小约4.7cm×2.1cm，T2WI压脂相呈稍高信号（A），T1WI呈等信号（B），动态增强曲线呈平台型。

图8-1-6b 乳腺导管原位癌MRI图

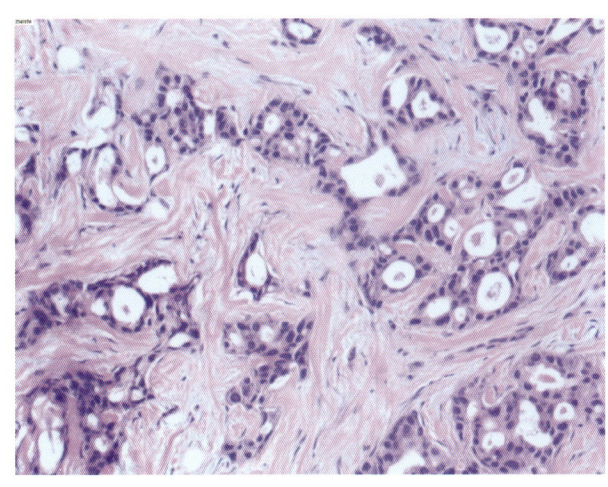

镜下：导管上皮异型增生，细胞核增大、深染，核浆比增大，异型性明显，部分可见核仁，充填整个管腔呈实性或筛状，管腔内可见粉刺样坏死。

图8-1-6c 乳腺导管原位癌病理图

病例7 女，66岁。发现左乳肿块1周，无不适。

专科检查： 左侧乳腺外上象限可触及大小约4cm×2cm肿物，质地坚韧，活动度可，表面不光滑。左腋窝淋巴结未触及。

病理诊断： （左）乳腺高级别导管原位癌。肿瘤最大径约为4.5cm。左腋窝前哨淋巴结未见转移癌（0/5）。

免疫组化结果： CK5/6（肌上皮+），P63（肌上皮+），ER（50%+）。

详见图8-1-7a、图8-1-7b。

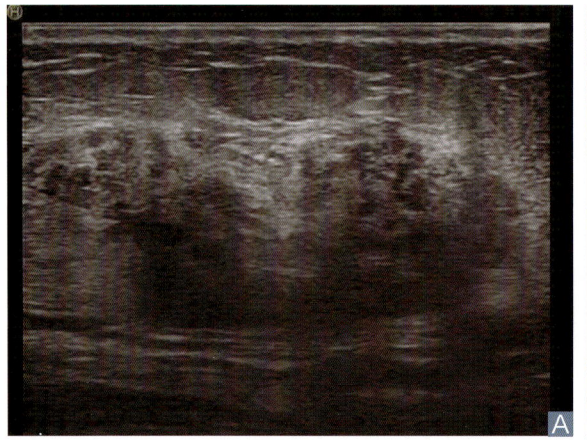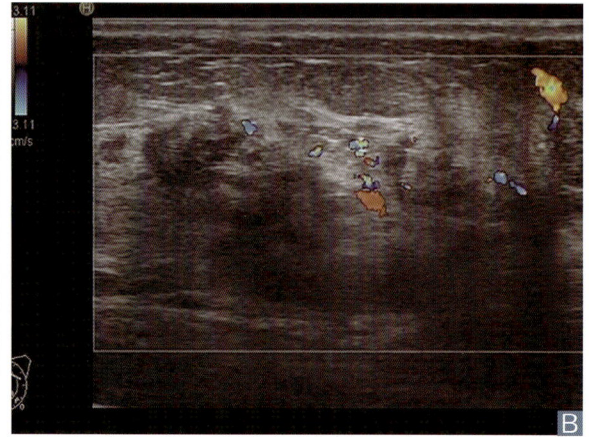

A.2D：左侧乳腺外上象限距乳头2.0cm处可见一大小为4.4cm×1.8cm低回声区，形态不规则，平行位，呈"葡萄状"向周围延伸，与周围组织分界欠清，内回声不均匀，可见散在分布点状强回声光斑。B.CDFI：低回声区周边及内部可见短线状血流信号、紊乱分布。

图8-1-7a　乳腺导管原位癌超声图

扫码观看视频

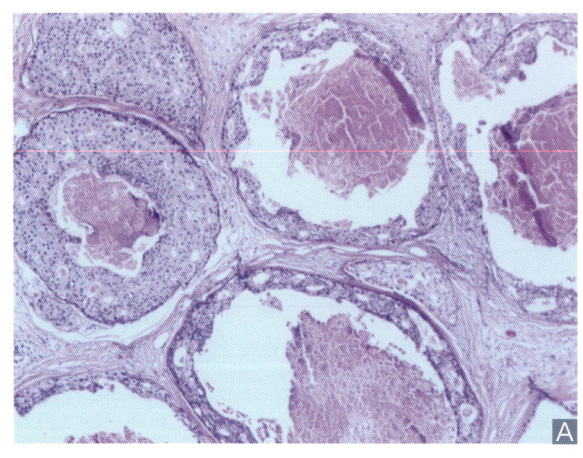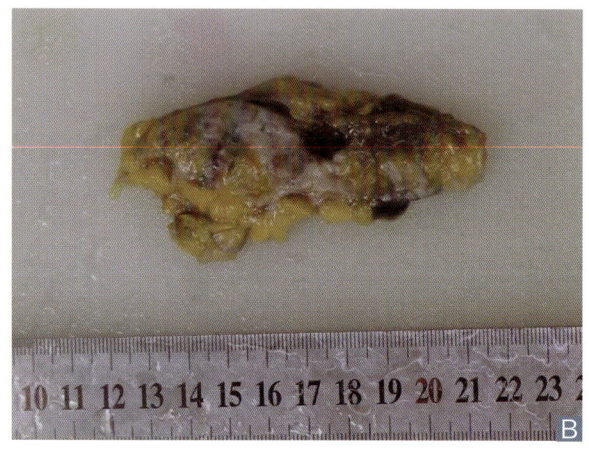

A.镜下：导管上皮异型增生，细胞异型性较明显，部分可见核仁，充填整个管腔呈实性或筛状，部分管腔内可见坏死。B.大体：质韧区大小4.5cm×4cm×2.5cm，切面灰白色，实性，质中。

图8-1-7b　乳腺导管原位癌病理图

解析

病例3至病例7为非肿块型乳腺导管原位癌，主要表现为腺体内见低回声区，也是最常见的DCIS类型。从视频中我们可以看到腺体内见低回声区，或呈"匍匐状"蔓延，或沿导管方向放射状向周围延伸，低回声区周边可见正常乳腺组织，两者分界尚清，低回声区可不伴微小钙化（如病例3、病例4、病例5），也可伴微小钙化沿导管走行分布或簇状分布（如病例6、病例7）。由于图像缺乏明显的肿块占位效应，当低回声区内部不合并微小钙化时，会误以为腺病从而漏诊。减少漏诊的方法是：①多切面、多角度观察，与周边及对侧相同区域的腺体组织回声进行比较，来判断是否异常。②结合对病变区的触诊。若DCIS肿块较大时，往往能触及质硬肿块。对这种类型DCIS超声诊断还有一个难点就是难以准确测量病灶大小。微小钙化的分布范围、异常血流分布区域对确定病灶范围有一定的帮助。

病例8 女，49岁。右乳疼痛10余天。

专科检查：无异常。

病理诊断：（右）乳腺高级别导管原位癌。肿瘤最大径约1.3cm。右腋窝前哨淋巴结未见转移癌（0/4）。

免疫组化结果：CK5/6（+），P63（+），Calponin（+），HER2（55% 3+），ER（5%+），PR（<1%+），AR（10%+），Ki67（15%+）。

详见图8-1-8a、图8-1-8b。

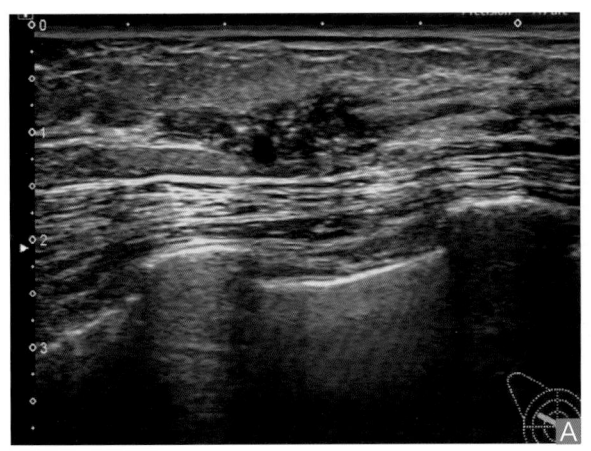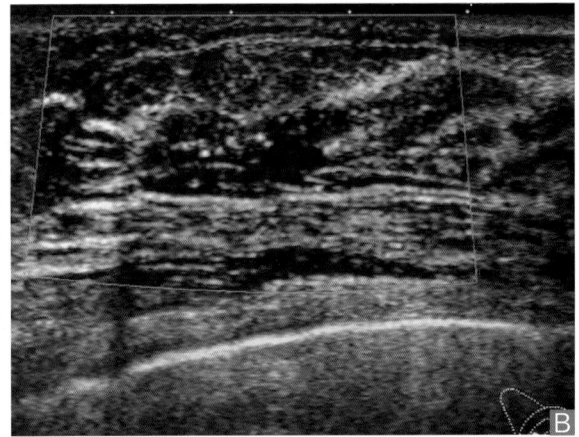

A.2D：右侧乳腺10点钟距乳头2.0cm处可见一大小为1.9cm×0.5cm低回声光团，形态不规则，呈扁平状，部分边缘模糊，内回声不均匀，可见散在分布强回声光点。B.mSMI：低回声光团周边及内部未见明显血流信号。

图8-1-8a 乳腺导管原位癌超声图

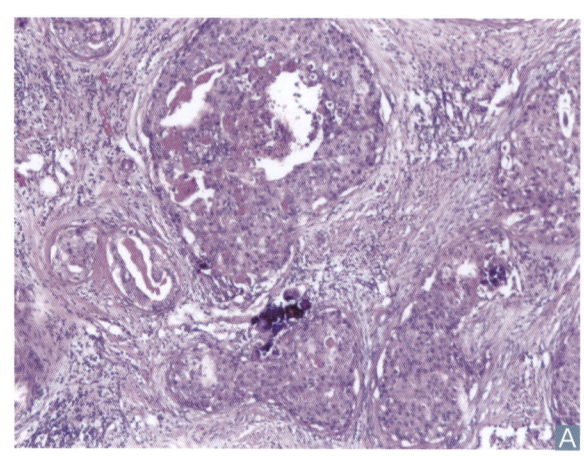
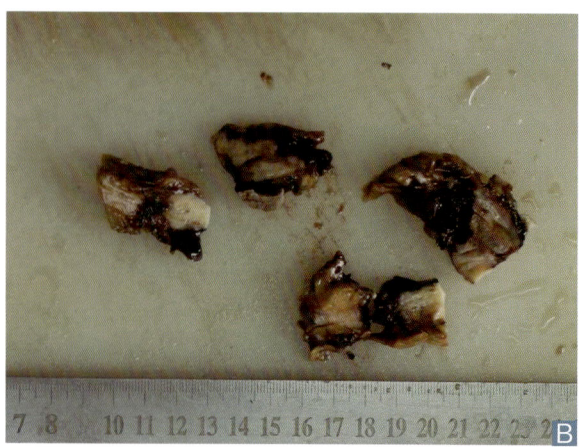

A.镜下：多个导管上皮异型增生，呈筛状或实性填塞管腔，伴坏死及钙化，细胞异型较明显，核卵圆形，胞质中量红染。B.大体：（右）10点钟见一穿刺出血区，大小2.4cm×1.5cm×1.3cm，切面灰白色，质软。

图8-1-8b　乳腺导管原位癌病理图

病例9　女，50岁。发现左乳肿块1周，无不适。

专科检查：无异常。

病理诊断：（左）乳腺中-高级别导管原位癌。左腋窝前哨淋巴结未见转移癌（0/4）。

免疫组化结果：Ki67（热点区20%+），AR（<1%+），PD-L1（阴性试剂对照）（-），PD-L1（22C3）（CPS<1），PD-1（MRQ-22）（-），ER（95% 3+），PR（5% 3+），HER2（-）。

详见图8-1-9a、图8-1-9b、图8-1-9c。

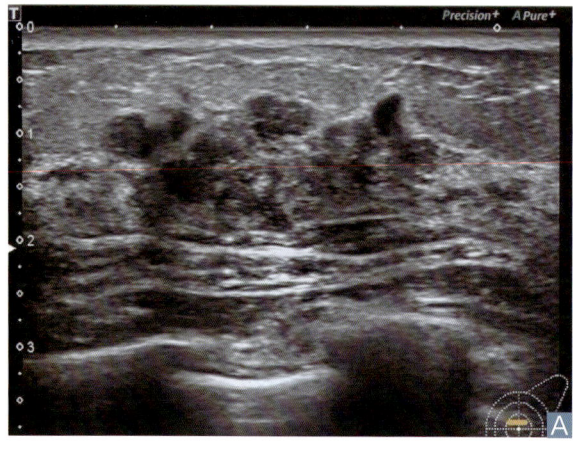
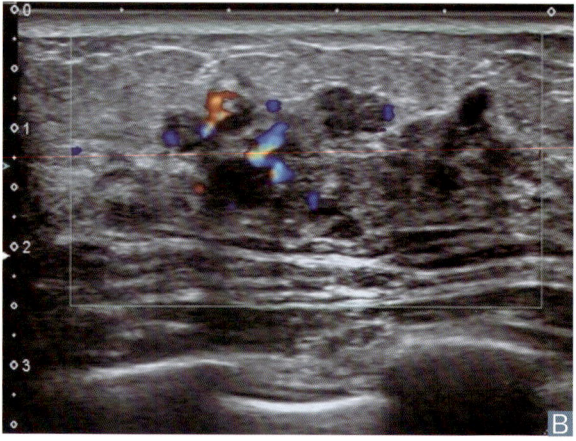

A.2D：左侧乳腺12点钟至1点钟距乳头1.0cm处可见一大小为3.7cm×1.3cm低回声光团，形态不规则，呈蟹足状向周围延伸，与周围组织分界尚清，内回声不均匀，可见散在分布点状强回声光斑。B.CDFI：低回声光团周边及内部可见短线状彩色血流信号，分布紊乱。

图8-1-9a　乳腺导管原位癌超声图

扫码观看视频

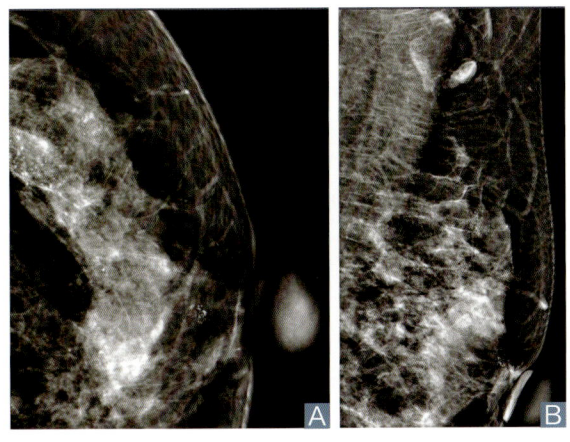

A~B.钼靶：左乳外上象限腺体非对称性致密，周围可见泥沙样钙化（A.头尾位；B.内外斜位）。

图8-1-9b　乳腺导管原位癌钼靶图

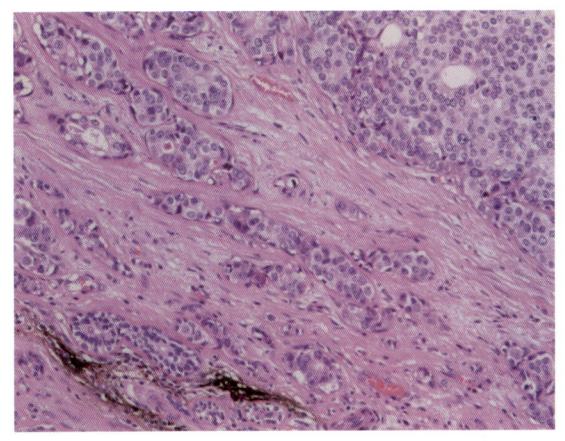

镜下：（左）乳腺导管上皮异型增生，填充导管呈筛状、乳头状或实性，部分导管中央可见坏死，个别导管内钙盐沉积；间质纤维组织增生，灶性出血，炎症细胞浸润。

图8-1-9c　乳腺导管原位癌病理图

解析

病例8、病例9是声像图特征为肿块型合并微小钙化的乳腺导管原位癌。这类DCIS具有部分乳腺恶性肿瘤声像特征：实性低回声、形态不规则、内回声不均匀，伴簇状微小钙化、肿块内部可见血流等，因此超声诊断特异性高，漏诊率比较低。

病例10　女，29岁。发现左乳肿块1个月。

专科检查：左侧乳腺2点钟方向可触及一约1cm肿物，质中，边界不清，活动度可。左腋窝淋巴结未触及。

病理诊断：（左）乳腺导管原位癌。左腋窝前哨淋巴结未见转移癌（0/3）。

免疫组化结果：CK5/6、CK14、P63、Calponin（导管内增生的上皮-，导管周边肌上皮无缺失），ER（导管内增生的上皮3+）。

详见图8-1-10a、图8-1-10b。

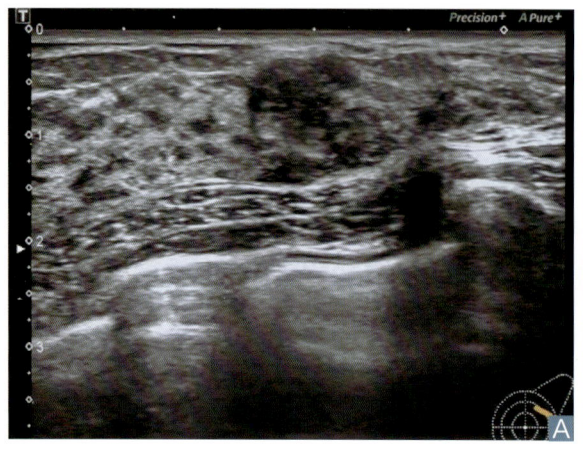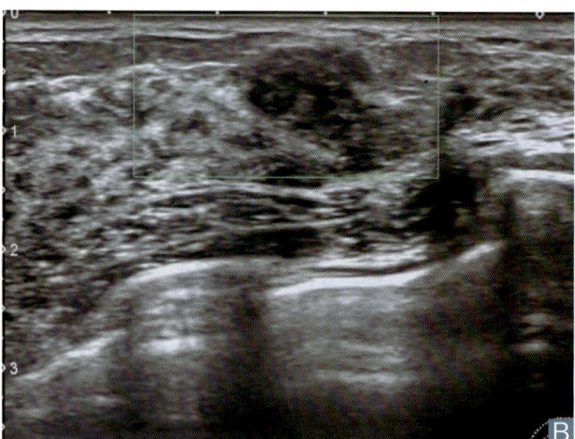

A.2D：左侧乳腺2点钟距乳头5.0cm处可见一大小1.2cm×0.6cm低回声光团，形态尚规则，类椭圆形，边界欠清，内回声欠均匀。B.CDFI：低回声光团周边及内部未见明显彩色血流信号。

图8-1-10a　乳腺导管原位癌超声图

扫码观看视频

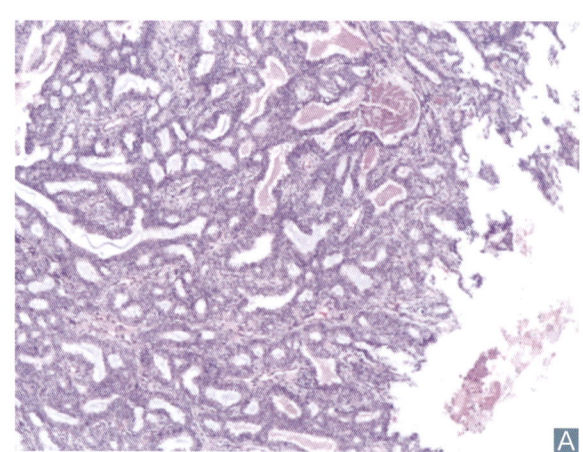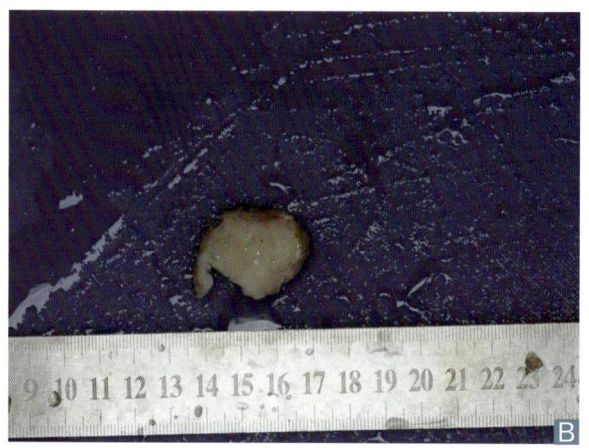

A.镜下：导管上皮与间质纤维血管均增，形成乳头状突入管腔，部分导管上皮增生，细胞形态单一，轻-中度异型，部分管腔内可见坏死物蓄积。B.大体：（左）灰白、灰黄色组织1块，大小4cm×3.5cm×2.5cm，切面灰白色，质韧。

图8-1-10b　乳腺导管原位癌病理图

病例11　女，50岁。发现左乳肿块1个月，无不适。

专科检查：无异常。

病理诊断：（左）乳腺中级别导管原位癌，原位癌为多灶性，最大径无法准确评估。左腋窝前哨淋巴结未见转移癌（0/4）。

免疫组化结果：Ki67（5%+），ER（90% 3+），PR（70% 3+），HER2（2+），CK5/6（肌上皮+，增生的导管上皮-），P63（肌上皮+，增生的导管上皮-），Calponin（肌上皮+，增生的导管上皮-）。

详见图8-1-11a、图8-1-11b。

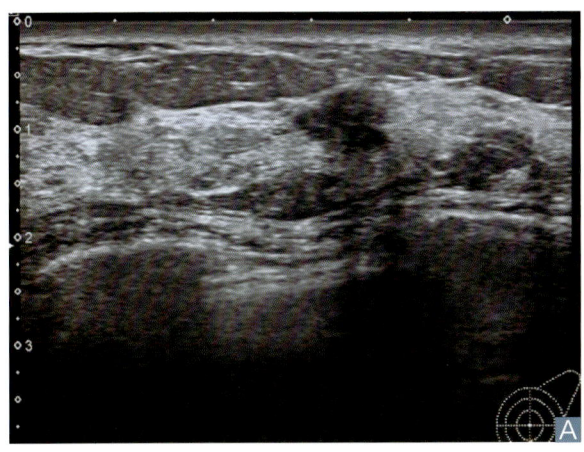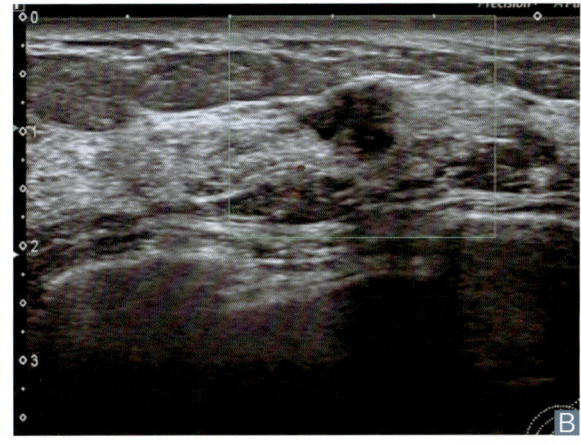

A.2D：左侧乳腺6点钟距乳头3.0cm处可见一大小0.9cm×0.5cm低回声光团，形态欠规则，呈分叶状，非平行位，边界清，内回声尚均匀。B.CDFI：低回声光团周边及内部见星点状彩色血流信号。

图8-1-11a　乳腺导管原位癌超声图

扫码观看视频

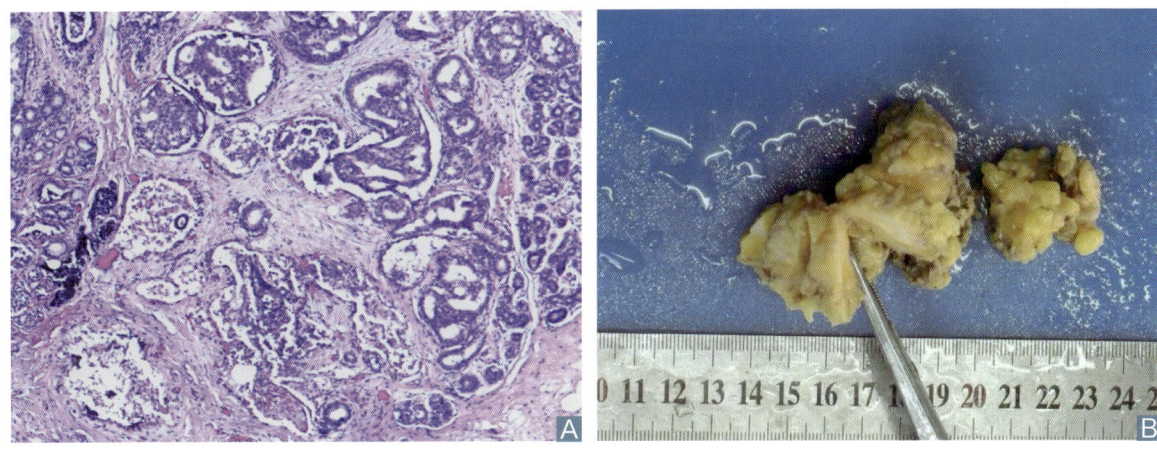

A.镜下：导管上皮异型增生，细胞大小较一致，充填整个管腔呈筛状，可见坏死。B.大体：（左）多切面切开可见一残腔，大小2cm×1cm×1cm，切面灰黄、灰白色，质中。

图8-1-11b　乳腺导管原位癌病理图

病例12　女，44岁。发现左乳肿块1个月。

专科检查： 左侧乳腺12点钟方向触及一约1cm肿物，质中，边界不清，活动度可。左腋窝淋巴结未触及。

病理诊断：（左）乳腺中级别导管原位癌。左腋窝前哨淋巴结未见转移癌（0/3）。

免疫组化结果： CK5/6（周围+），CK14（周围+），P63（周围+），提示肌上皮存在；ER（增生的上皮一致3+），Ki67（约3%+），AR（约2%+），ER（3+），PR（3+），HER2（2+）。

详见图8-1-12a、图8-1-12b。

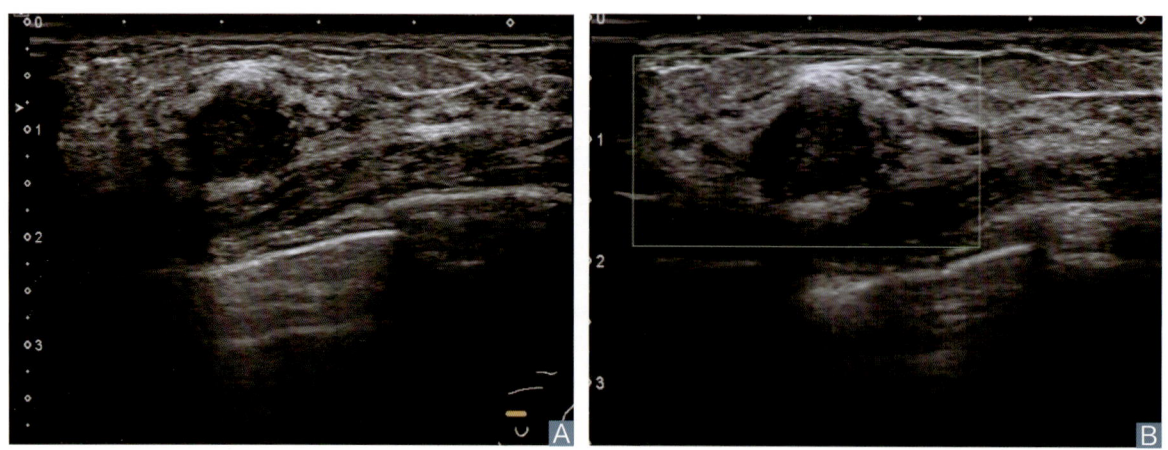

A.2D：左侧乳腺12点钟距乳头3.5cm处可见一大小1.3cm×0.7cm低回声光团，形态欠规则，非平行位，边界尚清，可见侧边声影，内回声均匀，后方回声增强。B.CDFI：低回声光团内部及周边未见彩色血流信号。

图8-1-12a　乳腺导管原位癌超声图

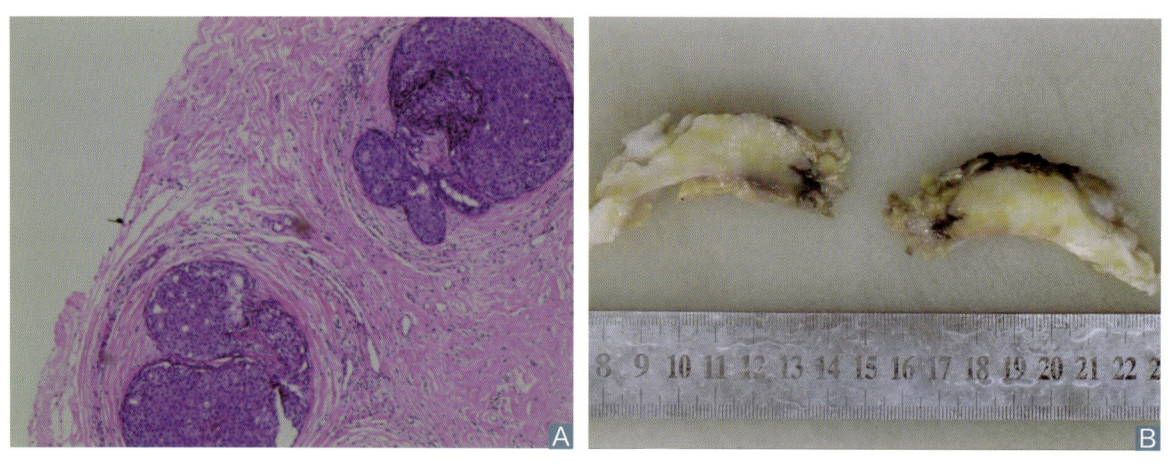

A.镜下：（左）局部导管上皮增生呈筛状或乳头状填充管腔；增生的上皮中度异型，核增大，部分见核仁，胞质中量、粉染；间质成纤维细胞增生及灶性炎症细胞浸润。B.大体：（左）切面灰白色实性质韧，多切面切开，见一出血区，0.8cm×0.8cm×0.5cm，周围组织质稍硬。

图8-1-12b　乳腺导管原位癌病理图

解析

病例10至病例12是声像图特征为肿块型不合并微小钙化的乳腺导管原位癌，也是影像学检查（包括MRI、钼靶、超声）最容易误诊为乳腺良性肿瘤的DCIS。通常这类DCIS肿块较小，患者也无症状，多为体检时发现病灶。肿块图像表现为低回声实性结节，边界清，后方回声无衰减或回声增强，内部无血流或少血流。但这类DCIS肿块大多数形态欠规则，为非平行位，结节回声较低。超声应慎做BI-RADS 3类诊断，可提示为BI-RADS 4A类。

病例13 女，33岁。发现右乳钙化1周。

专科检查：无异常。

病理诊断：（右）乳腺高级别导管原位癌。右腋窝淋巴结未见转移癌（0/7）。

免疫组化结果：CK5/6（周围+），CK14（周围+），P63（周围+），Ki67（约5%+），ER（-），PR（-），HER2（3+）。

详见图8-1-13a、图8-1-13b、图8-1-13c。

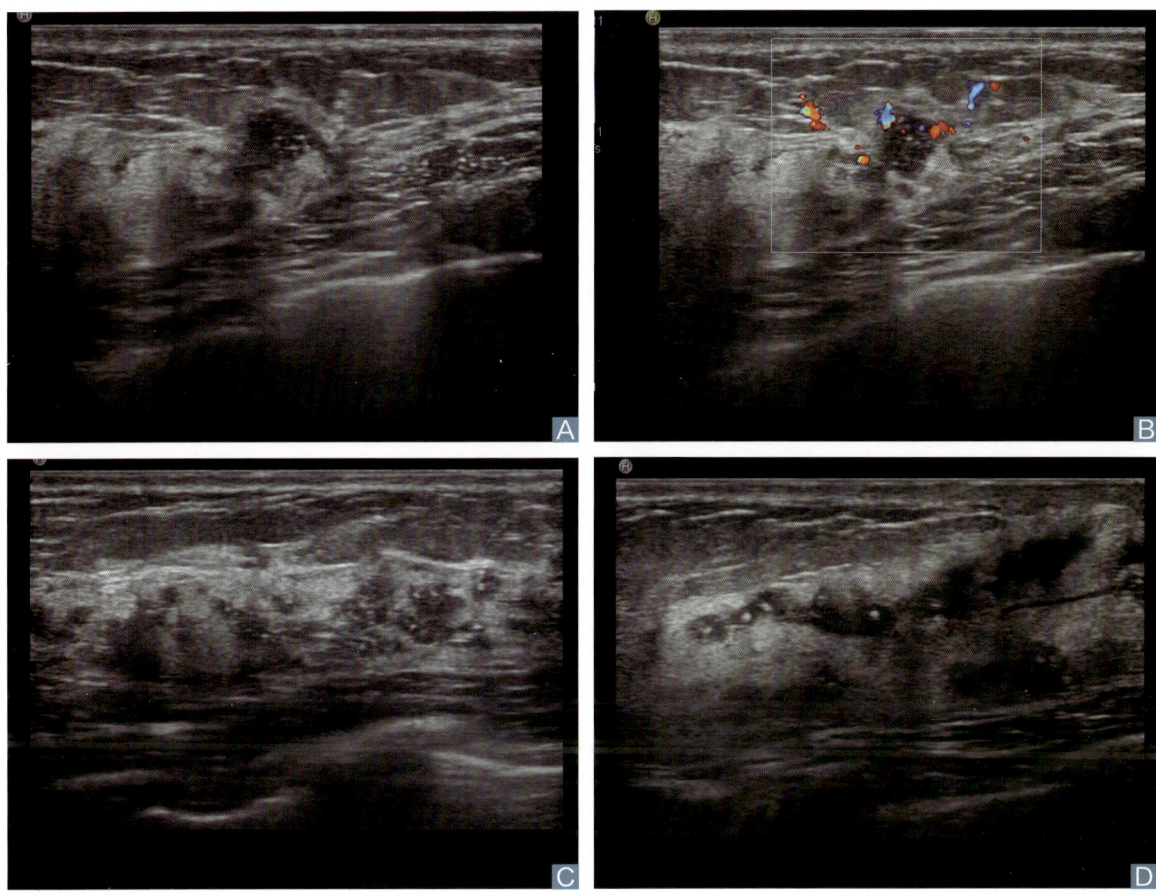

A～D.右侧乳腺6点钟至1点钟（顺时针方向）可见不规则形态低回声光团（A）及片状低回声区（C、D），内可见散在分布点状强回声光斑。低回声光团内部及周边可见彩色血流信号（B）。

图8-1-13a　乳腺导管原位癌超声图

扫码观看视频　扫码观看视频

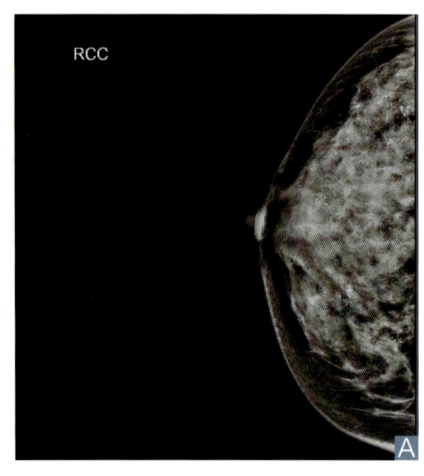 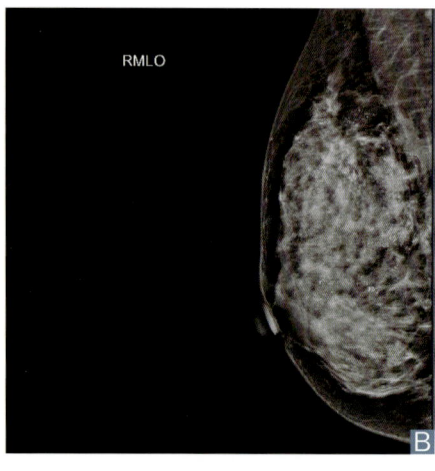

A~B.钼靶：右乳上象限腺体非对称性致密，可见泥沙样钙化（A.头尾位；B.内外斜位）。

图8-1-13b 乳腺导管原位癌钼靶图

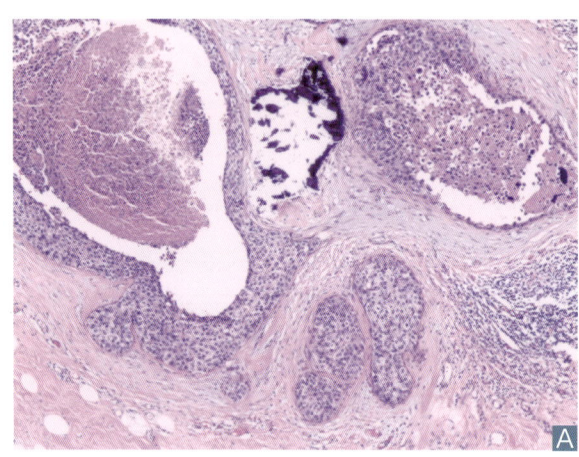 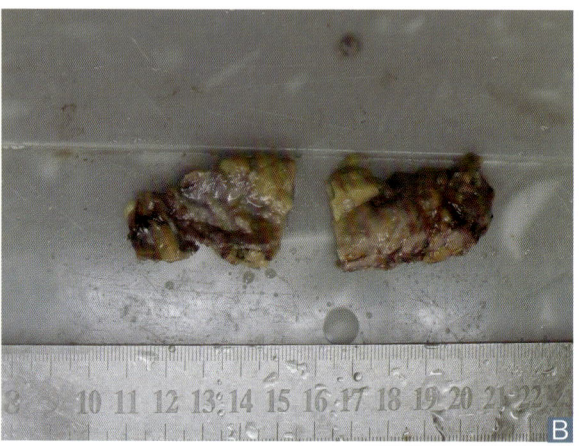

A.镜下：（右）乳腺组织，导管上皮异型增生，细胞异型性明显，呈实性充填导管腔，部分管腔内可见坏死，间质纤维增生明显；小灶区域见肿瘤呈小簇状，并见原位癌累及腺病。B.大体：（右）于6点钟至1点钟方向可见多个散在砂粒样质硬区，直径0.3~0.7cm；8点钟方向见一结节，2.5cm×2cm×1.5cm，切面灰红、灰黄色，实性质中。

图8-1-13c 乳腺导管原位癌病理图

解析

病例13为高级别导管原位癌，多灶、病灶分布范围较大。该病例图像同时兼有肿块型与非肿块型超声表现。这种多灶DCIS，超声诊断难点在于：一是部分病灶容易被漏诊。二是确定病灶的范围。解决方法是扫查范围需要足够大，仔细寻找微小钙化，微小钙化的分布范围可以帮助确定病灶范围。

诊断思路

乳腺导管原位癌（DCIS）超声图像表现分为肿块型与非肿块型，其中又以非肿块型中的"腺体回声减低伴微小钙化"类型最为常见。

微小钙化是诊断DCIS很重要的一个影像特征，可见于肿块型及非肿块型DCIS。超声一旦发现簇状或丛状分布微小钙化，都应高度怀疑是否有DCIS的存在。

肿块型DCIS，若表现为非均质型肿块，多数具有乳腺恶性肿瘤声像特征，超声漏诊率、误诊率相对较低。若表现为均质型肿块，多数肿块较小、内部回声均匀，容易误诊为良性结节。

不伴微小钙化的非肿块型DCIS超声诊断有一定难度，容易误诊及漏诊。若仅表现为腺体回声减低，需要与腺病进行鉴别：腺病大多伴乳房胀痛，肿块触诊质软、压痛，大小随月经周期有变化。若仅表现为乳腺导管异常，需要与导管内乳头状瘤进行鉴别：导管内乳头状瘤病变处与周围乳腺组织分界较清晰，病灶范围一般较小。

减少非肿块型DCIS漏诊的方法是：多切面、多角度观察，与周边及对侧相同区域的腺体组织回声进行比较，判断是否异常，同时还需要对病变区进行触诊。此外，还需要重视乳腺的第二眼超声评估。遇到以乳头溢血或触及肿块就诊的患者，若超声扫查第一遍未发现明显阳性征象时，应该对重点区域进行超声二次评估，其重点在于观察触及肿块处是否有局部腺体回声减低，乳头乳晕区域是否有扩张导管合并微小钙化等。若依旧无任何阳性发现，超声应做BI-RADS 0类诊断，建议患者进一步做钼靶或MRI检查。

（郭玉萍　葛岩　尚诗瑶）

第二节 浸润性乳腺癌

2019年第五版WHO乳腺肿瘤组织学分类将乳腺浸润癌分为四大类：①浸润性乳腺癌，非特殊类型（no special type，NST）；②浸润性乳腺癌，特殊类型；③少见和涎腺型肿瘤；④神经内分泌肿瘤。

第五版WHO乳腺肿瘤组织学分类要求≥90%的肿瘤成分表现为特殊的组织学类型，诊断为浸润性乳腺癌，特殊类型（例如小叶癌、黏液癌等）。若特殊类型所占比例＜10%，则诊断为浸润性癌，非特殊类型。若特殊类型占肿瘤10%～90%，则诊断为浸润性癌加特殊类型的混合型癌，备注存在的特殊类型。

一、浸润性乳腺癌，非特殊类型

·临床概述·

浸润性乳腺癌，非特殊类型（invasive breast carcinoma, no special type，IBC-NST）是浸润性乳腺癌中最常见的类型（占70%～75%），形态学上不能归类为任何特殊的组织学类型，其临床表现及病理特征具有一定的异质性。同义词包括浸润性导管癌、浸润性癌，NOS。延用最久、最广泛采用的名称是浸润性导管癌（invasive ductal carcinoma，IDC）。

IDC早期无任何症状，最初表现为一侧乳房无痛性肿块，质硬，边界不清，多为单发，可以被推动。肿瘤逐渐长大时，可浸润筋膜或Cooper韧带，肿块处皮肤出现凹陷，继之皮肤有橘皮样改变及乳头凹陷。早期也可以侵犯同侧腋淋巴结及锁骨下淋巴结；通过血液循环转移，侵犯肝、肺及骨骼。

该病预后与临床病理分期（肿瘤大小、淋巴结状态、远处转移）、组织学分级、淋巴管血管浸润累及情况等有关。治疗效果也与激素受体（ER、PR）、Ki67增殖指数及HER2表达情况等多因素相关。

· 病理表现 ·

大体：表现为不规则或结节状肿块，质地硬，有时偏韧，切面灰白色，可有砂粒感，边界不清，但也偶见边界清晰情况。

镜下：具有高度异质性。①有不同的结构，排列呈索状、梁状、团块状、腺管状、实性片状等；②有不同的细胞形态，细胞常比较大，呈不同形状，黏附性强，常有丰富的嗜酸性胞质；③有不同的核级，核从规则到有明显多形性，核仁常明显，可有多个核仁，核分裂象多少不等，偶有巨核和（或）多核癌巨细胞；④有不同的间质成分，包括（肌）成纤维细胞、胶原纤维（透明变）、弹力纤维、浸润的淋巴浆细胞、坏死和钙化等；⑤有不同的浸润方式和程度，浸润脂肪、肌组织，累及脉管和（或）神经等；⑥常有不同级别导管内癌成分。

免疫组织化学染色显示：常规行ER、PR、HER2及Ki67检测，根据检测结果分不同的分子分型。P120及E-cadherin联合免疫组化染色细胞膜阳性。P53、S-100、CEA、Vimetin和GCDFP-15不同程度阳。

· 超声表现 ·

浸润性导管癌超声表现多样化，分典型及非典型图像特征2类。

典型	2D	形状	可规则或不规则
		方位	非平行位多见
		边缘	多不光整，无包膜，边缘呈毛刺状、锯齿状或蟹足状，与周围组织分界不清，有时可见高回声晕环（恶性环）
		内部回声	低回声
		回声模式	回声不均匀，肿瘤中心发生液化坏死时，可见无回声区
		后方回声	衰减多见
		其他征象	肿块内部可见微小点状、密集或簇状分布的强回声光斑（微小钙化）是其特征性表现。肿瘤压迫或浸润Cooper韧带造成移位或中断
	CDFI		大多数肿块血流信号增多呈条状或紊乱表现，多有穿入型或中心型血流，少数肿块内可见动静脉瘘
	淋巴结		腋窝淋巴结转移常见
非典型	①具良性肿瘤特征：肿块形态规则，边界清，内回声均匀		
	②其他特殊征象：包括肿块内部可见穿支动脉等		

·病例及解析·

病例1 女，40岁。发现左乳肿块4天，无不适。

专科检查：无异常。

病理诊断：（左）乳腺浸润性癌，Ⅰ级；非特殊类型。左腋窝前哨淋巴结未见转移癌（0/1）。

免疫组化结果：CK5/6、P63、CK14（显示肌上皮消失），Ki67（5%+），ER（80% 2+），PR（100% 3+），HER2阴性（基因无扩增）。

详见图8-2-1a、图8-2-1b。

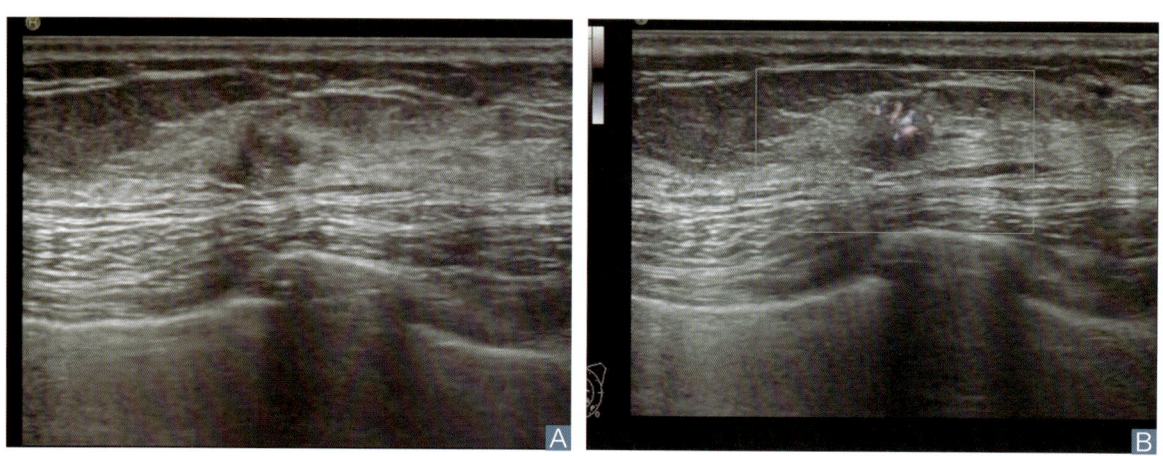

A.2D：左侧乳腺1点钟距乳头2.0cm处可见一大小0.6cm×0.6cm低回声光团，形态不规则，边界模糊，非平行位，内回声欠均匀。B.CDFI：低回声光团内部可见短线状彩色血流信号。

图8-2-1a 乳腺浸润性癌（非特殊类型）超声图

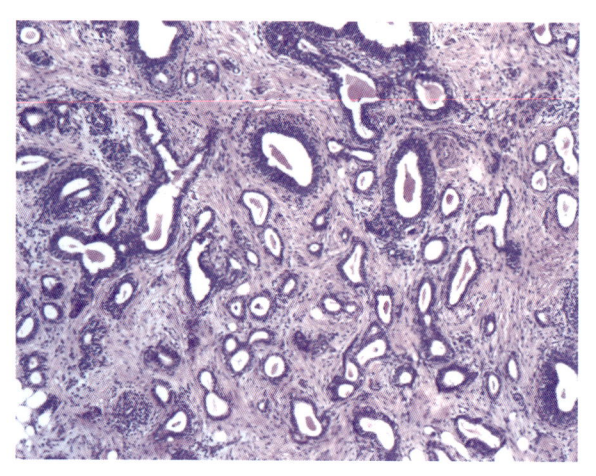

镜下：乳腺组织，于增生的胶原背景中可见明显增生的腺管，形态不规则，伴挤压变形，部分导管上皮呈柱状细胞增生。

图8-2-1b 乳腺浸润性癌（非特殊类型）病理图

病例2 女，46岁。发现右乳肿块10天，无不适。

专科检查：无异常。

病理诊断：（右）乳腺浸润性癌，非特殊类型，Ⅱ级。右腋窝淋巴结未见转移癌（0/6）。

免疫组化结果： CK5/6（-），Ki67（热点区约8%+），ECD（3+），ER（95% 2+），PR（100% 3+），HER2阴性（基因无扩增）。

详见图8-2-2a、图8-2-2b。

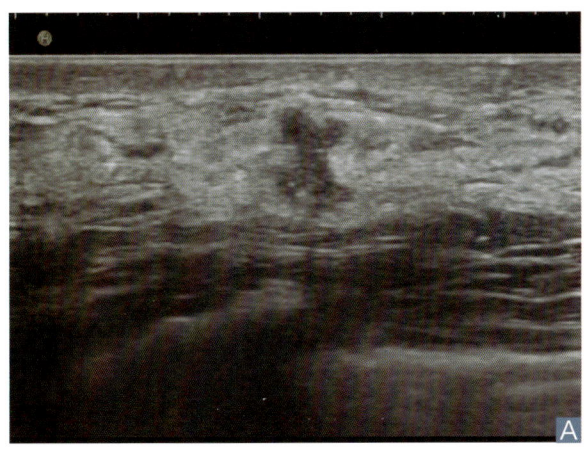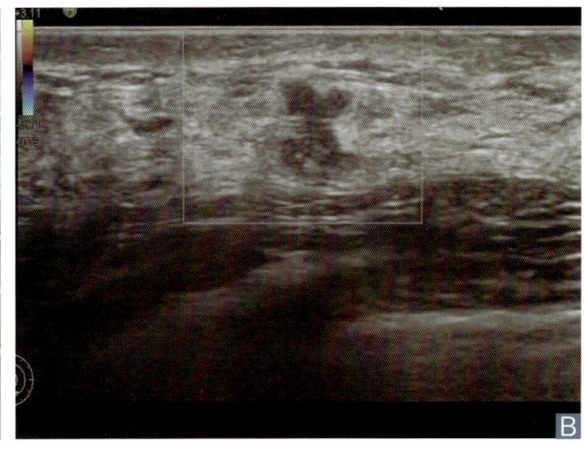

A.2D：右侧乳腺6点钟距乳头1.0cm处可见一大小为0.9cm×0.8cm低回声光团，形态不规则，边界欠清，非平行位，内回声不均匀，见少许点状强光斑。B.CDFI：低回声光团内部及周边未见明显彩色血流信号。

图8-2-2a 乳腺浸润性癌（非特殊类型）超声图

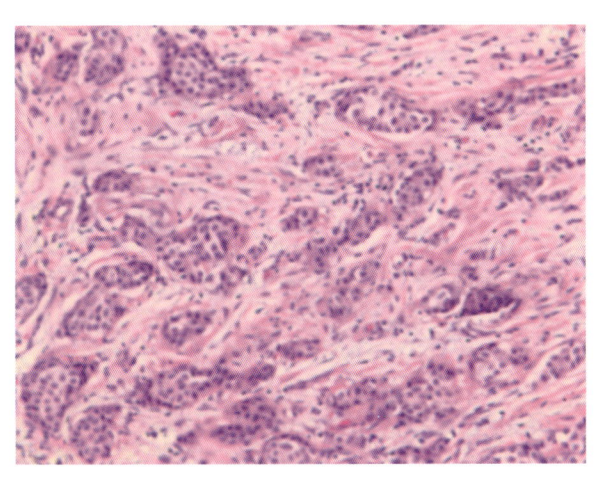

镜下：乳腺肿瘤，瘤细胞中度异型，核分裂象1个/10HPF，肿瘤呈实性巢状排列，少许呈条索状，浸润性生长；可见少许导管原位癌。

图8-2-2b 乳腺浸润性癌（非特殊类型）病理图

病例3 女，47岁。发现左乳肿块10天，无不适。

专科检查： 无异常。

病理诊断：（左）乳腺浸润性癌，非特殊类型，Ⅱ级。肿瘤最大径约1cm。左腋窝前哨淋巴结未见转移癌（0/6）。

免疫组化结果： P63（-），CK5/6（-），Ki67（约20%+），P120（膜+），ECD（3+），ER（95% 3+），PR（40% 3+），HER2阴性（基因无扩增）。

详见图8-2-3a、图8-2-3b。

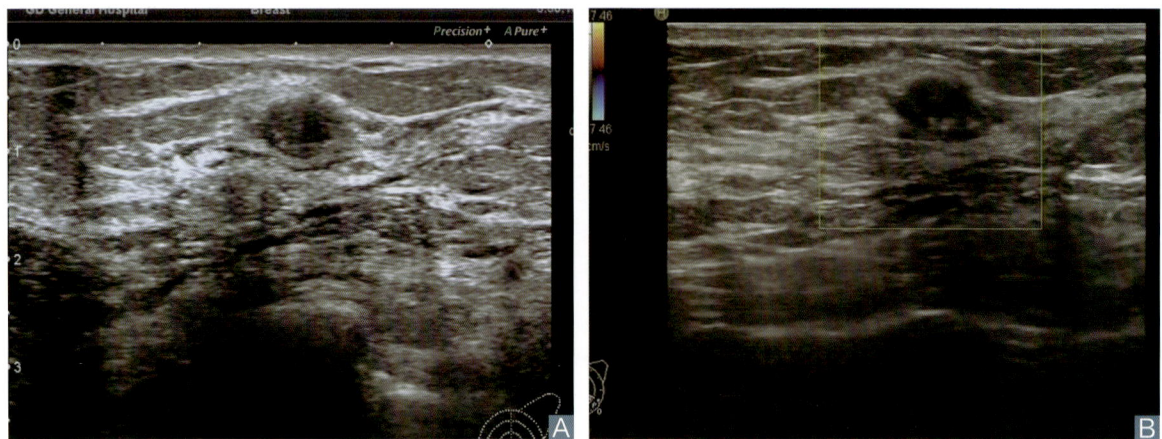

A.2D：左侧乳腺4点钟距乳头4.0cm处可见一大小0.9cm×0.6cm低回声光团，形态欠规则，边缘部分欠清，内回声欠均匀。B. CDFI：低回声光团内部及周边未见明显彩色血流信号。

图8-2-3a　乳腺浸润性癌（非特殊类型）超声图

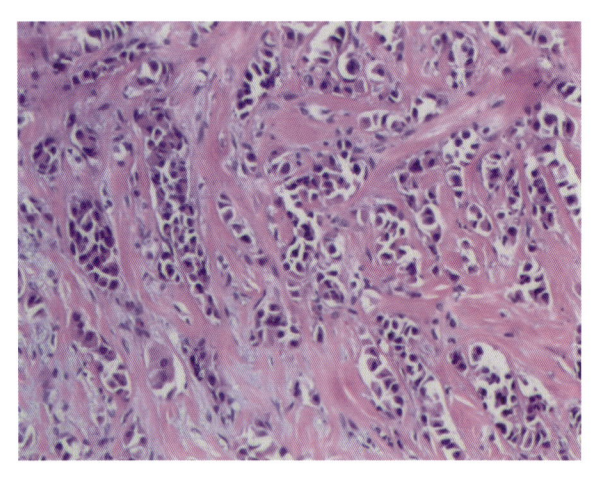

镜下：乳腺肿瘤，瘤细胞异型明显，呈实性巢状、条索状排列；核分裂象可见；间质纤维组织增生，较多淋巴细胞浸润。

图8-2-3b　乳腺浸润性癌（非特殊类型）病理图

病例4　女，76岁。右乳癌保乳术后3年，超声发现右乳肿块1个月，无不适。

专科检查：右侧乳腺保乳术后可见瘢痕，双侧乳腺未触及乳房肿物。双侧腋窝淋巴结未触及。

病理诊断：（右）乳腺浸润性癌，Ⅰ级，非特殊类型。肿瘤最大径约1cm。

免疫组化结果：P63（-），CK5/6（-），Ki67（20%+），P120（膜+），ECD（3+），ER（100% 3+），PR（100% 3+），HER2阴性（基因无扩增）。

详见图8-2-4a、图8-2-4b。

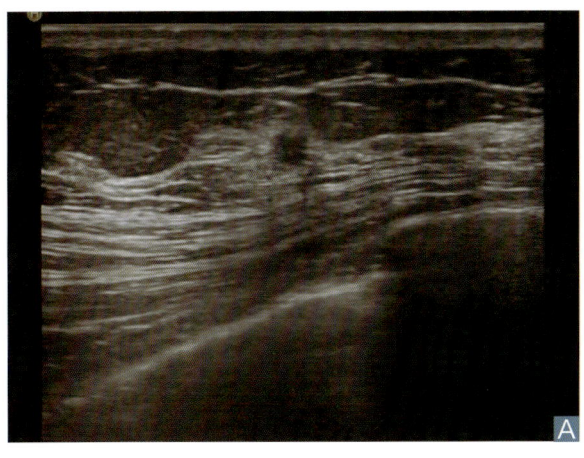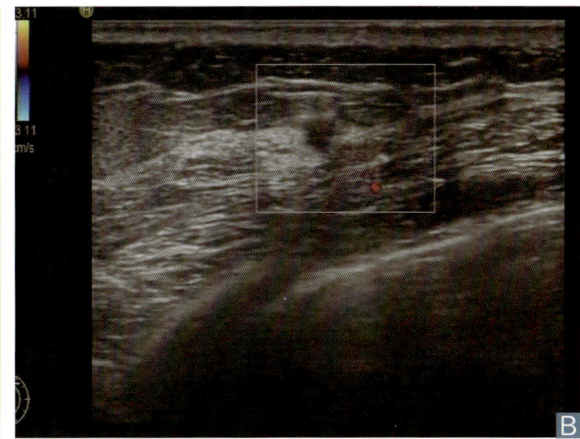

A.2D：右侧乳腺12点钟距乳头4.0cm处可见一大小0.6cm×0.7cm低回声光团，形态不规则，呈毛刺状，边界模糊，周边可见稍高回声晕，内回声欠均匀。B. CDFI：低回声光团内部及周边未见明显彩色血流信号。

扫码观看视频

图8-2-4a　乳腺浸润性癌（非特殊类型）超声图

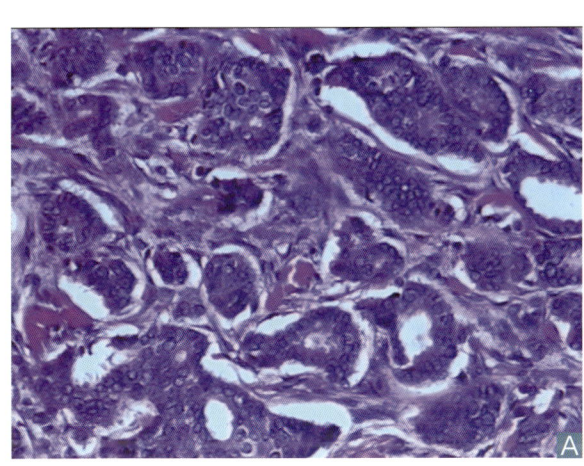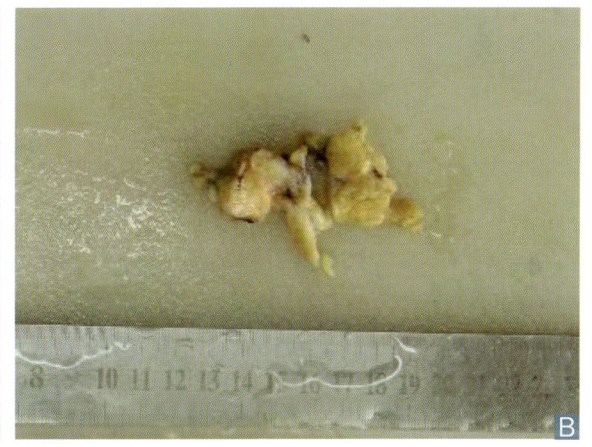

A.镜下：乳腺肿瘤，瘤细胞中度异型，核分裂象6个/10HPF；排列成腺管样、条索状，间质纤维增生，少量淋巴细胞浸润。B.大体：（右）切面灰白色，实性，质中。

图8-2-4b　乳腺浸润性癌（非特殊类型）病理图

病例5　女，45岁。发现左乳肿块2周，无不适。

专科检查：无异常。

病理诊断：（左）乳腺浸润性癌，Ⅰ级，非特殊类型。左腋窝淋巴结未见癌转移（0/8）。

免疫组化结果：P63（-），CK5/6（-），Calponin（-），Ki67（热点区约10%+），P120（膜3+），ECD（3+），ER（>95% 3+），PR（50% 3+），HER2阴性（基因无扩增）。

详见图8-2-5a、图8-2-5b。

乳腺疾病
超声诊断思路及病例解析

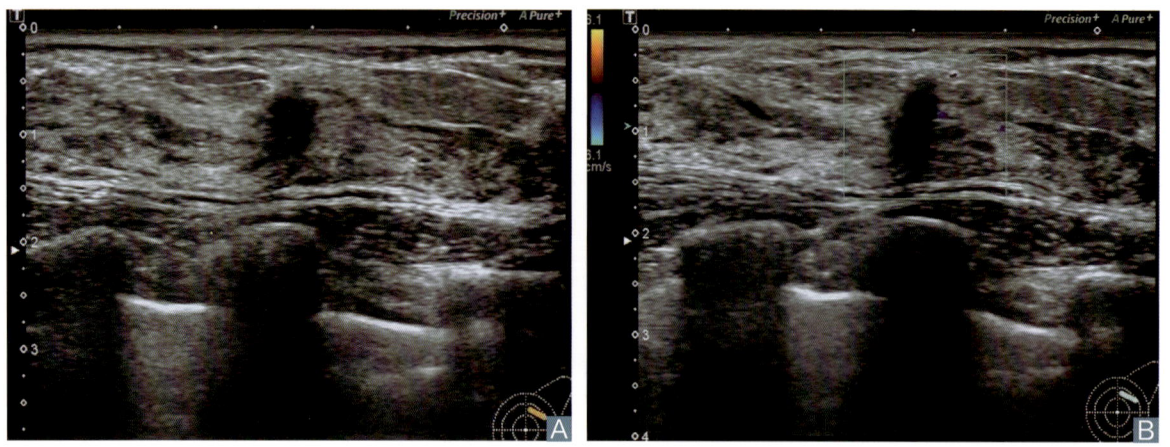

A.2D：左侧乳腺3点钟距乳头3.0cm可见一大小0.6cm×0.7cm低回声光团，形态不规则，边缘模糊，非平行位，内回声欠均匀。B.CDFI：低回声光团内部及周边未见明显彩色血流信号。

图8-2-5a　乳腺浸润性癌（非特殊类型）超声图

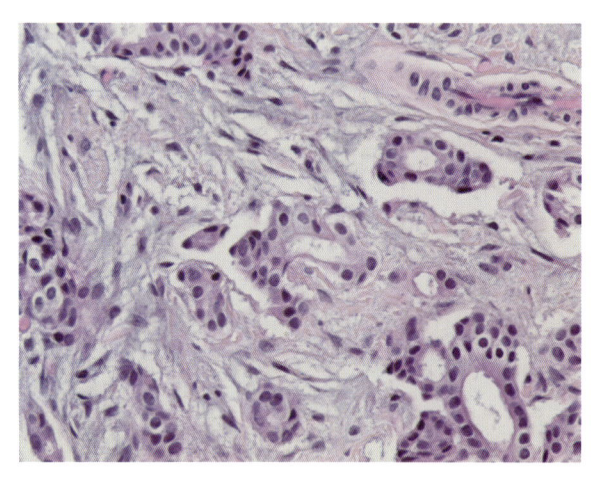

镜下：乳腺肿瘤，细胞轻度异性，呈不规则腺管样及筛孔状浸润性生长，部分管腔内可见钙盐沉积，核分裂象小于8个/10HPF，肿瘤旁可见低级别导管原位癌。

图8-2-5b　乳腺浸润性癌（非特殊类型）病理图

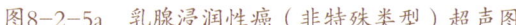

解析

　　病例1至病例5为病灶<1cm的浸润性癌，共同特征是：形态不规则，边缘模糊，或呈"毛刺状"，或细、尖的角状突起。"毛刺状"是诊断乳腺癌的一个重要的特异性征象。其次是病灶周边可见高回声晕环，这种高回声晕环（即恶性环）是诊断乳腺癌的另一个特异性征象。由于病灶较小，极少出现坏死囊性变，微钙化亦少见，因此病灶内部回声较均匀。这5个病例中，只有病例1肿块可见较丰富血流，其余病灶内部血流并不明显。由此可见，在二维图像具有恶性特征基础上，若病灶血供丰富会更支持恶性的诊断，但乏血供并不能作为排除乳腺癌的依据。

病例6 女，55岁。发现右乳肿块5天，无不适。

专科检查：无异常。

病理诊断：（右）乳腺浸润性癌，非特殊类型，Ⅲ级。肿瘤最大径约1.0cm。右腋窝淋巴结可见癌转移（1/8，宏转移）。

免疫组化结果：Ki67（约60%+），AR（个别弱+）。ER（-），PR（-），HER2阳性（基因有扩增）。

详见图8-2-6a、图8-2-6b。

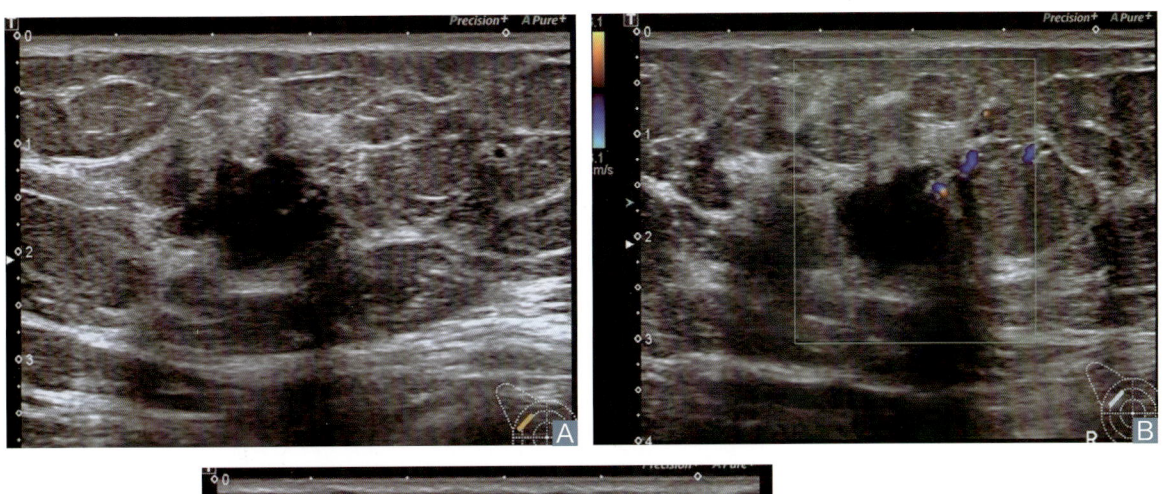

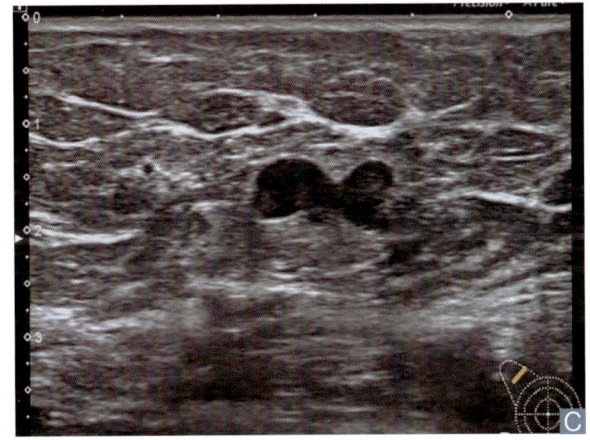

扫码观看视频

A.2D：右侧乳腺10点钟距乳头3.0cm处可见一大小1.9cm×1.1cm低回声光团，形态不规则，边界欠清，呈蟹足样改变，内回声不均匀，可见强回声光点。B.CDFI：低回声光团周边及内部可见短线状彩色血流信号。C.右侧腋窝可见一大小1.3cm×0.6cm淋巴结回声，边界清，形态失常，皮质增厚，皮髓质分界欠清。

图8-2-6a 乳腺浸润性癌（非特殊类型）超声图

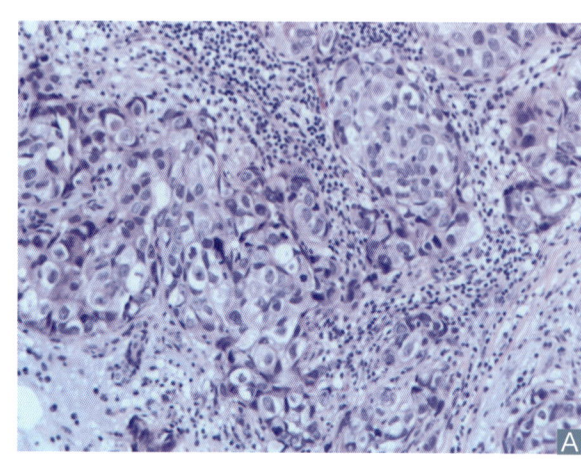
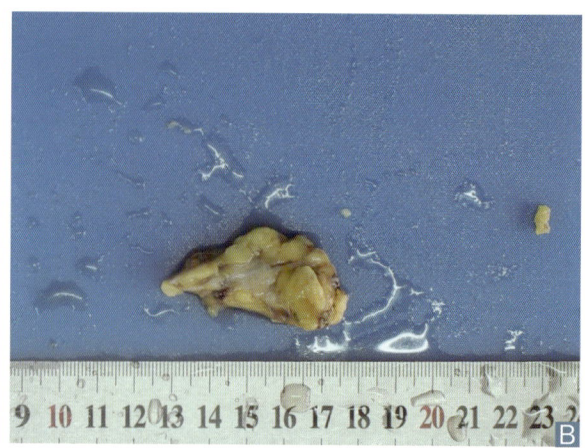

A.镜下：乳腺肿瘤，瘤细胞异型性明显，核大，可见核仁，核分裂象可见（约15个/10HPF），排列成不规则小巢状浸润性生长；间质纤维组织增生伴淋巴细胞浸润。B.大体：（右乳）灰白、灰黄色条状组织。

图8-2-6b　乳腺浸润性癌（非特殊类型）病理图

病例7　女，37岁。发现左乳肿块2周，无不适。

专科检查：无异常。

病理诊断：（左）乳腺浸润性癌，Ⅰ级，非特殊类型。左腋窝淋巴结未见癌转移（0/13）。

免疫组化结果：Ki67（热点区约15%+），CK5/6（肌上皮消失），P63（肌上皮消失），Calponin（肌上皮消失），ECD（3+），P120（膜+），ER（50% 3+），PR（10% 2+），HER2阴性（基因无扩增）。

详见图8-2-7a、图8-2-7b、图8-2-7c。

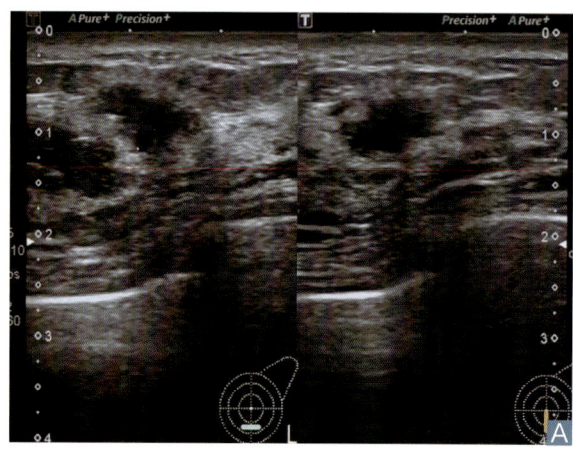
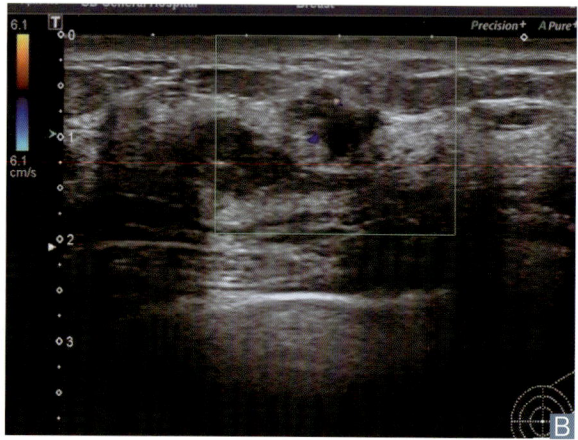

A.2D：（纵、横切面）左侧乳腺6点钟距乳头2.0cm处可见一大小1.1cm×0.7cm低回声光团，形态不规则，边界不清，内回声不均匀，可见散在分布强回声光点。B.CDFI：低回声光团内部见短线状血流信号。

图8-2-7a　乳腺浸润性癌（非特殊类型）超声图

扫码观看视频

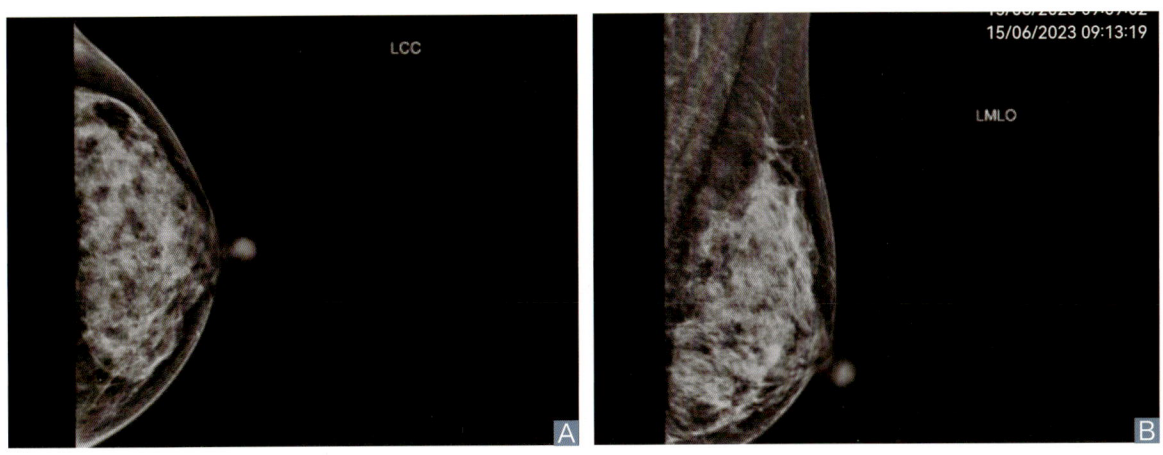

A~B.钼靶：左乳内下象限腺体内见潜在性钙化（A.头尾位；B.内外斜位）。

图8-2-7b　乳腺浸润性癌（非特殊类型）钼靶图

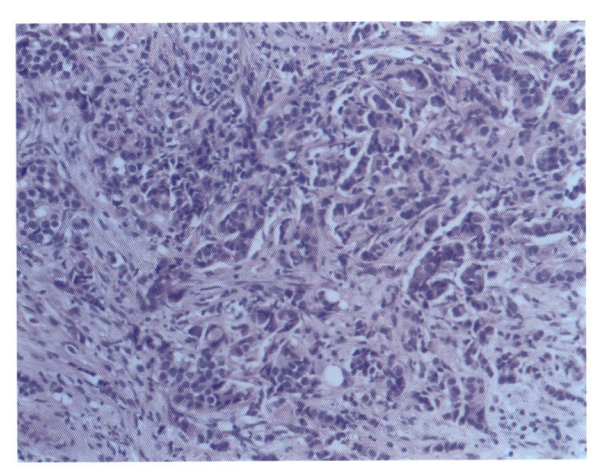

镜下：乳腺肿瘤，瘤细胞中度异型，胞质中量粉染，核分裂象约4个/10HPF；排列呈不规则巢团状、条索状及腺管状，浸润性生长；间质纤维增生，炎症细胞浸润；周边可见导管原位癌。

图8-2-7c　乳腺浸润性癌（非特殊类型）病理图

病例8　女，50岁。发现左乳肿块1周，无不适。

专科检查： 左乳11点钟方向可触及一大小约1.5cm×1.5cm肿物，无压痛，活动度可。左侧腋窝淋巴结未触及。

病理诊断： （左）乳腺浸润性癌，非特殊类型，Ⅱ级。肿瘤最大径约1.5cm。左腋窝前哨淋巴结可见转移癌（1/4）。

免疫组化结果： CK5/6（部分肌上皮-），P63（部分肌上皮-），ECD（3+），P120（膜+），Ki67（热点区约15%+），ER（90% 3+），PR（10% 2+），HER2阳性（基因有扩增）。

详见图8-2-8a、图8-2-8b。

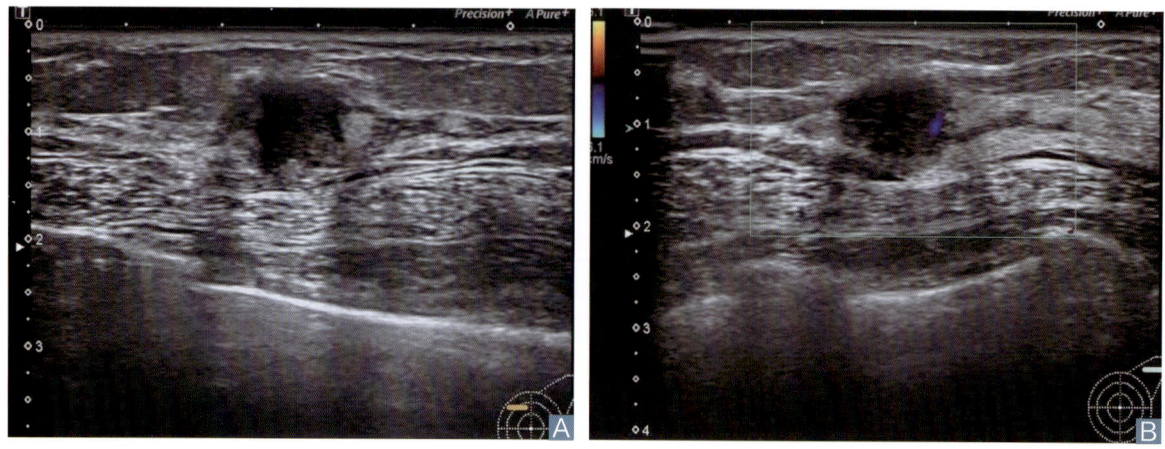

A.2D：左侧乳腺11点钟距乳头4.0cm处可见一大小为1.4cm×1.0cm低回声光团，形态欠规则，边界不清，呈蟹足状改变，内回声欠均匀，边缘可见微小钙化。B.CDFI：低回声光团周边可见少许血流信号。

图8-2-8a　乳腺浸润性癌（非特殊类型）超声图

扫码观看视频

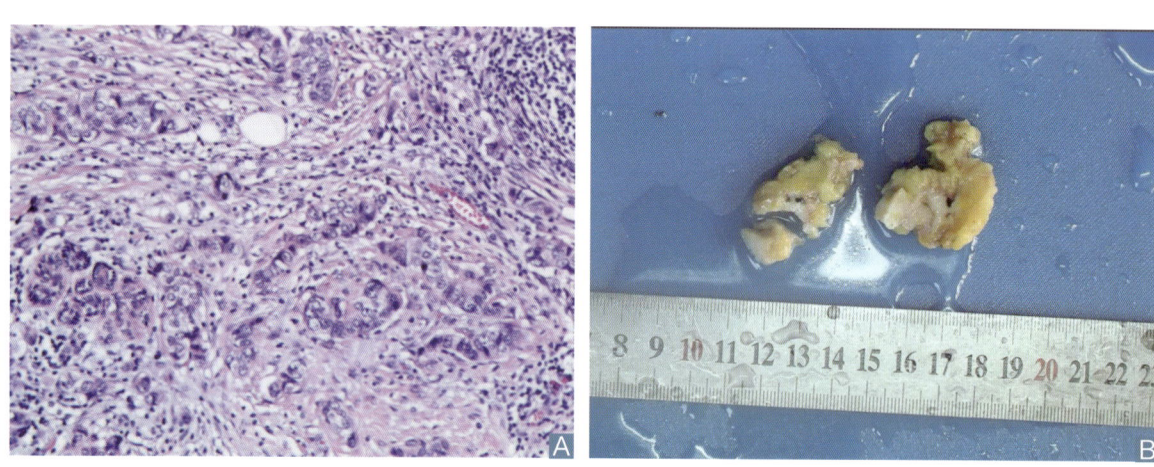

A.镜下：乳腺肿瘤，瘤细胞排列呈小巢状、条索状或腺管状，浸润性生长，瘤细胞中度异型，胞质中等量、红染，部分核仁明显，核分裂象约10个/10HPF，间质纤维增生，周围可见较多乳腺导管原位癌。B.大体：（左）切面见一破碎肿物，大小1.5cm×1cm×0.8cm，切面灰白色，质中。

图8-2-8b　乳腺浸润性癌（非特殊类型）病理图

病例9　女，45岁。发现右乳肿块1周，无不适。

专科检查： 右乳12点钟方向可触及一大小约2cm×1cm肿物，质韧，表面不光滑，活动度可。右侧腋窝淋巴结未触及。

病理诊断：（右）乳腺浸润性癌，Ⅲ级，非特殊类型。肿瘤最大径2.5cm。右腋窝淋巴结可见转移癌（1/21）。

免疫组化结果： Ki67（热点区约60%+），ER（-），PR（-），HER2阴性（基因无扩增）。

详见图8-2-9a、图8-2-9b、图8-2-9c。

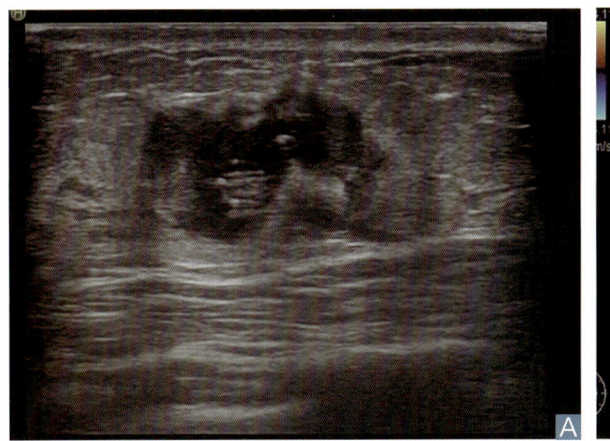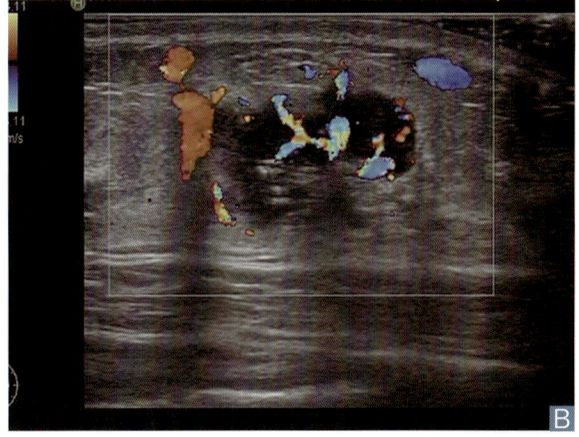

A.2D：右侧乳腺12点钟距乳头2.0cm处可见一大小为2.6cm×1.4cm低回声光团，形态不规则，部分边缘模糊，呈毛刺状，内回声不均匀，可见散在分布强回声光点。B.CDFI：低回声光团周边可见丰富血流信号。

扫码观看视频

图8-2-9a　乳腺浸润性癌（非特殊类型）超声图

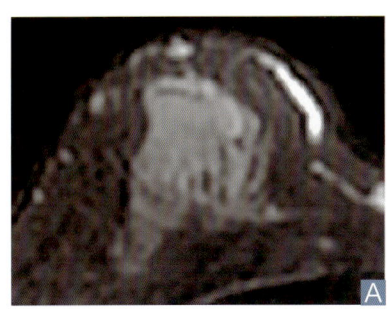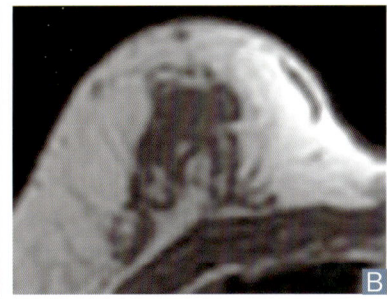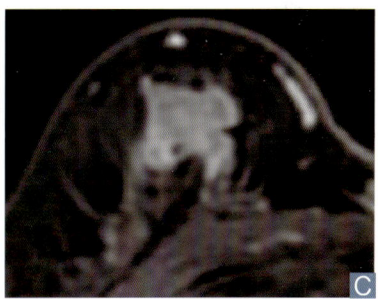

A~C.MRI：右乳上象限见一大小约2.5cm×2.4cm肿块，呈分叶状，边缘见毛刺，T2WI压脂相呈稍高信号（A），T1WI呈等信号（B），增强后呈较明显不均匀性强化（C），动态增强曲线呈平台型及轻度流出型。

图8-2-9b　乳腺浸润性癌（非特殊类型）MRI图

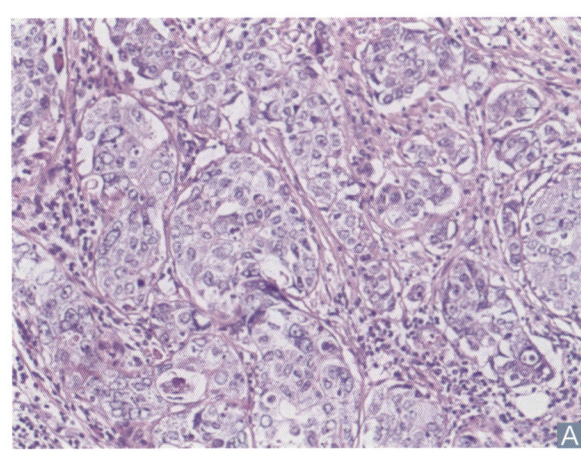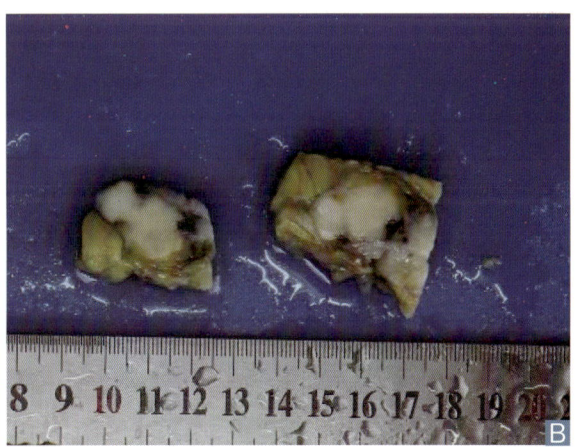

A.镜下：乳腺肿瘤，瘤细胞中度异型，核分裂象易见（22个/10HPF），排列成不规则条索状、巢团状浸润性生长；间质纤维组织增生。B.大体：（右）可见一肿物，大小2.5cm×2.2cm×1.5cm，切面灰白色，实性，质中。

图8-2-9c　乳腺浸润性癌（非特殊类型）病理图

病例10 女，67岁。发现右侧乳房肿块1年，约5cm，质硬，无疼痛，无乳头溢液；出现局部皮肤凹陷半年，未破溃；右侧腋窝疼痛20余天。

专科检查：右乳外上象限可触及肿物，边界不清。右侧腋窝可触及肿大淋巴结。

病理诊断：（右）乳腺浸润性癌，Ⅲ级，非特殊类型。右腋窝淋巴结可见癌转移（2/2）。

免疫组化结果：CK5/6（-），Ki67（30%+），ECD（3+），P120（膜+），P63（-），ER（100% 3+），PR（5%+），HER2阳性（基因有扩增）。

详见图8-2-10a、图8-2-10b。

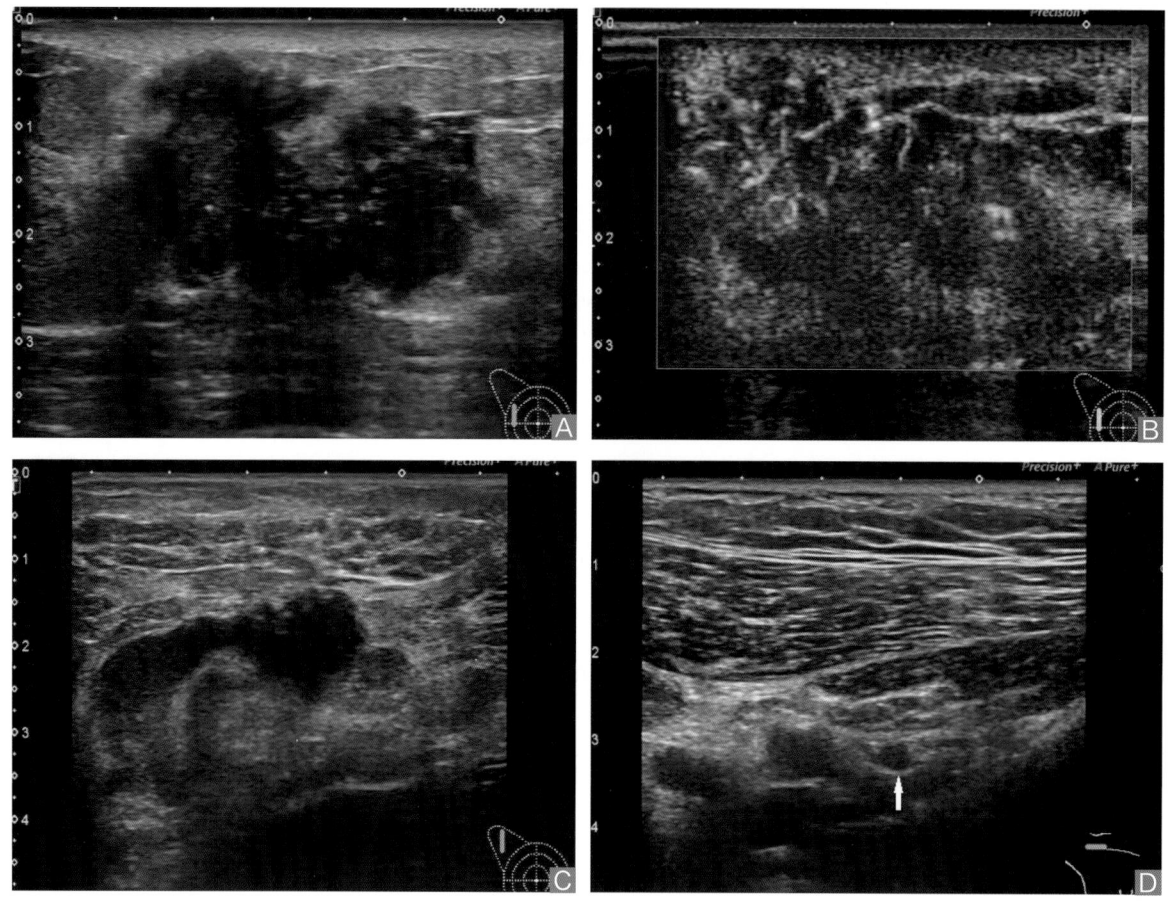

A. 2D：右侧乳腺9点钟至10点钟距乳头4.0cm处可见一大小为4.1cm×2.6cm低回声光团，后缘紧贴胸大肌，形态不规则，呈"蟹足样"改变，边界不清，后方回声衰减，内回声不均匀，可见散在分布强回声光点。B.mSMI：低回声光团内部可见较丰富血流信号。C～D.右腋窝淋巴结（C）、胸小肌后方淋巴结（D箭头）形态饱满，皮质增厚，皮髓质分界欠清。

图8-2-10a 乳腺浸润性癌（非特殊类型）超声图

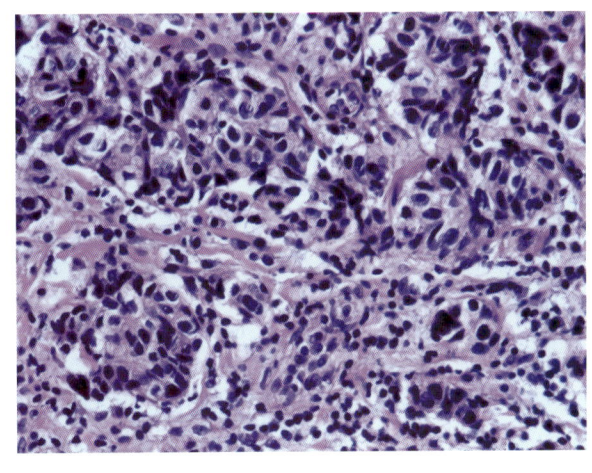

镜下：乳腺肿瘤，瘤细胞异型性明显，核分裂象易见（12个/10HPF），排列成实性巢状或条索状浸润性生长。间质纤维组织增生，大量淋巴细胞浸润。

图8-2-10b 乳腺浸润性癌（非特殊类型）病理图

解析

病例6至病例10为具有典型恶性征象的浸润性乳腺癌。肿块表现为：低回声实性病灶，形态不规则，呈毛刺状或蟹足状，边界不清，病灶内部回声不均匀，可见微小钙化，病灶后方回声衰减，内部血供丰富。从视频中，我们可以更清晰地观察到这些恶性征象。对这类型肿块超声诊断乳腺癌没有困难。

病例11 女，65岁。发现左乳肿块2周，无不适。

专科检查：左侧乳房12点钟方向可触及一肿物，质韧，无触痛，可推动。左侧腋窝淋巴结未触及。

病理诊断：（左）乳腺浸润性癌，Ⅰ级，非特殊类型。肿瘤最大径约1.5cm。左腋窝前哨淋巴结未见癌转移（0/3）。

免疫组化结果：Ki67（热点区约3% +），P63（-），ECD（+），ER（95% 3+），PR（80% 3+），HER2阴性（基因无扩增）。

详见图8-2-11a、图8-2-11b。

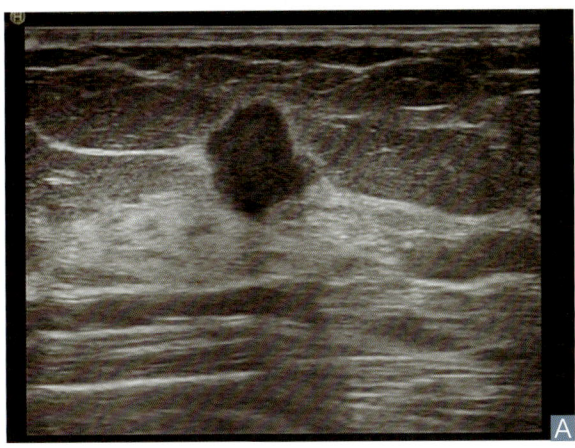
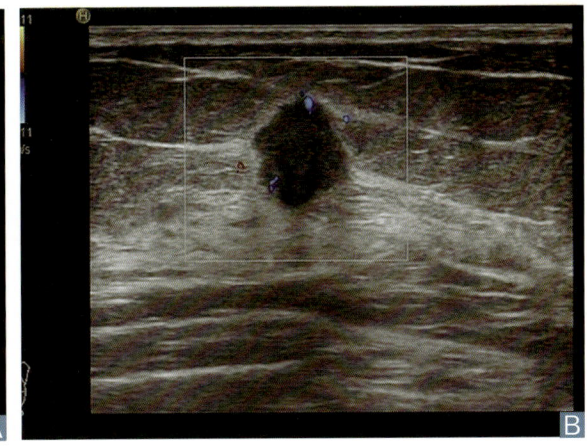

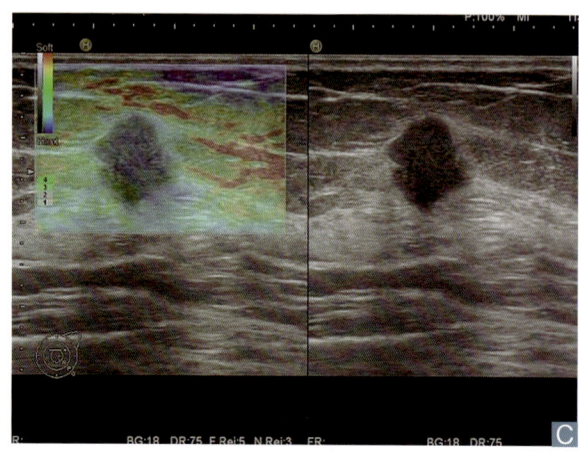

扫码观看视频

A.2D：左侧乳腺12点钟距乳头2.0cm处可见一大小为1.2cm×1.1cm低回声光团，形态不规则，边界清，周边见稍强回声晕环，内回声欠均匀。B.CDFI：低回声光团周边可见短线状彩色血流信号显示。C.弹性评分3分。

图8-2-11a　乳腺浸润性癌（非特殊类型）超声图

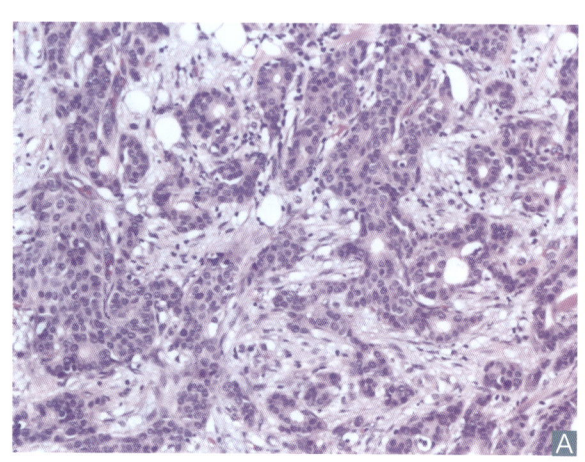
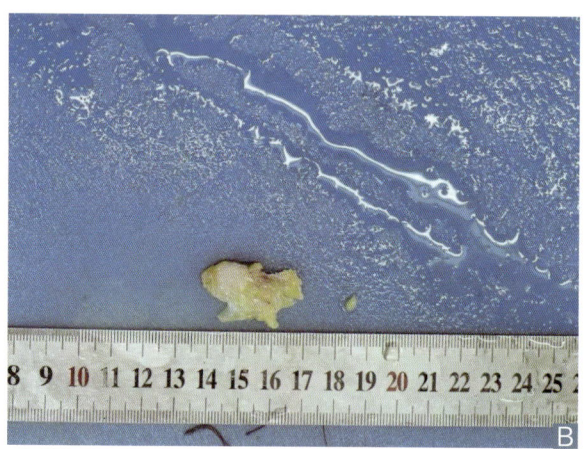

A.镜下：肿瘤组织排列呈腺管样或条索状浸润性生长，瘤细胞中度异型，核分裂象少见（<9个/10HPF），间质纤维增生。B.大体：（左乳）可见一质稍硬区，约2.0cm×2.0cm×1.4cm，切面灰黄、灰褐色，见出血，质稍硬。

图8-2-11b　乳腺浸润性癌（非特殊类型）病理图

病例12　女，46岁。发现左乳肿块3天，无不适。

专科检查：左侧乳腺2点钟方向可触及一肿物，大小约1.5cm×1.0cm，质硬，活动度差。左侧腋窝淋巴结未触及。

病理诊断：（左）乳腺浸润性癌，Ⅲ级，非特殊类型。肿瘤最大径约1.6cm，浸润灶最大径约1.1cm。左腋窝前哨淋巴结未见癌转移（0/3）。

免疫组化结果：Ki67（50%＋），ER（95% 3+），PR（95% 3+），HER2阳性（基因有扩增）。

详见图8-2-12a、图8-2-12b。

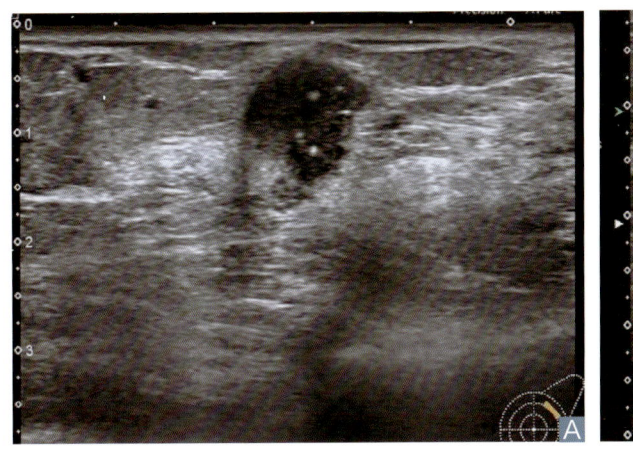
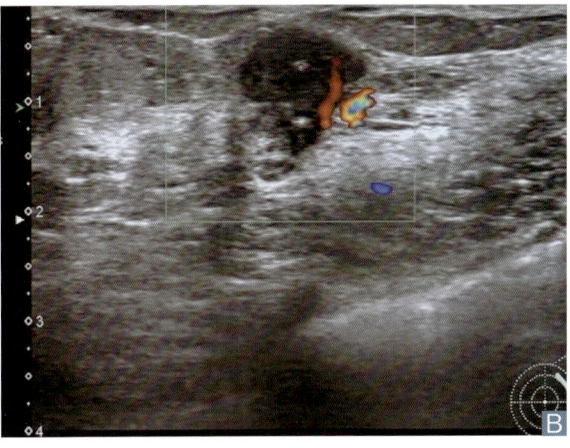

A.2D：左侧乳腺2点钟距乳头3.0cm处可见一大小为1.5cm×1.2cm低回声光团，形态不规则，边界清，非平行位，内回声不均匀，可见散在分布强回声光点。B.CDFI：低回声光团内部可见穿支动脉。

图8-2-12a　乳腺浸润性癌（非特殊类型）超声图

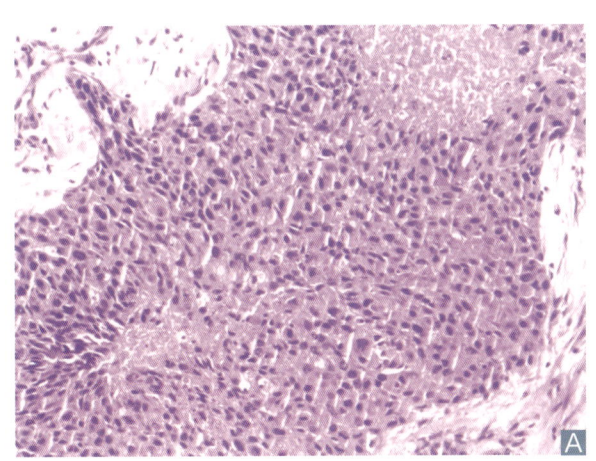
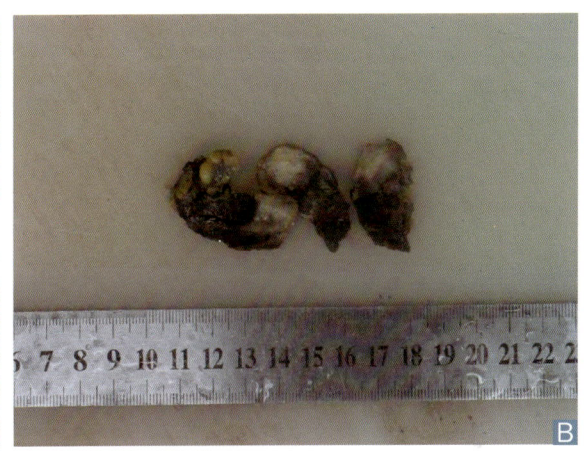

A.镜下：乳腺肿瘤，瘤细胞异型明显，呈实性巢状或条索状排列；核分裂象约11个/10HPF，间质纤维组织增生、淋巴细胞浸润。B.大体：（左乳）切面可见一肿物，大小1.2cm×0.8cm×0.5cm，切面灰白、灰黄色，实性，质稍硬。

图8-2-12b　乳腺浸润性癌（非特殊类型）病理图

病例13　女，60岁。发现左乳肿块3个月，偶有疼痛感。

专科检查：无异常。

病理诊断：（左）乳腺浸润性癌，Ⅲ级，非特殊类型。肿瘤最大径约2.3cm。左腋窝前哨淋巴结未见癌转移（0/4）。肿瘤（病理）分期：pT2N0（TNM）。

免疫组化结果：CK5/6（2+），ECD（2+），Ki67（热点区约70%+）。ER（＜1%+），PR（＜1%+），HER2阴性（基因无扩增）。

详见图8-2-13a、图8-2-13b。

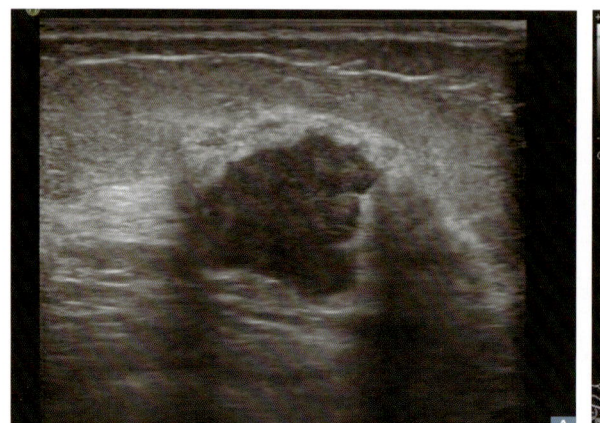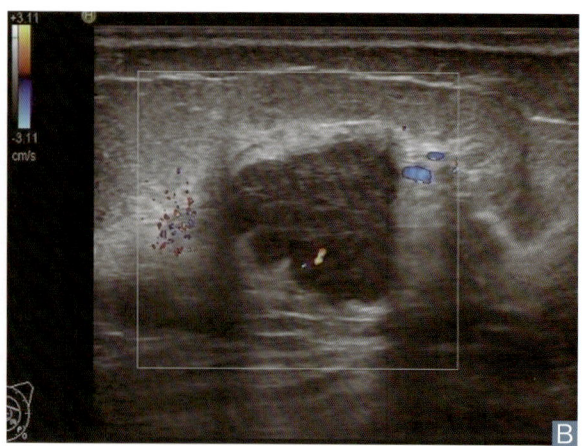

A. 2D：左侧乳腺1点钟距乳头1.0cm处可见一大小为2.2cm×1.6cm低回声光团，形态欠规则，边界清，非平行位，内回声欠均匀。B.CDFI：该低回声光团内部见星点状血流信号显示。

图8-2-13a　乳腺浸润性癌（非特殊类型）超声图

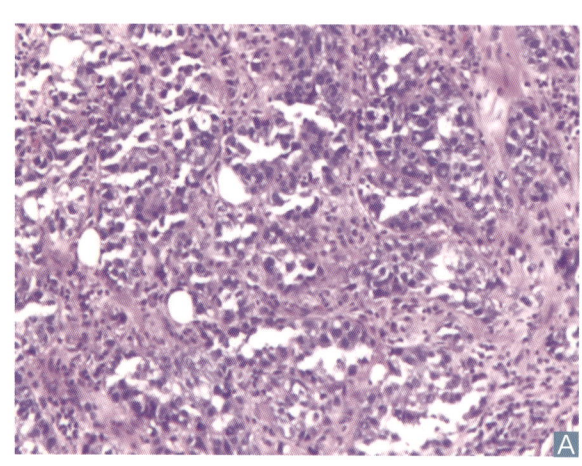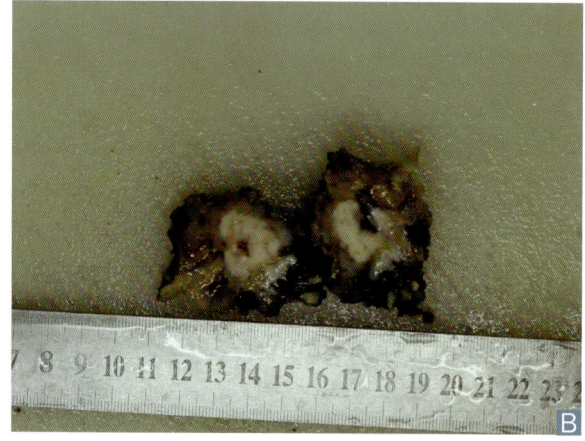

A.镜下：乳腺肿瘤，瘤细胞排列呈实性巢状，浸润性生长，瘤细胞异型性明显，胞质丰富、粉染或透亮，部分核仁明显，核分裂象约20个/10HPF；间质纤维增生，伴淋巴细胞浸润。B.大体：（左乳）切面可见一肿物，大小2.3cm×1.8cm×1.5cm，切面灰白、灰红色，实性，质中，局部可见出血。

图8-2-13b　乳腺浸润性癌（非特殊类型）病理图

病例14　女，57岁。发现左乳肿块5年，自觉肿块长大1周。

专科检查：左侧乳腺3点钟方向可触及肿物，大小约2.0cm×2.0cm，质硬，表面光滑，边界清，活动可，与皮肤无粘连。左侧腋窝淋巴结未触及。

病理诊断：（左）乳腺浸润性癌，Ⅲ级，非特殊类型。肿瘤最大径约2.5cm。左腋窝前哨淋巴结未见癌转移（0/3）。

免疫组化结果：ECD（膜+），Ki67（热点区约50%+），ER（-），PR（-），HER2阳性（基因有扩增）。

详见图8-2-14a、图8-2-14b。

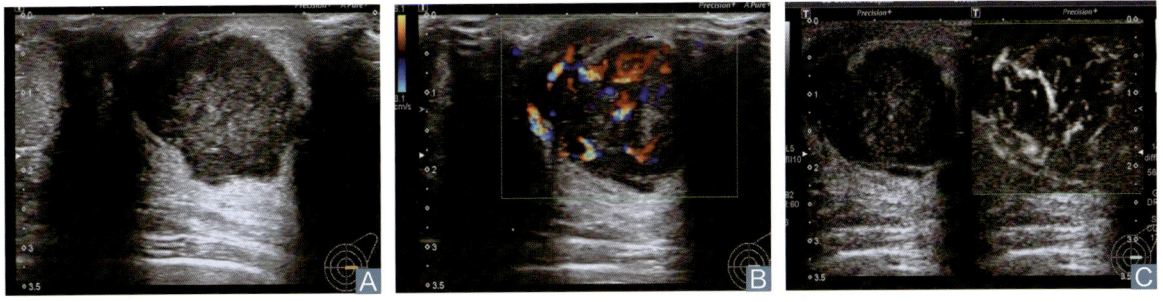

A.2D：左侧乳腺3点钟乳头旁可见大小为2.8cm×1.9cm低回声光团，形态不规则，边界清，内回声欠均匀。
B~C. CDFI（B）、mSMI（C）：左侧乳腺低回声光团内部可见稍丰富血流信号显示。

图8-2-14a　乳腺浸润性癌（非特殊类型）超声图

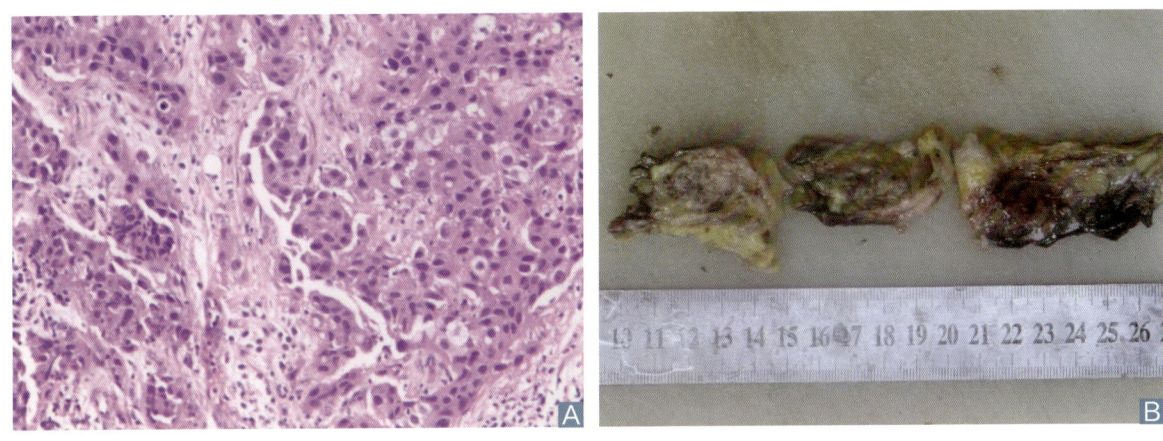

A.镜下：乳腺肿瘤，瘤细胞排列呈实性巢状，浸润性生长，瘤细胞异型性明显，胞质丰富、粉染或透亮，部分核仁明显，核分裂象约20个/10HPF，局部可见坏死；间质纤维增生，伴淋巴细胞浸润。B.大体：（左乳腺）可见一肿物，大小2.5cm×2cm×1cm，切面灰白、灰红色，质中，肿物周围可见散在病灶，直径0.1~0.6cm，切面灰白色，质中。

图8-2-14b　乳腺浸润性癌（非特殊类型）病理图

解析

病例11至病例14为边缘较清晰的肿块型乳腺癌，表现为：低回声实性光团，形态不规则，呈分叶状，边界清晰，后方回声增强或衰减，内部可伴微小钙化。肿块内部可少血供，也可血供丰富。这类肿块最明显的征象是形态不规则，非平行位，并且具有1~2个恶性肿瘤的特征，因此超声考虑乳腺恶性肿瘤可能性大。

病例15　女，38岁。发现左乳肿块10天，无不适。

专科检查：左乳乳头旁触及肿物，大小约2.0cm×2.0cm，质韧，形状规则，表面光滑，边界清，活动可，与皮肤无粘连。左侧腋窝淋巴结未触及。

病理诊断：（左）乳腺浸润性癌，非特殊类型，Ⅱ级。肿瘤最大径约3.5cm。左腋窝淋巴结未见转移癌（0/11）。肿瘤（病理）分期：pT2N0（TNM）。

免疫组化结果：Ki67（10%+），ECD（3+），P120（膜+），ER（85% 2+），PR（60% 2+），HER2阴性（基因无扩增）。

详见图8-2-15a、图8-2-15b。

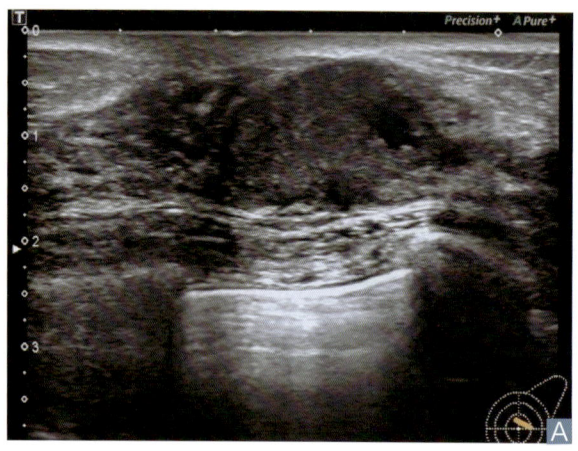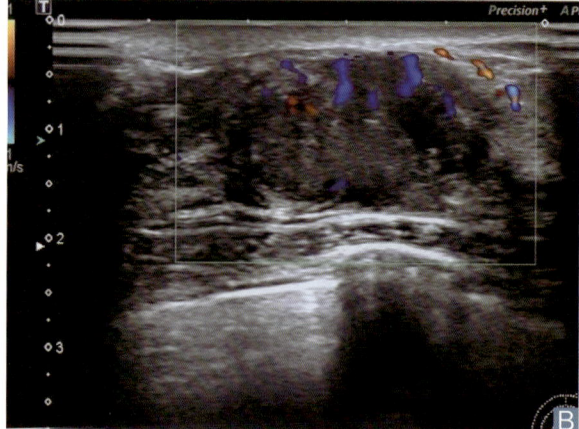

A.2D：左侧乳腺乳头旁可见一大小2.4cm×1.3cm低回声光团，形态规则，边界清，平行位，内回声不均匀，可见点状强回声光斑及少许无回声区。B.CDFI：低回声光团周边及内部可见稍丰富彩色血流信号。

图8-2-15a　乳腺浸润性癌（非特殊类型）超声图

扫码观看视频

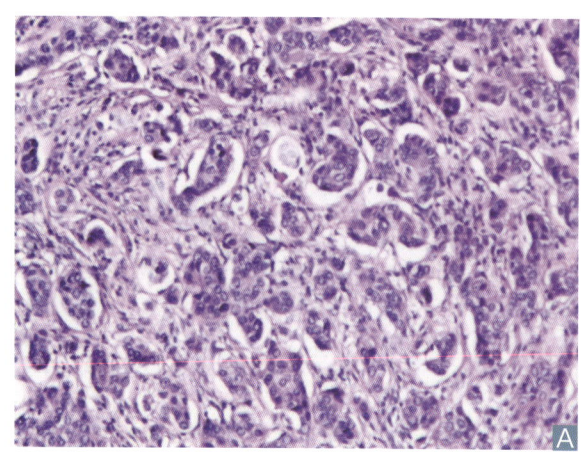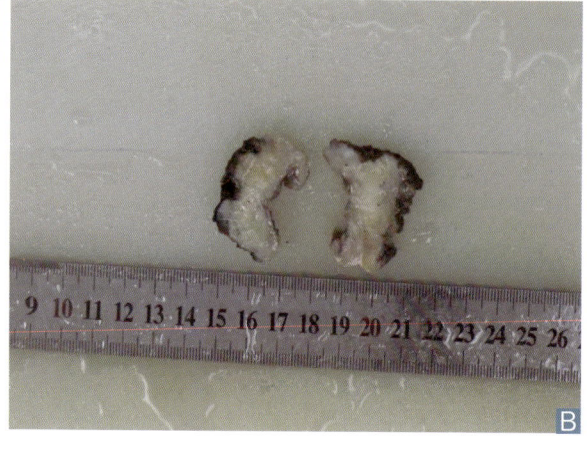

A.镜下：肿瘤细胞异型性较明显，核大，深染，核分裂象可见（约12个/10HPF），呈不规则巢状、条索状排列；间质纤维增生伴炎症细胞浸润。B.大体：（左乳）切开可见一灰白色质韧区，大小3.5cm×3.2cm×2.2cm，切面灰白色，质韧。

图8-2-15b　乳腺浸润性癌（非特殊类型）病理图

病例16　女，44岁。发现左乳肿块2个月，无不适。

专科检查：无异常。

病理诊断：（左）乳腺浸润性癌，非特殊类型，Ⅲ级。左腋窝淋巴结未见癌转移（0/21）。

免疫组化结果：Ki67（35%＋），CK5/6（－），P63（－），ER（90% 3+），PR（90% 3+），HER2阴性（基因无扩增）。

详见图8-2-16a、图8-2-16b。

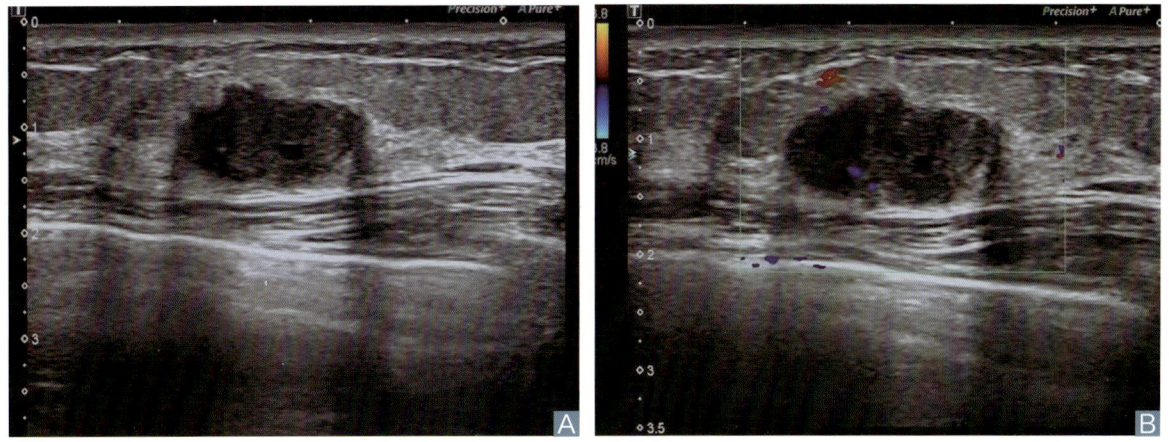

A.2D：左侧乳腺10点钟距乳头3.0cm处可见一大小约2.1cm×1.2cm低回声光团，形态尚规则，边界清，内回声不均匀，可见少许无回声区。B.CDFI：低回声光团内部可见星点状血流信号。

图8-2-16a 乳腺浸润性癌（非特殊类型）超声图

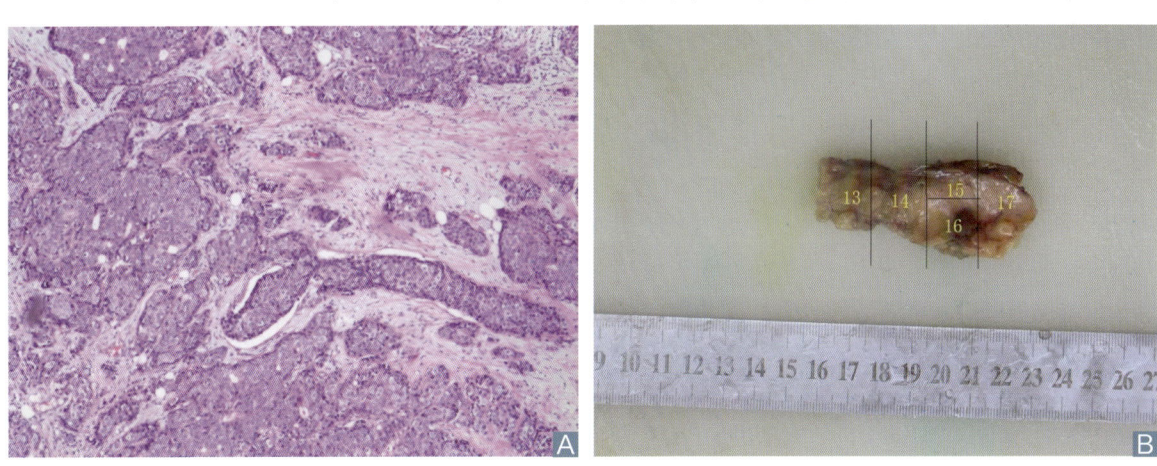

A.镜下：乳腺肿瘤，瘤细胞明显异型，部分核仁明显，呈实性巢状或条索状排列；核分裂象易见（19个/10HPF）；间质纤维组织增生，淋巴细胞浸润。B.大体：（左乳房）见一肿物，大小3cm×2cm×1.5cm，切面灰黄、灰红色，质韧。

图8-2-16b 乳腺浸润性癌（非特殊类型）病理图

解析

病例15、病例16为具有良性肿瘤特征的非典型乳腺癌，表现为低回声实性光团，类椭圆形，边界清晰，后方回声增强，内部血流不丰富。虽然病灶具有部分良性肿瘤特征，但仔细观察可见病灶的边缘并非真正包膜的纤细光滑带状回声，而是更趋向于肿瘤向周边组织浸润引起周围结缔组织不均匀增生形成的高回声环（即恶性环）。肿块内部回声也并非如纤维腺瘤的条索状回声，而是更具密实感的低或极低回声，可伴无回声区（坏死）或微小钙化。

病例17 女，43岁。发现右乳肿块1个月，无不适。

专科检查：无异常。

病理诊断：（右）乳腺浸润性癌，Ⅱ级，部分为非特殊类型（约80%），部分为乳腺黏液癌（约20%）。肿瘤最大径约1.3cm。右腋窝淋巴结未见癌转移（0/6）。

免疫组化结果：CK5/6（－），P63（－），ECD（膜+），Ki67（热点区约20%+），ER（75% 2+），PR（50% 2+），HER2阳性（基因有扩增）。

详见图8-2-17a、图8-2-17b、图8-2-17c。

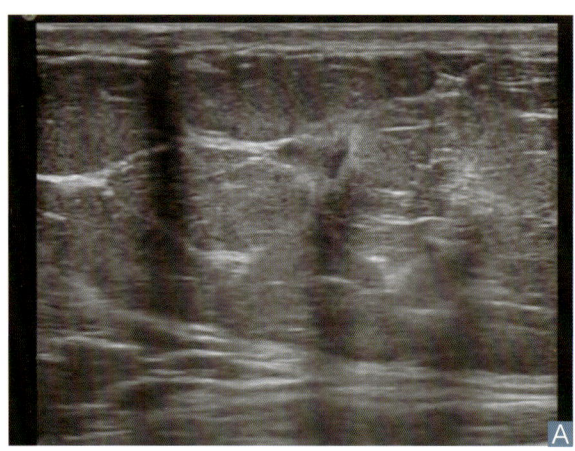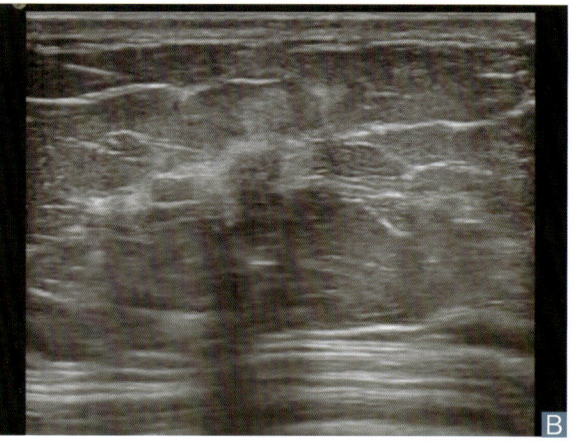

A～B.（横、纵切面）：右侧乳腺12点钟距乳头2.0cm处可见一大小为1.0cm×0.6cm低回声光团，形态欠规则，边界尚清，周边见稍强回声晕环，内回声尚均匀。

图8-2-17a　乳腺浸润性癌（非特殊类型）超声图

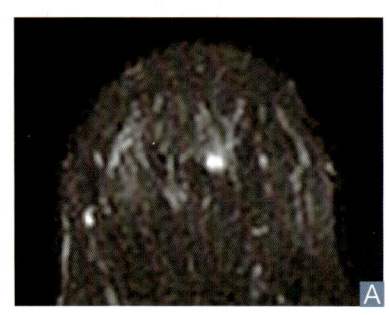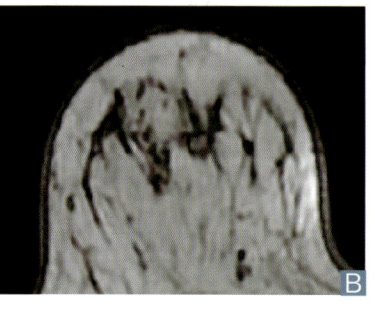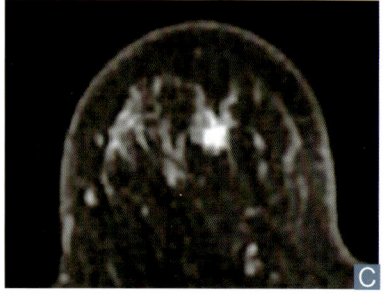

A～C.MRI：右乳上象限见多发结节影，直径0.6～0.7cm，边缘见毛刺，T2WI压脂相呈稍高信号（A），T1WI呈等信号（B），增强后呈较明显不均匀性强化（C），动态增强曲线呈平台型及轻度流出型。

图8-2-17b　乳腺浸润性癌（非特殊类型）MRI图

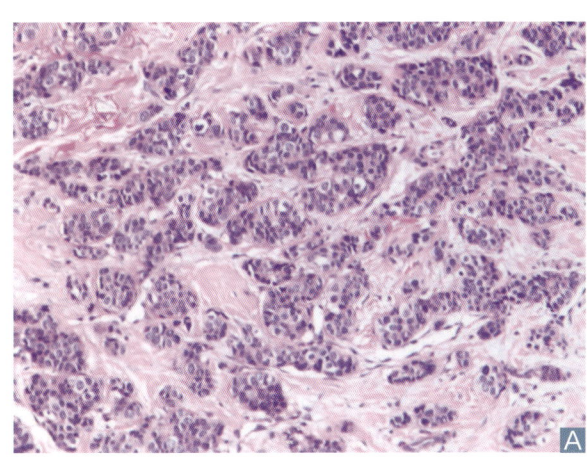
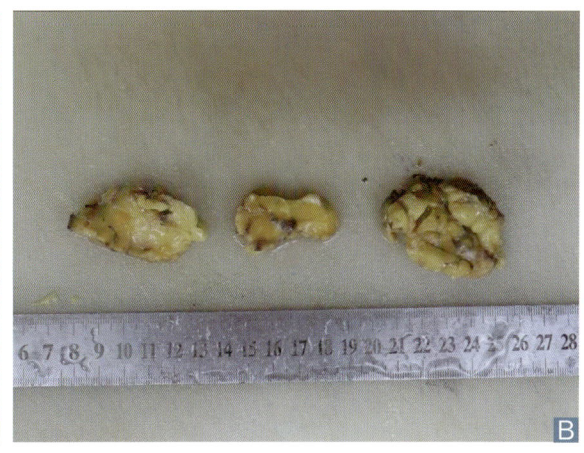

A.镜下：乳腺肿瘤，瘤细胞排列呈不规则腺管状、小巢状或条索状，浸润性生长，瘤细胞中度异型，胞质丰富、粉染或透亮，部分核仁明显，核分裂象约12个/10HPF；间质纤维增生，局部可见黏液湖形成，周围可见乳腺导管原位癌。B.大体：（右乳）切面可见一肿物，大小1.3cm×1.1cm×1cm，切面灰白色，实性，质中。

图8-2-17c 乳腺浸润性癌（非特殊类型）病理图

病例18 女，57岁。发现右乳肿块1周，无不适。

专科检查： 无异常。

病理诊断： （右）乳腺浸润性癌，Ⅰ级，非特殊类型。肿瘤最大径约1.5cm。右腋窝前哨淋巴结未见癌转移（0/5）。

免疫组化结果： Calponin（-），CK5/6（-），P63（-），Ki67（约5%+），P120（膜+），ECD（膜+），ER（-），PR（-），HER2阴性（基因无扩增）。

详见图8-2-18a、图8-2-18b、图8-2-18c。

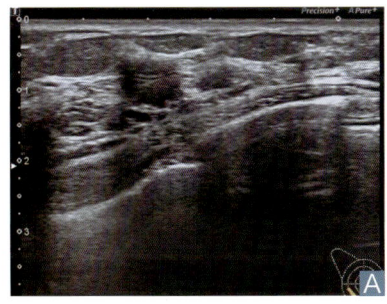
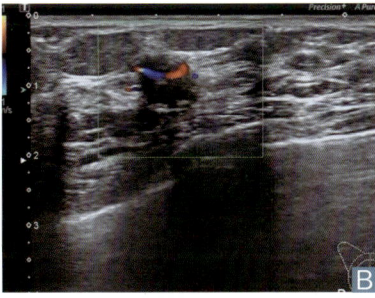
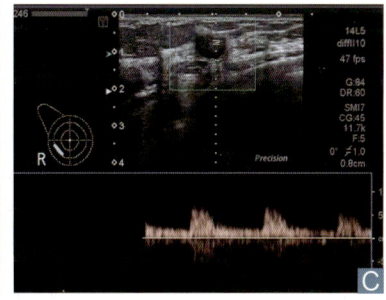

A.2D：右侧乳腺8点钟距乳头3.0cm处可见一大小0.9cm×0.7cm低回声光团，形态规则，边界清，内回声均匀。B~C.CDFI：低回声光团内部可见血管穿行（B），探及动脉频谱（C）。

图8-2-18a 乳腺浸润性癌（非特殊类型）超声图

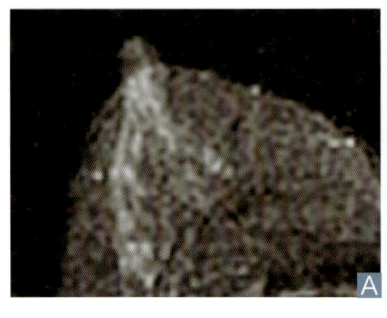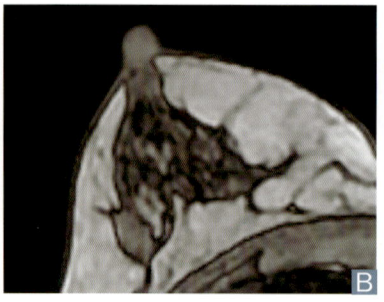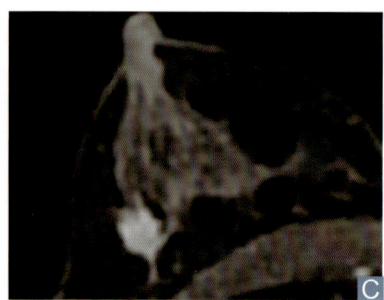

A~C.MRI：右乳外下象限可见一直径约1cm结节影，边界清，边缘可见少许长毛刺，T2WI压脂相呈稍高信号（A），T1WI呈等信号（B），增强扫描明显强化（C），时间-信号动态曲线呈平台型。

图8-2-18b　乳腺浸润性癌（非特殊类型）MRI图

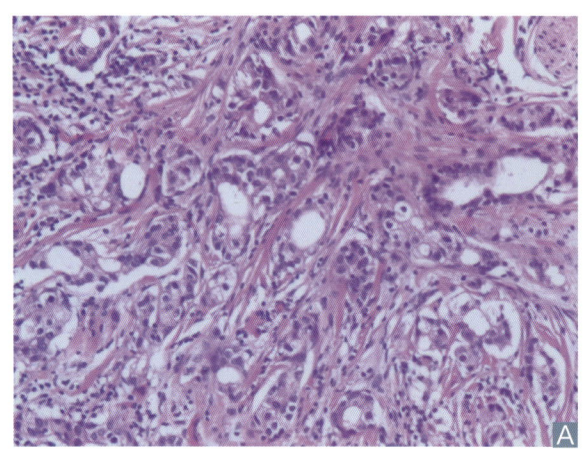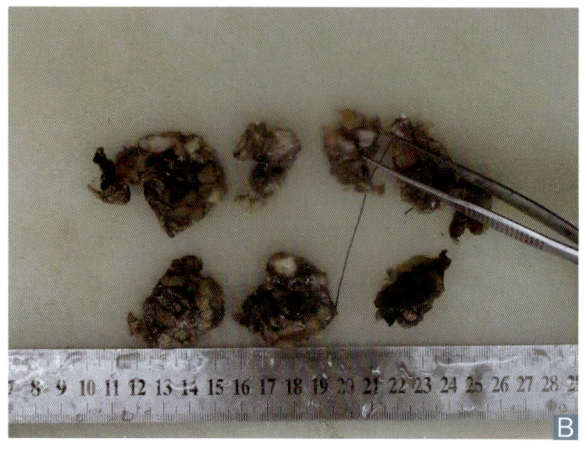

A.镜下：乳腺肿瘤，瘤细胞中度异型，核分裂象0~1个/10HPF，排列成不规则腺样浸润性生长，伴间质纤维增生及炎症细胞浸润，周边可见导管原位癌结构。B.大体：（右乳）见一肿物，大小1.5cm×0.7cm×0.7cm，灰白色，质中。

图8-2-18c　乳腺浸润性癌（非特殊类型）病理图

解析

病例17、病例18是超声误诊为纤维腺瘤的乳腺癌。术后回顾分析这2个病例，病例17为1cm大小肿块，肿块内部回声类似脂肪回声，多切面扫查显示该肿块的形态是不规则形的，并且周边见高回声晕环。病例18也是1cm大小肿块，肿块内部可见明显的穿支动脉。这两个病例提醒我们部分小结节型乳腺癌，可能仅具有1~2个支持恶性肿瘤的特征，因此不能轻易将其判断为良性病灶。这2个病例术前超声诊断错误，但MRI诊断正确。对这种不伴微小钙化的小结节型乳腺癌，MRI的特异性要高于超声，有条件的话可以参考MRI的结果再做诊断。

诊断思路

具有典型乳腺癌声像特征的肿块，超声诊断上没有困难。目前超声诊断乳腺癌难点主要有三个：①提高早期乳腺癌（病灶＜1cm）诊断率。②避免误诊具有良性肿瘤声像特征的乳腺癌。③避免漏诊非肿块型乳腺癌。

第一个难点是如何提高早期乳腺癌（病灶＜1cm）诊断率。＜1cm的病灶主要看病灶的边缘，若边缘模糊呈毛刺状，或呈多个细、尖角状突出，则需引起警惕。若同时合并以下表现：形态不规则，或病灶内部伴微小钙化，或病灶内部血供丰富，则支持诊断乳腺癌依据更充分。

第二个难点是如何鉴别具良性肿瘤征象的乳腺癌与乳腺良性肿瘤。部分乳腺癌肿块具有良性肿瘤图像特征：如形态呈椭圆形，边界清晰，后方回声增强，肿块内部乏血供等。对这种类型肿块多切面仔细观察是能发现一些可疑之处的。例如"第一眼"评估肿块形态规则，边界清晰，"第二眼"扫查会发现肿块局部向外凸出，部分边缘模糊，或发现所谓"包膜"并非真正包膜。真正的包膜回声为纤细光滑带状，而假"包膜"为肿瘤向周边组织浸润形成的高回声环（即恶性环）。必须进行多角度观察、结合多模态技术，努力寻找病灶潜在的各种恶性声像图征象加以分析诊断，以提高诊断准确率。

同侧腋窝淋巴结状态也能给鉴别诊断提供依据。若发现淋巴结肿大，诊断乳腺癌的依据更充分。但未发现淋巴结肿大，则不能作为排除乳腺癌的依据。因为存在以下情况：①少数浸润性乳腺癌即使肿块较大，也不出现腋窝淋巴结肿大。部分恶性度低的浸润性癌也可以不发生淋巴结转移。②极少数乳腺癌前哨淋巴结并非在同侧腋窝区域。③操作失误，导致腋窝中隐藏较小的（＜1cm）、呈圆形、均匀低回声的淋巴结（可疑阳性淋巴结）被遗漏。

最后一个难点是如何避免漏诊非肿块型乳腺癌。非肿块型乳腺癌更多见于导管原位癌，或浸润性导管癌合并导管原位癌（原位癌比例大于浸润性癌）。这里可参考本章第一节导管原位癌内容。

（郭玉萍　葛岩　尚诗瑶）

二、浸润性小叶癌

· 临床概述 ·

乳腺浸润性小叶癌（invasive lobular carcinoma，ILC）是一种具有特殊生长方式的浸润性乳腺癌，占浸润性乳腺癌的10%~15%，是浸润性乳腺癌中第二常见的类型，临床上以多中心性或双侧性生长为特征。大多数表现为边界不清的肿块或弥漫小结节，影像学检查敏感性低，有较高假阴性率，是乳腺癌筛查中最容易漏诊的肿瘤之一。

ILC发病年龄在45~67岁，75岁以上患者多于35岁以下者。腋窝淋巴结转移率较浸润性导管癌低；浸润性小叶癌的转移方式与浸润性导管癌不同，更常扩散至骨、胃肠道、子宫、脑膜、卵巢，以及弥漫性浆膜受累。ILC预后与肿瘤分期及分子分型相关。

· 病理表现 ·

大体：可表现为质硬的灰白色肿块，没有明显的界限。有时巨检无明确肿块，仅表现为质韧区，或大体上无任何异常，仅在显微镜下发现肿瘤的存在。

镜下：浸润性小叶癌由小叶原位癌穿透基膜向间质浸润所致，癌细胞小，大小一致，核分裂少见，细胞形态和小叶原位癌相似，失黏附性，常呈单排排列浸润间质，并常围绕正常导管形成靶心样排列。有时胞质内可见黏液样物质或嗜酸性小球，当腔内黏液多时细胞甚至可呈印戒样。经常同时伴有小叶原位癌。

根据组织病理特征分：①经典型浸润性小叶癌（常见）；②变异型浸润性小叶癌（实体型、腺泡型、印戒细胞型等）。

免疫组织化学染色显示：上皮钙黏蛋白（ecadherin）阴性或表达减弱，P120胞质阳性。经典型浸润性小叶癌常显示ER阳性，PR阳性，HER2阴性，而变异型小叶癌常为ER阴性，PR阴性，HER2的过度表达。

· 超声表现 ·

	形状	不规则
	方位	非平行位多见
2D	边缘	模糊，无明显边界；或呈毛刺状。少数边缘光整
	内部回声	极低回声或低回声
	回声模式	回声欠均匀。钙化少见
	后方回声	多伴后方回声衰减

（续表）

2D	其他征象	周围组织结构扭曲常见。部分患者可同一侧乳腺见多个类似结节
	CDFI	多数肿块内部为无血流信号，少数表现为血流信号丰富
	淋巴结	腋窝淋巴结转移多见

·病例及解析·

病例1 女，58岁。发现左乳肿块3个月，约1cm大小，可活动。钼靶发现左乳钙化1周。

专科检查：左乳外上象限可触及一约0.5cm的肿物，质韧，活动可，边界清。左腋窝淋巴结未触及。

病理诊断：（左）乳腺浸润性小叶癌，Ⅱ级。左腋窝前哨淋巴结未见癌（0/2）。

免疫组化结果：Ki67（10%+），ER（20% 2+），PR（-），HER2阴性（基因无扩增）。

详见图8-2-19a、图8-2-19b。

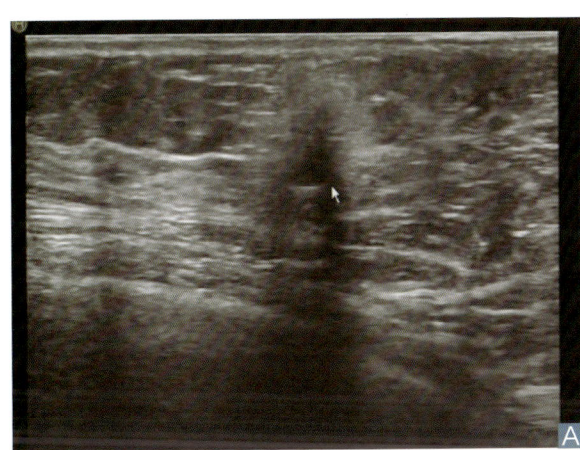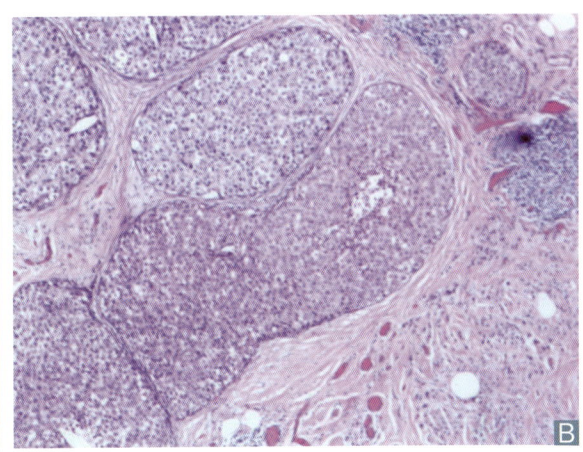

A.左侧乳腺1点钟距乳头5cm处可见一大小0.6cm×0.3cm低回声光团（箭头所指处），形态不规则，非平行位，边缘模糊，可见高回声晕环，后方回声衰减，内回声欠均匀。B.镜下：细胞中度异型，核分裂象0~1个/10HPF，排列成单个散在、列兵样或巢状浸润性生长，伴间质纤维增生及炎症细胞浸润，周边可见原位癌结构。

图8-2-19a 乳腺浸润性小叶癌超声及病理图

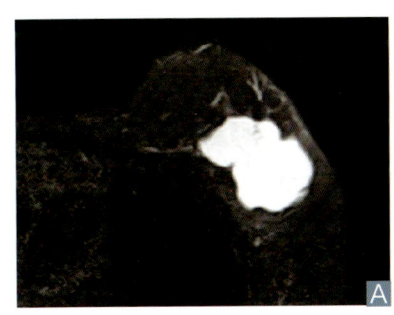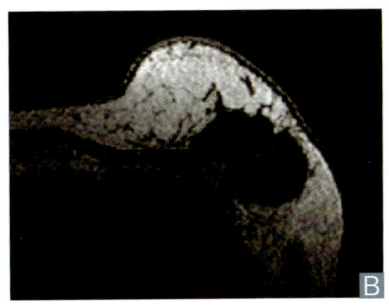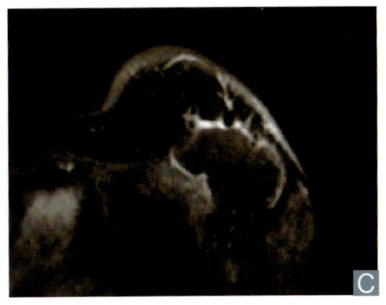

A~C.MRI：左乳外上象限见一肿块，最大层面大小约5.3cm×2.8cm，呈分叶状，边缘见毛刺，T2WI压脂相呈高信号(A)，T1WI呈低信号（B），增强后边缘强化（C），动态增强曲线呈平台型。

图8-2-19b 乳腺浸润性小叶癌MRI图

病例2 女，52岁。B超发现双侧腋窝淋巴结肿大，病理活检提示：（左侧腋窝淋巴结）转移性癌，乳腺来源可能。

专科检查：左侧腋窝触及肿大淋巴结，质软，活动度可。左侧乳腺外观无异常，未触及肿块。左侧锁骨上淋巴结未触及。

病理诊断：（左）乳腺浸润性小叶癌，Ⅰ级。左腋窝前哨淋巴结可见转移癌（1/5）。

免疫组化结果：Ki67（10%+），ECD（+），P120（大部分膜、浆+，小部分浆+），ER（100% 2+），PR（80% 2+），HER2阴性（基因无扩增）。

详见图8-2-20a、图8-2-20b。

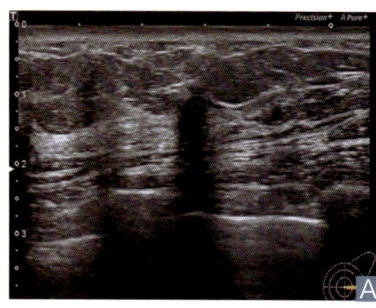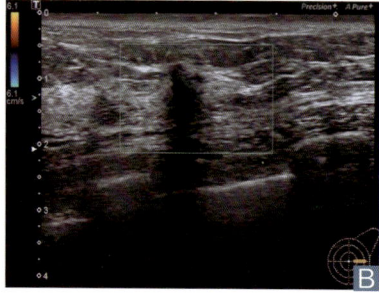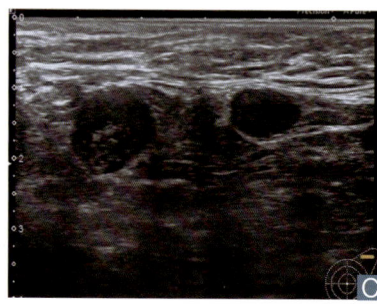

A.2D：左侧乳腺3点钟距乳头3.0cm处可见一大小0.8cm×0.8cm低回声光团，形态不规则，非平行位，边缘模糊，后方回声衰减，内回声尚均匀。B.CDFI：低回声光团内部及周边未见明显血流信号。C.左侧腋窝可见多个淋巴结回声，形态饱满，皮质增厚，部分可见淋巴门。

图8-2-20a 乳腺浸润性小叶癌超声图

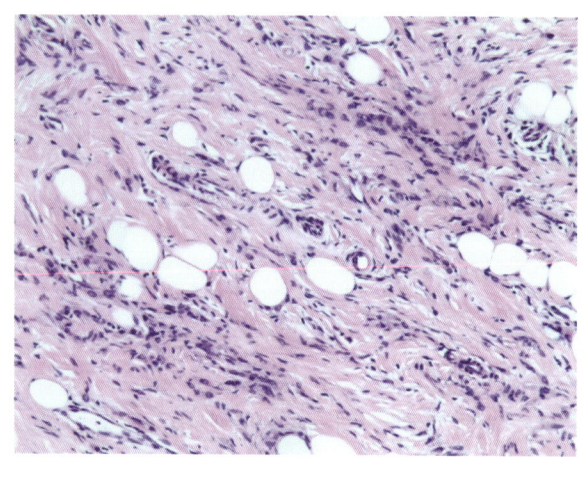

镜下：少许乳腺组织，于增生的纤维组织中见少量形态温和的异型细胞，胞质淡染，散在或略呈条索状排列。

图8-2-20b 乳腺浸润性小叶癌病理图

病例3 女，65岁。发现左乳肿块1年，近期自觉肿块增大。

专科检查：左乳2点钟方向可触及一肿物，约4cm，质韧，活动差，边界不清。左腋窝淋巴结未触及。

病理诊断：（左）乳腺浸润性小叶癌，Ⅱ级。肿瘤最大径约2.3cm。左腋窝前哨淋巴结未见转移癌（0/3）。

免疫组化结果：Ki67（10%+），ECD（-），P120（浆+），ER（95% 3+），PR（95% 3+），HER2阴性（基因无扩增）。

详见图8-2-21a、图8-2-21b。

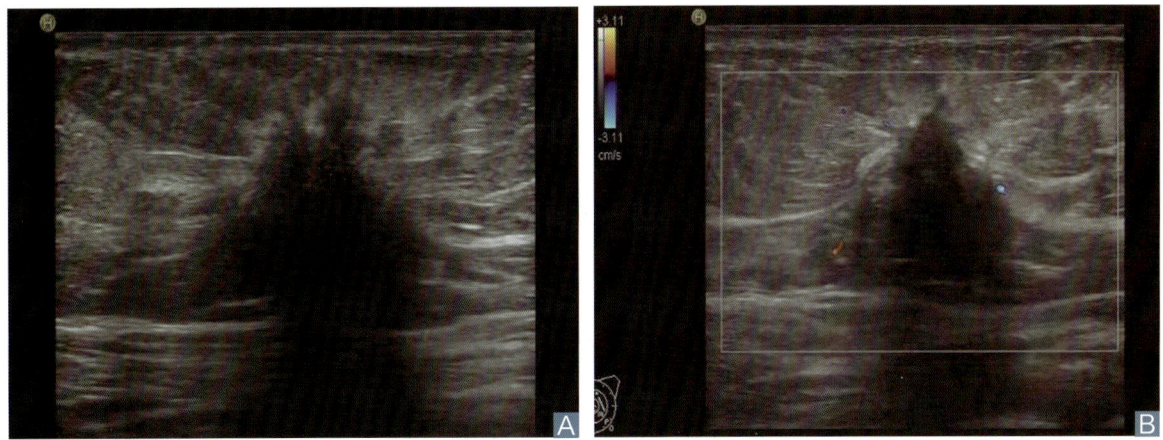

A.2D：左侧乳腺2点钟距乳头3.0cm处可见一大小为4.0cm×1.8cm极低回声光团，形态不规则，非平行位，边缘模糊，呈毛刺状，后方回声衰减，内回声欠均匀。B.CDFI：低回声光团周边见星点状血流信号。

图8-2-21a　乳腺浸润性小叶癌超声图

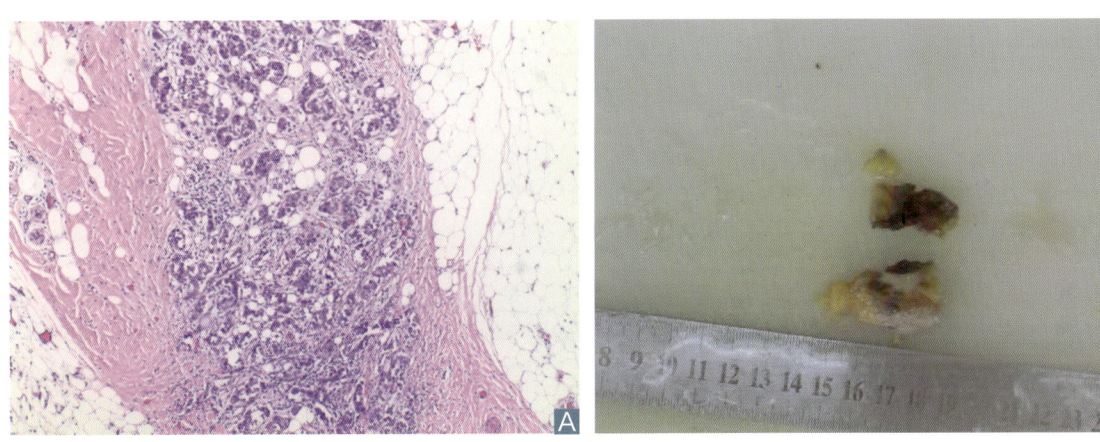

A.镜下：瘤细胞中度异型，排列成不规则条索状、小巢状或单个散在浸润，核分裂象2个/10HPF，间质纤维增生伴炎症细胞浸润。B.大体：（左）可见一破碎穿刺腔，穿刺腔周围质韧，大小1.3cm×0.8cm×0.4cm，切面灰白、灰黄色，实性，质韧。

图8-2-21b　乳腺浸润性小叶癌病理图

解析

病例1至病例3浸润性小叶癌表现为边缘模糊、无明显边界的肿块，以后方回声衰减为主要征象，肿块内部乏血供。具此类图像特点的浸润性小叶癌若病灶较大时超声较容易诊断（如病例3），当病灶较小时则容易漏诊（如病例2，早期B超仅发现左侧腋窝淋巴结肿大，未发现乳腺病灶，后再次复查B超发现左乳肿块）。当病灶较小、后方回声衰减为主要征象时,需要与Cooper韧带后方声衰减及术后瘢痕鉴别。询问病史、结合多切面扫查,能帮助鉴别诊断。此外还需要与腺病作鉴别,后者多数边界较清晰。浸润性小叶癌由于肿块边缘模糊,因此超声有时无法准确测量肿块大小(如病例1,MRI与超声大小不符)。

病例4 女,48岁。发现左乳肿块1个月,无不适。

专科检查:无异常。

病理诊断:(左)乳腺浸润性小叶癌,Ⅱ级。左腋窝前哨淋巴结未见转移癌(0/4)。

免疫组化结果:Ki67(40%+),ECD(-),P120(40%浆+),ER(99% 3+),PR(5% 3+),HER2阴性(基因无扩增)。

详见图8-2-22a、图8-2-22b。

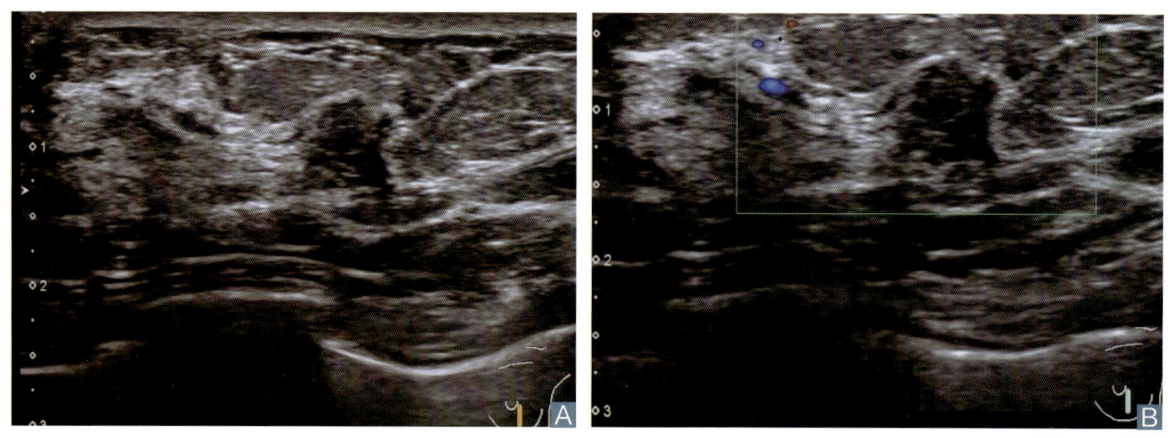

A.2D:左侧乳腺5点钟距乳头1.0cm处可见一大小1.0cm×0.8cm低回声光团,形态欠规则,边界清,内回声欠均匀。B. CDFI:低回声光团周边可见星点状血流信号。

图8-2-22a 乳腺浸润性小叶癌超声图

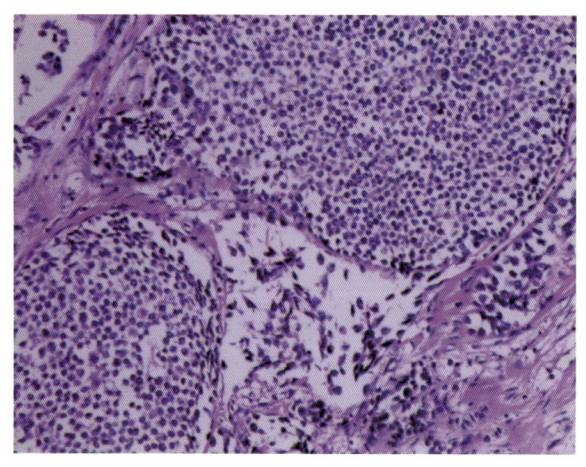

镜下:乳腺肿瘤,瘤细胞大小较一致,具少量浅染的胞质,核分裂象不易见(<9个/10HPF),呈巢状或片状浸润性生长;间质纤维增生。

图8-2-22b 乳腺浸润性小叶癌病理图

病例5 女，44岁。发现右乳肿块1个月，无不适。

专科检查： 右侧乳腺10点钟乳晕区可触及一约1.5cm肿物，边界不清，活动度差。右腋窝淋巴结未触及。

病理诊断： （右）乳腺浸润性小叶癌，Ⅱ级。右腋窝前哨淋巴结未见转移癌（0/5）。

免疫组化结果： Ki67（10%+），ECD（-），P120（浆+），ER（95% 3+），PR（95% 3+），HER2阴性（基因无扩增）。

详见图8-2-23a、图8-2-23b、图8-2-24c。

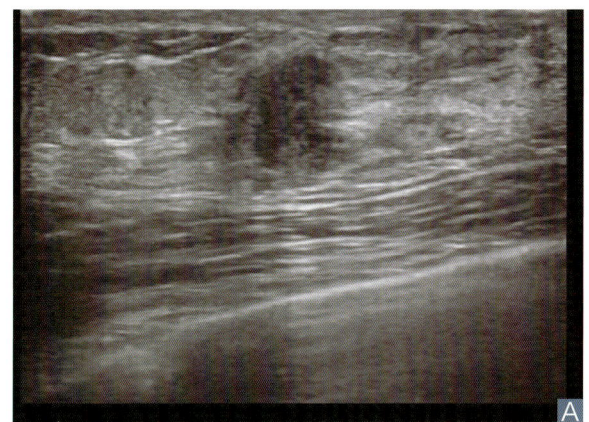
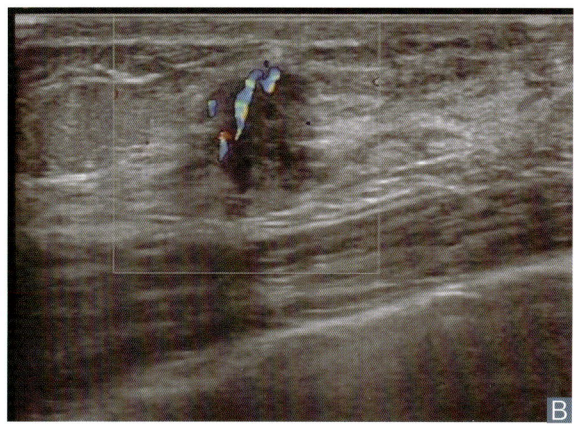
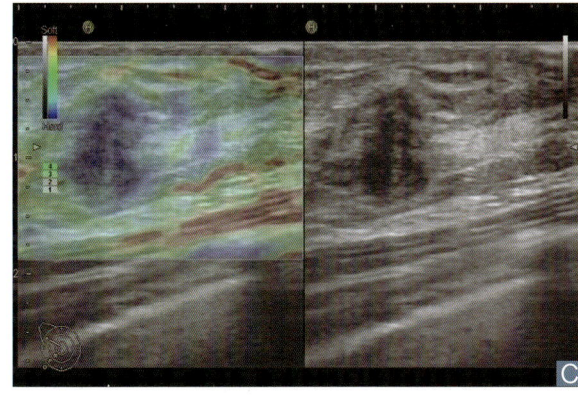

A.2D：右侧乳腺10点钟距乳头1.0cm处见一大小1.3cm×1.1cm低回声光团，形态不规则，非平行位，边界不清，内回声欠均匀。B.CDFI：低回声光团内部可见短线状彩色血流信号。C.弹性评分为3分。

图8-2-23a 乳腺浸润性小叶癌超声图

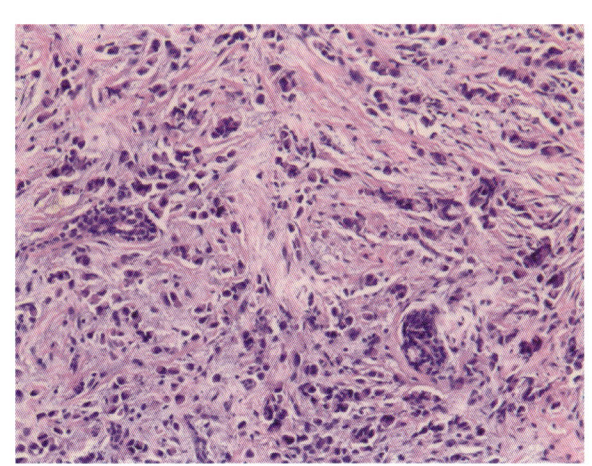

镜下：瘤细胞异型明显，排列成不规则条索状、小巢状或单个散在浸润，核分裂象罕见，间质纤维增生伴炎症细胞浸润。

图8-2-23b 乳腺浸润性小叶癌病理图

病例6 女，45岁。发现右乳肿块9天，无不适。

专科检查：无异常。

病理诊断：（右）乳腺浸润性小叶癌，Ⅱ级；周围可见大量小叶原位癌。右腋窝前哨淋巴结未见转移癌（0/3）。

免疫组化结果：ECD（-，或表达减弱），P120（浆+），Ki67（热点区约5%+），ER（50% 3+），PR（<1%+），HER2阴性（基因无扩增）。

详见图8-2-24a、图8-2-24b、图8-2-24c。

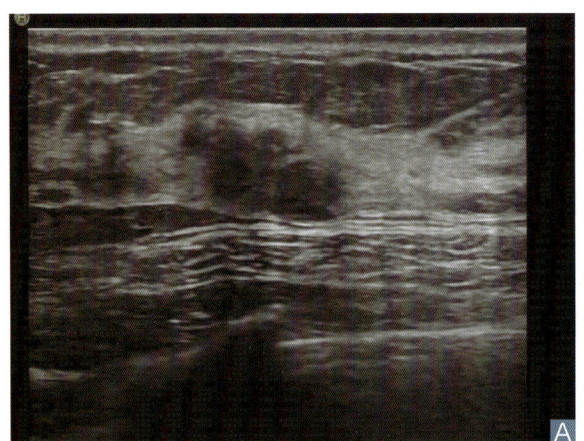
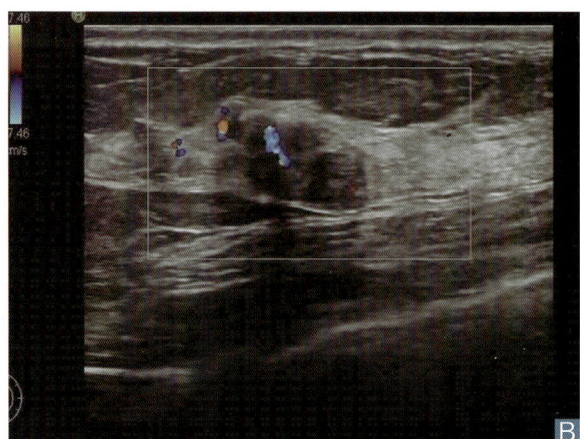
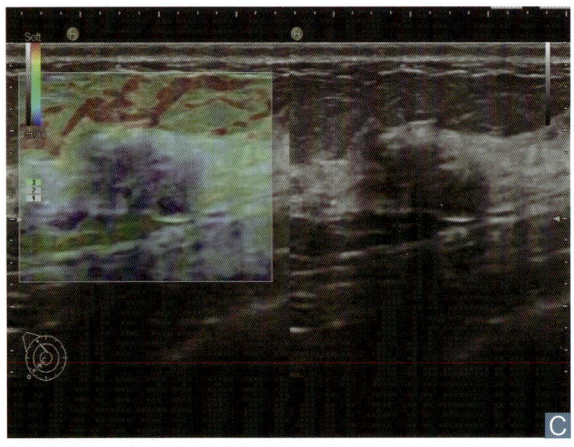

A.2D：右侧乳腺11点钟距乳头3.5cm处可见一大小1.9cm×0.9cm低回声光团，形态欠规则，非平行位，部分边缘模糊，内回声欠均匀。B.CDFI：低回声光团内部可见短线状彩色血流信号。C.弹性评分4分。

图8-2-24a 乳腺浸润性小叶癌超声图

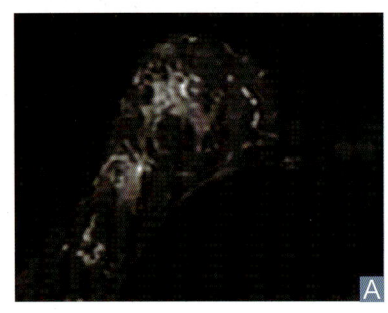
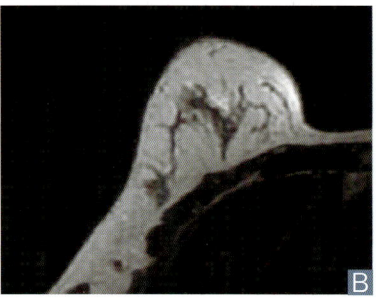
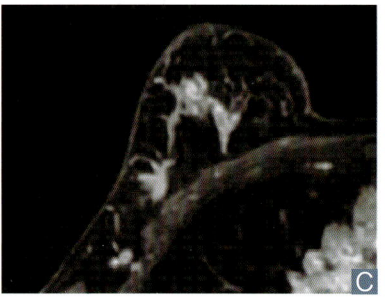

A~C.MRI：右乳外上象限见段样异常信号灶，最大层面大小约3.2cm×1.7cm，T2WI压脂相呈不均匀高信号（A），T1WI呈等信号（B），增强后呈较明显不均匀性强化（C），动态增强曲线呈平台型及轻度流出型。

图8-2-24b 乳腺浸润性小叶癌MRI图

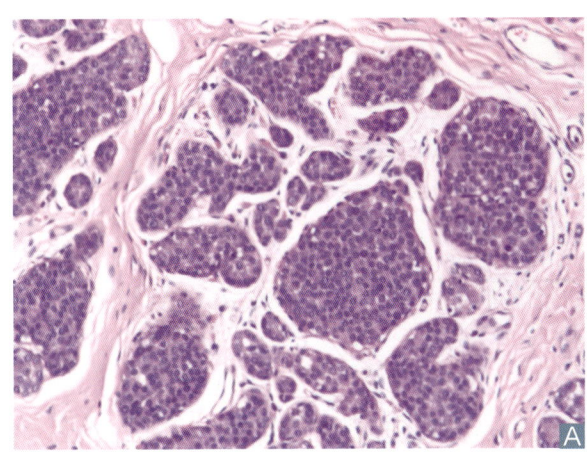
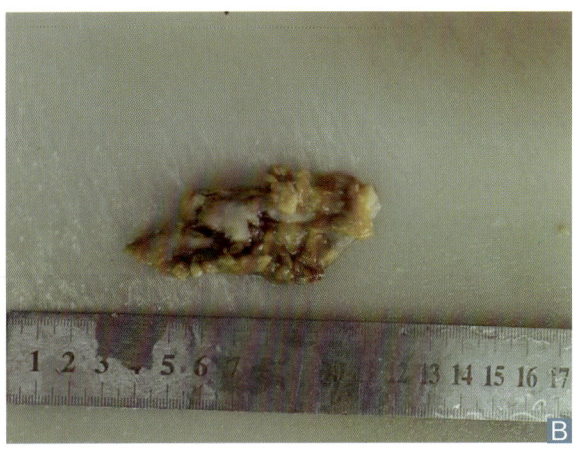

A.镜下：乳腺组织中可见肿瘤浸润，瘤细胞呈小巢状、列兵样状或单个散在排列，瘤细胞中度异型，胞质较少，核仁不明显，核分裂象约2个/10HPF；间质纤维组织增生，伴玻璃样变性；周围可见大量小叶原位癌。B.大体：（右）可见一肿物，大小2cm×1.5cm×0.7cm，切面灰白、灰黄色，实性，质中。

图8-2-24c　乳腺浸润性小叶癌病理图

病例7　女，64岁。发现左乳肿块1个月，无不适。

专科检查：左乳6点钟方向可触及一肿物，约2cm，活动一般。左腋窝淋巴结未触及。

病理诊断：（左）乳腺浸润性小叶癌，Ⅱ级，实性型。肿瘤最大径约2.3cm。左腋窝前哨淋巴结未见转移癌（0/4）。

免疫组化结果：ECD（表达缺失），P120（浆+），Ki67（20%+），ER（90% 3+），PR（60% 3+），HER2阳性（基因有扩增）。

详见图8-2-25a、图8-2-25b。

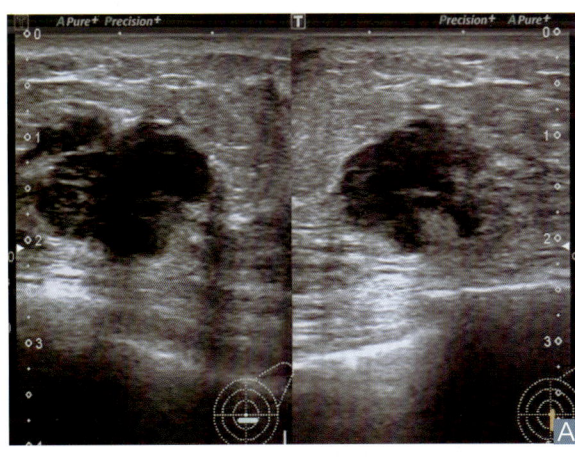
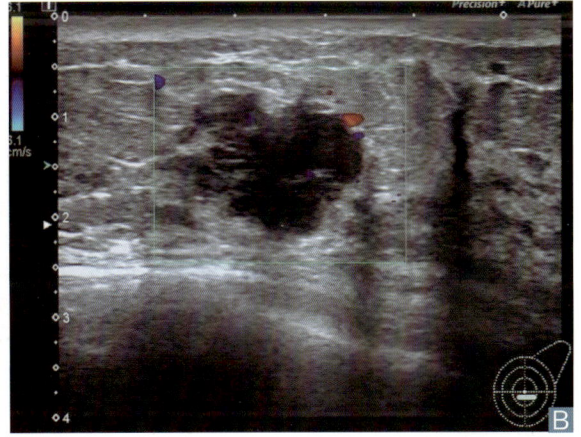

A.2D：（纵、横切面）左侧乳腺6点钟距乳头1.0cm处可见一大小为2.3cm×1.4cm低回声光团，形态不规则，呈分叶状，与周围组织分界尚清，内回声欠均匀。B.CDFI：低回声光团周边可见星点状血流信号显示。

图8-2-25a　乳腺浸润性小叶癌超声图

扫码观看视频

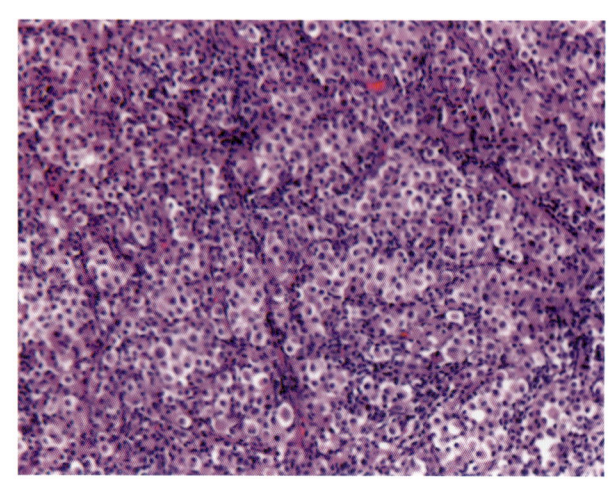

镜下：瘤细胞排列呈实性巢状，浸润性生长，瘤细胞中度异型，胞质丰富、粉染或透亮，部分核仁明显，核分裂象约6个/10HPF，间质纤维增生，伴较多淋巴细胞等炎症细胞浸润。

图8-2-25b 乳腺浸润性小叶癌病理图

病例8 女，36岁。发现左乳肿块10天，无不适。

专科检查：左侧乳房10点钟方向可触及肿物，约2.5cm×2.0cm，质硬，边界欠清，活动度一般，与皮肤无粘连。左腋窝淋巴结未触及。

病理诊断：（左）乳腺浸润性小叶癌，Ⅱ级，实体型。左腋窝前哨淋巴结未见转移癌（0/4）。

免疫组化结果：ECD（表达减弱或-），P120（浆+），Ki67（热点区约35%+），ER（70% 3+），PR（30% 3+），HER2阴性（基因无扩增）。

详见图8-2-26a、图8-2-26b。

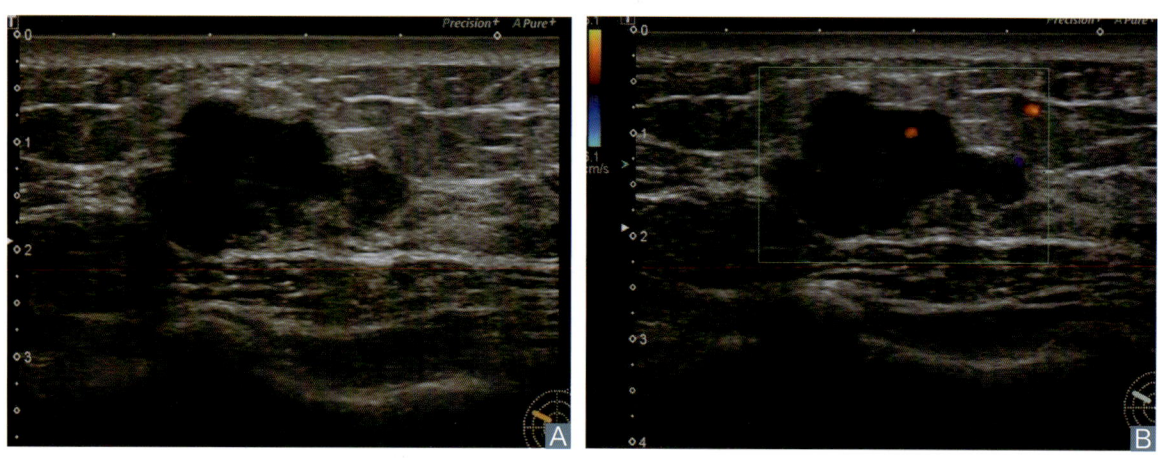

A.2D：左侧乳腺10点钟距乳头3.5cm处可见一大小为3.0cm×1.4cm低回声光团，形态不规则，呈分叶状，边界尚光整，内回声欠均匀。B.CDFI：低回声光团内部可见星点状彩色血流信号。

图8-2-26a 乳腺浸润性小叶癌超声图

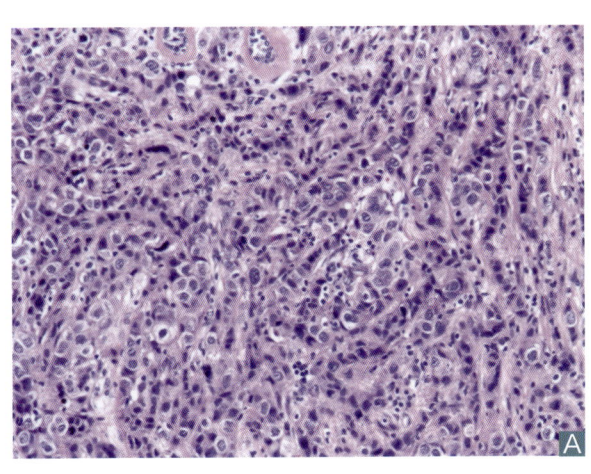
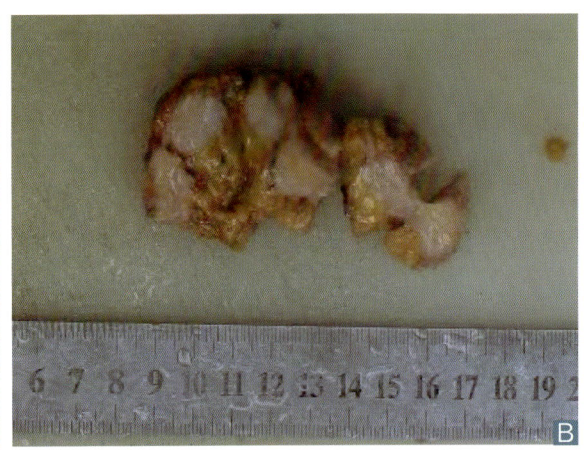

A.镜下：肿瘤细胞异型性明显，灶性区域呈印戒细胞样；部分区域核分裂象易见（约20个/10HPF），排列呈条索状或弥漫性浸润性生长。间质纤维组织增生及少量炎症细胞浸润。B.大体：（左）可见一肿物，切面灰白色，实性，质中。

图8-2-26b　乳腺浸润性小叶癌病理图

解析

病例4至病例8是肿块型浸润性小叶癌，均为体检时发现。超声特征为：低回声实性结节，形态不规则，边缘尚清晰或部分边缘清晰，内部回声较均匀，无钙化或液化，后方回声无变化，内部血流不丰富。对具有这类超声特征的肿块，应考虑乳腺恶性肿瘤的可能性，超声诊断可将其归到BI-RADS 4B类或以上。

病例9　女，65岁。发现左乳肿块2年，无不适。

专科检查：左乳外上象限可触及一肿物，约1.0cm，质韧，边界欠清，活动度可，与皮肤无粘连。右乳未见异常。双侧腋窝淋巴结未触及。

病理诊断：1.（左）乳腺浸润性小叶癌，Ⅱ级。肿瘤最大径约3.5cm。左腋窝淋巴结可见癌转移（1/15），为乳腺浸润性小叶癌。2.（右）乳腺小叶原位癌。右腋窝淋巴结可见癌转移（1/12），为浸润性小叶癌。

免疫组化结果：左，Ki67（5%+），P120（浆+），ECD（-）。ER（100% 3+），PR（60% 3+），HER2阴性（基因无扩增）。右，Ki67（约3%+），P120（±），ECD（-）。CK5/6（+），P63（+），Calponin（+）。

详见图8-2-27a、图8-2-27b、图8-2-27c、图8-2-27d。

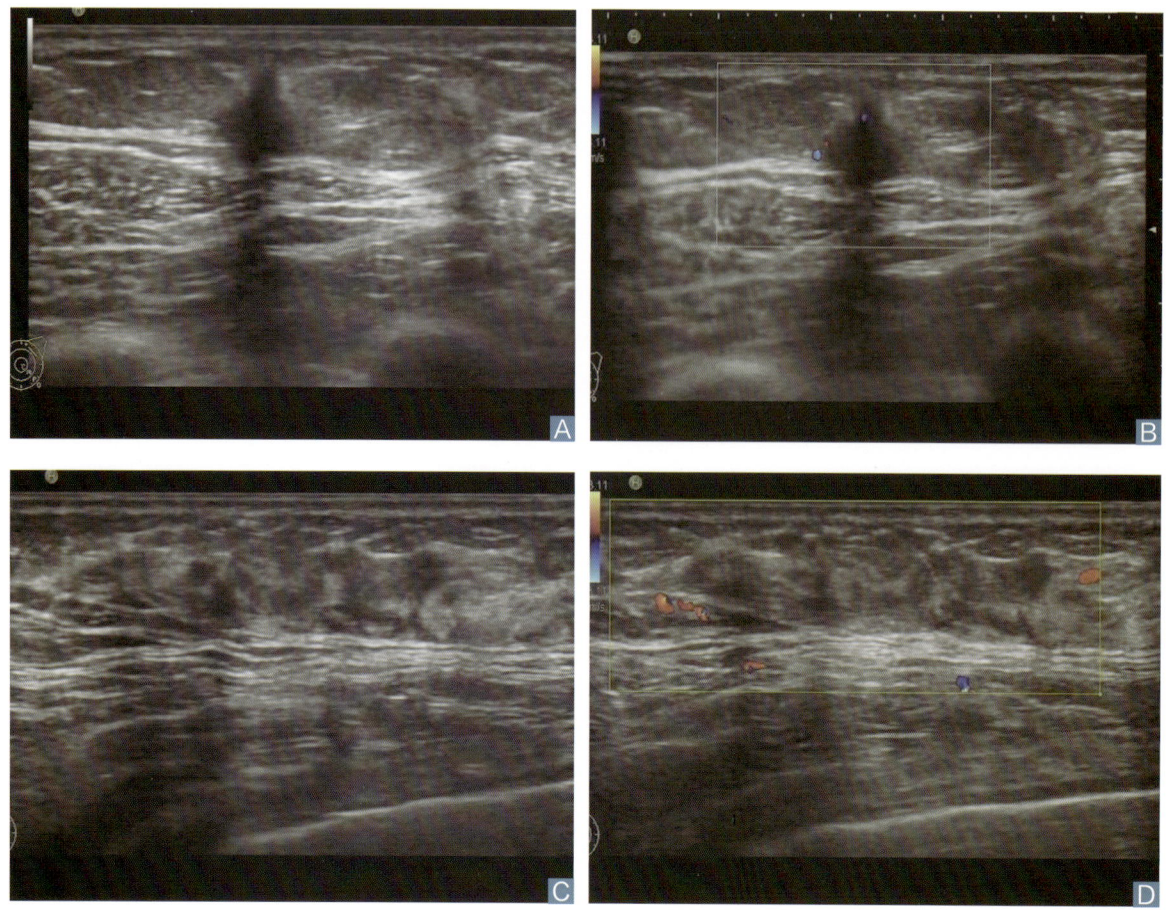

A.2D：左侧乳腺1点钟距乳头6.0cm处可见一大小为1.1cm×0.9cm极低回声光团，形态不规则，边界不光整，非平行位，内回声欠均匀。B.CDFI：光团内部可见星点状彩色血流信号。C.2D：右侧乳腺外上象限腺体回声欠均匀，未见明显肿块。右乳漏诊。D.CDFI：右侧乳腺外上象限见星点状血流信号。

图8-2-27a （双侧）乳腺小叶癌超声图

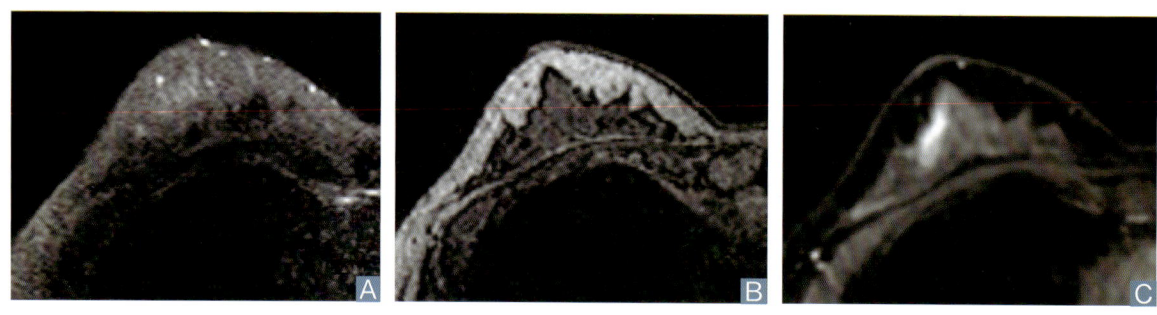

A～C.MRI：右乳外象限见异常信号结节影，T2WI压脂相呈稍高信号（A），T1WI呈等信号（B），增强明显强化（C），动态增强曲线呈上升型。左乳漏诊。

图8-2-27b （右侧）乳腺小叶癌MRI图

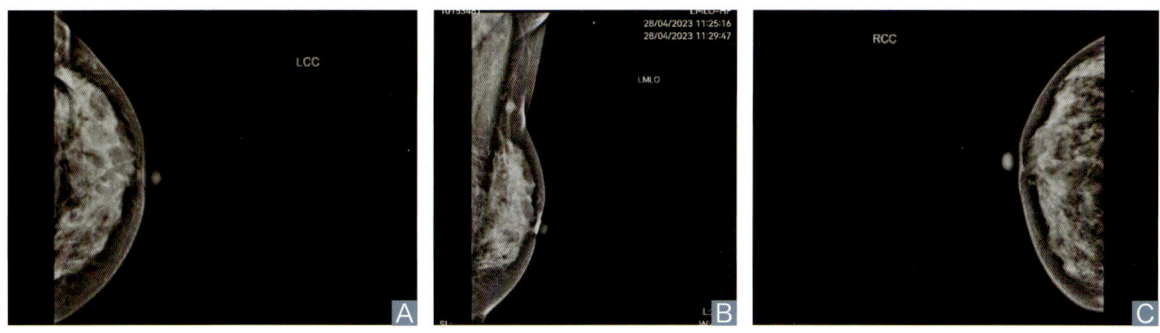

A~C.钼靶：左乳外上象限（A.头尾位；B.内外斜位）可见不规则形高密度的软组织肿块影，范围约为1.7cm×1.6cm，边缘模糊，局部腺体结构紊乱。右乳未见明确结节或肿块影（C）。右乳漏诊。

图8-2-27c （双侧）乳腺小叶癌钼靶图

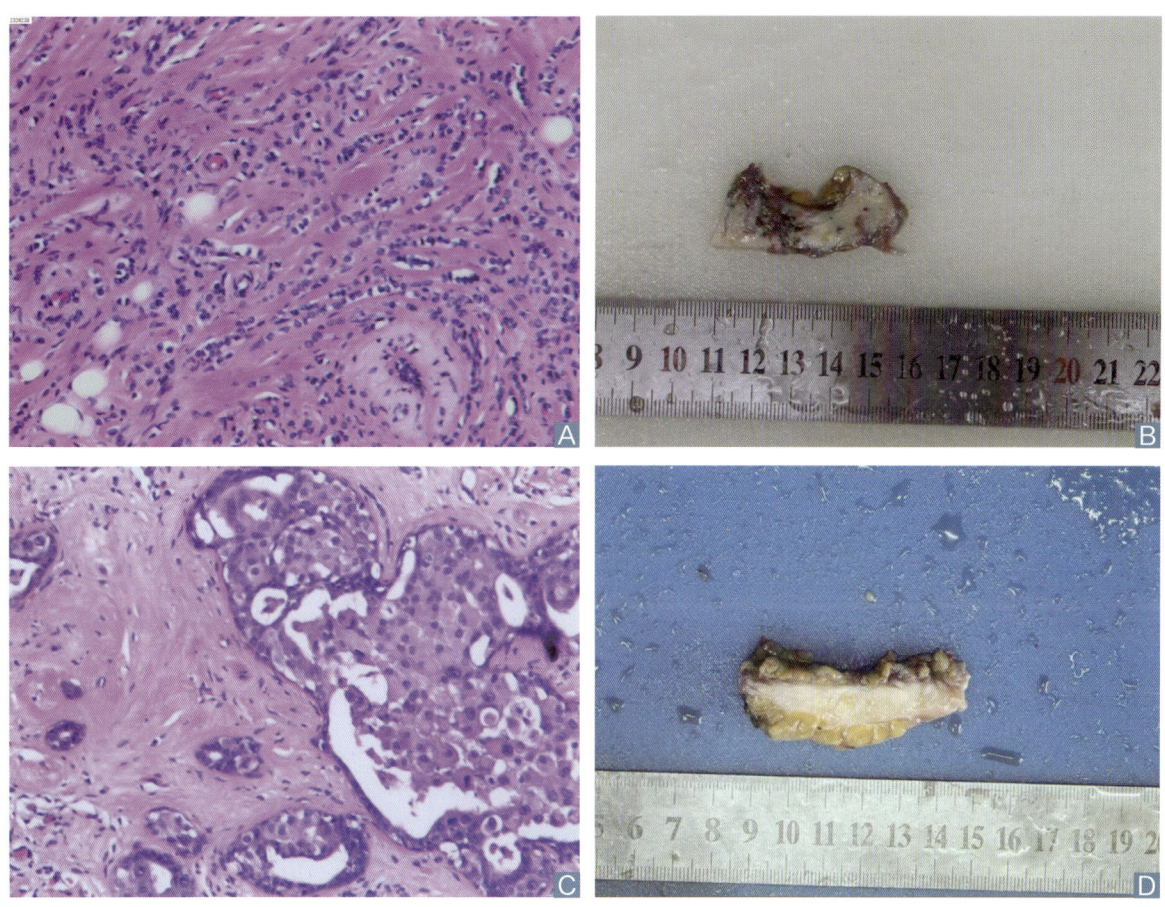

A.镜下：（左）瘤细胞中度异型，核卵圆，部分见核仁，胞浆中量、红染，核分裂象2个/10HPF；瘤细胞排列成条索样浸润性生长；间质纤维增生及炎症细胞浸润。周围见小叶瘤变。B.大体：（左）见一肿物，大小3.5cm×3cm×1.5cm，切面灰白色，质硬。C.镜下：（右）部分导管上皮明显增生，呈实性巢状，胞质丰富富含颗粒，部分核仁较显著，核分裂象偶见；部分导管内上皮增生，细胞大小较一致，均匀排列，核圆形。D.大体：（右）乳头下方见一残腔，周围组织质稍硬，范围2cm×1.5cm×1.2cm，切面灰白色，质稍硬。

图8-2-27d （双侧）乳腺小叶癌病理图

解析

病例9为双侧乳腺小叶癌，术前影像学（包括MRI、钼靶、超声）诊断均不完全正确。超声、钼靶漏诊右乳肿块，MRI漏诊左乳肿块。再次证明浸润性小叶癌影像学检查非常容易漏诊。术后回顾分析，该患者左乳浸润性小叶癌为肿块型，右乳原位小叶癌为非肿块型，仅表现为腺体回声减低，与正常腺体不易区分。浸润性小叶癌可以多灶或双侧乳腺同时发生，病灶图像表现不一致。

诊断思路

浸润性小叶癌（ILC）临床上患者大多数无症状，影像学检查敏感性低，有较高假阴性率，是最容易漏诊的一类乳腺癌。

ILC的超声图像表现与其病理特征相关。ILC肿块肉眼观察与周围组织无明显界限，显微镜下特征是细胞膨胀性生长，肿瘤细胞呈单行索状浸润，通常不形成孤立肿块，因此ILC影像学检查多数表现为非肿块型或边界模糊肿块型，甚至难以精确测量肿块大小。由于ILC特有的生长方式（可以不破坏正常的组织结构）及较少引起继发性纤维化改变，部分患者可能表现为边界不清的局限性腺体增厚，在超声检查中表现为局部结构扭曲、紊乱或回声不均匀。由于ILC不引起退变反应，因此缺乏在浸润性导管癌中常见的出血、坏死和囊性变，微小钙化灶也少见。

浸润性小叶癌病灶较小时主要与硬化性腺病、术后瘢痕等鉴别。与硬化性腺病的鉴别要点：①毛刺征：两者均可见毛刺，但硬化性腺病的毛刺一般不具有乳腺癌根粗尖细的毛刺特点。②恶性环（指的是肿块周边高回声晕环）：是乳腺癌周围结缔组织增生反应的声像图表现；硬化性腺病不具有此特征。

浸润性小叶癌病灶较大时需要与肉芽肿性乳腺炎鉴别。ILC与肉芽肿性乳腺炎超声图像有相似之处：边界不清、形状不规则、低回声、单发或多发、无钙化、血供丰富、腋窝淋巴结肿大等。鉴别诊断依据主要是患者年龄及症状，ILC大多发生于年龄较大的女性患者，肉芽肿性乳腺炎年轻女性多见，大多发病急，伴疼痛、皮肤红肿。

与浸润性乳腺癌的其他类型相比，浸润性小叶癌具有多灶性（跳跃性）病灶、双侧发生及多中心发生的特点。因此一旦超声怀疑浸润性小叶癌时，需仔细扫查同侧及对侧乳腺有无合并其他可疑病灶，以防漏诊。

（刘彦英　郭玉萍　尚诗瑶）

三、乳腺黏液癌

· 临床概述 ·

乳腺黏液癌（mucinous breast carcinoma，MBC），又称黏液癌、胶样癌，是由细胞学相对温和的肿瘤细胞团巢漂浮于细胞外黏液湖中形成的癌。全部为黏液癌的被称为单纯型，含有其他类型癌（多为浸润性导管癌）则称为混合型。严格意义来讲黏液癌指的是单纯型黏液癌。

黏液癌好发于老年人（60岁以上），多数患者首发症状是发现可以推动的乳腺肿块，触诊为软至中等硬度。影像学表现为边界清楚分叶状肿块，有时与良性病变难以区别。通常肿瘤生长缓慢，转移较少见，预后比其他类型乳腺癌好。

· 病理表现 ·

大体：典型（单纯型）黏液癌肿块呈圆形或分叶状，境界清楚，但无真正的包膜，切面为胶冻状。

镜下：单纯型黏液癌表现为大量细胞外黏液中漂浮有实性团状、条索状、腺管状、筛状等结构的癌巢，肿瘤细胞大小较一致，异型性不明显，核分裂象不易见；肿瘤细胞核为低-中核。混合型为黏液癌形态<90%，同时还伴有其他浸润癌成分。

免疫组织化学染色显示：黏液癌AB、PAS及黏液卡红染色阳性。ER阳性、70%PR阳性，HER2多为阴性、Ki67指数低。

· 超声表现 ·

1. **单纯型黏液癌**

2D	形状	较规则，可有微分叶或呈角状凸出
	方位	非平行位多见
	边缘	多数光整，或部分边缘不光整，偶见肿块周边非连续性稍强回声声晕
	内部回声	稍低或低回声
	回声模式	内部可见少许片状无回声，或呈海绵状回声
	后方回声	增强
	其他征象	偶见微小或粗大钙化。若腺体较薄，病灶大部分位于脂肪层时可见脂肪小叶分隔突然中断
CDFI		肿块血流不丰富，内部可见少许彩色血流；多为低阻力
淋巴结		腋窝淋巴结转移少见

2. 混合型黏液癌

除具有部分单纯型黏液癌的声像图特征外；还可具有浸润性导管癌的声像图特征。

· 病例及解析 ·

病例1 女，62岁。发现右乳肿块1周，无不适。

专科检查： 右乳3点钟方向可触及一2cm肿物，边界清，活动度好，质韧，和周围组织无明显粘连。右腋窝淋巴结未触及。

病理诊断： （右）乳腺黏液癌，Ⅱ级。肿物最大径约1.5cm。右腋窝前哨淋巴结未见癌转移（0/4）。

免疫组化结果： Ki67（10%+），ER（100% 3+），PR（50% 3+），HER2阴性（基因无扩增）。

详见图8-2-28a、图8-2-28b、图8-2-28c。

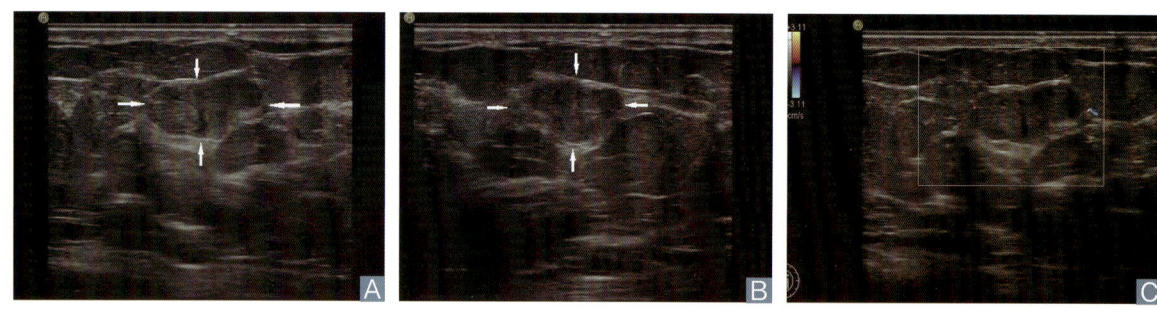

A～B.2D：（纵/横切面）右侧乳腺3点钟距乳头1.5cm处可见一大小2.0cm×1.0cm稍低回声光团，形态欠规则，边界清，内回声不均匀，可见少许无回声区。C.CDFI：稍低回声光团周边可见星点状彩色血流信号。

图8-2-28a 乳腺（单纯型）黏液癌超声图

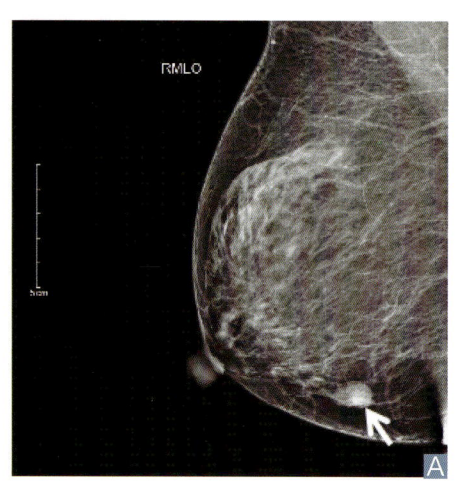
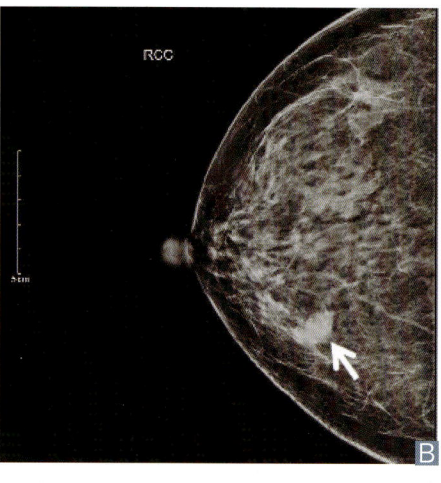

A～B.钼靶：右乳内下象限见一大小约1.8cm×1.0cm结节影（箭头），边界尚清，形态不规则，内未见明显钙化。

图8-2-28b 乳腺（单纯型）黏液癌钼靶图

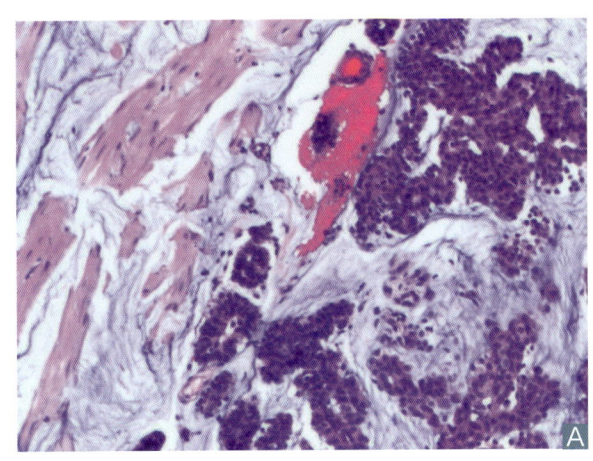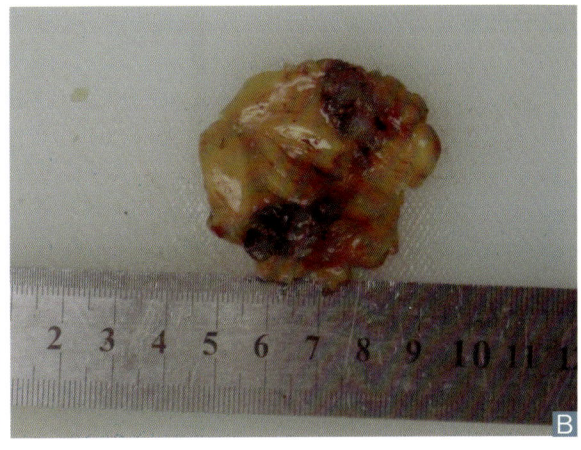

A.镜下：局部可见大量黏液形成，黏液湖中可见纤细纤维分隔，其间漂浮着肿瘤细胞，呈簇状、筛状或乳头状，细胞大小较一致，未见肌上皮，细胞核稍深染，具轻-中度异型性，核分裂象不易见；局灶黏液稀少，可见导管原位癌。B.大体：（右）见一结节，大小1.5cm×1cm×1cm，切面灰褐色，质中。

图8-2-28c 乳腺（单纯型）黏液癌病理图

解析

病例1右乳肿块，与周围脂肪组织回声接近，容易误以为腺体内脂肪。肿块与周围组织分界清晰，内部回声大致均匀。术前超声与钼靶均误诊为良性肿瘤。术后回顾分析该肿块图像特征：呈分叶状，肿块周边可见高回声晕环，内部见少许无回声。结合患者年龄（62岁）、症状（触及肿块），超声BI-RADS分类应为4A类或以上。

病例2 女，44岁。发现右乳肿块2年，逐渐长大。

专科检查：右乳9点钟方向可触及肿物，质韧，边界尚清，活动度可，与皮肤无粘连。右腋窝淋巴结未触及。

病理诊断：（右）乳腺黏液癌，Ⅱ级。肿瘤最大径约3.5cm。右腋窝前哨淋巴结未见癌转移（0/4）。

免疫组化结果：Ki67（60%+），ER（100% 3+），PR（100% 3+），HER2阴性（基因无扩增）。

详见图8-2-29a、8-2-29b。

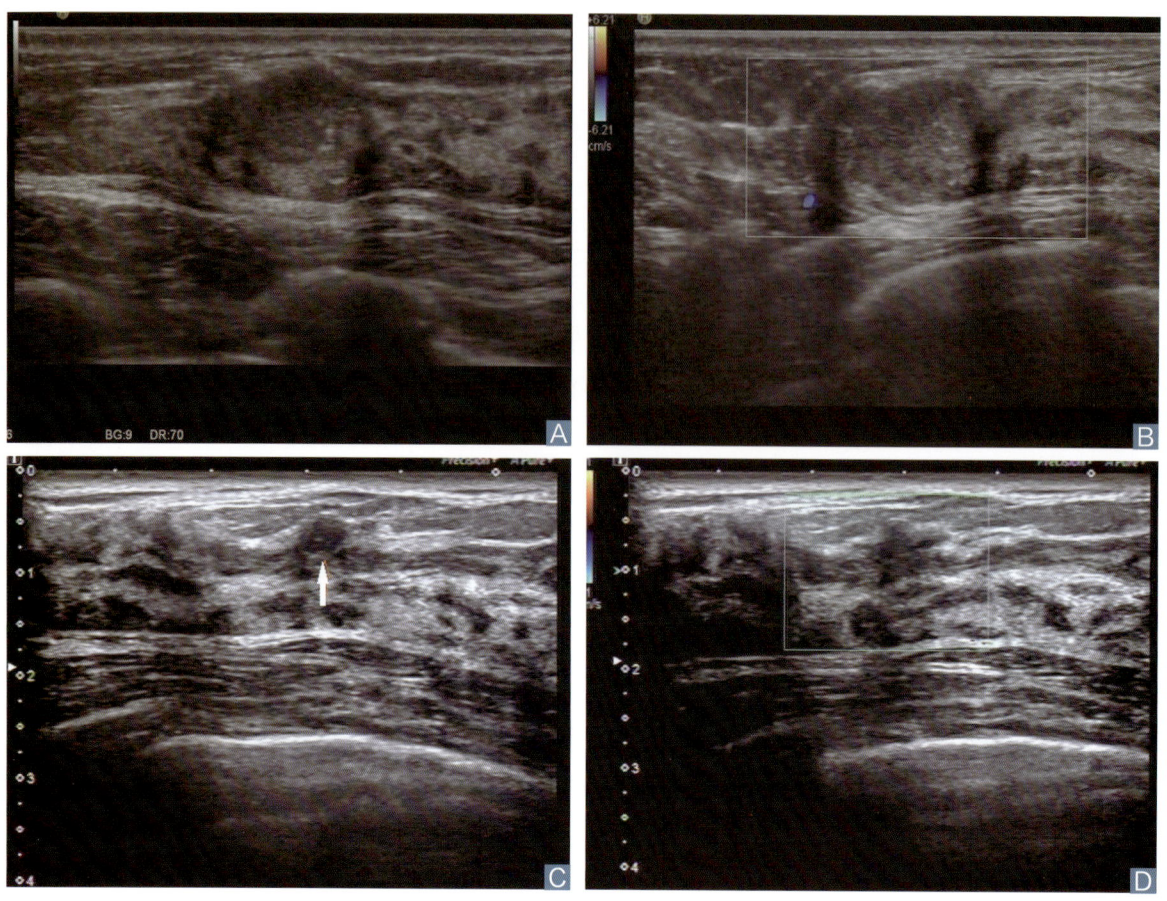

A~B.右侧乳腺9点钟近腋窝处可见一大小为1.8cm×1.0cm低回声光团，形态尚规则，边界尚清，后方回声增强，内回声不均，可见散在分布点状强回声光斑。低回声光团内部及周边未见明显血流信号。C~D.（2年前同一病灶）右侧乳腺9点钟近腋窝处可见一大小0.5cm×0.4cm低回声光团，边界尚清，内回声均匀。低回声光团内部及周边未见明显血流信号。

图8-2-29a 乳腺（单纯型）黏液癌超声图

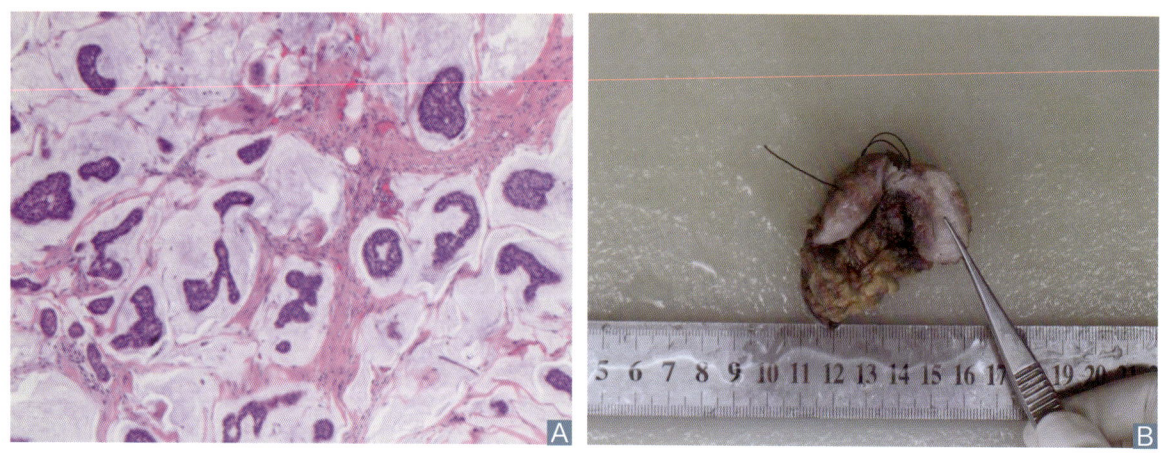

A.镜下：肿瘤细胞中度异型，核大小较一致，核分裂象偶见，具中量红染的胞质，伴黏液湖形成，肿瘤细胞呈小簇状或微乳头状漂浮于黏液湖中。B.大体：（右）肿物大小3.5cm×2.5cm×2cm，切面灰白、灰黄色，质中。

图8-2-29b 乳腺（单纯型）黏液癌病理图

解析

病例2右乳肿块，病史2年，逐渐长大。对比2年前超声图像，肿块形态及内部回声均有所变化，由形态规则、边界清晰、回声均匀→肿块形态不规则、部分边缘模糊、内回声杂乱伴微小钙化。根据目前肿块的图像特征，结合既往史，考虑为恶性肿瘤。术后病理为黏液癌（病理大体测量最大径3.5cm），超声低估了肿块大小（超声测值1.8cm），原因或许与肿块位置靠近腋窝、超声扫查范围不够全面有关。

病例3 女，66岁。发现左乳肿块2周。

专科检查：左乳3点钟方向触及一约1cm肿物，质中，边界欠清，活动度差，与皮肤无粘连。左腋窝淋巴结未触及。

病理诊断：（左）乳腺黏液癌，Ⅱ级。肿瘤最大径至少为1.5cm。左前哨淋巴结未见转移癌（0/4）。

免疫组化结果：Ki67（20%+），ER（100% 3+），PR（100% 3+），HER2阴性（基因无扩增）。

详见图8-2-30a、图8-2-30b。

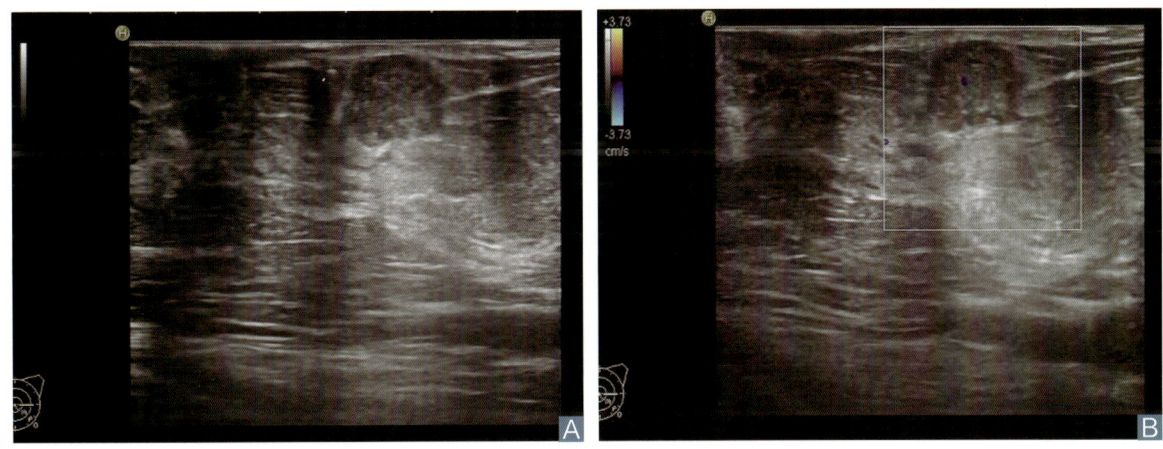

A.2D：左侧乳腺3点钟距乳头3.0cm处可见一大小为1.2cm×1.0cm稍低回声光团，形态尚规则，非平行位，部分边缘呈毛刺状，周边见高回声晕环，内回声欠均匀，后方回声增强。B.CDFI：低回声光团内部见星点状血流信号。

图8-2-30a 乳腺（单纯型）黏液癌超声图

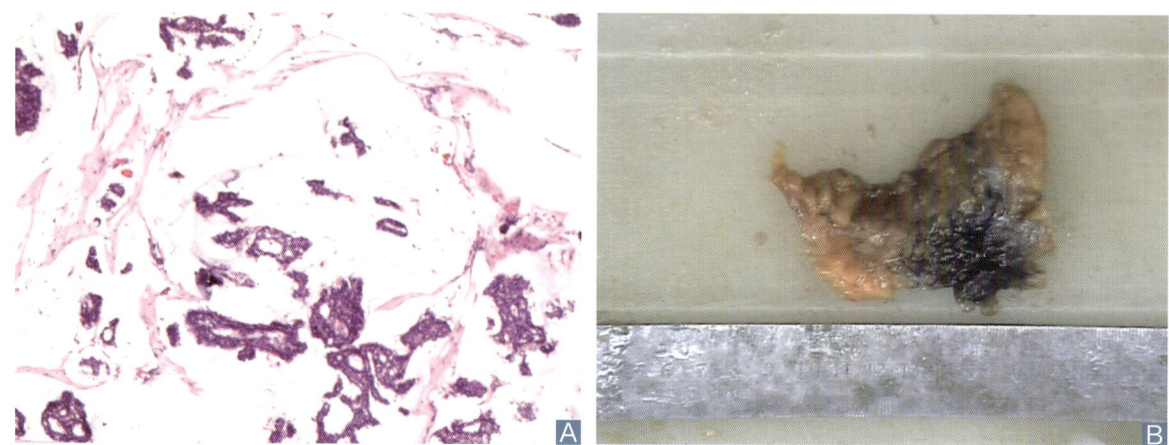

A.镜下：肿瘤细胞中度异型，核大小较一致，核分裂象偶见，具中量红染的胞质，伴黏液湖形成，肿瘤细胞呈小簇状或微乳头状漂浮于黏液湖中。B.大体：（右）肿物大小3.5cm×2.5cm×2cm，切面灰白、灰黄色，质中。

图8-2-30b　乳腺（单纯型）黏液癌病理图

病例4　女，68岁。发现右乳肿块1天，无不适。

专科检查：右侧乳腺8点钟方向可触及一约3cm肿物，形状欠规则，边界不清，活动度一般，有触痛。右腋窝淋巴结未触及。

病理诊断：（右）乳腺黏液癌，Ⅱ级。肿瘤最大径约3.0cm。右腋窝前哨淋巴结未见癌转移（0/2）。

免疫组化结果：Ki67（10%+），ER（100% 3+），PR（100% 3+），HER2阴性（基因无扩增）。

详见图8-2-31a、图8-2-31b。

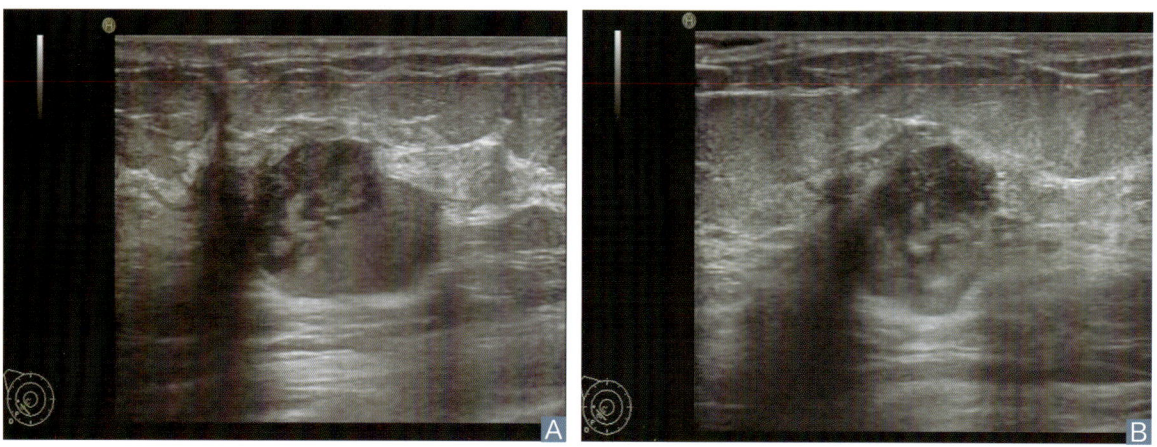

A~B.2D：（纵、横切面）右侧乳腺8点钟距乳头1.5cm处可见一大小为2.5cm×1.6cm低回声光团，形态欠规则，非平行位，与周围组织边界尚清晰，内回声不均匀，可见少许无回声区及点状强回声光斑。

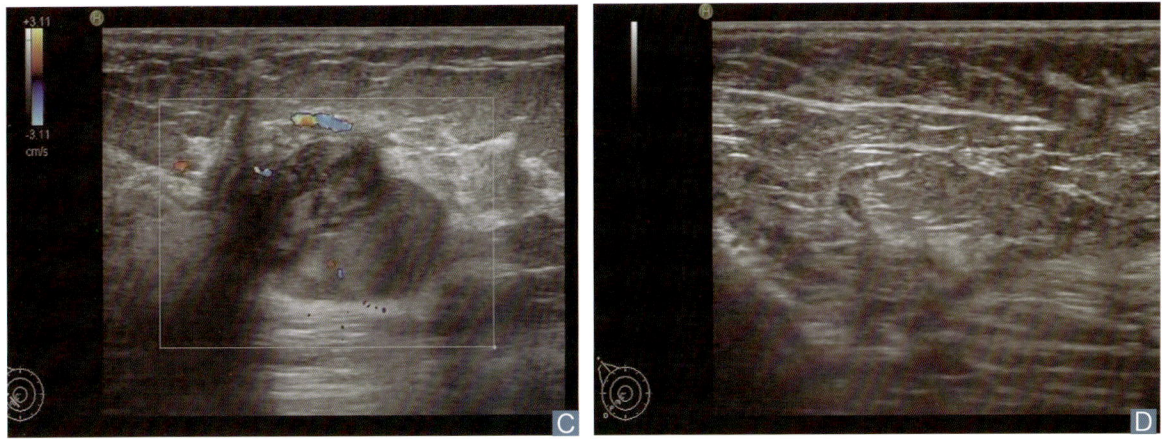

C.CDFI：低回声光团周边及内部可见星点状彩色血流。D.右腋窝淋巴结（-）。

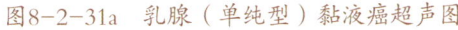

图8-2-31a　乳腺（单纯型）黏液癌超声图

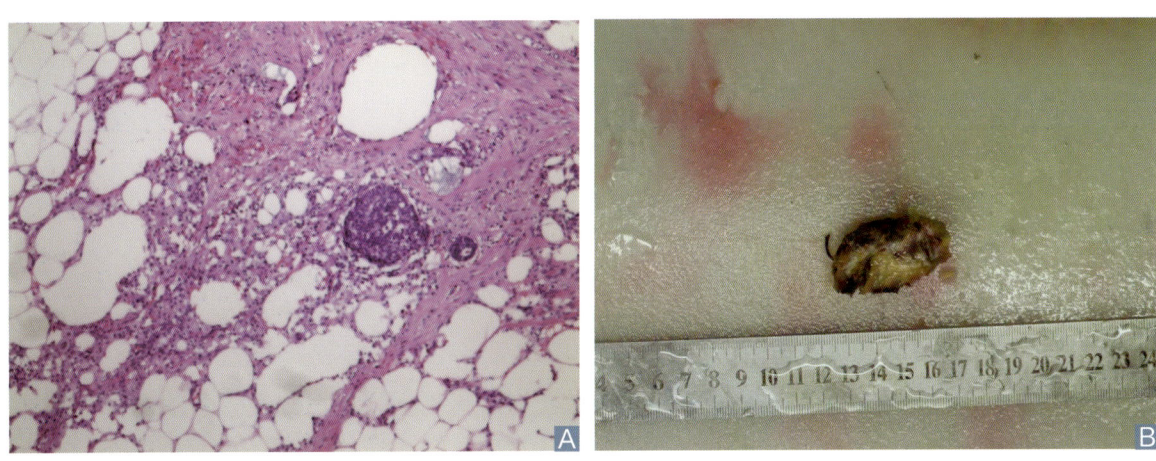

A.镜下：乳腺肿瘤，瘤细胞中度异型，核分裂象约2个/10HPF，排列成簇状漂浮于黏液湖中，周围纤维组织增生。B.大体：（右）切开可见一肿物3cm×2.8cm×1cm，切面灰白色，质中。

图8-2-31b　乳腺（单纯型）黏液癌病理图

病例5　女，40岁。发现左乳肿块1个月，无不适。

专科检查： 左乳1点钟方向可触及一2cm肿物，质韧，边界尚清，活动度可，与皮肤无粘连。左腋窝淋巴结未触及。

病理诊断：（左）乳腺黏液癌，Ⅰ级。肿瘤最大径约1.8cm。右腋窝前哨淋巴结未见癌转移（0/5）。

免疫组化结果： Ki67（20%+），ER（70% 2+），PR（<1%+），HER2阴性（基因无扩增）。

详见图8-2-32a、图8-2-32b。

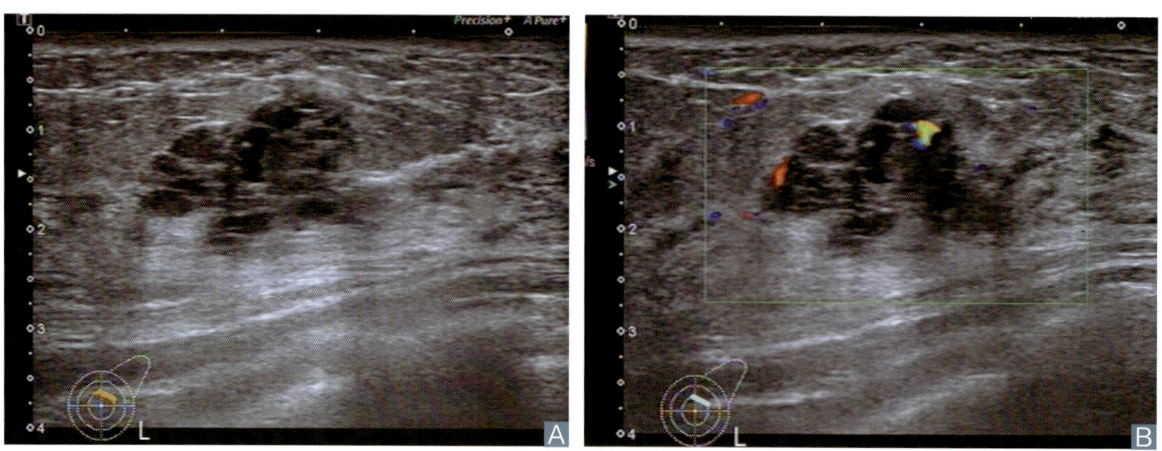

A.2D：左侧乳腺1点钟距乳头1.0cm处可见一大小为2.4cm×1.4cm低回声光团，边界欠清，形态不规则，呈分叶状，内回声不均匀，可见多个无回声区呈海绵状回声。B.CDFI：低回声光团周边及内部可见短线状彩色血流信号。

图8-2-32a　乳腺（单纯型）黏液癌超声图

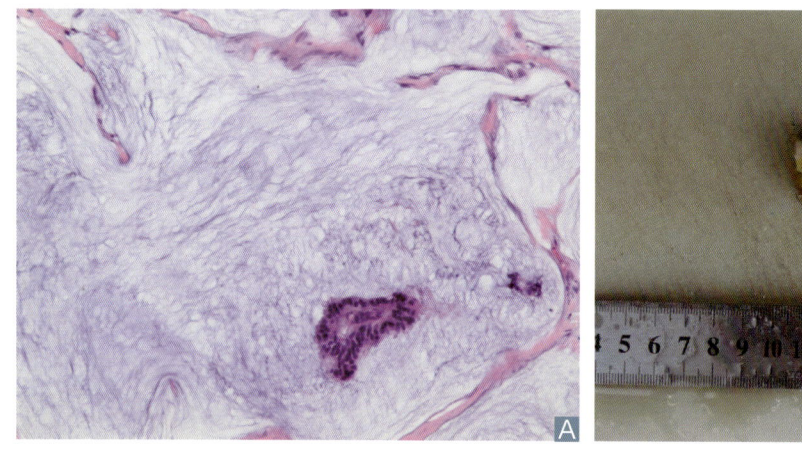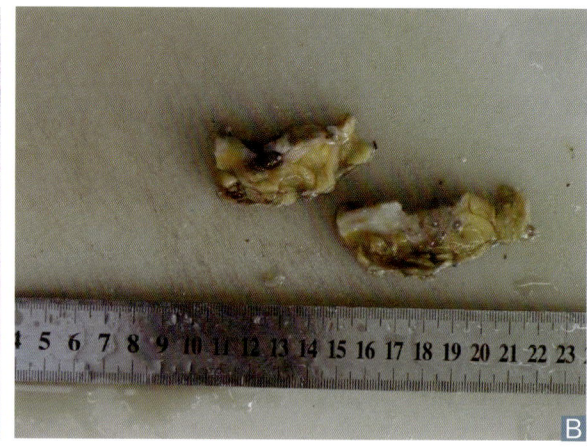

A.镜下：局部可见黏液湖形成，黏液湖中可见纤细纤维分隔，其间漂浮着少量肿瘤细胞，呈簇状或偶呈腺管状，细胞大小较一致，未见肌上皮，细胞核稍深染，具轻度异型性，核分裂象不易见。B.大体：（左）见一肿物，大小1.8cm×1.5cm×1.5cm，切面灰白、灰红色，富含黏液，质中。

图8-2-32b　乳腺（单纯型）黏液癌病理图

病例6　女，76岁。发现右乳肿块半年，无不适。

专科检查：右侧乳腺外上象限可触及一约5cm质硬肿物，活动度一般，似与皮肤粘连，与胸壁无粘连。右腋窝淋巴结未触及。

病理诊断：（右）乳腺黏液癌，Ⅱ级。肿瘤最大径约3.5cm。右腋窝前哨淋巴结未见癌转移（0/8）。

免疫组化结果：Ki67（3%+），ER（100% 3+），PR（1% 2+），HER2阴性（基因无扩增）。

详见图8-2-33a、图8-2-33b。

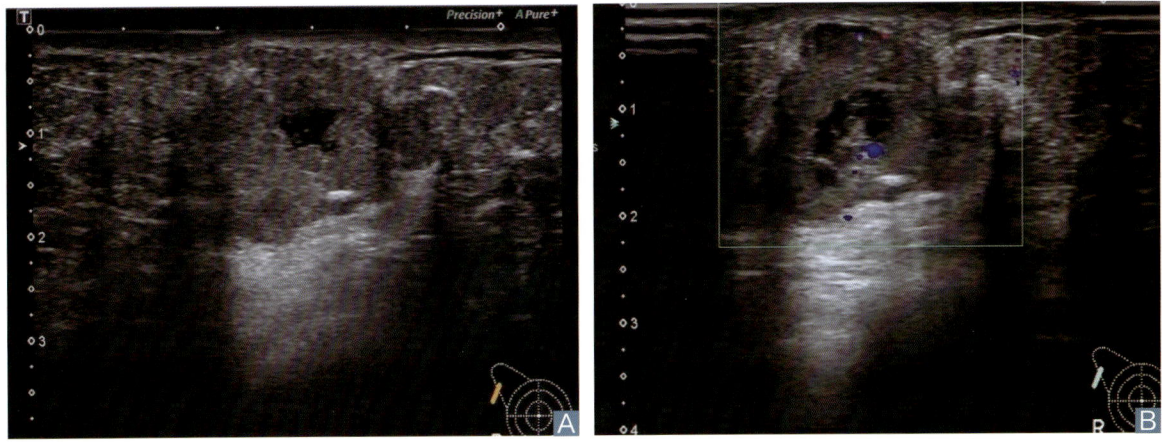

A.2D：右侧乳腺9点至10点钟距乳头5.0cm处可见一大小约为3.5cm×1.8cm稍低回声光团，形态不规则，呈分叶状，部分边缘欠光整，后方回声增强，内回声不均匀，可见无回声区及强回声光斑。B.CDFI：低回声光团内部可见少许彩色血流信号。

图8-2-33a　乳腺（单纯型）黏液癌超声图

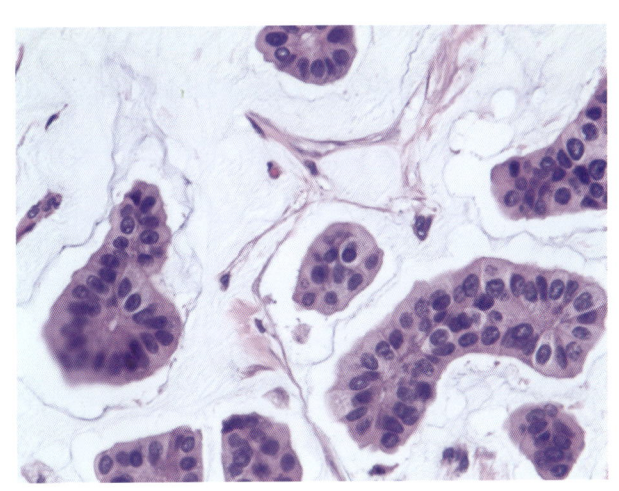

镜下：肿瘤内可见大量黏液形成，黏液湖中可见纤细纤维分隔，其内肿瘤细胞漂浮，核中度异型，核分裂象不易见（<9个/10HPF），呈簇状或微乳头状排列，部分区域瘤细胞较丰富；可见出血、成纤维细胞增生。

图8-2-33b　乳腺（单纯型）黏液癌病理图

解析

病例3至病例6黏液癌肿块均具有部分恶性肿瘤图像特征。病例3、病例4肿块呈类圆形，非平行位，部分边缘模糊，周边可见高回声晕环（恶性环）。病例5、病例6肿块呈分叶状，边缘模糊、内伴钙化。这些特征提示恶性肿瘤可能性大。上述病例共同图像特征是：①肿块内部均可见多个小片状无回声区，这是黏液癌特异性征象之一。②肿块内部血供不丰富，这是黏液癌与其他乳腺恶性肿瘤的鉴别要点。

病例7 女，57岁。6年前发现右乳肿块，未诊治，3年前自觉肿块开始逐渐增大。

专科检查：双侧乳房不对称，右侧乳房见一巨大肿物，大小约7cm×6cm，活动性可，质硬，无压痛。右腋窝淋巴结未触及。

病理诊断：（右）乳腺黏液癌，Ⅰ级。肿瘤最大径约11.0cm。右腋窝前哨淋巴结未见癌转移（0/5）。

免疫组化结果：Ki67（约9%+），ER（100% 3+），PR（100% 3+），HER2阴性（基因无扩增）。

详见图8-2-34a、图8-2-34b、图8-2-34c。

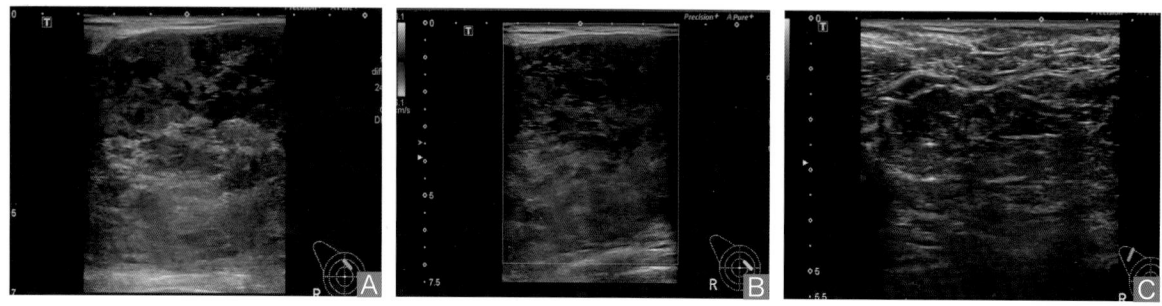

A.2D：右侧乳腺以乳晕为中心可见一巨大低回声光团，大小无法测量，前后径约6.4cm，形态尚规则，边界尚清，后方回声增强，内回声不均匀，可见多个片状无回声区呈海绵状改变。B.CDFI：低回声光团内部可见星点状彩色血流信号。C.右侧腋窝淋巴结（-）。

图8-2-34a　乳腺（单纯型）黏液癌超声图

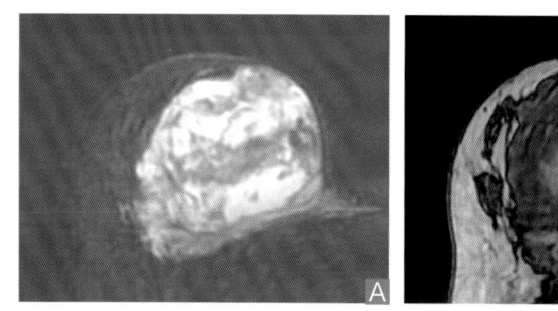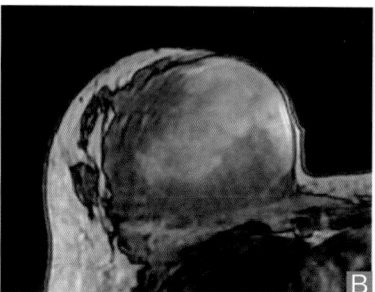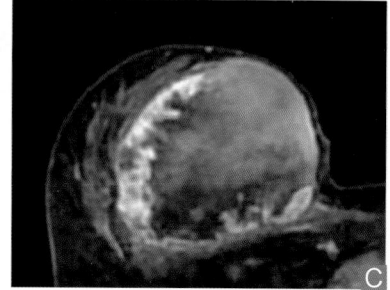

A~C.MRI：右乳内见一分叶状肿块，最大层面大小约9.3cm×7.7cm，T2WI压脂相呈高信号（A），T1WI呈等高混杂信号（B），增强后呈明显不均匀性强化，中心见片状低信号（C），动态增强曲线呈平台型。

图8-2-34b　乳腺（单纯型）黏液癌MRI图

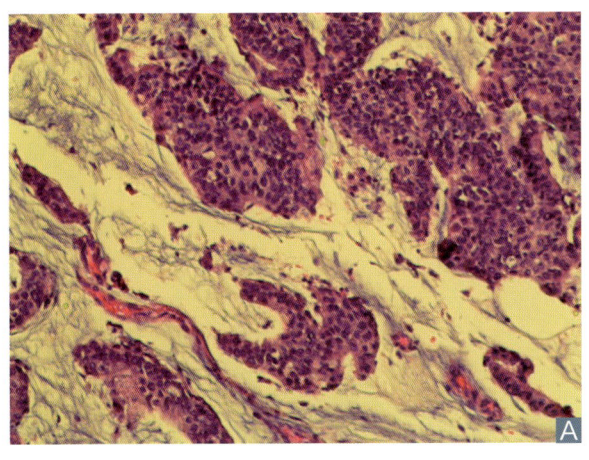
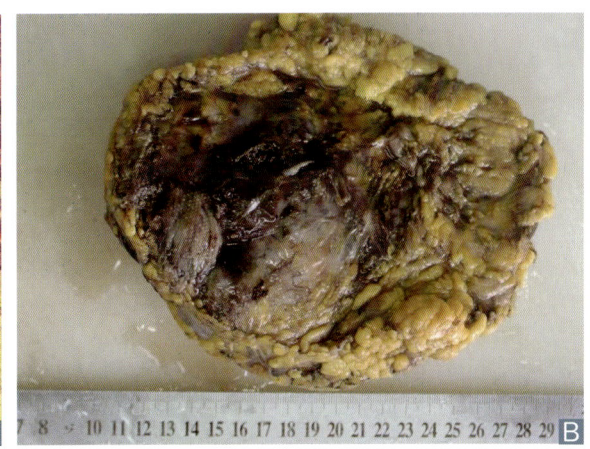

A.镜下：肿瘤内可见大量黏液形成，黏液湖中可见纤细纤维分隔，其间漂浮着肿瘤细胞，呈簇状或乳头状排列，细胞大小较一致，未见肌上皮，细胞核稍深染，核分裂象不易见。B.大体：（右）见一肿物，大小11cm×9.5cm×7cm，切面灰黄、灰白色，局部胶冻样，中央可见大片坏死。

图8-2-34c　乳腺（单纯型）黏液癌病理图

解析

病例7为老年女性，右乳肿块病史6年，后期逐渐长大至巨大肿块。术前MRI考虑为叶状肿瘤，超声考虑为乳腺癌，不排除叶状肿瘤可能。该患者的病史及肿块的影像学表现确实难与叶状肿瘤鉴别。术后回顾分析其图像特征：巨大实性肿块、形态规则、边界尚清，低回声，内回声杂乱、可见多个片状无回声区，肿块内部乏血供。叶状肿瘤肿块较大时内部可见旋涡状结构伴裂隙样回声，较少见大范围无回声区，并且叶状肿瘤的肿块内部血供一般比较丰富。

诊断思路

单纯型黏液癌是最容易被误诊为良性结节的乳腺恶性肿瘤之一。由于肿瘤内部黏液含量高，肿瘤生长缓慢，呈膨胀性生长，因此肿瘤边界比较清晰。当黏液癌肿块较小时、由于具有部分良性乳腺肿瘤的影像特征，影像学检查易误诊为良性肿块（如病例1）。由于黏液癌生长较缓慢，当肿块较大时（病例8），易误诊为叶状肿瘤。

单纯型黏液癌与纤维腺瘤鉴别要点：①发病年龄，黏液癌的发病年龄多超过60岁；而纤维腺瘤大多数发生在育龄期女性，尤其是30岁以下的女性。②包膜，黏液癌无包膜回声，癌巢周边被推挤的纤维结缔组织形成假包膜，可表现为高回声晕环；而大多数纤维腺瘤可见纤细光滑的包膜回声。③小分叶状边缘，部分黏液癌由于肿瘤生长速度不完全一致而形成小分叶状边缘改变；而纤维腺瘤大多无此改变。④内部回声，黏液癌内部常见小片状无回声区，或呈海绵状改变；而大多数纤维腺瘤内部回声均匀，较少出现无回声区。⑤血流信号，黏液癌内部大多数为少血流，血流不丰富；而部分纤维腺瘤内部血流是比较丰富的。

部分单纯型黏液癌需要与叶状肿瘤鉴别。两者有相似之处：如发病多见于中老年女性，肿块生长较缓慢（叶状肿瘤可前期增长缓慢，后期迅速增大），无腋窝淋巴结肿大等。两者的鉴别要点：①肿块大小，单纯型黏液癌肿块较叶状肿瘤小，巨大型少见。②肿块内部回声，黏液癌内部可见片状无回声区，肿块较大时可呈"海绵状"回声，叶状肿瘤内部无回声区较少见；黏液癌可合并钙化，叶状肿瘤内部钙化少见。③内部血流，黏液癌表现为无-少血流，叶状肿瘤表现为少-中血流。

总之，单纯型黏液癌与其他乳腺疾病鉴别，具有意义的声像特征是：①肿瘤内部可见无回声区，呈小片状或海绵状；②肿瘤内部血流不丰富。

（王银　葛岩）

四、具有髓样特征的浸润性癌

· 临床概述 ·

乳腺髓样癌（medullary breast carcinoma，MBC）很罕见，占全部浸润性乳腺癌的5%~7%。2012年第四版WHO乳腺肿瘤组织学分类明确提出"具有髓样特征的癌"，包括经典型髓样癌、不典型髓样癌、非特殊类型浸润癌的某亚型，统称为"具有髓样特征的癌"（carcinoma with medullary features）。2019年第五版WHO将其都归在非特殊类型浸润性癌下，称为"具有髓样特征的浸润性癌（非特殊类型）"。

这类肿瘤通常为高级别浸润性癌，分子分型多属于三阴性乳腺癌中的免疫表达亚型，但较其他高级别癌有更好的预后表现。

该病可发生于任何年龄，但年轻患者居多，占35岁以下女性乳腺癌的10%左右。在BRCA-1基因突变携带者中患者比例高于普通人群。因此，在有乳腺癌家族的年轻患者中发现边缘清晰、类似纤维腺瘤的肿块时，要警惕髓样癌的可能性。

· 病理表现 ·

大体：大多肿块界限清楚、质地较软，切面灰白、灰黄到红褐色。较大者其内常见出血坏死，亦可囊性病变。

镜下：癌细胞为合体型细胞生长方式，排列呈实性巢状浸润性生长，具有中-高级别核。间质内富含淋巴细胞。

免疫组织化学染色显示：ER、PR、HER2通常阴性。Ki67增殖指数较高。神经内分泌标记阴性。EGFR多阳性。间质淋巴细胞多为CD3阳性的T淋巴细胞和CD8阳性的细胞毒性T细胞。

分子遗传学：11%的髓样癌患者存在BRCA-1基因的突变。此外，P53基因突变率较高。

· 超声表现 ·

2D	形状	较规则，部分可呈椭圆形或分叶状
	方位	平行位多见
	边缘	大多数边缘光整
	内部回声	低回声或极低回声
	回声模式	不均匀，肿块较大时可见不规则形态液性暗区，微钙化少见
	后方回声	增强
CDFI		肿块内部可见较丰富血流
淋巴结		可早期出现腋窝淋巴结转移

·病例及解析·

病例1 女,50岁。发现左乳肿块1个月,无不适。

专科检查:左乳外下象限触及一约2cm肿物,质中,边界清,活动度可,与皮肤无粘连。左侧腋窝淋巴结未触及。

病理诊断:(左)乳腺浸润性癌,伴髓样癌特征,Ⅲ级。肿瘤最大径约2.0cm。左前哨淋巴结未见转移癌(0/6)。

免疫组化结果:Ki67(80%+),CgA(-),Syn(-),P53(-),ER(<1%+),PR(-),HER2阴性(基因无扩增)。

详见图8-2-35a、图8-2-35b。

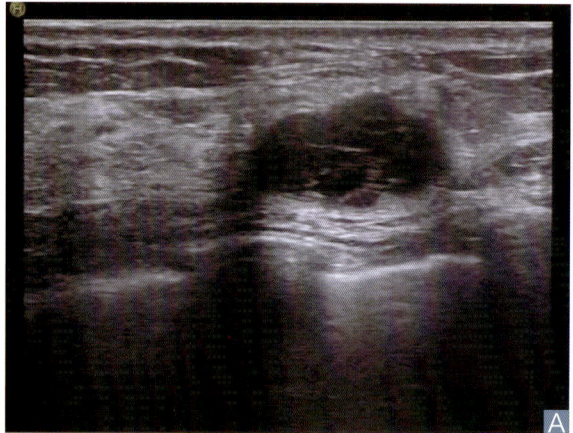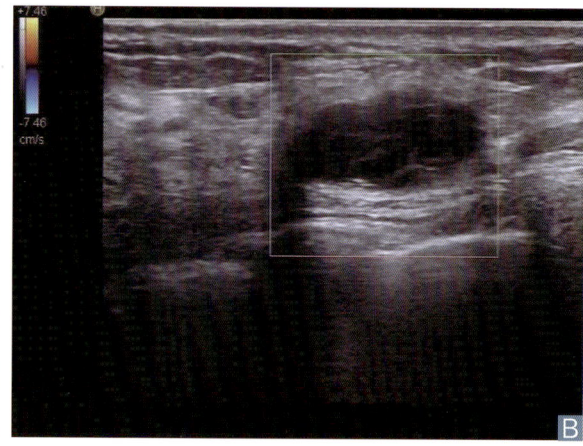

A.2D:左侧乳腺4点钟距乳头6cm处可见一大小2.0cm×1.1cm低回声光团,边界清,形态规则,内回声不均匀,可见少许无回声区,后方回声增强。B.CDFI:低回声光团内部未见明显血流信号。

图8-2-35a 具有髓样特征的乳腺浸润性癌超声图

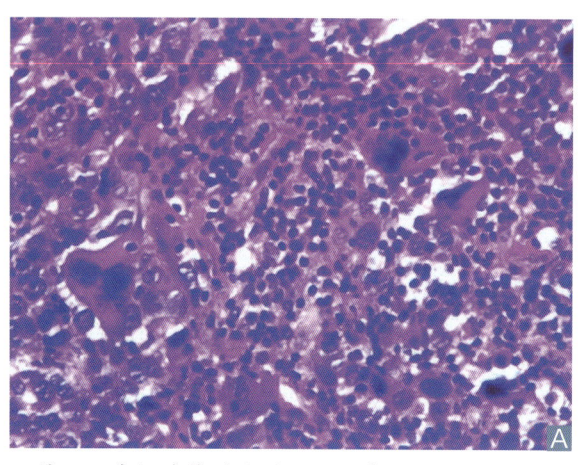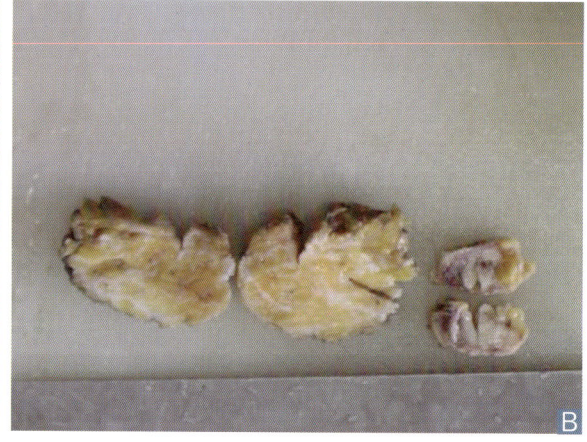

A.镜下:瘤细胞异型性明显,细胞呈合体状,不规则片巢状,呈推挤生长,少量呈假腺样生长方式,核分裂象大于20个/10HPF,可见坏死;间质纤维增生,大量淋巴细胞和浆细胞浸润。B.大体:(左)见一肿物,大小2cm×1cm×1cm,切面灰白色质,稍韧。

图8-2-35b 具有髓样特征的乳腺浸润性癌病理图

病例2 女,28岁。发现右乳肿块3周,无不适。

专科检查:右乳10点钟方向触及一约3cm肿物,质中,边界清,活动度可,与皮肤无粘连。右侧腋窝淋巴结未触及。

病理诊断:(右)乳腺浸润性癌,具有髓样癌特征的浸润性癌,Ⅲ级。肿瘤最大径约3.5cm。右腋窝淋巴结未见转移癌(0/10)。

免疫组化结果:Ki67(80%+),CgA(-),Syn(-)。ER(40%+),PR(<1%+),HER2阴性(基因无扩增)。

详见图8-2-36a、图8-2-36b、图8-2-36c。

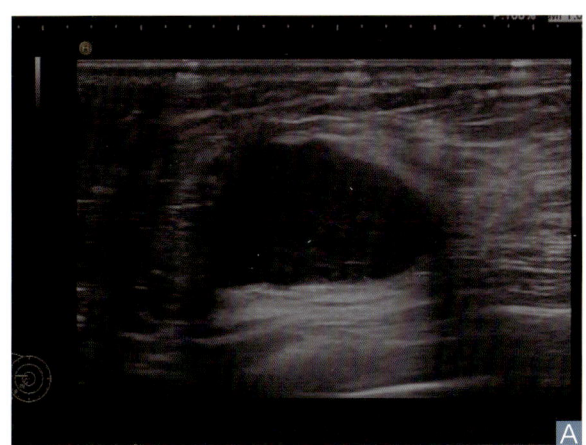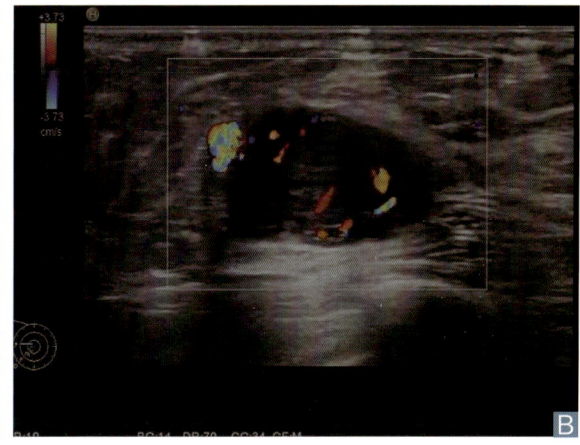

A.2D:右侧乳腺10点钟距乳头5cm处可见一大小为2.5cm×1.5cm极低回声光团,形态规则,呈类椭圆形,边界清,后方回声增强,内回声欠均匀。B.CDFI:低回声光团周边及内部可见短线状彩色血流信号。

图8-2-36a 具有髓样特征的乳腺浸润性癌超声图

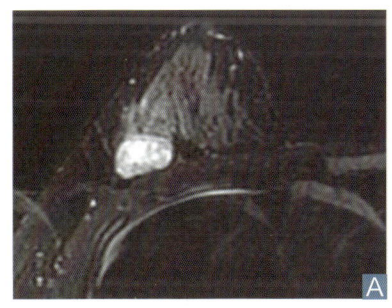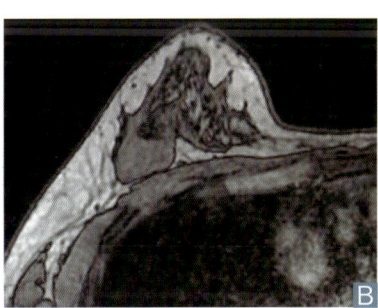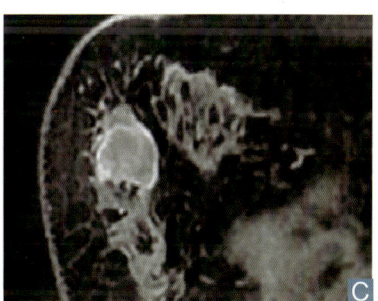

A~C.MRI:右乳外上象限见一大小约2.7cm×1.6cm肿块,形态欠规则,边界清晰,T2WI压脂相呈高信号(A),T1WI呈等信号(B),增强后呈环形强化(C),动态增强曲线呈轻度流出型。

图8-2-36b 具有髓样特征的乳腺浸润性癌MRI图

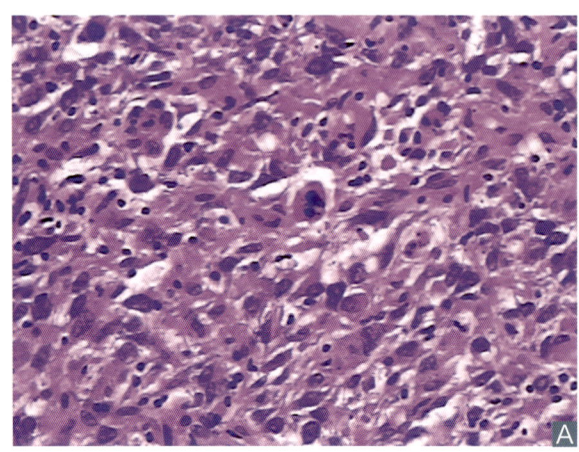 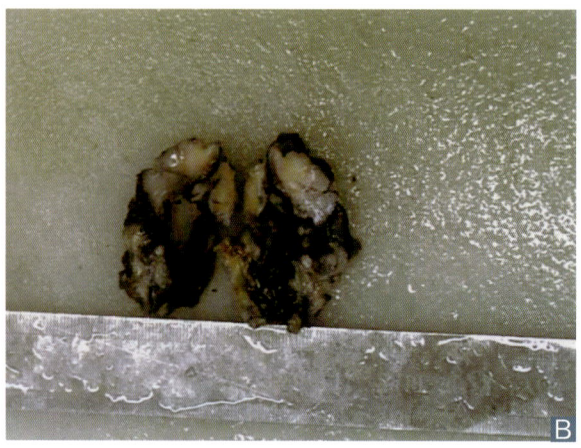

A.镜下：瘤细胞异型明显，核空泡状，核仁明显，核分裂象24个/10HPF；排列成实性片巢状浸润性生长，间质富于淋巴细胞；局部间质纤维增生，形成结节样结构，乳腺导管受压弯曲变形呈裂隙状，细胞无异型。B.大体：（右）灰红色结节1个，大小3.5cm×2cm×1.5cm，切面灰白色，质中。

图8-2-36c 具有髓样特征的乳腺浸润性癌病理图

解析

病例1、病例2肿块表现为乳腺良性肿瘤特征：形态规则，呈椭圆形，边界清，后方回声增强等，往往容易误诊为纤维腺瘤。根据术后病理结果进行回顾性分析：病例1形态略呈分叶状，病例2呈膨胀性生长，共同特征是肿块内部回声为极低回声，而纤维腺瘤多为低回声、稍低回声或等回声，内部呈条索状改变。对这类肿块MRI的特异性要高于超声。

病例3 女，67岁。发现右乳肿块1周，无不适。

专科检查：右乳10点钟方向触及一约2cm肿物，质硬，边界清，活动度可，与皮肤无粘连。右侧腋窝淋巴结未触及。

病理诊断：（右）乳腺浸润性癌，具有髓样癌特征的浸润性癌，Ⅲ级。肿瘤最大径约1.8cm。右腋窝淋巴结未见转移癌（0/6）。

免疫组化结果：Ki67（60%＋），Syn（－）。ER（10%＋），PR（－），HER2阴性（基因无扩增）。

详见图8-2-37a、图8-2-37b。

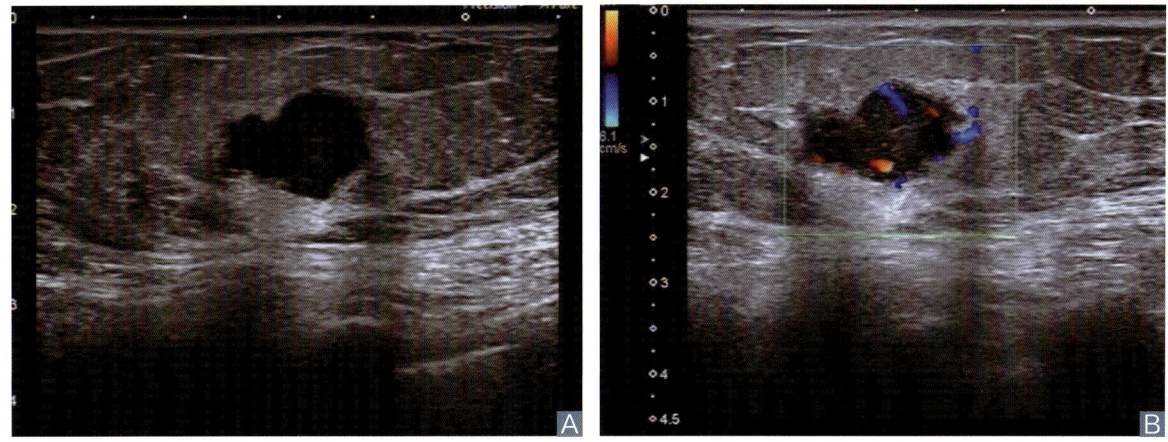

A.2D：右侧乳腺10点钟距乳头5.0cm处可见一大小为1.8cm×1.3cm极低回声光团，形态欠规则，略呈分叶状，边界尚清，内回声欠均匀，后方回声增强。B.CDFI：低回声光团周边及内部可见短线状彩色血流信号。

图8-2-37a　具有髓样特征的乳腺浸润性癌超声图

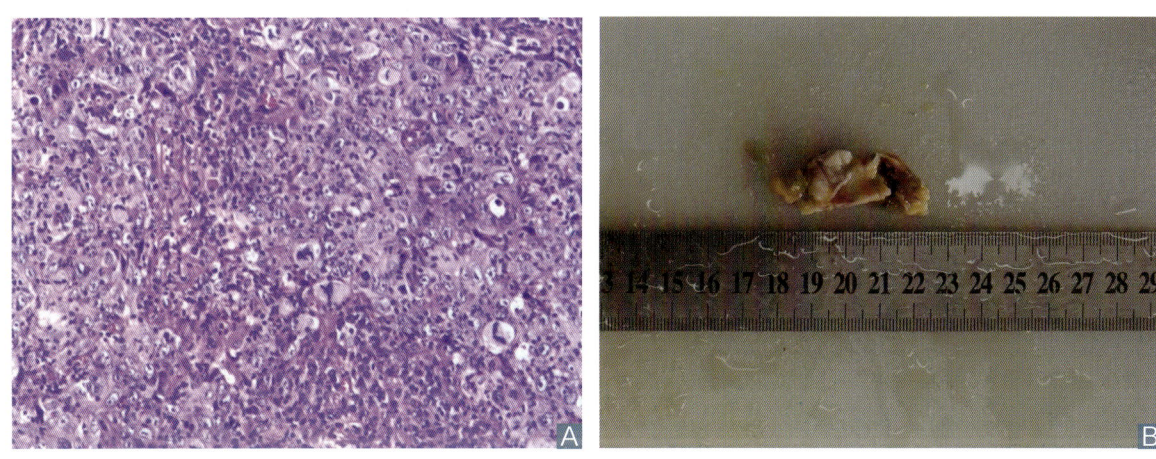

A.镜下：瘤细胞排列呈实性巢状，浸润性生长，瘤细胞异型性明显，胞质丰富、粉染或透亮，细胞核呈空泡状，核仁明显，核分裂象约30个/10HPF；间质纤维增生，伴大量淋巴细胞、中性粒细胞等炎症细胞浸润。B.大体：可见一大小1.8cm×1.4cm×1cm肿物，切面灰白色，实性，质稍硬，边界不清。

图8-2-37b　具有髓样特征的乳腺浸润性癌病理图

病例4　女，51岁。发现左乳肿块1周，无不适。

专科检查：左乳外上象限触及一约2cm肿物，质硬，边界清，活动度可，与皮肤无粘连。左侧腋窝淋巴结未触及。

病理诊断：（左）乳腺浸润性癌，具有髓样癌特征的浸润性癌，Ⅲ级。肿瘤最大径约2cm。左腋窝淋巴结未见转移癌（0/5）。

免疫组化结果：Ki67（80%+），Syn（-），ER（<1%+），PR（<1%+），HER2阴性（基因无扩增）。

详见图8-2-38a、图8-2-38b。

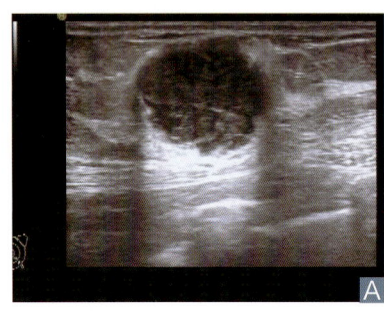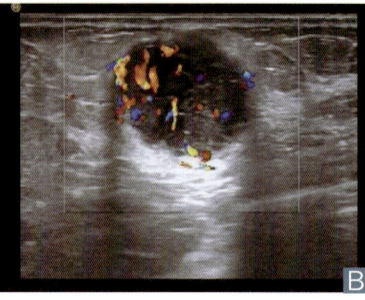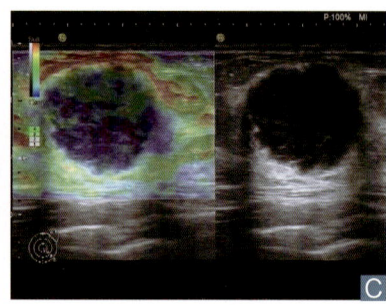

A.2D：左侧乳腺1点钟至2点钟距乳头3.0cm处可见一大小为2.3cm×1.9cm低回声光团，类圆形，部分边缘欠光整，内回声欠均匀，后方回声增强。B.CDFI：低回声光团周边及内部可见较多短线状彩色血流信号。C.弹性评分3分。

图8-2-38a 具有髓样特征的乳腺浸润性癌超声图

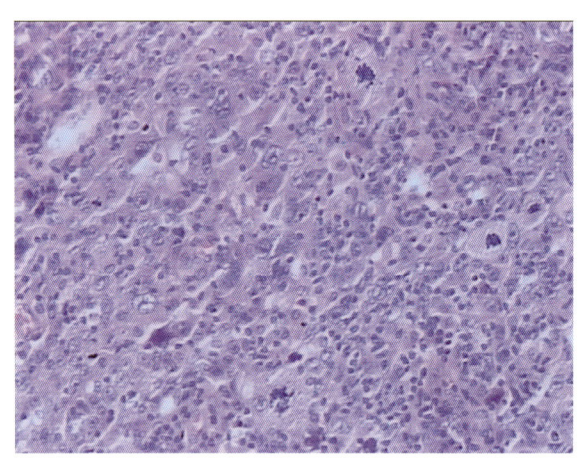

A.镜下：乳腺肿瘤，瘤细胞异型明显，胞质少至中量，核呈泡状，核仁明显，核分裂象易见（>20个/10HPF），略呈巢状排列，呈推挤性生长；间质大量淋巴细胞及中性粒细胞浸润。

图8-2-38b 具有髓样特征的乳腺浸润性癌病理图

病例5 女，66岁。发现左乳肿块1个月，无不适。

专科检查：右乳12点钟方向触及一约2cm肿物，质中，边界清，活动度可，与皮肤无粘连。右侧腋窝未触肿大淋巴结。

病理诊断：（右）乳腺浸润性癌，具有髓样癌特征的浸润性癌，Ⅲ级。右腋窝淋巴结可见转移癌（1/21，为宏转移）。

免疫组化结果：Ki67（50%+），ER（<1%+），PR（2%+），HER2阴性（基因无扩增）。

详见图8-2-39a、图8-2-39b。

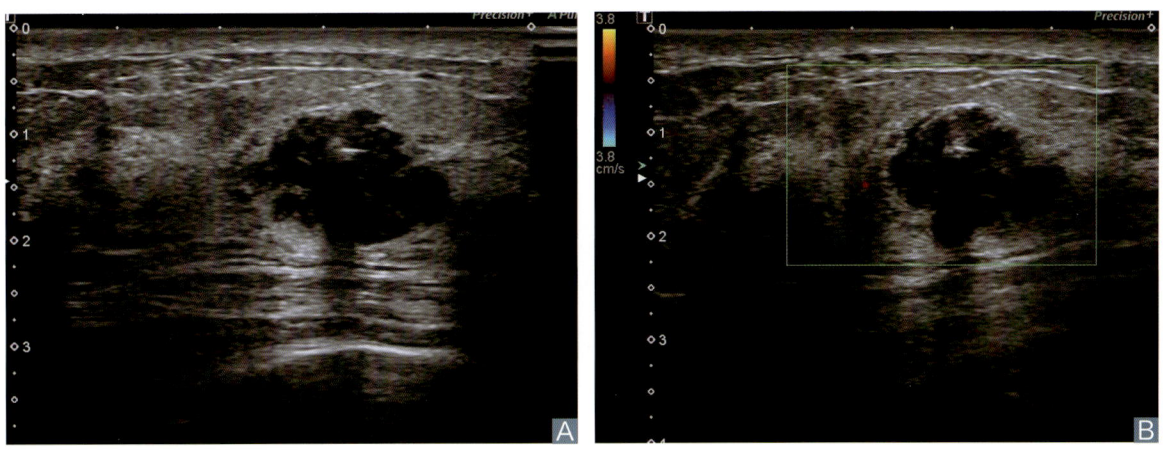

A.2D：右侧乳腺12点钟距乳头1.0cm处可见一大小为2.1cm×1.3cm极低回声光团，形态不规则，呈分叶状，部分边缘模糊，后方回声增强，内回声不均匀，可见强回声光斑、后伴声影。B.CDFI：低回声光团周边及内部未见明显彩色血流信号。

图8-2-39a　具有髓样特征的乳腺浸润性癌超声图

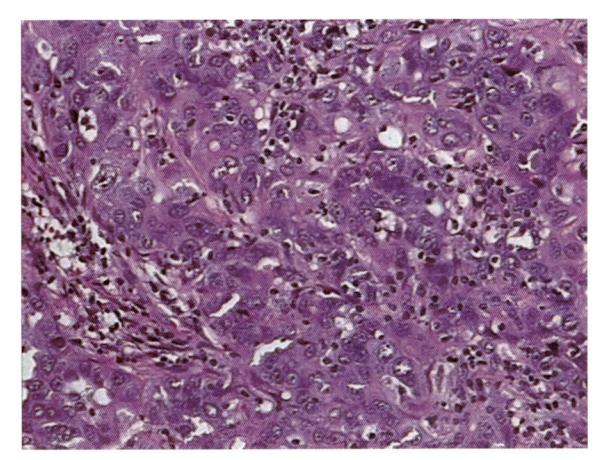

A.镜下：瘤细胞异型性明显，胞质不清，核仁较明显，核分裂象可见（约18个/10HPF），排列成实性巢状或条索状；间质纤维组织增生及大量炎症细胞浸润。周边可见高级别导管原位癌及小叶癌化。

图8-2-39b　具有髓样特征的乳腺浸润性癌病理图

解析

病例3至病例5肿块表现为极低回声实性结节，形态不规则，呈分叶状，或呈类圆形，部分边缘模糊，后方回声增强，内回声欠均匀，可伴粗大钙化灶，结节内部血流Adler 0～Ⅲ级。由于具有乳腺恶性肿瘤的部分特征，因此超声诊断符合率比较高。

病例6　女，53岁。发现右乳肿块3天，自感逐渐长大。

专科检查：右乳内下象限触及一肿物，约2.0cm，质硬，边界不清，活动度差。右侧腋窝未触肿大淋巴结。

病理诊断：（右）乳腺浸润性癌，具有髓样癌特征的浸润性癌，Ⅲ级。右腋窝淋巴结可见癌转移（5/13，为宏转移）。

免疫组化结果：Ki67（约60%＋），EGFR（＋），ER（－），PR（－），HER2阳性（基因有扩增）。

详见图8-2-40a、图8-2-40b。

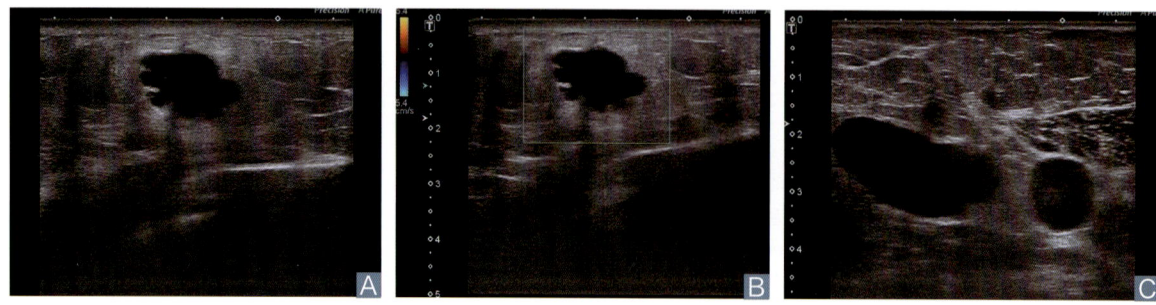

A.2D：右侧乳腺5点钟至6点钟距乳头5.0cm处可见一大小为1.9cm×1.1cm极低回声光团，形态不规则，呈分叶状，边界尚清，内回声欠均匀。B.CDFI：低回声光团周边及内部可见星点状彩色血流信号。C.2D：右侧腋窝可见多个淋巴结回声，边界清，形态饱满，呈圆形或椭圆形，皮髓质分界不清，未见淋巴门回声。

图8-2-40a 具有髓样特征的乳腺浸润性癌超声图

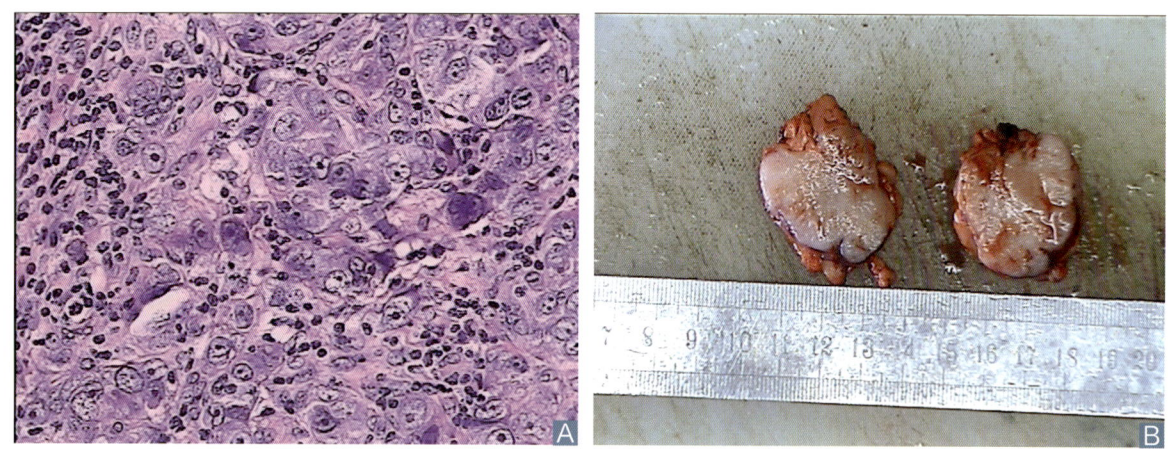

A.镜下：瘤细胞异型性明显，呈条索状或不规则巢状排列；核分裂象可见，核仁突出；间质纤维组织增生，大量淋巴细胞及浆细胞浸润。B.大体：（右）可见一灰白色肿物，大小1.2cm×1cm×1cm，切面灰白色，质稍硬。

图8-2-40b 具有髓样特征的乳腺浸润性癌病理图

病例7 女，50岁。发现右乳肿块4个月，偶伴酸痛。

专科检查：右乳10点钟方向触及一约4cm肿物，质硬，边界欠清，活动度差，与皮肤无粘连。右侧腋窝触及多个淋巴结。

病理诊断：（右）乳腺浸润性癌，具有髓样癌特征的浸润性癌，Ⅲ级。右腋窝淋巴结可见转移癌（2/3）。

免疫组化结果：Ki67（80%＋），ER（30% 3＋），PR（－），HER2阴性（基因无扩增）。

详见图8-2-41a、图8-2-41b。

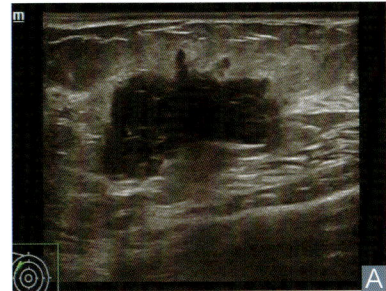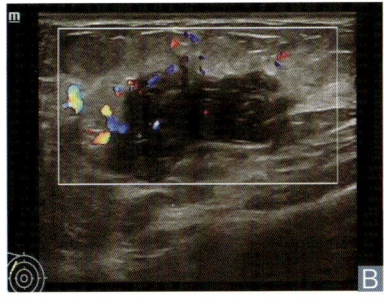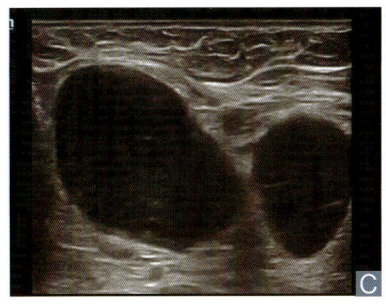

A.2D：右侧乳腺10点钟距乳头2.5cm处可见一大小3.8cm×2.0cm低回声光团，形态不规则，部分边缘不清，呈蟹足样改变，内回声欠均匀。B.CDFI：该低回声光团内部可见短线状彩色血流信号显示。C.2D：右侧腋窝可见多个淋巴结，形态饱满，皮髓质分界不清，未见淋巴门回声。

图8-2-41a　具有髓样特征的乳腺浸润性癌超声图

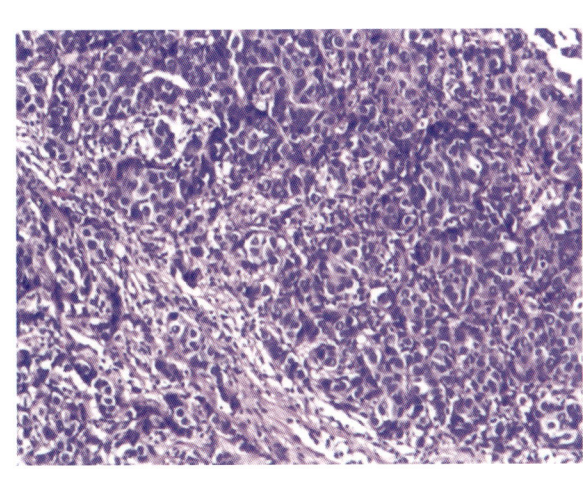

A.镜下：肿瘤细胞排列呈不规则巢状，小灶呈小腺管状浸润性生长；瘤细胞中度异型，胞质中量粉染，部分核仁明显，核分裂象10个/10HPF；间质纤维增生伴较多淋巴细胞浸润。

图8-2-41b　具有髓样特征的乳腺浸润性癌病理图

解析

病例6、病例7为髓样癌合并腋窝淋巴结转移。病例6肿块最大径1.2cm（病理大体标本测量），病例7肿块最大径3.8cm（超声测量），可见在肿块较小时也是可以发生腋窝淋巴结转移的。这2例肿块均表现为形态不规则，边缘模糊，部分呈毛刺状，这是代表其浸润性生长的影像特征。

诊断思路

具有髓样特征的乳腺浸润性癌从病理肉眼来看，肿瘤大多边界清晰，因此又称为实质性边界清晰癌，与单纯型黏液癌一起并列为最容易误诊为BI-RADS 3类结节的乳腺恶性肿瘤。

这类乳腺癌常常需要与纤维腺瘤鉴别。鉴别要点：①内部回声。髓样癌一般为低回声或极低回声；纤维腺瘤为低回声、稍低回声或等回声。②包膜。髓样癌无包膜回声，呈膨胀性生长，挤压周围组织形成假包膜，部分区域边界可出现模糊不清；而大多数纤维腺瘤可见纤细光滑的包膜回声。③边缘。部分髓样癌由于肿瘤生长速度不完全一致而形成小分叶状边缘改变或蟹足状改变（如病例3至病例7）；而纤维腺瘤大多无此改变。④无回声区。髓样癌可伴有出血，表现为低回声中可见片状无回声区；而纤维腺瘤内部无回声区少见。⑤血流信号。髓样癌肿块内部血流稍丰富，血管走行不规则，粗细不一；纤维腺瘤肿块内部血管走行自然、规则。⑥淋巴结。髓样癌腋窝淋巴结肿大较常见；而纤维腺瘤无腋窝淋巴结肿大。

（王银　葛岩）

五、化生性癌

·临床概述·

化生性癌（metaplastic breast cancer，MpBC）是包括有异源性成分的癌，其特点是肿瘤性腺上皮向鳞状上皮和（或）间叶成分（梭形细胞、骨、软骨及横纹肌等）分化。肿瘤可能具有一种成分、两种或以上成分，这些成分可以都是化生组织，或者兼具化生成分和腺癌成分。化生性癌较为罕见，占浸润性乳腺癌的比例<1%。2003年第三版WHO乳腺肿瘤组织学分类将化生性癌分为纯上皮化生性癌和上皮/间叶混合性化生性癌两大类。2019年第五版WHO重新将其分为：①低级别腺鳞癌；②纤维瘤病样化生性癌；③梭形细胞癌；④鳞状细胞癌；⑤伴有异源性间叶分化的化生性癌；⑥混合型化生性癌。

乳腺化生性癌发病原因不明确，多见于50岁以上女性。临床表现与浸润性导管癌无明显差别。发病平均年龄55岁。大多数肿块边界较清，大小3～4cm，少数>20cm。影像学上常表现为边界较清的致密肿块，有时可伴骨化，钙化不常见。免疫组化ER、PR、HER2通常阴性，与其他三阴乳腺癌相比，化生性乳腺癌对常规辅助化疗反应不敏感。由于化生性癌是一组异质性疾病，不同类型的化生性癌的生物学行为也有所差别。大部分化生性癌恶性程度较高，侵袭性较强，如癌肉瘤；少数化生性癌恶性程度相对较低，预后相对较好，如低度恶性纤维瘤病样梭形细胞癌。

·病理表现·

大体：肿块通常质硬，边界较清，切面呈实性。如伴有鳞化或软骨化生，切面呈珍珠白或有光泽。体积较大的鳞状细胞癌可因坏死而切面出现大小不等的囊腔。

组织病理：①鳞状细胞癌；②腺鳞癌；③上皮/间叶混合型化生性癌；④低度恶性纤维瘤样梭形细胞癌；⑤产生基质的癌。

免疫组织化学染色显示：上皮和间叶成分均可Vimentin阳性。间叶成分AE1/AE3、HCK及P63常阳性（可为灶性）。软骨样成分S-100常阳性，CK可阳性。间叶成分ER、PR、HER2通常阴性，Ki67指数不等。明显恶性的间叶成分可无任何上皮性标志物阳性，S-100、actin、P63可阳性。

·超声表现·

图像缺乏特异性。

·病例及解析·

病例1 女,59岁。体检发现右乳肿块1个月,无不适。

专科检查:右侧乳房约1点钟方向可触及一约3cm肿物,边界不清,形态欠规则,活动度一般,无明显触痛。右侧腋窝淋巴结未触及。

病理诊断:(右)乳腺梭形细胞化生性癌,伴较多量乳腺中-高级别导管原位癌。化生性癌最大径约0.5cm(镜下测量),原位癌范围最大径约2.8cm。右腋窝前哨淋巴结未见癌(0/6)。

免疫组化结果:化生性癌细胞Ki67(40%+),CK5/6(-),P63(-),CK(-),CK14(+),34βE12(-),ER(-),PR(-),HER2阴性(基因无扩增)。

详见图8-2-42a、图8-2-42b。

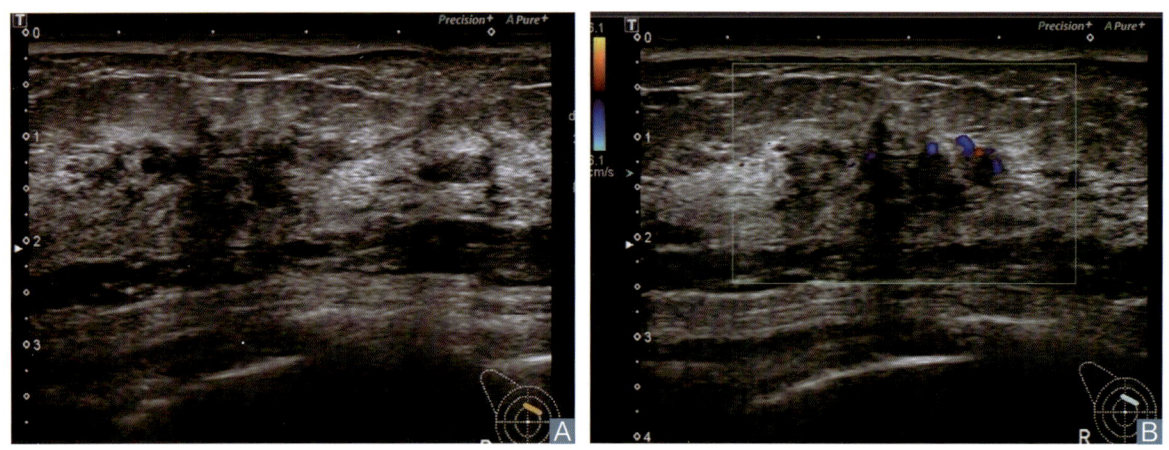

A.2D:右侧乳腺1点钟距乳头1.0cm处可见一大小约2.9cm×1.3cm低回声光团,形态不规则,边缘模糊,呈蟹足样改变,内回声欠均匀。B.CDFI:低回声光团内部可见星点状彩色血流信号。

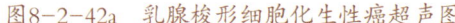

图8-2-42a 乳腺梭形细胞化生性癌超声图

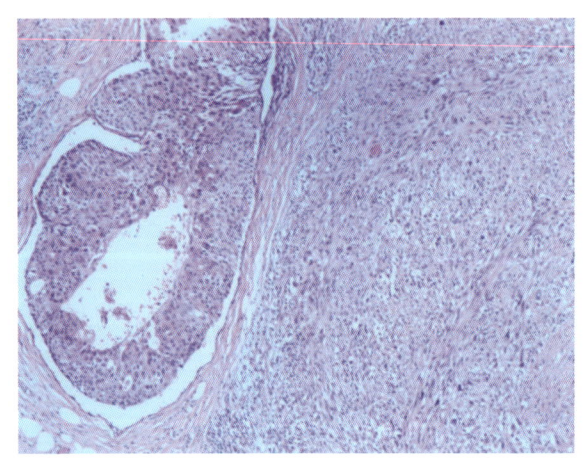

镜下:肿瘤细胞梭形,核中-重度异型,核分裂象易见,排列成束状或交织状浸润性生长;周围见较多量导管上皮异型增生,核中-重度异型,胞质丰富粉染,充填整个管腔呈实性或筛状,局部管腔内粉刺样坏死,病变部分累及小叶。

图8-2-42b 乳腺梭形细胞化生性癌病理图

解析

病例1为乳腺梭形细胞化生性癌,伴较多量乳腺中-高级别导管原位癌。其中化生性癌最大径约0.5cm,原位癌最大径约2.8cm,原位癌占比多。因此肿块超声表现更趋向于导管原位癌(腺体回声异常的非肿块型)声像特征。

病例2 女,32岁。体检发现左乳肿块2个月,无不适。

专科检查:左乳12点钟方向可触及一约3cm肿物,边界不清,形态规则,活动度可,与皮肤无粘连。左侧腋窝淋巴结未触及。

病理诊断:(左)乳腺混合性化生性癌,鳞状细胞癌与乳腺浸润性癌(非特殊类型)混合。肿瘤最大径约4.0cm。左腋窝前哨淋巴结未见转移癌(0/8)。

免疫组化结果:CK5/6(部分3+),P63(部分3+),P40(部分3+),CK7(2+~3+),ECD(3+),P120(膜+),GATA3(部分3+),GCDFP-15(-),Ki67(热点区约60%+),ER(20% 2+),PR(5% 2+),HER2阳性(基因有扩增)。

详见图8-2-43a、图8-2-43b。

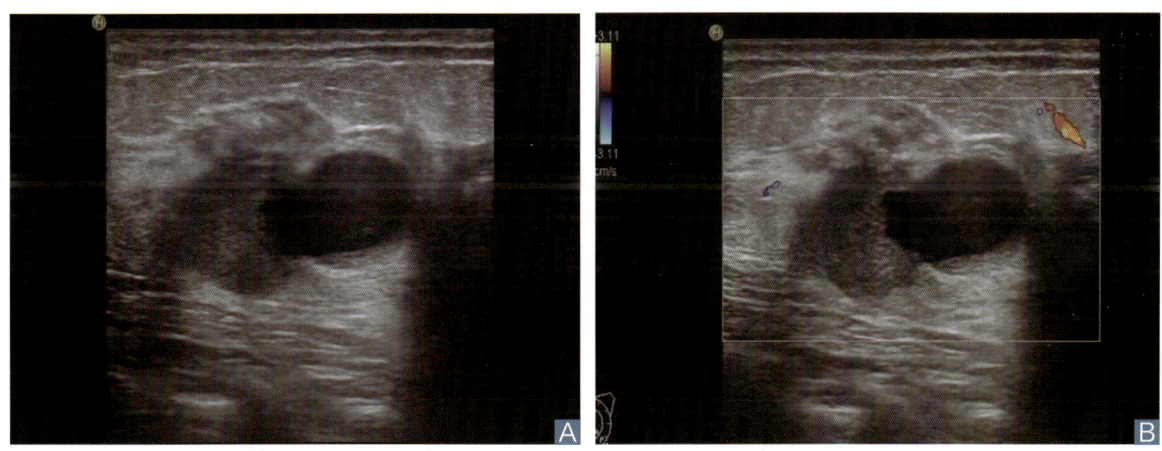

A.2D:左侧乳腺12点钟距乳头2.0cm处可见一大小2.7cm×2.1cm低回声光团,形态尚规则,边界清,内回声不均匀,可见无回声区。B. CDFI:该低回声光团内部可见星点状血流信号显示。

图8-2-43a 乳腺混合性化生性癌超声图

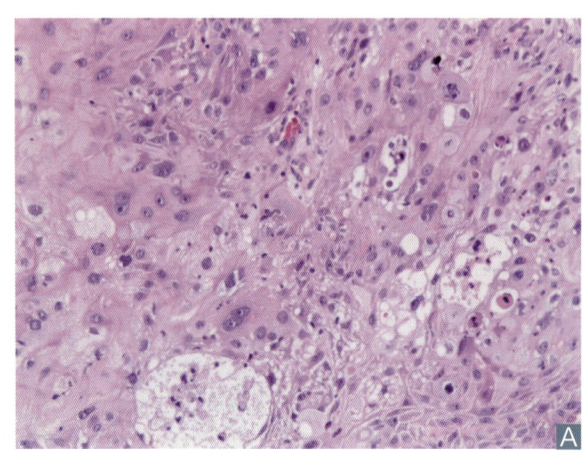
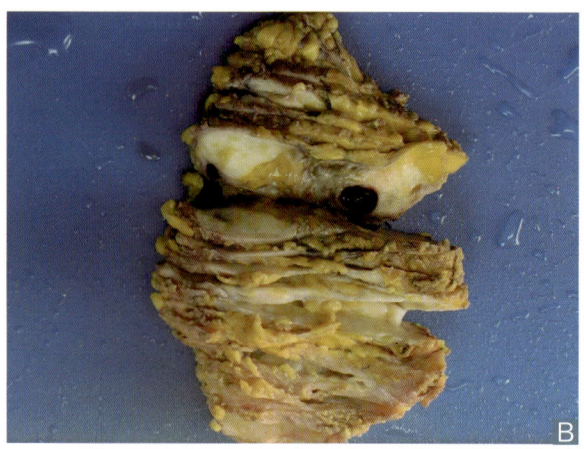

A.镜下：部分肿瘤细胞体积较大，多边形，核圆或卵圆，胞质丰富，红染，异型性明显，核分裂象易见，局部可见细胞间桥及角化；部分癌细胞呈巢状分布，癌细胞大小、形态较一致，胞质中等量、红染，核分裂象约20个/10HPF，间质纤维组织增生；周围可见较多乳腺导管原位癌。B.大体：（左乳腺）可见一肿物，大小4cm×3.5cm×2cm，切面灰白、实性，质中，局部可见粉刺样坏死。

图8-2-43b 乳腺混合性化生性癌病理图

解析

病例2为乳腺混合性化生性癌，含鳞状细胞癌、浸润性导管癌和导管原位癌等多种成分。对这种由多种成分组合而成的化生性癌，按各成分占比不同，肿块图像差异很大。本例患者表现为囊实性肿块，也是复合型囊肿中的Ⅳ型（实性成分＞50%），对这类肿块图像特点按BI-RADS分类标准是应归到4B及以上分类的。

病例3 女，55岁。体检发现右乳肿块1周，无不适。

专科检查： 右侧乳腺12点钟头旁可触及一约3cm肿物，边界不清，活动度可，与皮肤无粘连。右腋窝淋巴结未触及。

病理诊断： （右）乳腺浸润性癌，Ⅲ级，结合形态学考虑化生性癌。右腋窝前哨淋巴结未见转移癌（0/8）。

免疫组化结果： CK5/6（上皮样约35%＋，肉瘤样－），Ki67（平均约50%＋），ECD（上皮样＋，肉瘤样－），GATA3（上皮样＋，肉瘤样小灶＋），ER（－），PR（－），HER2阴性（基因无扩增）。

详见图8-2-44a、图8-2-44b。

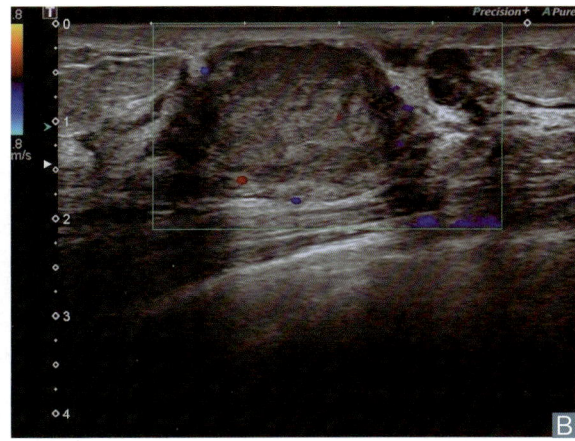

A.2D：右侧乳腺12点钟乳头旁可见一大小3.1cm×1.7cm低回声光团，形态规则，边界尚清，内回声欠均匀。B.CDFI：低回声光团内部可见少许血流信号。

图8-2-44a　乳腺化生性癌超声图

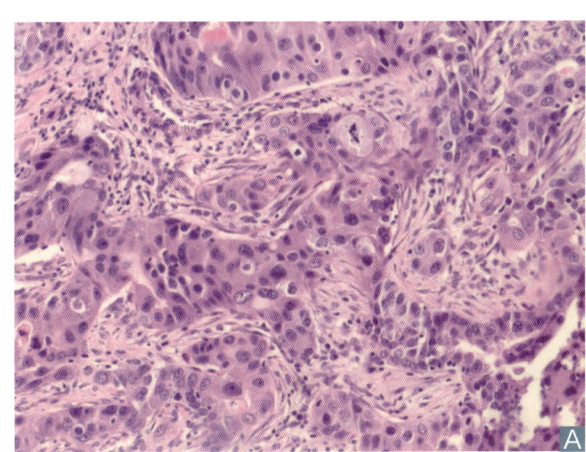
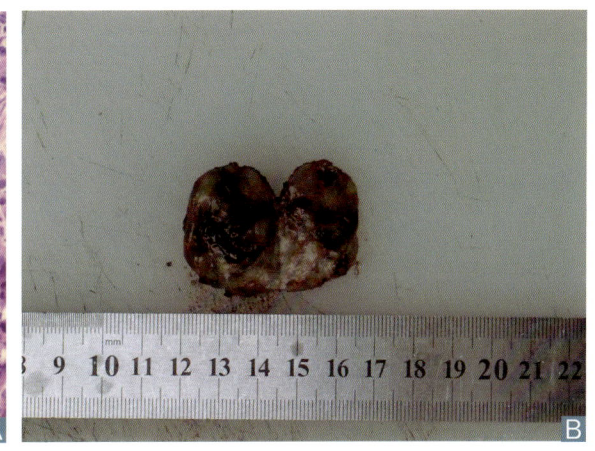

A.镜下：瘤细胞异型明显，部分细胞呈上皮样，核大，具有丰富、红染的胞质，部分细胞可见小核仁，核分裂象可见，呈腺样、筛状、小巢状浸润性生长；部分肿瘤细胞呈梭形，片状排列；部分为瘤巨细胞，核巨大、异型明显，背景黏液变性，可见片状肿瘤坏死。B.大体：（右乳肿物）切面见一结节，大小3cm×2cm×1.5cm，切面灰红、灰黄色，灶性出血，质软。

图8-2-44b　乳腺化生性癌病理图

病例4　女，52岁。无诱因发现左乳肿块1年，近期发现肿物渐增大，伴疼痛、乳头溢液，淡红色血水，伴左侧乳房皮肤橘皮样变。

专科检查：左侧乳头可见溢液，左乳可触及质硬不规则肿物，皮肤可见橘皮样变。左腋淋巴结可触及肿大。

病理诊断：（左）乳腺恶性肿瘤，结合形态学及免疫组化结果，符合乳腺化生性癌。左侧腋窝淋巴结可见癌转移（2/43）。

免疫组化结果：CK（−），CAM5.2（−），CK5/6（−），CK7（−），CK14（少量弱+），

EA（-），EMA（部分+），P63（少量弱+），S-100（部分+），SATB2（部分3+），CK10/13（-），Ki67（约85%+），ER（-），PR（-），HER2阴性（基因无扩增）。

详见图8-2-45a、图8-2-45b。

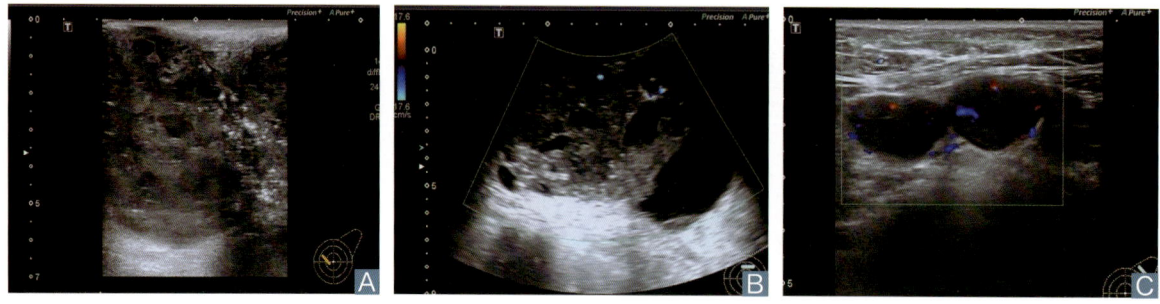

A.2D：左侧乳腺以乳头为中心可见一巨大低回声光团，前后径约13.2cm，前缘紧贴皮肤，后缘紧贴胸壁，形态不规则，边界尚清，内回声不均匀，可见散在分布强回声光点及不规则形态液性暗区。B. CDFI：低回声光团内部可见星点状血流信号。C.左侧腋窝可见多个淋巴结回声，边界清，形态饱满，皮质增厚、髓质分界不清，未见淋巴门回声。

图8-2-45a 乳腺化生性癌超声图

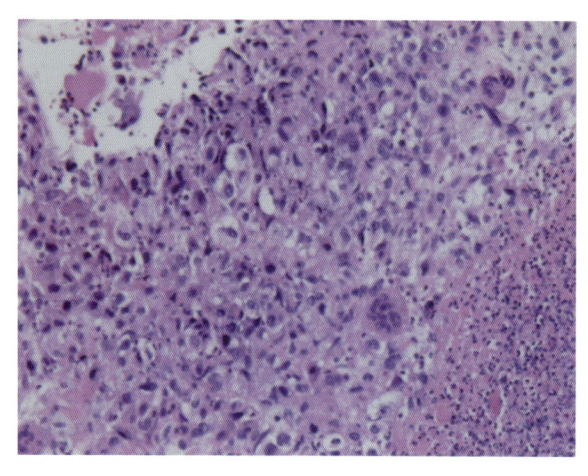

镜下：肿瘤细胞异型性明显，胞质中等量、红染或透亮，核卵圆形、梭形或不规则，核大，染色质粗，可见核仁，可见瘤巨细胞或奇异核细胞，核分裂象易见（>20个/10HPF），排列呈弥漫片巢状浸润性生长；可见软骨样或骨样分化；间质纤维组织增生伴炎症细胞浸润；可见大片出血、坏死。

见图8-2-45b 乳腺化生性癌病理图

解析

病例3、病例4为乳腺化生性癌，肿块位于乳晕区，如病例3位于乳头后方，病例4则以乳头为中心，短期内长大至巨大肿块。这2例肿瘤形态规则，边界清，后方回声增强，内回声不均，肿块内部血流不丰富。病例4病理镜下见软骨样分化、间质内大片出血坏死，因此超声图像表现为肿块内部可见钙化灶或液性暗区。由此可见化生性癌肿瘤内部回声是杂乱不均的，超声表现与病理特征密切相关。

> **诊断思路**
>
> 乳腺化生性癌超声图像缺乏特异性，大多表现为低回声实性肿块，部分区域边界清晰，部分区域边缘毛糙，见毛刺。常可伴有坏死，囊腔形成，形成声像图上的无回声区。可有微钙化，但并不常见，有时也可见骨化。血流信号可以丰富，也可以表现为少血流。由于具有较多的恶性肿瘤声像，所以化生性癌还是容易被超声检查检出。
>
> （葛岩　刘彦英）

六、筛状癌

·临床概述·

浸润性筛状癌（invasive cribriform carcinoma，ICC）是一种罕见的浸润性乳腺癌，占原发性乳腺癌的0.3%～6%。ICC特征是具有明显筛状结构，分单纯型和混合型。单纯型ICC：第一类是＞90%肿瘤成分为筛状结构；第二类是筛状结构＞50%，同时伴＜50%小管癌成分。混合型ICC：筛状结构＞50%，同时伴＜50%非小管癌成分。

浸润性筛状癌患者平均年龄53～58岁，偶见于男性患者。临床表现无特异性，大多为无痛性肿块。约20%的病例表现为多灶性。乳腺ICC分化程度高，恶性程度低，影像学却呈现出恶性程度较高的特点。单纯型预后极好，10年总生存率达90%～100%。

·病理表现·

大体：没有特殊的大体特征能够将筛状癌与非特殊型浸润性癌或混合癌鉴别开来。

镜下：①癌细胞巢呈不规则岛状，具有典型的筛孔状结构，筛孔缘侧可有顶浆突起，其内常有嗜伊红分泌物；②癌细胞小到中等大，胞质较少、可有顶浆突起，核小而圆、轻-中度多形性，核分裂象少见；③间质常有明显成纤维细胞增生（促纤维反应），少数可出现破骨细胞样巨细胞；④常有低级别筛状导管原位癌；⑤可伴有小管癌成分。

免疫组织化学染色显示：ER阳性、PR多数阳性、HER2阴性、Ki67指数低，肌皮标志（P63、SMMHC等）阴性。

·超声表现·

①**单纯型**：大多表现为乳腺良性肿瘤特征：形态规则，边界清晰，内回声均匀，肿块内部血供较少等。

②**混合型**：较单纯型具有更多乳腺恶性肿瘤特征，形态欠规则或不规则，边界不清，内部呈不均匀低回声、可伴钙化，肿块内部血供稍丰富等。

·病例及解析·

病例1 女，64岁。左乳癌保乳术后3年，新发现左乳肿块4个月。

专科检查：左侧乳房可见乳腺癌保乳术后瘢痕，瘢痕下方可触及肿物，质韧，不易推动，活动度欠佳，皮肤呈青紫色。左侧腋窝淋巴结未触及。

病理诊断：（左）乳腺浸润性筛状癌（筛状癌约占90%），Ⅰ级。肿瘤最大径约2.5cm。左腋窝前哨淋巴结未见癌转移（0/3）。

免疫组化结果：Ki67（15%＋），CK5/6（－），P63（－），Calponin（－），ER（100% 3+），PR（100% 3+），HER2阴性（基因无扩增）。

详见图8-2-46a、图8-2-46b。

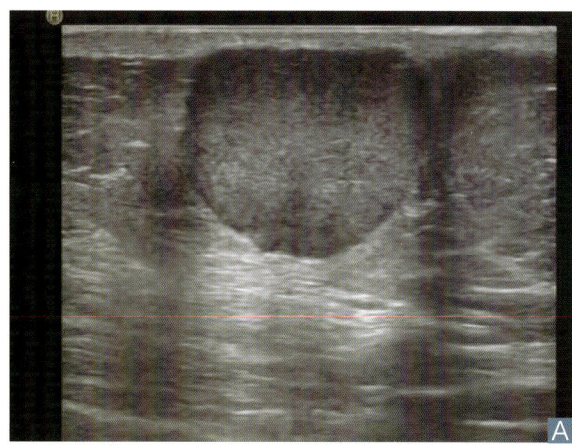 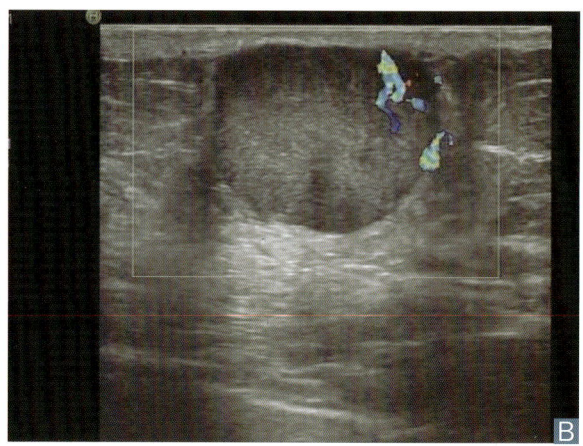

A.2D：左侧乳腺1点钟至2点钟距乳头4.0cm处可见一大小2.8cm×1.8cm低回声光团，形态规则，呈类圆形，边界清，周边见高回声晕环，后方回声增强，内回声尚均匀。B.CDFI：低回声光团周边及内部可见短线状彩色血流信号。

图8-2-46a 乳腺浸润性筛状癌超声图

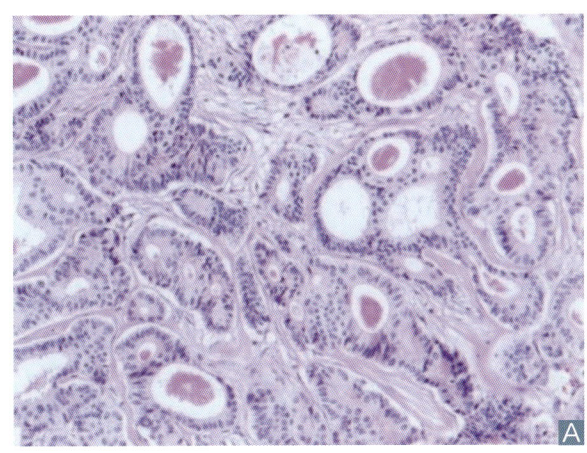
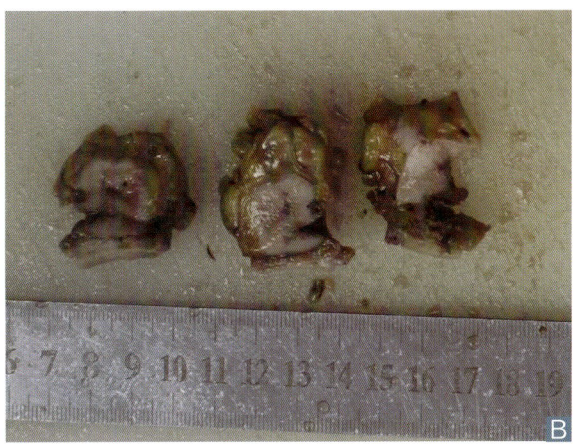

A.镜下：瘤细胞中度异型，核分裂象不易见（<9个/10HPF），大部分排列成筛状，少部分呈腺管样或条索状；间质纤维组织增生及少量炎症细胞浸润。B.大体：（左）见一肿物，大小2.5cm×2.2cm×2cm，切面灰黄色，实性，质中。

图8-2-46b　乳腺浸润性筛状癌病理图

病例2　女，43岁。无诱因发现右乳肿块2周，无不适。

专科检查：右乳2点钟方向可触及一约2.5cm肿物，边界清，活动度好，质韧，和周围组织无明显粘连。右侧腋窝淋巴结未触及。

病理诊断：（右）乳腺浸润性筛状癌（筛状癌约占90%），Ⅰ级。肿瘤最大径约为3.0cm。右腋窝前哨淋巴结未见癌转移（0/6）。

免疫组化结果：CK5/6（-），CK14（-），P63（-），Ki67（10%+），ER（90% 3+），PR（90% 3+），HER2阴性（基因无扩增）。

详见图8-2-47a、图8-2-47b。

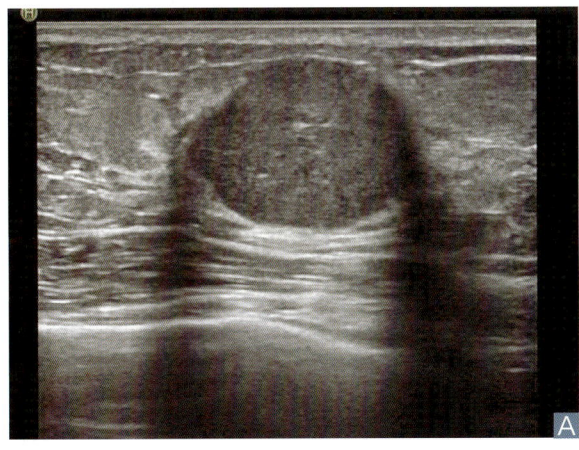
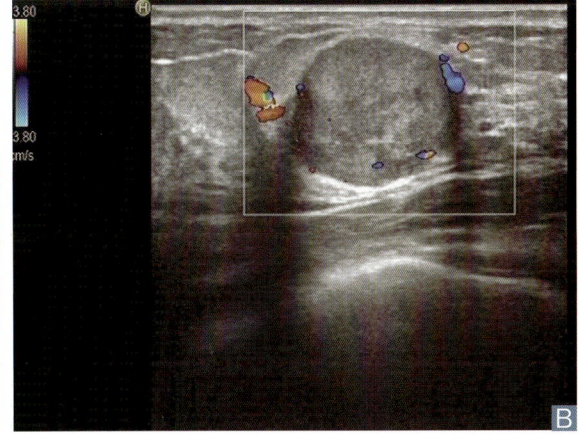

A.2D：右侧乳腺2点钟距乳头3.0cm处可见一大小为2.4cm×1.7cm低回声光团，形态规则，类圆形，边界清，后方回声增强，内回声欠均匀。B.CDFI：低回声光团周边及内部可见短线状彩色血流信号。

图8-2-47a　乳腺浸润性筛状癌超声图

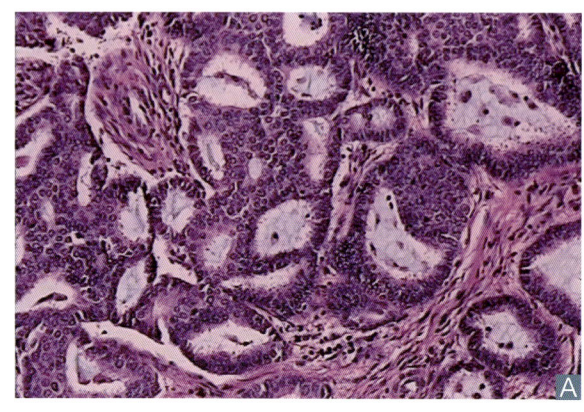 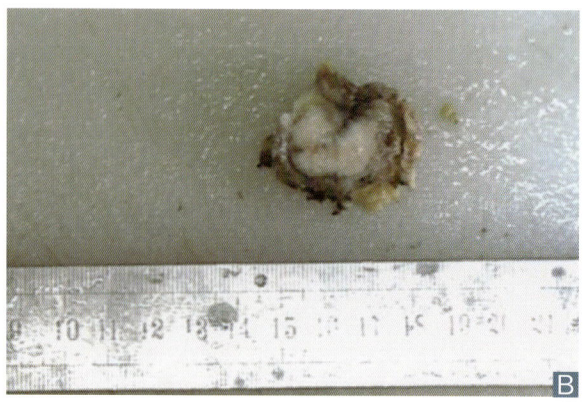

A.镜下：瘤细胞中等大小，大小较一致，排列呈不规则腺样以及筛孔状，核分裂象偶见（约2个/10HPF）；间质纤维组织增生伴炎症细胞浸润。B.大体：（右乳肿物）切面可见一灰黄色肿物，大小3cm×2.5cm×2cm。

图8-2-47b 乳腺浸润性筛状癌病理图

解析

病例1、病例2肿块超声表现为形态规则、边界清晰的低回声光团，内回声均匀。类似纤维腺瘤超声特征，异于常见乳腺癌。这可能与ICC的癌细胞小而形态单一，胞质较少，继而产生的声阻抗差异小，故其内部回声较均匀。

病例3 女，47岁。体检发现左乳肿块1周，无不适。

专科检查： 左乳7点钟方向可触及一肿物，约1.5cm，边界不清，活动度差，质地硬。左侧腋窝淋巴结未触及。

病理诊断： （左）乳腺浸润性筛状癌，Ⅰ级。左腋窝前哨淋巴结未见癌转移（0/5）。

免疫组化结果： Ki67（约2%+），CK5/6（-），34βE12（3+），P63（-）。

详见图8-2-48a、图8-2-48b。

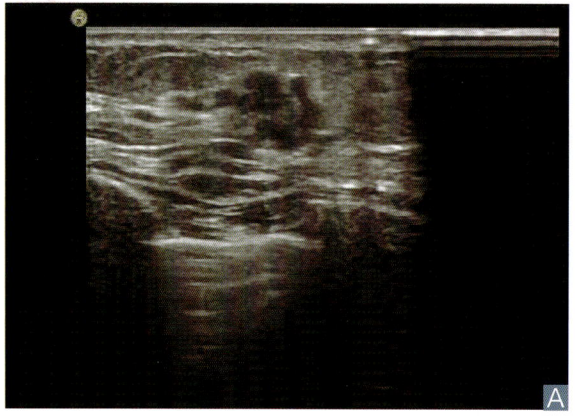 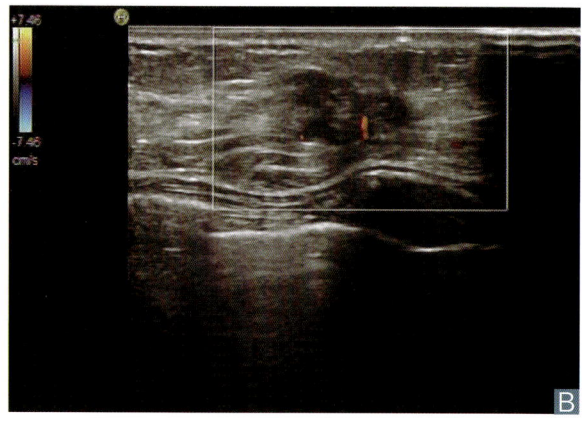

A.2D：左侧乳腺7点钟距乳头3.0cm处可见一大小为1.5cm×0.8cm低回声光团，形态不规则，呈分叶状，边界不清，内回声欠均匀。B.CDFI：低回声光团内部可见短线状彩色血流信号。

图8-2-48a 乳腺浸润性筛状癌超声图

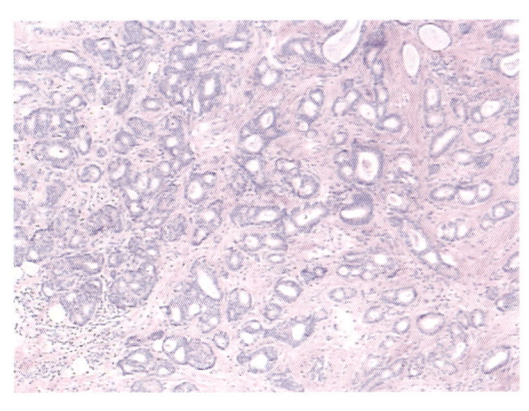

镜下：瘤细胞中度异型明显，核分裂象少见（小于9个/10HPF），排列成筛状。间质纤维组织增生。肿瘤周边可见中级别导管原位癌。

图8-2-48b　乳腺浸润性筛状癌病理图

病例4　女，49岁。无诱因发现左乳肿块5天。无不适。

专科检查：左乳2点钟乳头旁可触及一约2cm肿物，质硬，边界不清，活动度差，与皮肤无粘连。左侧腋窝淋巴结未触及。

病理诊断：（左）乳腺浸润性筛状癌，Ⅰ级，大部分为原位癌，浸润癌最大径约0.6cm。左腋窝前哨淋巴结未见癌转移（0/2）。

免疫组化结果：CK5/6、P63和Calponin示部分癌巢周围肌上皮消失。

详见图8-2-49a、图8-2-49b。

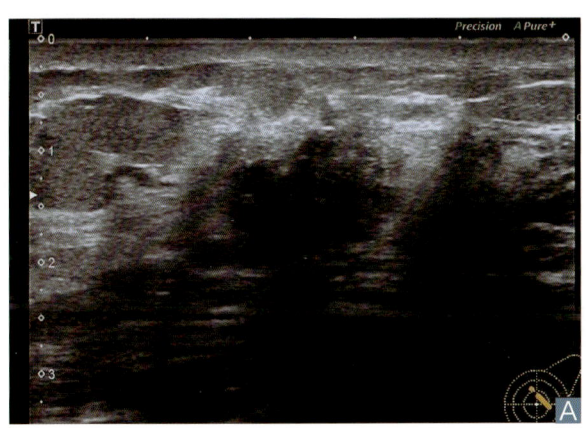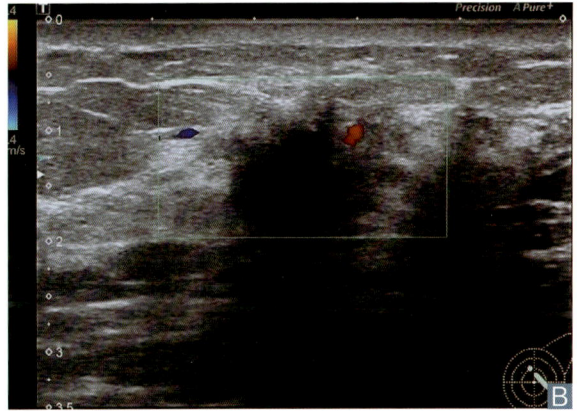

A.2D：左侧乳腺2点钟乳头旁可见一大小为1.9cm×1.1cm低回声光团，形态不规则，边界不清，呈蟹足样改变，后方回声衰减，内回声欠均匀。B.CDFI：低回声光团周边见短线状彩色血流信号。

图8-2-49a　乳腺浸润性筛状癌病理图

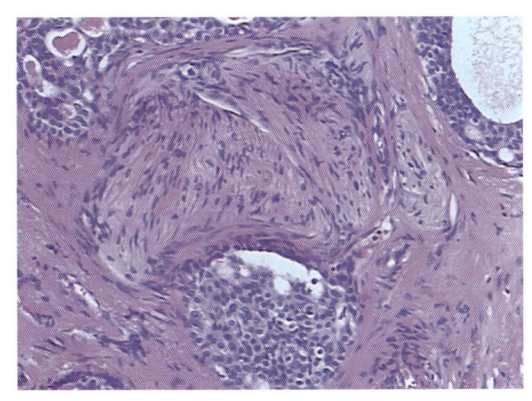

镜下：瘤细胞轻度异型，呈筛状或不规则腺样排列；核分裂象约3个/10HPF；周边可见大片中级别原位癌，部分腔内可见钙盐沉积；间质纤维组织增生，炎症细胞浸润。

图8-2-49b　乳腺浸润性筛状癌病理图

解析

病例3、病例4为混合型浸润性筛状癌，较病例1、病例2更具有乳腺恶性肿瘤声像特征。因含有2种以上不同肿瘤细胞，故细胞形态没有单纯型ICC单一，并且不同肿瘤细胞的生长速度亦不相同，由此导致肿瘤形态不规则，内部回声不均匀。

诊断思路

浸润性筛状癌临床上较为罕见，但其超声特征与病理分型密切相关，单纯型声像图倾向于乳腺良性肿块，混合型符合恶性乳腺肿瘤特征，较单纯型容易诊断。

单纯型浸润性筛状癌，由于癌细胞小而形态单一，胞质亦少，故其内部回声较均匀；肿瘤细胞生长缓慢，生物学行为较为"惰性"，肿瘤组织往往无须机体提供过多营养成分，故肿瘤组织中血供一般较少。因此，单纯型ICC的超声图像较少出现乳腺恶性肿瘤的特征，降低了诊断敏感度，易误诊为乳腺良性肿瘤。

单纯型筛状癌与纤维腺瘤鉴别要点：①筛状癌多见于老年女性，纤维腺瘤大多数发生在育龄期妇女。②筛状癌无包膜回声，而大多数纤维腺瘤可见纤细光滑的包膜回声。③筛状癌内部为均匀低回声，而纤维腺瘤内部多数可见条索样回声。

单纯型筛状癌与单纯型黏液癌有相似之处：中老年女性多见，肿块生长较缓慢，肿块乏血供等。但两者依然存在一些鉴别要点，单纯型黏液癌肿块内部可见片状无回声区，当肿块较大时可呈"海绵状"回声，单纯型筛状癌无此改变。

（葛岩　刘彦英）

七、具有神经内分泌特征的乳腺癌

· 临床概述 ·

具有神经内分泌特征的乳腺癌是一组异质性肿瘤，既包含伴有神经内分泌分化的乳腺浸润性癌，也包括原发于乳腺的神经内分泌肿瘤，还包括某些具有神经内分泌形态和（或）神经内分泌标志物表达的特殊类型乳腺癌。2012年第四版WHO乳腺肿瘤组织学分类将其列在特殊类型的乳腺癌项目下，统称为具有神经内分泌特征的癌。2019年第五版WHO乳腺肿瘤组织学分类将其分为具有神经内分泌分化的浸润性癌与乳腺神经内分泌肿瘤（包括神经内分泌瘤和神经内分泌癌），两者区别在于神经内分泌分化的程度和范围。

这类肿瘤较罕见，发病率占乳腺癌的2%~5%。多发生于老年女性，60~70岁，也可发生于男性。临床上多缺乏神经内分泌综合征的表现，因乳房肿块就诊，部分病例因乳头溢液就诊。临床多采用与常规乳腺癌相似的分期与治疗。

· 病理表现 ·

大体：浸润或膨胀性生长肿块，切面呈实性，灰粉或灰白色，质硬，大部分边界清晰，部分与周围组织分界欠清。产生黏液的肿瘤质软或呈胶冻状。

病理亚型：①高分化型（类癌型）；②梭形细胞型；③低分化型/小细胞癌；④大细胞型；⑤伴有神经内分泌分化的浸润性乳腺癌。

镜下：组织结构各异，可呈实性片状、大小不等的巢状、腺泡状、索梁状（缎带样、性索样），细胞巢索周边瘤细胞可呈栅栏状排列。细胞形态多样、分化程度各异，常多种类型细胞混合存在。

免疫组织化学染色显示：亲银或嗜银染色阳性。CgA、Syn、CD56和NSE可不同程度阳性。绝大多数分化好的神经内分泌癌和>50%的小细胞癌ER和PR阳性。约33%的神经内分泌癌HER2阳性。

· 超声表现 ·

图像缺乏特异性，大多数具有恶性肿瘤声像特征。可早期出现腋窝淋巴结转移。

· 病例及解析 ·

病例1 男，58岁。体检发现右乳肿块4个月，有ANCA相关性肾炎、慢性肾脏病5期病史。

专科检查：双侧乳房稍隆起，右乳触及一约1.5cm肿物，质中，活动度差。双侧腋窝淋巴结未触及。

病理诊断：（右）具有神经内分泌分化的恶性肿瘤，考虑小细胞癌。

免疫组化结果：CK（部分+），CD56（弥漫+），CgA（点状+），Syn（+），Ki67（70%+），ER（-），PR（-）。

详见图8-2-50a、图8-2-50b。

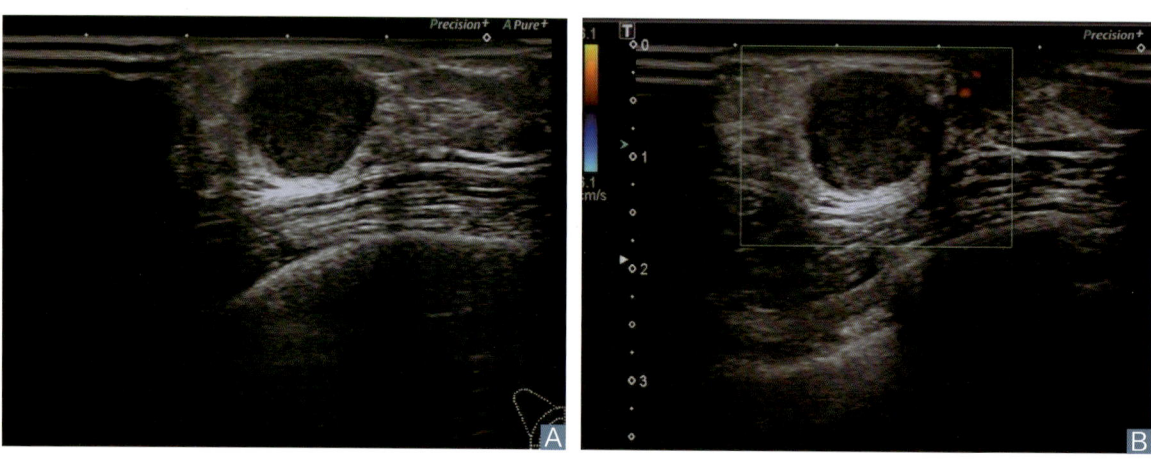

A.2D：双侧乳腺腺体增厚，右侧腺体内可见一大小约1.5cm×1.0cm极低回声光团，形态尚规则，呈圆形，边界清，内回声欠均匀，后方回声增强。B.CDFI：低回声光团周边可见星点状彩色血流信号。

图8-2-50a 乳腺神经内分泌癌超声图

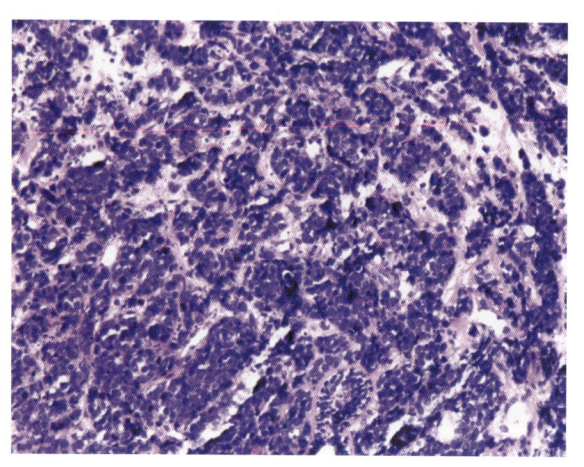

镜下：乳腺穿刺组织中见肿瘤浸润，瘤细胞体积小，形态较一致，核不规则，染色质均细，核仁不明显，细胞凋亡易见，胞质极少，排列成巢状及条索状；间质纤维组织增生，局灶坏死。

图8-2-50b 乳腺神经内分泌癌病理图

病例2 女，58岁。体检发现左乳肿块1个月，无不适。

专科检查：无异常。

病理诊断：（左）乳腺浸润性癌，Ⅱ级，神经内分泌癌。肿瘤最大径约0.6cm。左腋窝前哨淋巴结未见转移癌（0/5）。

免疫组化结果： CgA（弥漫+），Syn（弥漫3+），ER（100% 3+），PR（99% 3+），HER2阴性（基因无扩增）。

详见图8-2-51a、图8-2-51b。

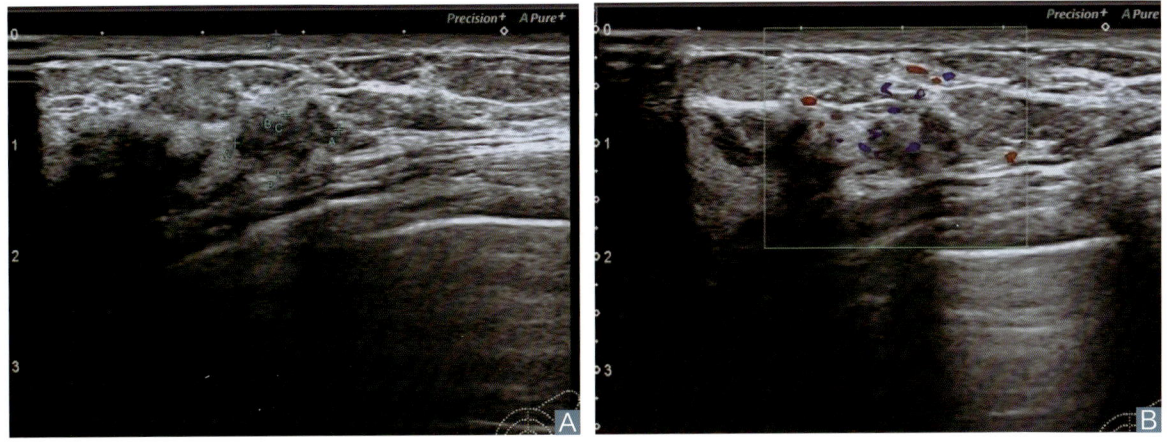

A.2D：左侧乳腺3点钟距乳头3.0cm处可见一大小约1.0cm×0.6cm低回声光团，形态不规则，边界尚清，内回声欠均匀。B.CDFI：低回声光团周边及内部见短线状彩色血流信号。

图8-2-51a 乳腺神经内分泌癌超声图

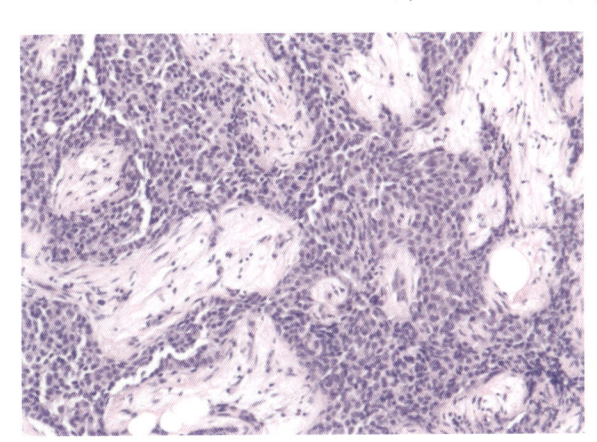

镜下：肿瘤细胞中度异型，核分裂象可见（5个/10HPF），排列成巢状浸润性生长；间质纤维组织增生及少量炎症细胞浸润。

图8-2-51b 乳腺神经内分泌癌病理图

解析

病例1、病例2为神经内分泌癌。病例1为老年男性患者，双侧乳腺男性发育。右乳发现一质硬、活动差结节。该结节超声表现为低回声实性光团、圆形、边界清，内回声均匀，后方回声增强。具有乳腺良性肿瘤部分特征，经观察发现肿块周边并非纤细包膜，实为高回声"恶性"环，考虑到男性乳腺肿瘤以恶性者居多，因此超声诊断为恶性肿瘤。病例2肿块较小（1cm），稍低回声，形态欠规则，边界尚清，内回声尚均匀。该病灶需要与腺病、导管内乳头状瘤、小叶肿瘤鉴别。患者为老年女性，无乳头溢液、无乳房胀痛等症状，术前超声诊断为BI-RADS 4A类。

病例3 女，70岁。无诱因发现左乳肿块2年，近期肿块逐渐长大。

专科检查： 双侧乳房不对称，左侧乳头有回缩凹陷，乳晕皮肤红肿，左乳头后方可触及一约5cm肿物，活动度一般，质地硬，无触痛。左侧腋窝淋巴结未触及。

病理诊断： （左）乳腺神经内分泌瘤，2级（NET G2）。肿瘤最大径约为4cm。左腋窝淋巴结可见癌转移（3/22）。

免疫组化结果： Syn（3+），CgA（-）。ER（95% 3+），PR（50% 3+），HER2阴性（基因无扩增）。

详见图8-2-52a、图8-2-52b。

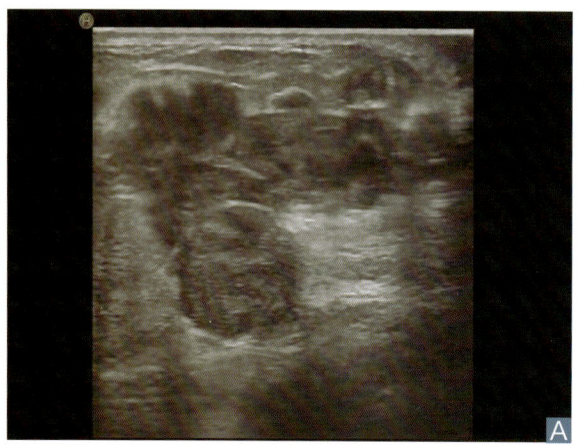 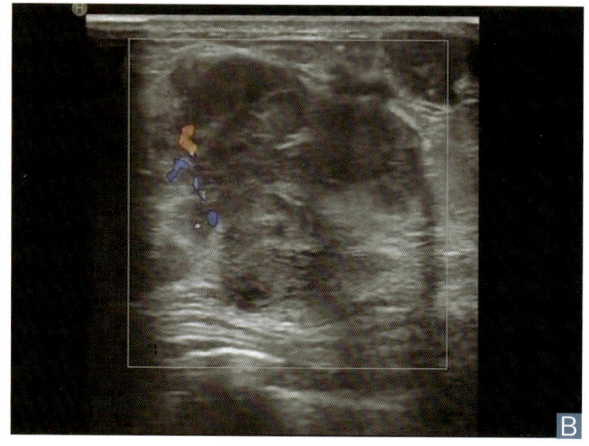

A.2D：左侧乳腺10点钟乳头旁可见一大小为4.4cm×3.0cm低回声光团，形态不规则，呈分叶状，边界不清，内回声不均匀，可见少许无回声区。B. CDFI：低回声光团周边可见短线状彩色血流信号。

详见图8-2-52a 乳腺神经内分泌瘤超声图。

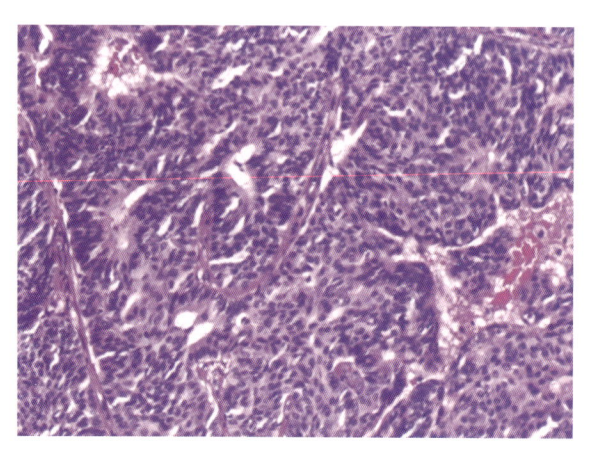

镜下：乳腺肿瘤，瘤细胞中度异型，具有丰富、红染的胞质，部分细胞可见小核仁，核分裂象约<8个/10HPF，呈条索状、腺样、小巢状浸润性生长。

图8-2-52b 乳腺神经内分泌瘤病理图

解析

病例3为乳腺神经内分泌瘤，肿块较大，超声表现为低回声实性结节，形态不规则，部分边缘模糊，周边见高回声环，内可见少许无回声区。结节具有较多的乳腺恶性肿瘤特征，术前超声诊断为BI-RADS 5类。

病例4 女，54岁。体检发现右乳肿块1个月，无不适。

专科检查：无异常。

病理诊断：（右）乳腺浸润性癌，Ⅲ级，非特殊类型与微乳头状癌混合，部分伴神经内分泌分化。右腋窝前哨淋巴结可见转移癌（1/5）。

免疫组化结果：CgA（-），Syn（2+），ER（95% 3+），PR（80% 3+）。HER2阳性（基因有扩增）。

详见图8-2-53a、8-2-53b。

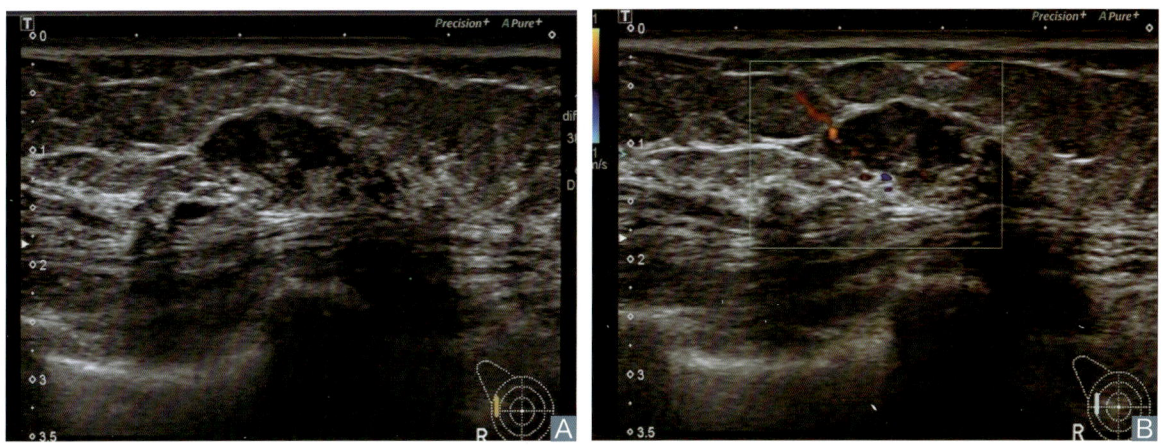

A.2D：右侧乳腺9点钟距乳头5.0cm处可见一大小为1.5cm×0.8cm低回声光团，形态尚规则，部分边缘模糊，内回声不均匀，可见点状强回声光斑。B.CDFI：低回声光团周边可见星点状彩色血流信号。

图8-2-53a 乳腺浸润性癌（具神经内分泌分化）超声图

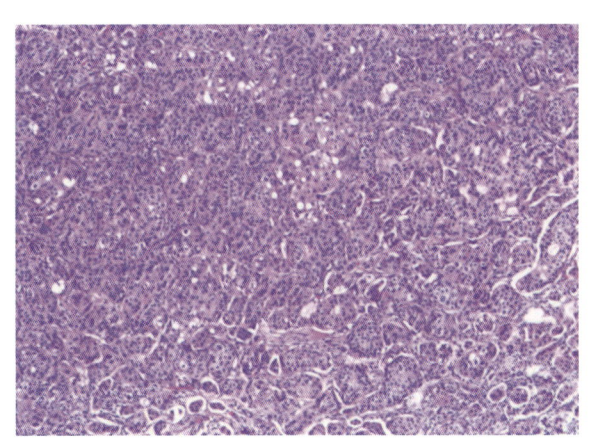

镜下：乳腺肿瘤，瘤细胞排列呈不规则巢状，小灶呈微乳头状浸润性生长；瘤细胞异型性较明显，胞浆中量粉染，部分核仁明显，核分裂象可见；间质纤维增生伴炎症细胞浸润。

图8-2-53b 乳腺浸润性癌（具神经内分泌分化）病理图

病例5 女，59岁。体检发现右乳肿块2周，无不适。

专科检查：右侧乳腺10点钟方向可触及一肿物，大小约2.0cm×1.5cm，质硬，表面光滑，边界清，活动可，与皮肤无粘连。右侧腋窝淋巴结未触及。

病理诊断：（右）乳腺浸润性癌，Ⅱ级，非特殊类型，部分细胞（约50%）伴有神经内分泌分化。肿瘤最大径约2.0cm。右腋窝前哨淋巴结可见癌转移（3/6）。

免疫组化结果：CgA（-），Syn（50%+），ER（100% 3+），PR（80% 3+），HER2阴性（基因无扩增）。

详见图8-2-54a、8-2-54b。

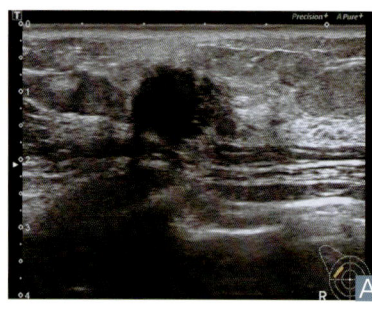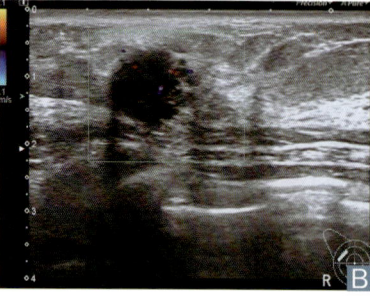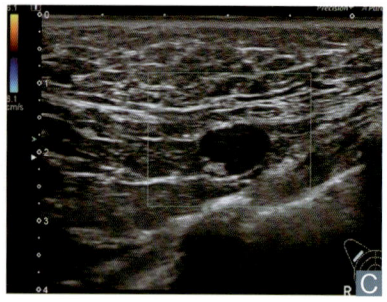

A.2D：右侧乳腺10点钟距乳头3.0cm处可见一大小为1.9cm×1.3cm低回声光团，形态尚规则，呈类圆形，部分边缘模糊，内回声欠均匀。B.CDFI：低回声光团内部可见星点状彩色血流信号。C.右侧腋窝可见一大小约1.1cm×0.7cm淋巴结回声，边界清，形态饱满，皮髓质分界不清，隐约可见淋巴门回声，呈偏心型。

图8-2-54a 乳腺浸润性癌（具神经内分泌分化）超声图

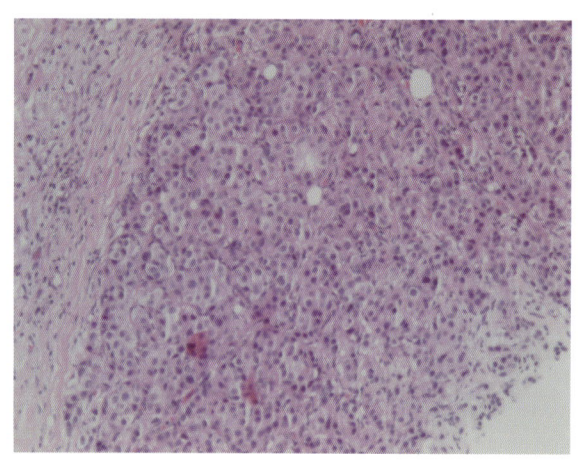

镜下：乳腺肿瘤，瘤细胞明显异型，核分裂象可见（6个/10HPF），排列成实性巢状浸润性生长，并见高级别导管原位癌成分；间质纤维组织增生及炎症细胞浸润。

图8-2-54b 乳腺浸润性癌（具神经内分泌分化）病理图

病例6 女，50岁。体检发现左乳肿块1个月，无不适。

专科检查：左侧乳房约12点钟方向可触及一肿物，大小约3cm×2cm，质硬，表面不光滑，无明显压痛，活动度尚可。左侧腋窝淋巴结未触及。

病理诊断：（左）乳腺浸润性癌，Ⅱ级，伴有神经内分泌特征。肿瘤最大径约3.0cm。左腋窝前哨淋巴结可见癌转移（微转移，1/4）。

免疫组化结果：Syn（2+/3+），CgA（2+），CD56（-），ER（99% 3+），PR（70% 3+），HER2阴性（基因无扩增）。

详见图8-2-55a、图8-2-55b。

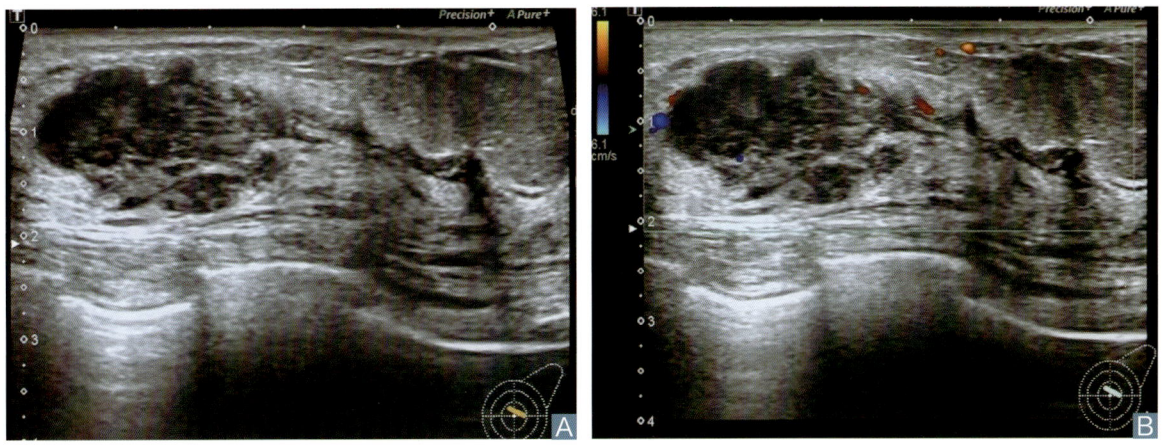

A.2D：左侧乳腺12点钟距乳头1.0cm处可见一大小为4.8cm×1.6cm低回声光团，形态不规则，一端似见与导管相连，边界尚清，内回声欠均匀。B. CDFI：低回声光团周边可见短线状彩色血流信号。

图8-2-55a 乳腺浸润性癌（具神经内分泌分化）超声图

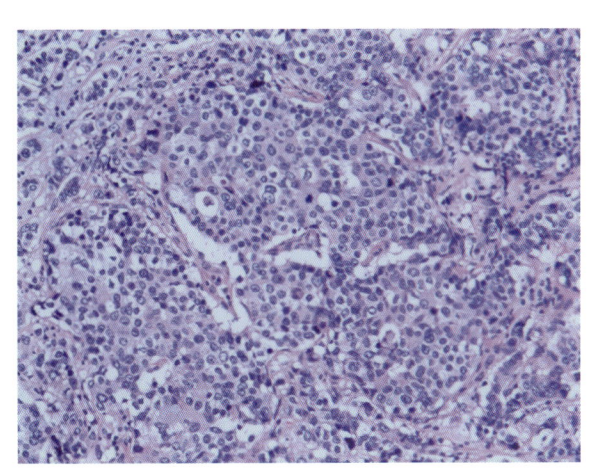

镜下：肿瘤细胞中度异型，核圆形或卵圆形，可见小核仁，部分核增大，可见显著核仁，核分裂象可见11个/10HPF，呈实性巢状或条索状浸润性生长；间质纤维增生。

图8-2-55b 乳腺浸润性癌（具神经内分泌分化）病理图

解析

病例4至病例6为乳腺浸润性癌，具神经内分泌分化。其中病例4、病例5肿块表现为低回声实性结节，形态尚规则，部分边缘模糊，内回声杂乱不均，病例4伴少许微小钙化，病例5伴有同侧腋窝淋巴结回声异常。这2例患者术前超声诊断为BI-RADS 5类没有困难。病例6肿块呈低回声，肿块旁见迂曲走行管状低回声，类似"蝌蚪征"，术前超声误诊为导管内肿瘤。术后病理结果提示肿瘤大小为3cm，即超声所见"蝌蚪尾巴"（迂曲走行管状低回声）并非癌组织。该低回声或许为炎性水肿或纤维化组织。

诊断思路

具有神经内分泌特征的乳腺癌是罕见的恶性肿瘤，多见于女性，但也可见于男性（如病例1），儿童和成年人均可发病。临床表现为无痛性、可移动的肿块，约1/2的肿块位于近乳晕区域。

以往文献报道中，具有神经内分泌特征的乳腺癌病理大体标本，肉眼观察通常边界清楚，因此超声表现为肿块边缘较为清晰。然而，在我们实际工作中所见的肿块（病例1至病例6）超声图像表现呈多样化，既可以形态规则、边界清晰，也可以形态不规则、边界模糊。由于此类癌较罕见、发病率低，WHO对其定义归类也在变化更新。编者收集近十年的病例数仍非常有限，难以总结出其图像特征。所幸这类乳腺肿瘤仅在病灶极小时需要与纤维腺瘤进行鉴别，较为常见的是肿块具有恶性肿瘤的图像特征，因此漏诊率较低。需要注意的是，当患者出现乳头溢液，在排除乳腺导管疾病之外，还应考虑本病的可能性。

（葛岩　王银）

第三节 乳腺淋巴瘤

·临床概述·

乳腺淋巴瘤属于乳腺造血系统恶性肿瘤，占乳腺恶性肿瘤的0.04%~0.5%，分原发性及继发性。原发性乳腺淋巴瘤大多数为非霍奇金淋巴瘤（non-Hodgkin lymphoma，NHL）的弥漫大B细胞淋巴瘤，也是最常见的乳腺恶性淋巴瘤类型。

原发性乳腺淋巴瘤多见于绝经后女性，偶尔也见于年轻女性和男性患者。有硅胶乳房整形史的女性发生原发性乳腺淋巴瘤的风险比没有者高十几倍。临床多表现为单侧无痛性肿块，右侧比左侧多发（原因不明），10%为双侧发病。肿块生长迅速，边界较清，质地较韧，可活动，部分患者肿块表面皮肤可有青紫色改变。常见同侧腋窝淋巴结肿大。少数患者无任何症状。治疗遵循其他部位相同病期和组织学类型淋巴瘤的原则。本病总体预后较差，病程长，病变局限于单侧乳腺，接受综合治疗者预后较好，双侧乳腺均有病变或同时有（或转移性）淋巴结病变者预后不良。

·病理表现·

大体：肿瘤边界清楚，大小不一，肿瘤组织与其他部位淋巴瘤类似，在高级别肿瘤中偶尔看到出血或坏死灶。

镜下：肿瘤细胞弥漫分布，细胞较一致，细胞无聚集成巢的倾向，可见丰富的新生薄壁血管，肿瘤细胞在小叶和导管间弥漫浸润性生长，而导管不被破坏，腔内无肿瘤细胞及炎性渗出物。

免疫组织化学染色显示：与其他部位同一组织学类型淋巴瘤一致。

·超声表现·

可累及单侧或者双侧乳腺，其超声表现不典型，具有多样性，根据有无明显分界分为肿块型（多见）和弥漫型（少见）。

肿块型	①大多呈低回声，少数呈混合稍高回声，亦有极低回声； ②边界清楚或者不清楚； ③形态多不规则，平行皮肤表面，部分可见浅分叶； ④内部回声大多不均匀，可见网状稍强回声；坏死少见，后方回声增强
弥漫型	①累及范围更广，常常表现为某一象限或某几个象限，甚至整个乳腺腺体层的弥漫性增厚。病灶巨大者出现相应的皮肤、皮下层肿胀，乳腺后间隙显示不清； ②边界不清楚； ③形态不规则； ④内部回声不均匀减低
共同点	病灶内血流信号比较丰富，多数病灶内可见穿支血流

·病例及解析·

病例1 女，46岁。无诱因发现右乳肿块1个月，无不适。

专科检查：右侧乳房10点钟方向可触及一约3cm肿物，边界不清，形态欠规则，活动度可，与皮肤无粘连。左侧乳腺未触及明确肿物。双侧腋窝及锁骨上淋巴结未触及。

病理诊断：（右）非霍奇金淋巴瘤，B细胞性，弥漫大B细胞淋巴瘤，非GCB样免疫表型。

免疫组化结果：CD20（3+），CD79a（3+），CD3（-），CD5（-），CD43（-），CD21（-），CD23（-），CD10（-），BCL-6（80%+），GECT1（-），FOXP1（80%+），MUM1（80%+），BCL-2（90%+），Cmyc（30%+），Ki67（70%+），CD30（-），ALK（-），CD138（-），Cyclin D1（-），LMP-1（-），EBNA2（-），TDT（-），CK（-），CAM5.2（-），P53（<1%+），EBERs（-）。

详见图8-3-1a、图8-3-1b。

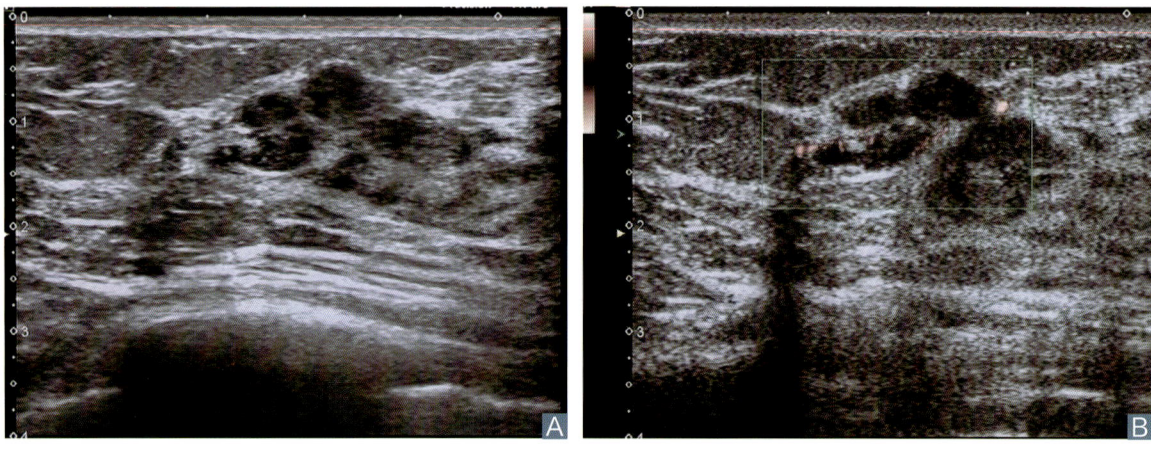

A. 2D：右侧乳腺10点钟距乳头6.0cm处可见一大小为2.8cm×1.2cm低回声光团，形态不规则，呈分叶状，边界尚清，后方回声衰减不明显，内回声欠均匀。B.CDFI：低回声光团内部可见短线状彩色血流信号。

图8-3-1a 乳腺非霍奇金淋巴瘤超声图

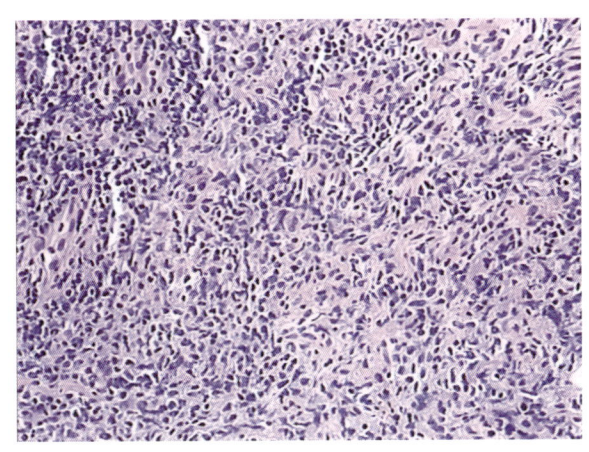

镜下：乳腺组织内见大量淋巴细胞浸润，部分细胞呈大淋巴细胞样，散在或灶性成片分布，背景可见较多的小淋巴细胞，大小细胞混杂。

图8-3-1b　乳腺非霍奇金淋巴瘤病理图

病例2　女，75岁。无诱因发现右乳肿块2周，无不适。

专科检查：右侧乳房3点钟方向可触及一约3cm肿物，边界不清，形态欠规则，活动度可，与皮肤无粘连。左侧乳腺未触及明确肿物。双侧腋窝及锁骨上淋巴结未触及。

病理诊断：（右）非霍奇金淋巴瘤，B细胞性，弥漫大B细胞淋巴瘤。

免疫组化结果：CD79a（3+），CD5（-），CD10（-），CD30（-），ALK1（-），BCL-6（30%+），MUM1（40%+），BCL-2（90% 3+），TdT（-），Cyclin D1（-），Cmyc（60%+），C-MET（-），PD-L1（22C3）（<1%+），P53（10%+），PD-L（阴性试剂对照）（-），EBERs（-）。

详见图8-3-2a、图8-3-2b。

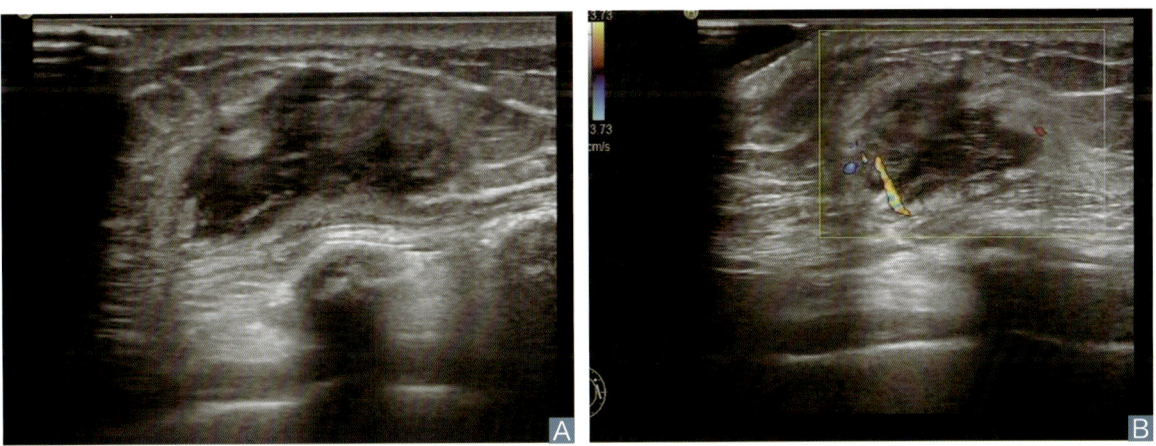

A.2D：右侧乳腺3点钟距乳头5cm处可见一大小为3.1cm×1.5cm低回声光团，形态尚规则，平行位，边缘模糊，周边见高回声晕环，内回声强弱不均，后方回声增强。B. CDFI：该低回声光团周边及内部可见短线状血流信号显示，探及高阻力动脉频谱。

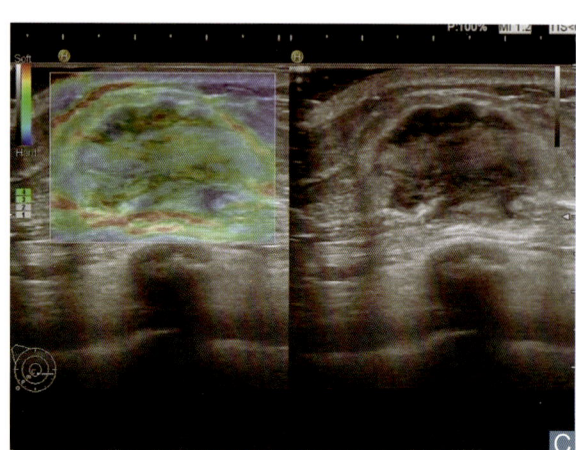
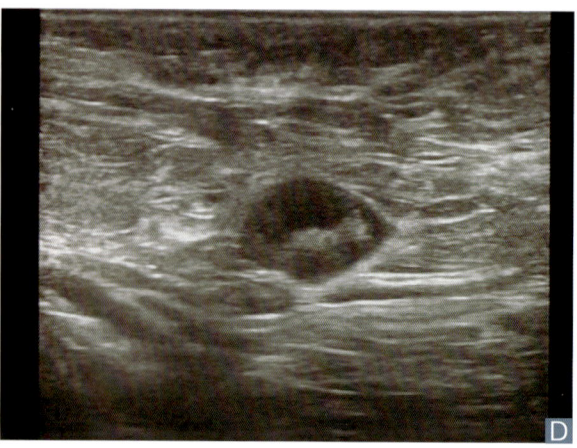

C.弹性评分2分。D.右侧腋窝可见多个淋巴结回声,边界清,呈圆形,皮质增厚、皮髓质分界清,淋巴门变细。

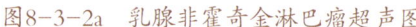

图8-3-2a 乳腺非霍奇金淋巴瘤超声图

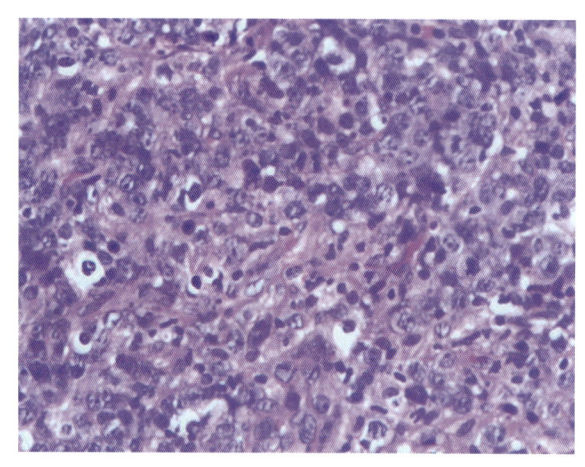

镜下:纤维脂肪组织中可见大片肿瘤浸润,瘤细胞相对较一致,形态较大,具中量红染胞质,核圆形、卵圆形或不规则形,可见一个或多个小核仁,核分裂象易见;呈弥漫片状排列。

图8-3-2b 乳腺非霍奇金淋巴瘤病理图

病例3 女,40岁。无诱因发现右乳肿块1周,无不适。

专科检查: 右侧乳腺12点钟方向可触及一约5cm肿物,质中,边界不清,活动度差。右侧腋窝触及多个淋巴结,质软,可活动。右侧锁骨上淋巴结未触及。

病理诊断:(右)非霍奇金淋巴瘤,B细胞性,弥漫大B细胞淋巴瘤,非GCB样免疫表型。肿瘤最大径4.5cm。

免疫组化结果: P63(-),CK5/6(-),Ki67(90%+),P120(+/-),ECD(-),CgA(-),Syn(-),P21(20%+),P27(50%+),AR(-),ToPⅡa(50%+),Tau(-),CD44S(80%+),BCL-2(80%+),C-MET(20%弱+),P53(-),ER(-),PR(-),HER2阴性(基因无扩增),CK(-)。

详见图8-3-3a、图8-3-3b。

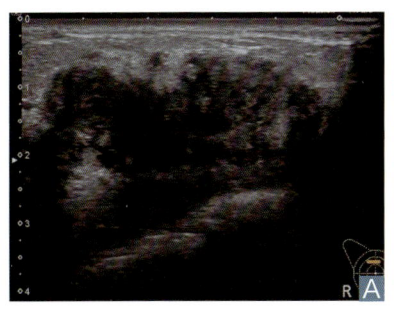 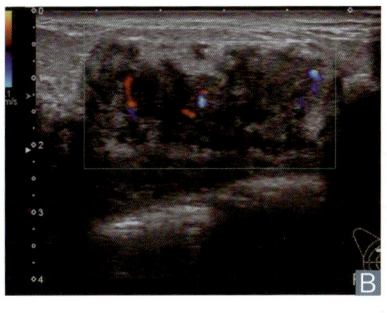 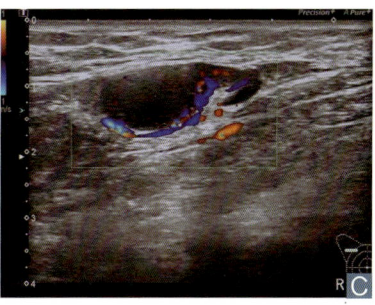

A.2D：右侧乳腺12点钟距乳头2cm处可见一大小为4.9cm×1.3cm低回声光团，形态欠规则，平行位，边界欠清，部分后方回声衰减，内回声欠均匀。B.CDFI：该低回声光团周边及内部可见短线状血流信号显示。C.右侧腋窝可见多个淋巴结回声，边界清，呈类圆形，皮质不均匀增厚，淋巴门变细，偏于一侧。

图8-3-3a 乳腺非霍奇金淋巴瘤超声图

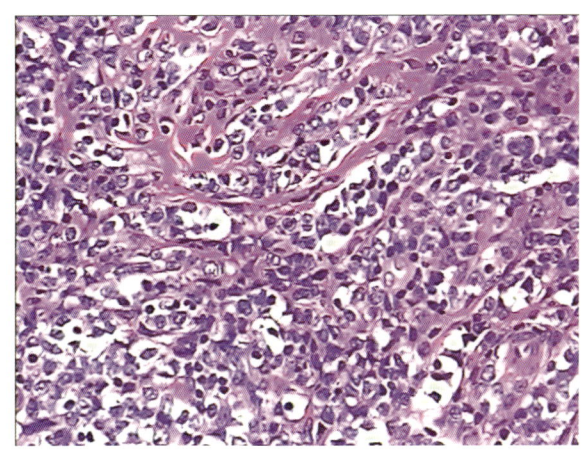

镜下：乳腺组织见弥漫淋巴样细胞浸润，细胞中等大小，核圆形或卵圆形，染色质匀细，核仁不明显，胞质极少，核分裂象易见，弥漫成片分布。

图8-3-3b 乳腺非霍奇金淋巴瘤病理图

病例4 男，65岁。发现左乳肿块1周，伴有疼痛。

专科检查：左侧乳房腋尾部触及大小约4.0cm×3.0cm肿物，质硬，边界欠清，活动度差。左侧腋窝淋巴结未触及。

病理诊断：（左）非霍奇金淋巴瘤，B细胞性；弥漫大B细胞淋巴瘤，GCB免疫亚型（Hans分型）。

免疫组化结果：CD20（3+），CD3（-），CD79a（3+），CD5（-），CD23（可见FDC），CD10（90% 3+），CD30（90% 3+），CD30（-），ALK（-），BCL-6（70%+），CK（-），MUM1（50%+），Ki67（90%），BCL-2（±），TdT（-），Cyclin D1（-），Cmyc（40%+），C-MET（-），EBERs（-）。

详见图8-3-4a、图8-3-4b。

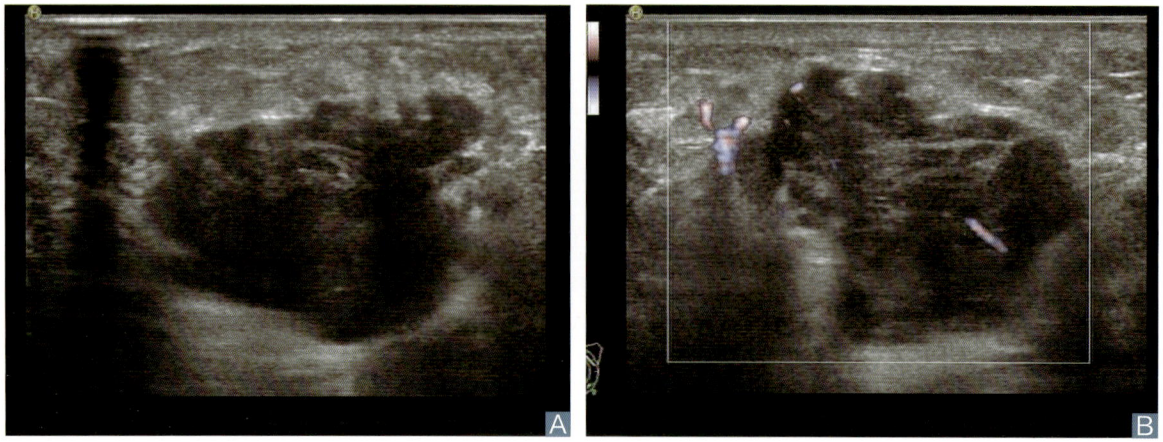

A.2D：左侧乳腺2点钟距乳头4cm处可见一大小为3.0cm×2.3cm低回声光团，形态欠规则，非平行位，边界清，内回声欠均匀，后方回声增强。B. CDFI：低回声光团周边及内部可见短线状血流信号。

图8-3-4a　乳腺非霍奇金淋巴瘤超声图

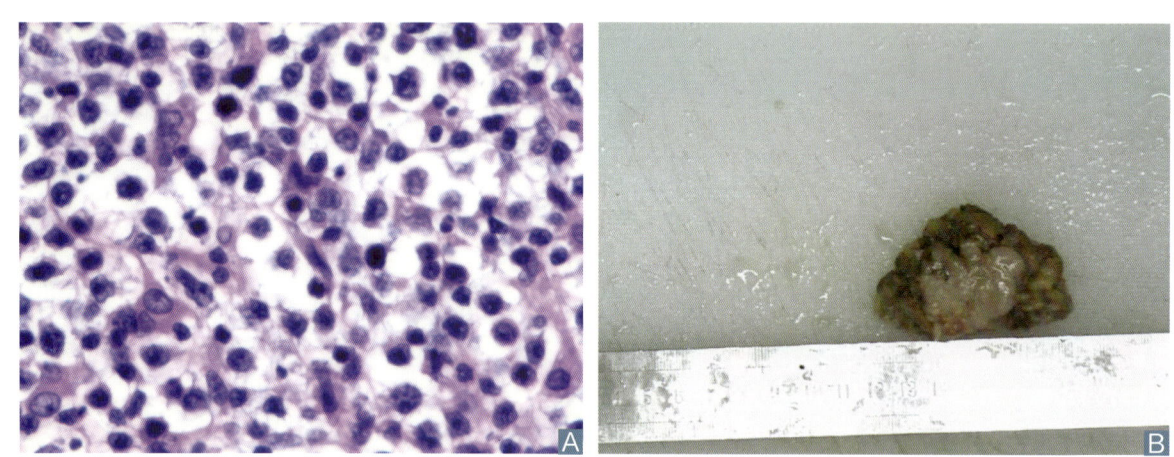

A.镜下：瘤细胞丰富，形态较一致，核大或中等大小，圆形或轻度不规则形，染色质稀疏，可见1个或多个小核仁，胞质少或中等，弱嗜碱性或嗜双色性；核分裂象易见；呈弥漫排列，周边可见滤泡结构。B.大体：切面可见一肿物6cm×5cm×2.5cm，肿物灰白色，质嫩。

图8-3-4b　乳腺非霍奇金淋巴瘤病理图

解析

病例1至病例4均为肿块型乳腺淋巴瘤，患者均无诱因发现乳房肿块就诊。其中病例4为老年男性患者。这4例患者肿块图像特点倾向于乳腺恶性肿瘤特征，需与乳腺癌鉴别。与乳腺癌不一样的是，肿块内部可以见类似云雾状或细网格状回声，不伴钙化。这4例淋巴瘤肿块内部血流按Adler分级为Ⅱ级，血供不丰富。

诊断思路

乳腺淋巴瘤的超声表现不典型,超声诊断困难,也容易发生误诊,需要与其他乳腺疾病相鉴别。

①与纤维腺瘤的鉴别。大部分淋巴瘤边界都是清晰的,当结节边缘光滑时容易误诊为纤维腺瘤。鉴别要点是:淋巴瘤生长迅速,血供更丰富。随着淋巴瘤体积的增大,可以出现分叶状,周边的炎性水肿和淋巴水肿会形成边界不清的厚声晕。

②与乳腺癌的鉴别。与乳腺癌相比,淋巴瘤肿块质地较软,后方回声可以增强,一般低回声为主,内部回声尚均匀,可以见类似云雾状或细网格状回声,通常无钙化,无毛刺征,肿块的活动度较大。

③与囊肿鉴别。淋巴瘤也可以表现为极低回声,类似囊肿一样,原因是肿块内出现了坏死区域。CDFI有助于两者鉴别。但需要注意的是探头不可加压,需轻提探头,避免压力过大,影响血流的判断。

(葛岩)

第 九 章

乳腺区域淋巴结

乳腺的淋巴引流

Haltborn（1965）经放射标记证实了乳腺淋巴回流的生理机制，据估计，乳房的淋巴液约有3%回流到内乳淋巴结，97%回流到腋淋巴结。

腋淋巴结解剖

解剖学根据位置及收纳淋巴的范围将腋淋巴结分为5群：外侧群，前群（包括胸肌淋巴结、胸肌间淋巴结），后群（肩胛下淋巴结），中央群，尖群。Berg（1955）按腋淋巴结与胸小肌关系将其分为3组：第Ⅰ水平（腋下组，胸小肌外侧）、第Ⅱ水平（腋中组，胸小肌后方）、第Ⅲ水平（腋上组，胸小肌内上侧）。临床医生更加推荐用Berg的分组方法。

详见图9-1-1。

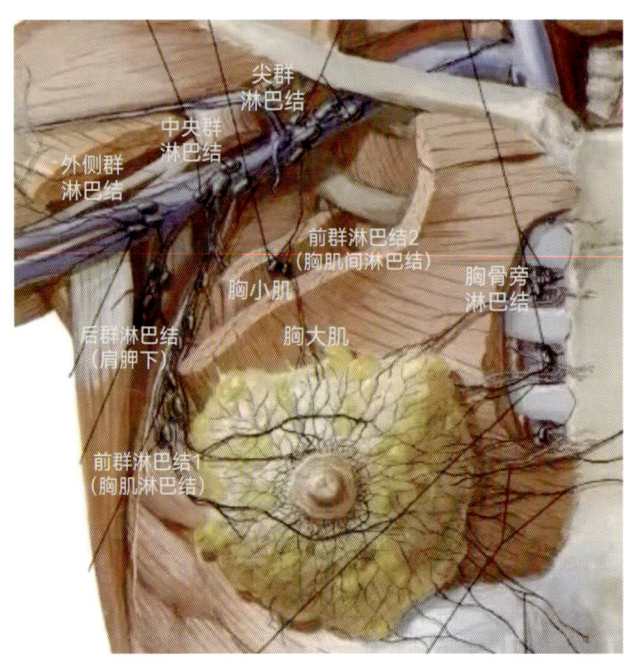

第Ⅰ水平：外侧群、后群、前群［包括胸肌淋巴结、胸肌间淋巴结（Rotter's淋巴结）］。
第Ⅱ水平：中央群。第Ⅲ水平：尖群。

图9-1-1　乳腺区域淋巴结解剖示意图

内乳淋巴结（胸骨旁淋巴结）及锁骨上淋巴结

内乳淋巴结：位于胸骨旁肋间隙，紧贴胸膜外脂肪内的胸廓内动脉分布。可位于第1~6前肋间，最多见于第1~3前肋间。

锁骨上淋巴结：解剖标志为第一肋。第一肋骨内侧为锁骨上淋巴结。

前哨淋巴结

前哨淋巴结（sentinel lymph node，SLN）定义：原发肿瘤区域内淋巴引流的第一站淋巴结称为该肿瘤的前哨淋巴结。乳腺癌前哨淋巴结最常见的是位于腋窝的外侧群淋巴结或前群淋巴结，偶尔可见于内乳淋巴结（胸骨旁淋巴结）。详见图9-1-2。

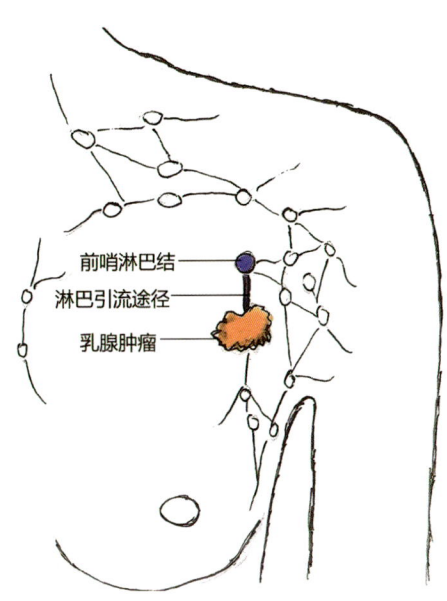

图9-1-2　乳腺前哨淋巴结示意图

淋巴结转移癌病理分级

①孤立肿瘤细胞：淋巴结转移灶≤0.2mm，pN0（i+）。
②微转移：淋巴结转移灶>0.2mm，≤2mm，pN1mi。
③宏转移：淋巴结转移灶>2mm。

正常淋巴结及淋巴结转移癌超声表现

	正常淋巴结	淋巴结转移癌
形状	卵圆形，长径/短径＞2	椭圆形、近圆形或不规则形，短径增大，长径/短径≤2
包膜	淋巴结边界清晰，包膜光滑	大多数边界清晰，见包膜样回声。少部分边界不清，提示肿瘤向被膜外浸润
皮质	皮质较薄，厚1~2mm	皮质非均匀性增宽，最厚处的厚度至少为最薄处的2倍。皮质局部可向外突出，大于2mm。皮质回声减低，分布不均匀
髓质、淋巴结门	淋巴结门居中	早期可显示淋巴结门，当瘤细胞弥漫性浸润淋巴结时，髓质常移位至淋巴结边缘或消失而导致超声难以辨认淋巴结门（淋巴结门存在与否是良、恶性淋巴结的重要区别之一）
其他征象	无	部分淋巴结内部有液化或钙化。钙化形态若为细小簇状钙化灶，则具有很高的特异性。中晚期时淋巴结大多融合
CDFI	血流信号不丰富，表现为门型血流信号	淋巴门部血流显示率低，常见周边型血流。血流多分布于淋巴结周边，血流丰富，血管走行不规则，粗细不一

注：内乳淋巴结正常情况下几乎不显示。第1~4前肋间内乳区只要超声能见到淋巴结即为可疑；若内乳淋巴结短径>5mm则是病理性表现。

详见图9-1-3。

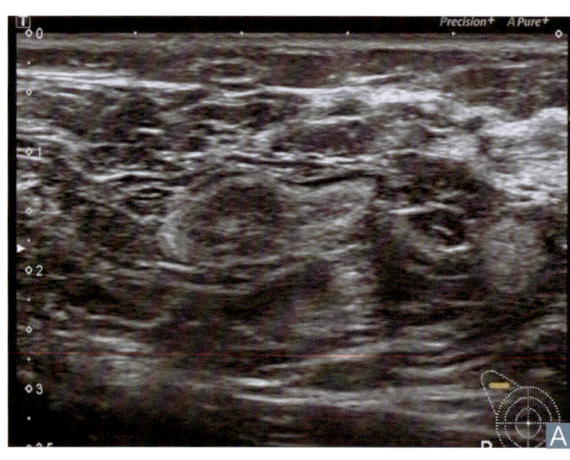 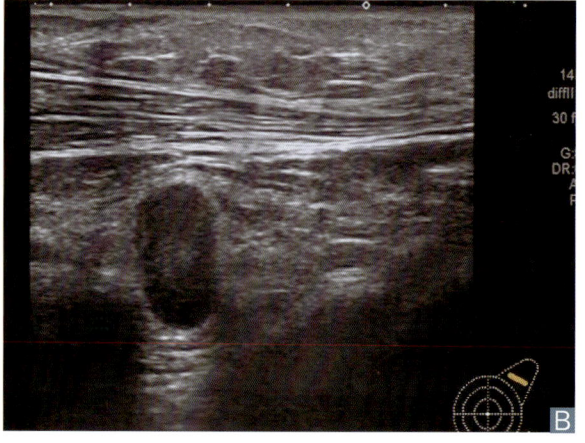

A.正常淋巴结：卵圆形，长径/短径＞2，包膜清晰，中间高回声为淋巴门部，边缘纤细、薄的低回声为皮质。B.淋巴结转移癌：椭圆形，短径增大，长径＜短径，包膜清晰，皮质增厚，回声欠均匀，淋巴门消失。

图9-1-3 正常淋巴结及淋巴结转移癌超声图

淋巴结可疑恶性征象

淋巴结可疑恶性征象	特异性
弥漫皮质增厚>3mm	+或−。反应性淋巴结亦可见
局灶皮质隆起	+或−。反应性淋巴结亦可见

（续表）

淋巴结可疑恶性征象	特异性
偏心性皮质增厚	+或-。反应性淋巴结亦可见
圆形低回声结节/部分或完全性淋巴结门消失	+。出现于乳腺癌患者时++
非淋巴结门型血流信号	+或-。同时合并其他征象如淋巴结门消失，则++
边缘毛糙、不清晰低回声	+。出现于乳腺癌患者时++
淋巴结内微钙化	+。与原发肿瘤同时出现时++

注：-特异性弱，+特异性强，++特异性很强。

可疑恶性征象越多，恶性可能越大！

· 淋巴结转移癌的超声分型 ·

根据淋巴结转移癌的超声特点，可以将其分为6型：①不均匀靶环型；②偏心靶环型；③类圆型或椭圆型；④不规则型；⑤融合型；⑥钙化型。

详见图9-1-4。

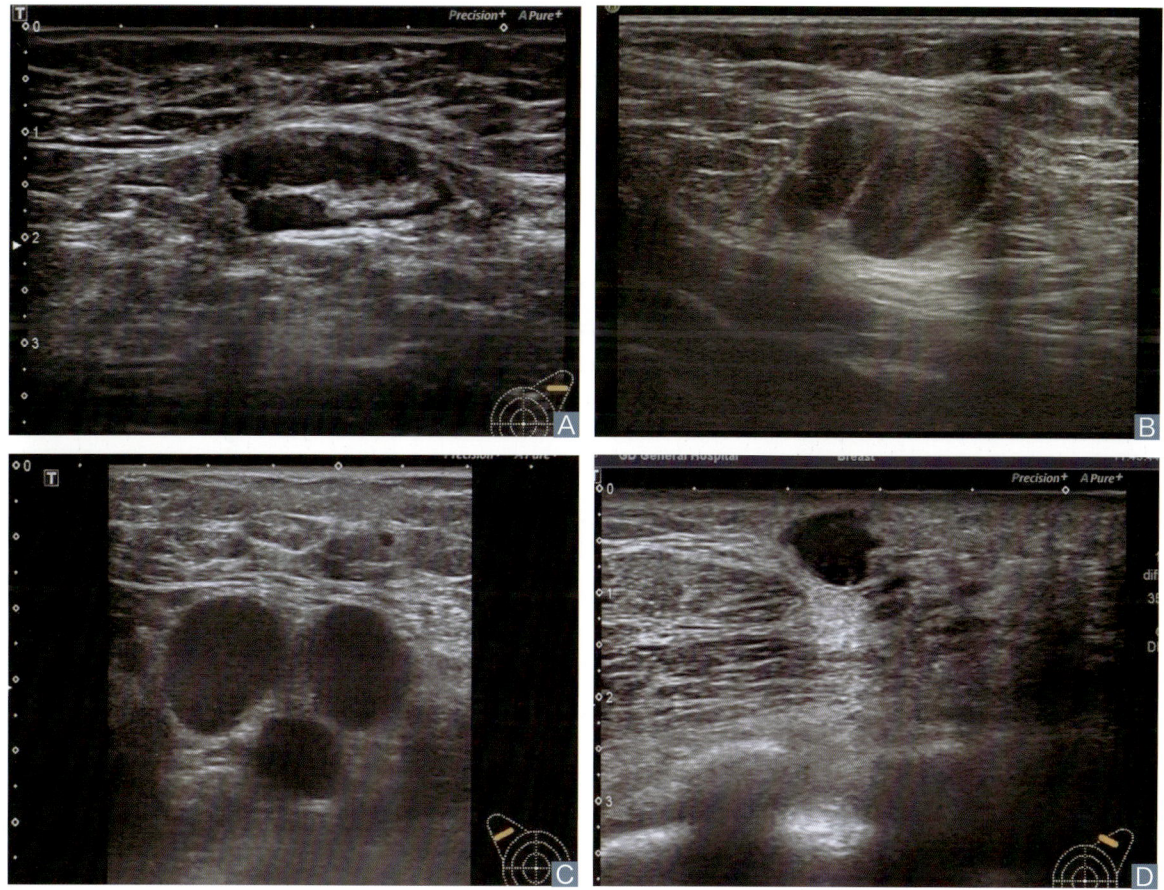

A.不均匀靶环型：椭圆形，长径/短径<2，包膜清晰，皮质不均匀增厚，最厚处6mm，淋巴门变小。B.偏心靶环型：类圆形，包膜清晰，皮质明显增厚，淋巴门变小。C.类圆型：类圆形，包膜清晰，皮质明显增厚，未见淋巴门。D.不规则型：形态不规则，部分边缘模糊，淋巴门消失。

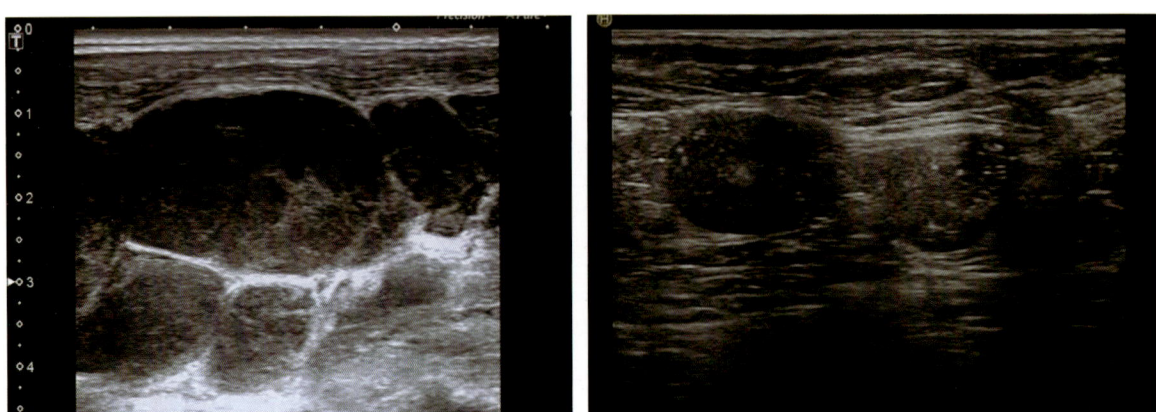

E.融合型：腋窝多个淋巴结融合，形态不规则，皮质明显增厚，皮质回声欠均匀，淋巴门变小位于一侧。

F.微小钙化型：类圆形，包膜清晰，淋巴门消失，内见簇状微小钙化。

图9-1-4 淋巴结转移癌超声分型

·病例·

病例1 女，40岁。右侧乳腺浸润性癌，Ⅱ级，非特殊类型。分期：cT4bN3cM1 Ⅳ期。分型：Luminal B1（ER 85% +，PR -，HER2阳性，Ki67 55% +）。

超声所见：右侧腋窝、右侧胸大肌外侧缘腋前线处见多个淋巴结，部分融合，淋巴门消失，血流丰富、分布紊乱。

详见图9-1-5。

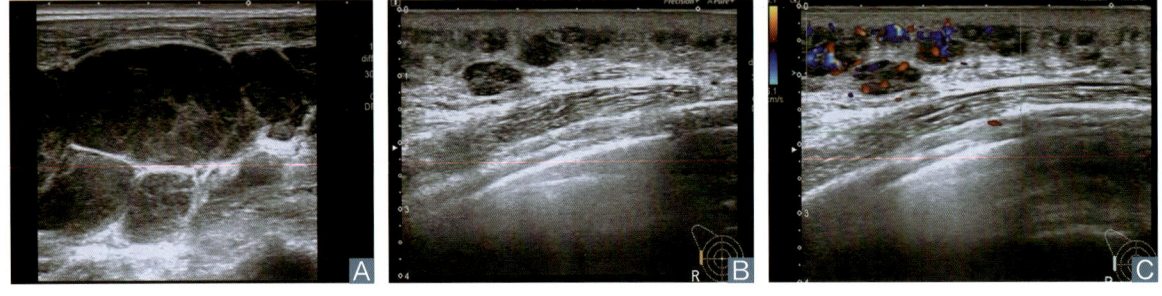

A.外侧群淋巴结（腋窝）。B~C.前群淋巴结（胸大肌外侧缘）。

图9-1-5 第Ⅰ水平（外侧群、前群）淋巴结转移癌超声图

病例2 女，52岁。左侧乳腺浸润性癌，Ⅲ级，非特殊类型。分期：cT3N2M0 ⅢA期。分型：三阴（ER-，PR5% +，HER2阴性，Ki67 80% +）。

超声所见：左侧胸大肌与胸小肌之间、胸小肌后方见多个淋巴结，呈圆形或类圆形，淋巴门消失。

详见图9-1-6。

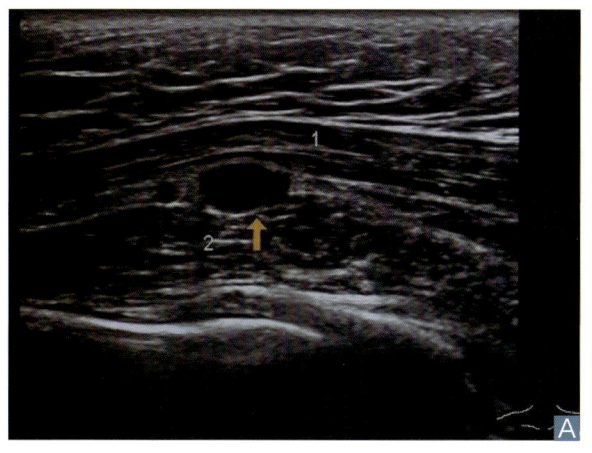
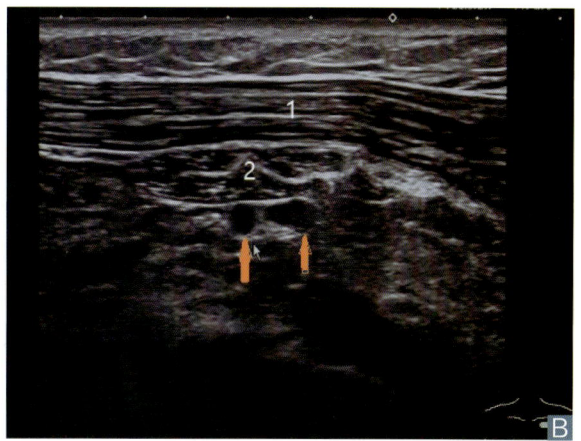

A.1：胸大肌；2：胸小肌。箭头：胸肌间淋巴结（Rotter's淋巴结）。B.箭头：中央群淋巴结（胸小肌后方）。

图9-1-6　第Ⅰ水平（胸肌间）、第Ⅱ水平（中央群）淋巴结转移癌超声图

扫码观看视频

病例3　女，61岁。右侧乳腺浸润性癌，Ⅱ级，非特殊类型。分期：cT2N3cM0 ⅢC期。分型：Luminal A（ER 100% 3+，PR 1% +，HER2阴性，Ki67 10% +）。

超声所见：右侧腋窝、锁骨下静脉旁、锁骨上见淋巴结，部分形态欠规则，部分淋巴门消失。

详见图9-1-7。

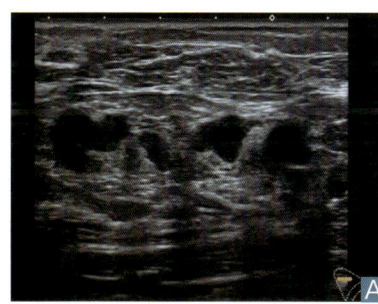
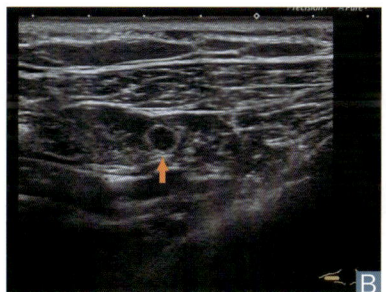
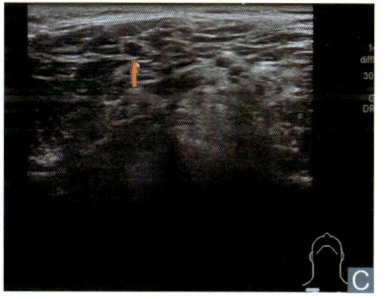

A.外侧群淋巴结。B.箭头：尖群淋巴结。C.箭头：锁骨上淋巴结。

图9-1-7　第Ⅰ水平（外侧群）、第Ⅲ水平（尖群）、锁骨上淋巴结转移癌超声图

病例4　女，56岁。左侧乳腺浸润性癌，Ⅱ级，非特殊类型。分期：pT1cN2a ⅢA期。分型：Luminal B2（ER >95% 3+，PR 50% 3+，HER2阴性，Ki67 50% +）。

超声所见：左侧锁骨下静脉旁、锁骨上见淋巴结，形态欠规则，部分淋巴门消失。

详见图9-1-8。

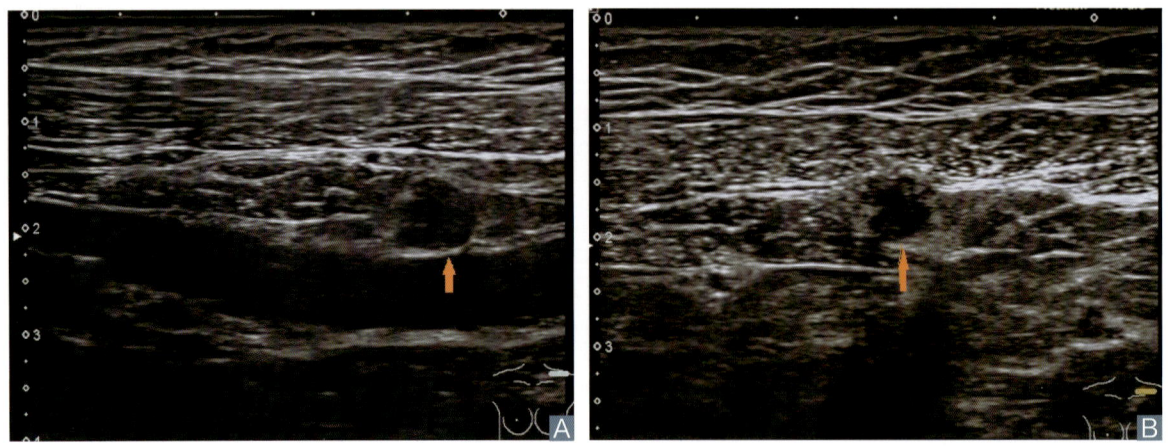

A.箭头：尖群淋巴结（锁骨下静脉旁）。B.箭头：锁骨上淋巴结。

图9-1-8　第Ⅲ水平（尖群）、锁骨上淋巴结转移癌超声图

病例5　女，36岁。左侧乳腺浸润性癌，Ⅲ级，非特殊类型。分期：cT2N3cM1 Ⅳ期。分型：HER2过表达型（ER -，PR -，HER2 阳性，Ki67 80% +）。

超声所见：左侧腋窝、胸小肌后方、胸小肌内侧可见多个淋巴结，呈圆形，边界清，淋巴门消失。

详见图9-1-9。

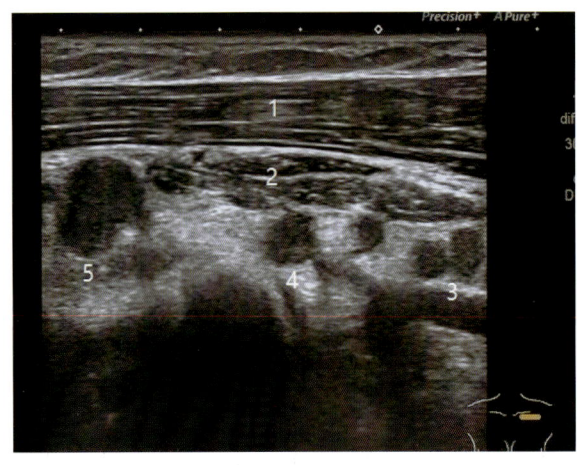

扫码观看视频

1. 胸大肌。2. 胸小肌。3. 胸小肌外侧淋巴结-第Ⅰ水平。4. 胸小肌后方淋巴结-第Ⅱ水平。5. 胸小肌内侧淋巴结-第Ⅲ水平。

图9-1-9　第Ⅰ水平、第Ⅱ水平、第Ⅲ水平淋巴结转移癌超声图

病例6　女，50岁。左侧乳腺浸润性癌，Ⅱ级，非特殊类型。分期：cT3N3bM0 ⅢC期。分型：HER2过表达型（ER 2% +，PR -，HER2 阳性，Ki67 50% +）。

超声所见：左侧胸小肌后方、胸骨旁第2~3肋间见淋巴结，呈类圆形，淋巴门消失。

详见图9-1-10。

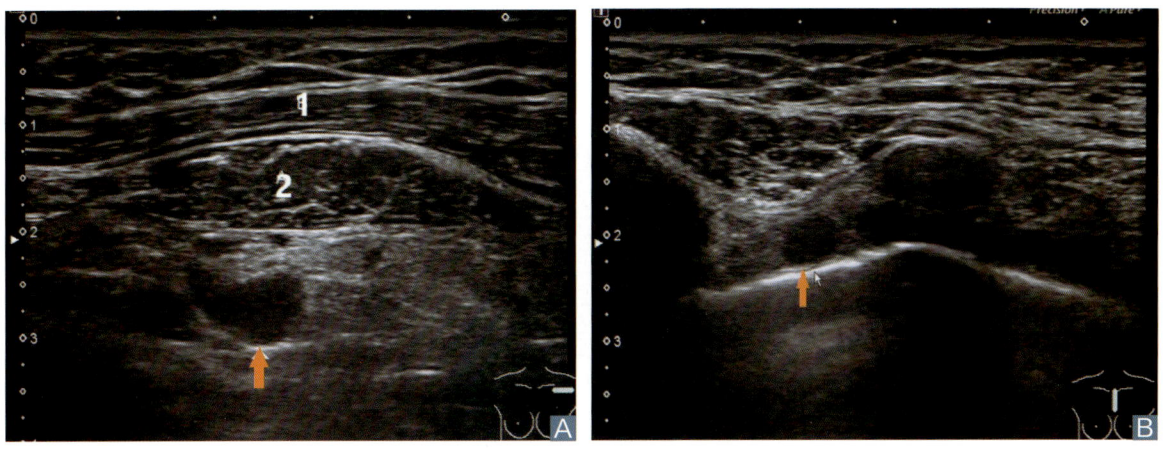

A.1：胸大肌；2：胸小肌；箭头：中央群淋巴结（胸小肌后方）。B.箭头：内乳淋巴结。

图9-1-10　第Ⅱ水平（中央群）淋巴结、内乳淋巴结转移癌超声图

病例7　女，34岁。右侧乳腺浸润性癌，Ⅱ级，非特殊类型，局灶伴神经内分泌分化。分期：cT4N3bM0 ⅢC期。分型：Luminal A（ER 95% 3+，PR 95% 3+，HER2 阴性，Ki67 8% +）。

超声所见：右侧（锁骨下）第一肋外侧、胸骨旁第2~3肋间见淋巴结，呈圆形、类圆形，淋巴门消失。

详见图9-1-11。

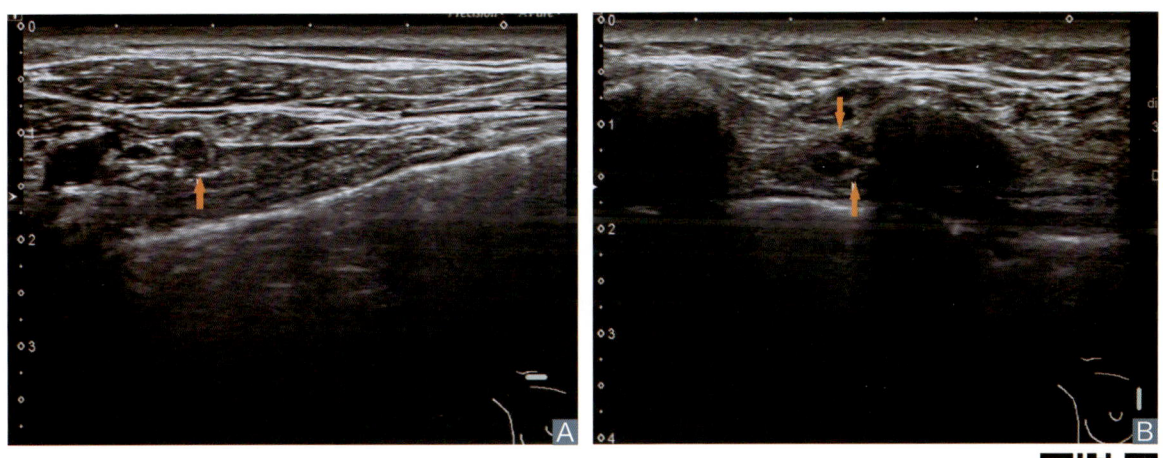

A.箭头：尖群淋巴结。B.箭头：内乳淋巴结。

图9-1-11　第Ⅲ水平（尖群）淋巴结、内乳淋巴结转移癌超声图

扫码观看视频

病例8　女，40岁。右侧乳腺浸润性癌，Ⅱ级，非特殊类型。分期：cT4bN3cM1 Ⅳ期。分型：Luminal B1（ER 85% +，PR -，HER2 阳性，Ki67 55% +）。

超声所见：胸骨旁第2~3肋间见淋巴结，呈椭圆形，淋巴门消失。

详见图9-1-12。

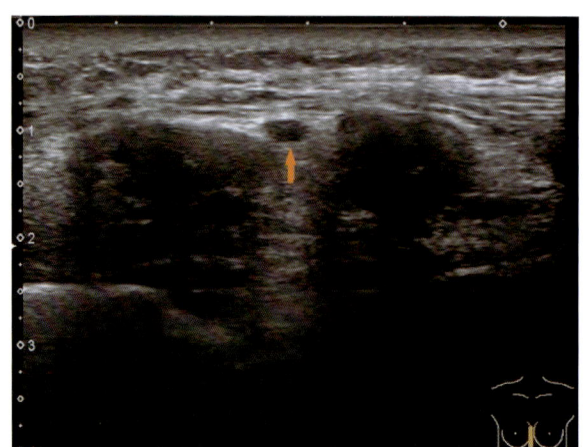

箭头：内乳淋巴结。

图9-1-12　内乳淋巴结转移癌超声图

诊断思路

超声对淋巴结的判断不以大小作为主要诊断依据，而是以形态学、内部回声作为主要诊断依据。同时还需要结合病史考虑。中央群淋巴结、尖群淋巴结、Rotter's淋巴结及内乳淋巴结正常情况下并不显现，只要超声能见到淋巴结即可判断为可疑。

超声是首选的无创检查方法，可以看到钼靶、MRI及外科手术无法探及区域的淋巴结。但目前超声尚存在第Ⅱ、Ⅲ水平淋巴结漏诊率高，内乳淋巴结诊断困难等问题。做好以下几点，能提高淋巴结检出率：①熟悉腋窝、内乳区、锁骨上区解剖结构，掌握淋巴结分组标准；②掌握正常及异常淋巴结声像表现；③掌握乳腺淋巴结超声操作规范，体位+方法+扫查顺序（详见第一章第一节）。

（郭玉萍　周瑞莉）

第十章

乳腺癌新辅助治疗超声评估

乳腺疾病超声诊断思路及病例解析

·临床概述·

乳腺癌新辅助治疗（neoadjuvant therapy，NAT）是乳腺癌综合治疗的重要部分，包括新辅助化疗（neoadjuvant chemotherapy，NAC）、新辅助内分泌治疗、新辅助靶向治疗及其组合等，其中临床上应用最广泛的是新辅助化疗（NAC）。与术后辅助治疗相比，新辅助治疗可缩小肿瘤及转移性淋巴结体积，使原发肿瘤降期，提高保乳率；另外还可评价肿瘤对治疗的敏感程度，及时更改对肿瘤不敏感的药物并指导后续用药，帮助临床医师选择更有效的术前和术后治疗方案。因此临床需要在新辅助治疗中及治疗后进行疗效评估，评估方法包括：临床评估、病理学评估及影像学（超声、乳腺X线检查、MRI）评估，其中病理学评估是金标准。

·病理评估·

包括：大体标本识别、残余肿瘤的定位、病理评估治疗反应以及肿瘤组织生物学标志物表达。

NAT后病理评估系统目前大概有8个，常用的是：Miller-Payne系统（即MP分级）、RCB评分（Residual Cancer Burden，残余肿瘤负荷）、AJCC（yp）评估系统。应用最广泛的是Miller-Payne分级系统，依据肿瘤细胞对比治疗前减少的比例分5个级别，加以Sataloff 4级分类法评估腋窝淋巴结治疗反应作为补充。RCB系统评估乳腺癌原发灶和淋巴结转移灶，而且有很好的可重复性，临床医生和病理医生更加推荐用RCB评估系统。

Miller-Payne分级系统

1级：浸润癌组织的数量无变化

2级：浸润癌组织数量减少比例≤30%

3级：浸润癌组织数量明显减少比例介于30%~90%

4级：浸润癌组织数量减少比例≥90%，仅有少数残余的癌细胞散在分布

5级（完全缓解）：所有切片均无浸润性癌残存，可以有残存的导管内癌成分

Sataloff淋巴结评估分级

1级：有治疗反应，无转移
2级：无治疗反应，无转移
3级：有治疗反应，有转移
4级：无治疗反应

RCB评估系统

乳腺原发灶残余肿瘤范围（mm×mm）、残余肿瘤的细胞密度（%）、原位癌所占比例（%）、阳性淋巴结枚数和淋巴结残余转移癌的最大径（mm）代入公式计算，获得RCB分值。评估系统分为4级（RCB-0、RCB-Ⅰ、RCB-Ⅱ和RCB-Ⅲ），分值越高，分级越高，残留肿瘤负荷越大。

· 超声评估 ·

超声评估观察指标

1. **肿块最大径缩小率**（"实体瘤疗效评估标准"，Response Evaluation Criteria in Solid Tumors，RECIST1.1）：国际上公认影像学评价标准，即测量新辅助前后病灶的最大径变化评估疗效，重点在于观察病灶最大径的变化。新辅助治疗前单肿块，治疗后变多灶者，最大径累加。

2. **肿块退缩模式**：NAT后原发肿瘤的消退方式主要有2种："向心性退缩"和"筛状退缩"，其中"向心性退缩"最常见。这2种方式在治疗过程中可能会交替出现。

3. **肿块内部血流变化**：包括肿块内部血流丰富程度治疗前后变化、穿支动脉有无等。

4. **肿块内部钙化**：观察治疗前后肿块内部及腺体有无钙化，钙化模式，钙化分布。

5. **乳腺区域淋巴结**（包括第Ⅰ、Ⅱ、Ⅲ水平淋巴结、内乳淋巴结、锁骨上淋巴结）：观察有无阳性淋巴结及其数目、大小、内部超声特征、分布区域。

· 病例及解析 ·

病例1 女，33岁。

	NAC前	NAC后
病理诊断	①（左）乳腺浸润性癌，Ⅱ级，非特殊类型。 ②左腋窝淋巴结未见转移癌（0/1）	①（左）乳腺浸润性癌，Ⅲ级，非特殊类型。肿瘤最大径约2.0cm。 ②左腋窝淋巴结可见癌转移（1/10）。肿瘤（病理）分期：ypT2N1a（TNM）
分子分型	ER（1%+）、PR（<1%+）、HER2（阳性）、Ki67 70%	ER（-）、PR（-）、HER2（阳性）、Ki67 60%
新辅助化疗方案	4个疗程表柔比星+环磷酰胺，序贯4个疗程紫杉醇+曲妥珠单抗（共8个疗程）	
化疗反应评价	MP分级（共5级）：1级	
	RCB分级（共4级）：Ⅲ级	

详见图10-1-1a、图10-1-1b。

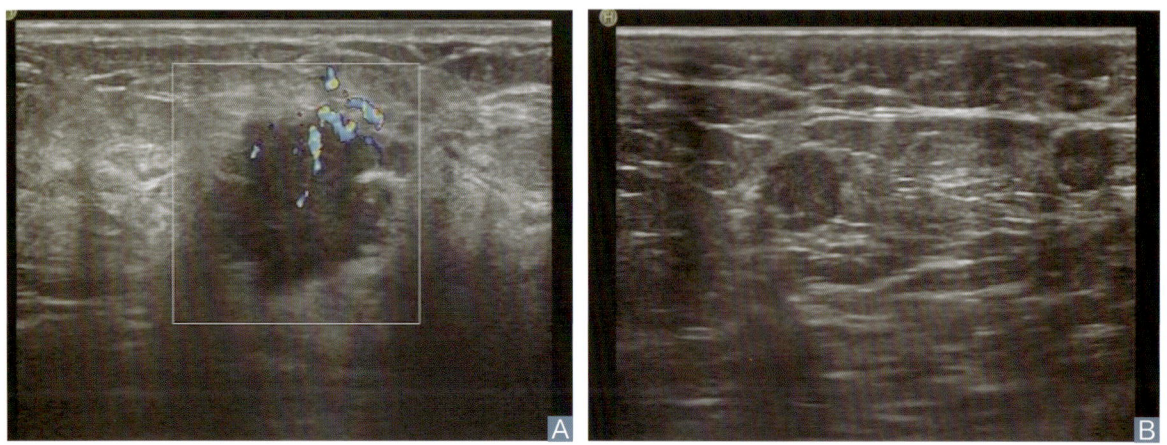

A：（NAC前）左侧乳腺（1点钟至2点钟方向）实质性肿块2.0cm×1.3cm；血流Adler Ⅱ级。
B：（NAC前）左侧腋窝多发淋巴结肿大0.8cm×0.7cm等（考虑转移）。

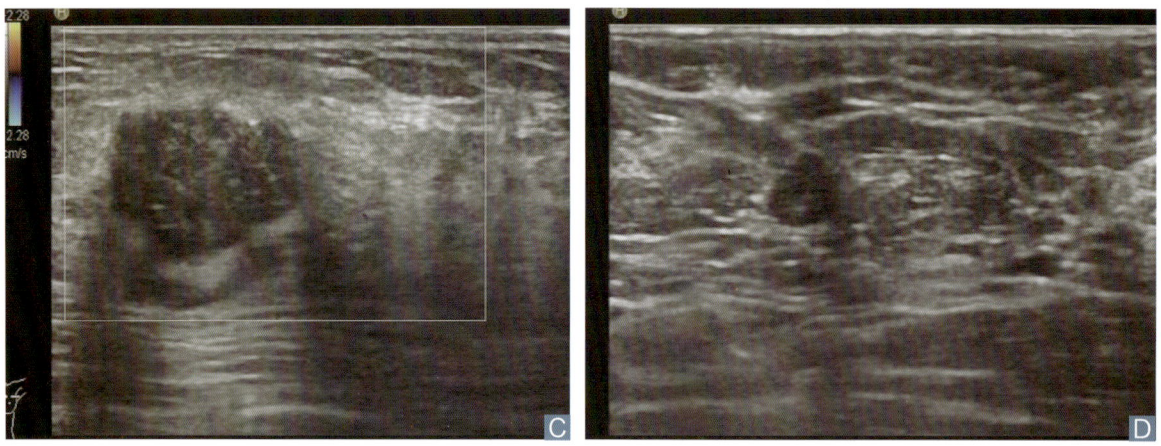

C：（NAC第2疗程后）左侧乳腺（1点钟至2点钟方向）实质性肿块2.0cm×1.3cm；血流Adler 0级。
D：（NAC第2疗程后）左侧腋窝多发淋巴结肿大0.7cm×0.5cm等（考虑转移）。

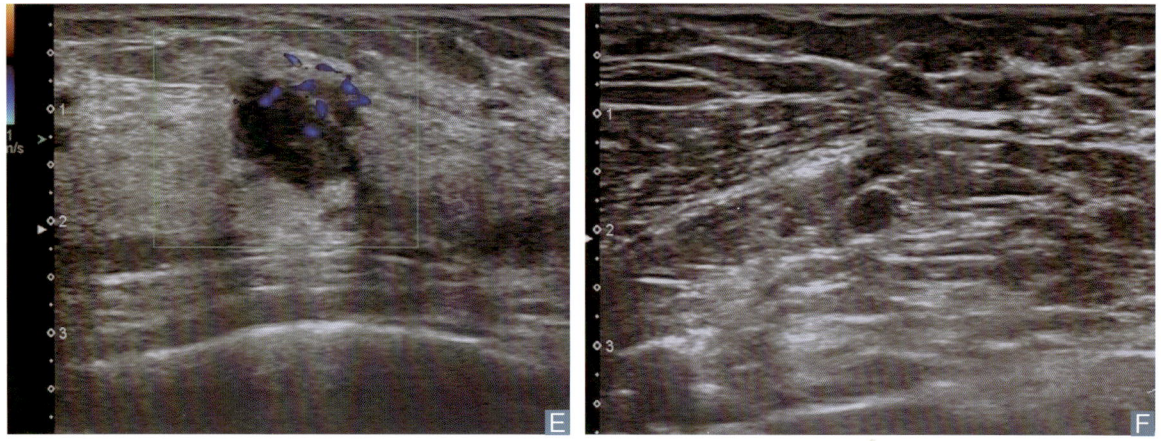

E：（NAC第5疗程后）左侧乳腺（1点钟至2点钟方向）实质性肿块1.4cm×1.0cm；血流Adler Ⅱ级。
F：（NAC第5疗程后）左侧腋窝（单个）淋巴结肿大0.5cm×0.3cm（考虑转移）。

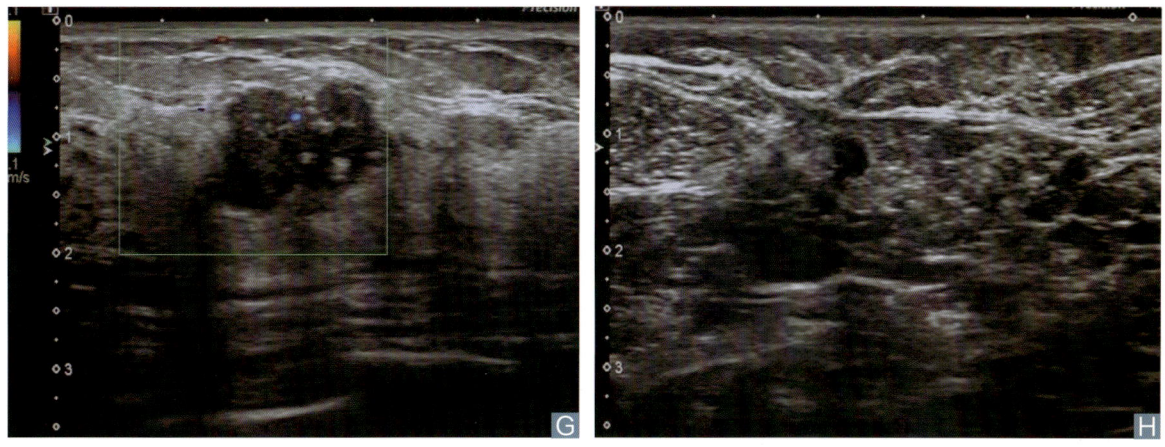

G：（NAC第8疗程后）左侧乳腺（1点钟至2点钟方向）实质性肿块伴微小钙化1.5cm×11cm；血流Adler Ⅰ级。

H：（NAC第8疗程后）左侧腋窝（单个）淋巴结肿大0.5cm×0.3cm（可疑转移）。

图10-1-1a　左侧乳腺癌——新辅助治疗前后超声图（共8个疗程）

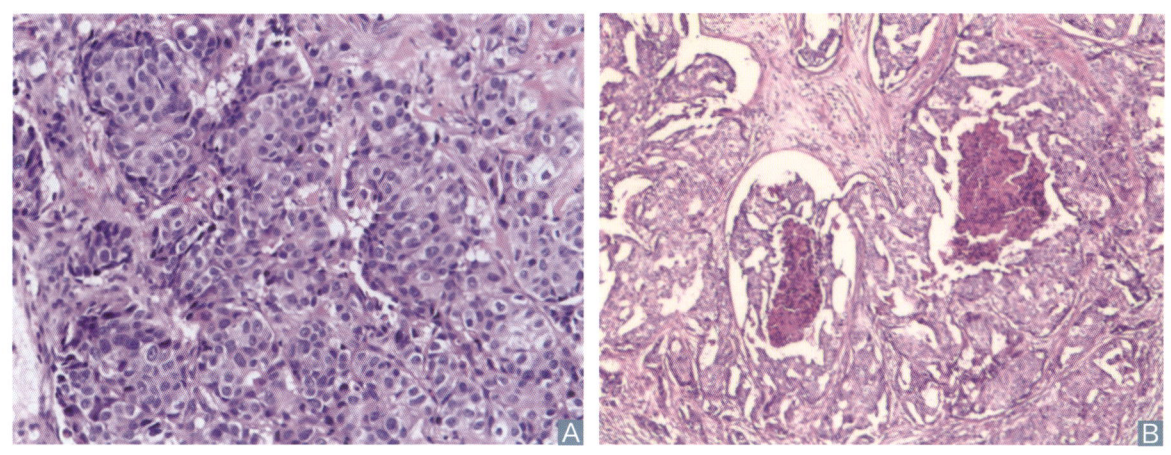

A.（NAC前）镜下：肿瘤细胞异型明显，核分裂象约10个/10HPF，排列成不规则巢状、条索状浸润性生长，伴间质纤维增生及炎症细胞浸润。B.（NAC后）镜下：乳腺肿瘤，瘤细胞异型明显，核分裂象约22个/10HPF，排列成不规则片巢状、条索状浸润性生长，伴间质纤维增生及炎细胞浸润，周边可见高级别导管原位癌成分。

图10-1-1b　左侧乳腺癌——新辅助治疗前后病理图

解析

病例1为HER2过表达型乳腺癌患者，乳腺肿瘤的变化：①大小（超声测量），新辅助化疗前肿瘤最大径为2.0cm；在NAC早期（完成2个疗程后）复查肿瘤未见缩小；在NAC中期（完成5个疗程后）肿瘤开始略有缩小；NAC结束（完成8个疗程后），复查肿瘤最大径为1.5cm，即从最初的2.0cm×1.3cm缩小为1.5cm×1.0cm，病灶体积缩小率<20%。②声像图变化，NAC前后略有改变，表现为肿块内部血供减少、新出现微小钙化等。腋窝淋巴结的

变化：NAC前多个淋巴结回声异常，超声考虑转移；早期复查异常回声淋巴结仍在，大小及图像均无变化；中期异常淋巴结数目减少至1个，并较前有所缩小；8个疗程结束后该淋巴结重现淋巴门回声。

从该患者的多次复查结果来看，乳腺肿瘤的体积变化不大，虽无进展但亦无明显缩小，推测疗效是不佳的。NAC前腋窝穿刺活检其中1个淋巴结，提示未见癌，这种随机穿刺活检假阴性率比较高。NAC前超声怀疑转移的数个腋窝淋巴结在NAC早期没有发生变化，但在中后期出现数目减少、重现淋巴门回声等变化，提示该化疗方案对腋窝淋巴结有一定疗效。

该患者NAC后最终病理结果提示化疗反应评价为MP分级1级，乳腺肿瘤最大径为2.0cm，左腋窝淋巴结可见癌转移（1/10）。这与我们超声所见是比较符合的。

病例2 女，56岁。

	NAC前	NAC后
病理诊断	①（右）乳腺浸润性癌，Ⅲ级，非特殊类型。②右腋窝淋巴结可见癌转移（2/2）	①（右）乳腺浸润性癌，Ⅱ级，非特殊类型。残留浸润癌最大径约2.5cm。②右腋窝淋巴结可见癌转移（1/18，为宏转移）。肿瘤（病理）分期：ypT2N1a（TNM）
分子分型	ER（10%+）、PR（<1%+）、HER2（阴性）、Ki67 70%	ER（5%+）、PR（-）、HER2（阴性）、Ki67 40%
新辅助化疗方案	5个疗程替雷利珠单抗+紫杉醇（白蛋白结合型）+卡铂（共5个疗程）	
化疗反应评价	MP分级（共5级）：2级　RCB分级（共4级）：Ⅱ级	

详见图10-1-2a、图10-1-2b。

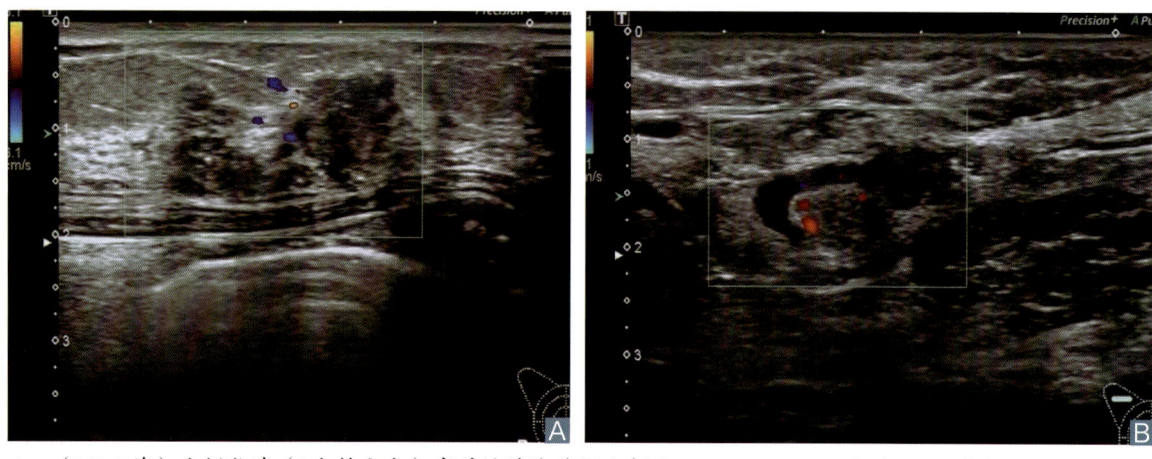

A：（NAC前）右侧乳腺（2点钟方向）实质性肿块伴微小钙化2.7cm×1.1cm；血流Adler Ⅰ级。
B：（NAC前）右侧腋窝多发淋巴结2.3cm×0.8cm等（可疑转移）。

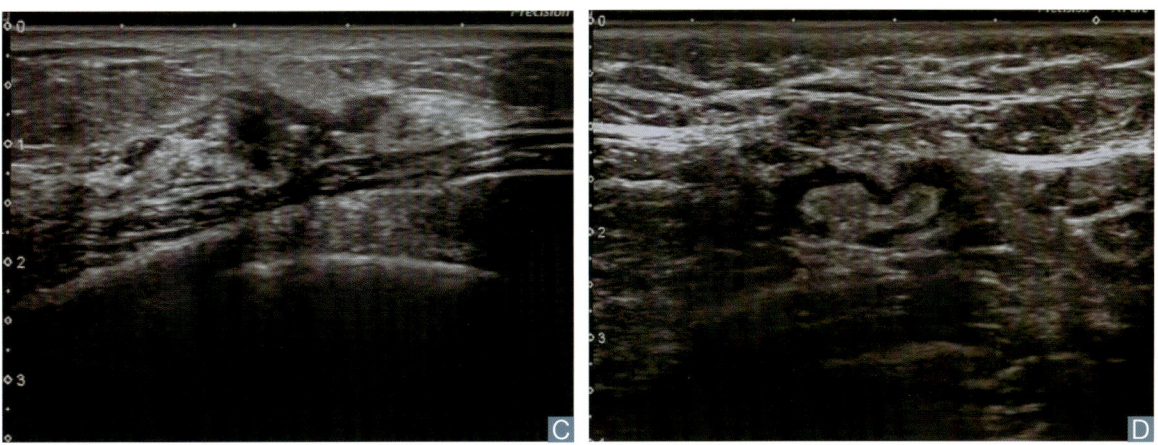

C：（NAC第1疗程后）右侧乳腺（2点钟方向）实质性肿块1.6cm×0.7cm（内强回声为定位夹）。

D：（NAC第1疗程后）右侧腋窝淋巴结（-）。

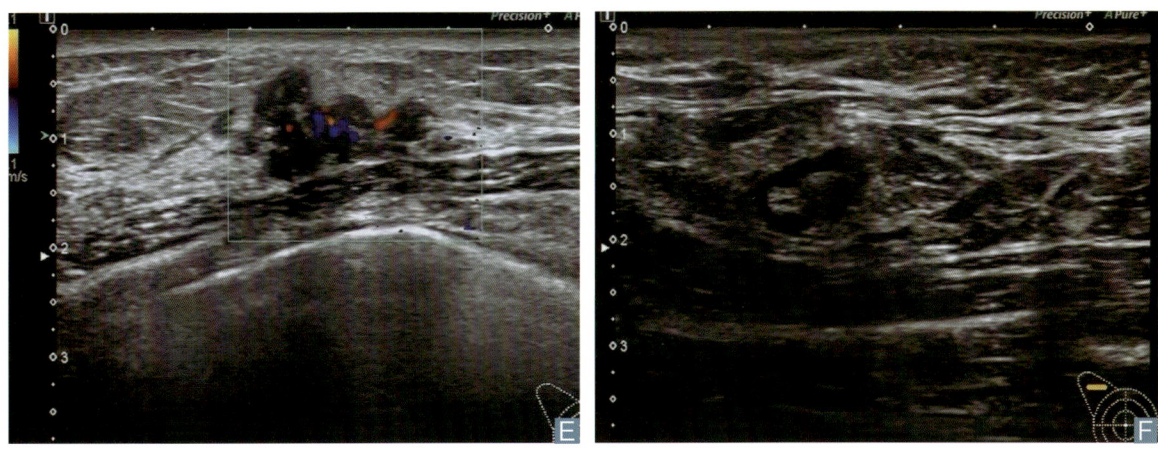

E：（NAC第5疗程后）右侧乳腺（2点钟方向）实质性肿块2.3cm×1.1cm；血流Adler Ⅱ级。

F：（NAC第5疗程后）右侧腋窝淋巴结（-）。

图10-1-2a　右侧乳腺癌——新辅助治疗前后超声图（共5个疗程）

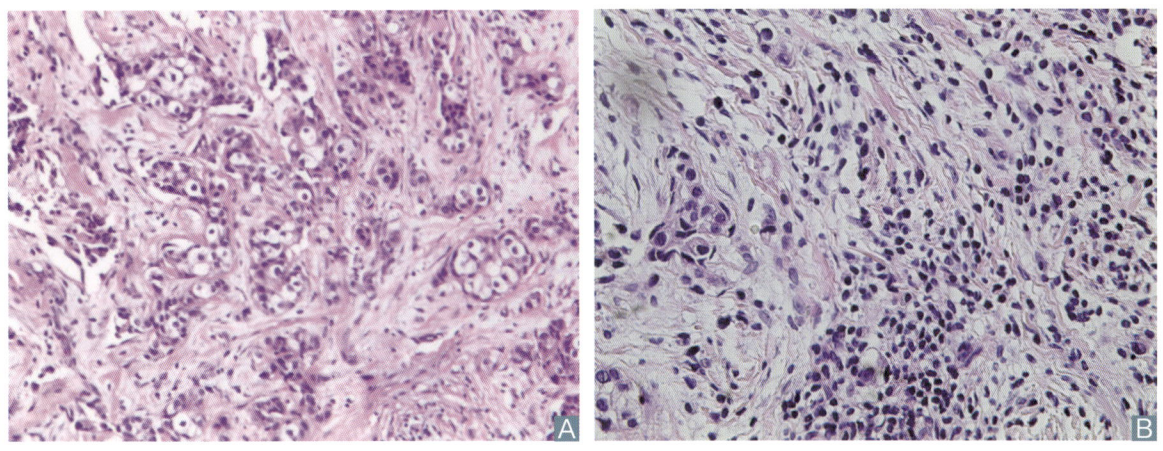

A：（NAC前乳腺肿瘤）镜下：肿瘤细胞排列呈小巢状或条索状，浸润性生长，瘤细胞中度异型，胞浆丰富、粉染或透亮，部分核仁明显，核分裂象约10个/10HPF；间质纤维增生，伴淋巴细胞浸润。B：（NAC前腋窝淋巴结）镜下：右腋窝淋巴结送检组织中可见癌浸润。

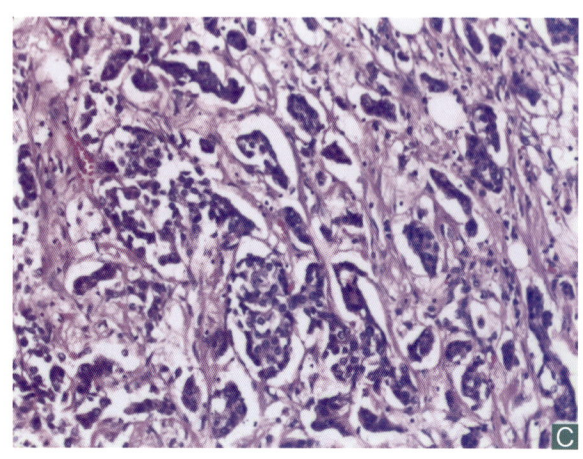
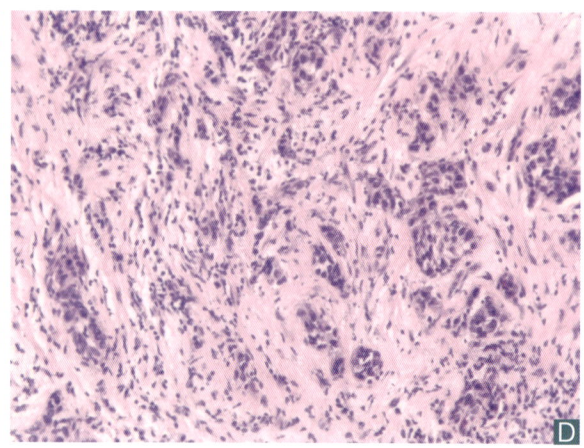

C.（NAC第5疗程后乳腺肿瘤）镜下：乳腺肿瘤，瘤细胞中度异型，胞浆丰富、粉染或透亮，核分裂象约15个/10HPF，瘤细胞呈片巢状、条索状排列，浸润性生长，间质纤维增生及炎症细胞浸润。D.（NAC第5疗程后腋窝淋巴结）镜下：淋巴结送检组织中可见癌浸润。

图10-1-2b 右侧乳腺癌——新辅助治疗前后病理图

解析

病例2是三阴乳腺癌患者，乳腺肿瘤的变化：NAC前肿瘤最大径超声测值为2.7cm，1个疗程后肿瘤最大径为1.6cm，明显缩小；穿刺活检病理提示肿瘤伴治疗后改变、癌巢萎缩。此时推测该患者新辅助化疗效果是比较好的。但5个疗程后再次复查超声，发现肿瘤最大径为2.3cm，而且肿瘤内部血供较前丰富，考虑肿瘤有新进展。腋窝淋巴结的变化：NAC前超声发现多个淋巴结回声异常，主要表现为形态饱满、皮质局部增厚，但皮髓质分界清晰，淋巴门可见，怀疑存在淋巴结转移可能。后穿刺活检证实该患者合并腋窝淋巴结转移（2/2）。随后的复查中超声未发现腋窝有异常淋巴结。

从该患者的NAC前后超声复查结果来看，乳腺肿瘤的体积在NAC早期有所缩小、中后期又逐渐长大，分析其原因可能是治疗期间出现了耐药，因NAC又有"药敏试验"之称。最终临床决定对该患者停止后续化疗疗程，改为先手术，术后再继续化疗。

术后病理结果提示乳腺肿瘤最大径为2.5cm，左腋窝淋巴结可见癌转移（1/18）。化疗反应评价：MP分级2级。

病例3 女，46岁。

	NAC前	NAC后
病理诊断	①（左）乳腺浸润性癌，Ⅱ级。②左腋窝淋巴结未见转移癌（0/2）	①（左）乳腺化生性癌。肿瘤最大径约1.7cm。②左腋窝前哨淋巴结未见转移癌（0/5）。肿瘤（病理）分期：ypT1cN0（TNM）
分子分型	ER（-）、PR（<1%+）、HER2（阴性）、Ki67 30%	ER（-）、PR（-）、HER2（阴性）、Ki67 20%
新辅助化疗方案	4个疗程紫杉醇+卡铂，序贯4个疗程表柔比星+环磷酰胺/多柔比星+环磷酰胺，联合PD-1+安罗替尼（共8个疗程）	
化疗反应评价	MP分级（共5级）：3级 RCB分级（共4级）：Ⅱ级	

详见图10-1-3a、图10-1-3b。

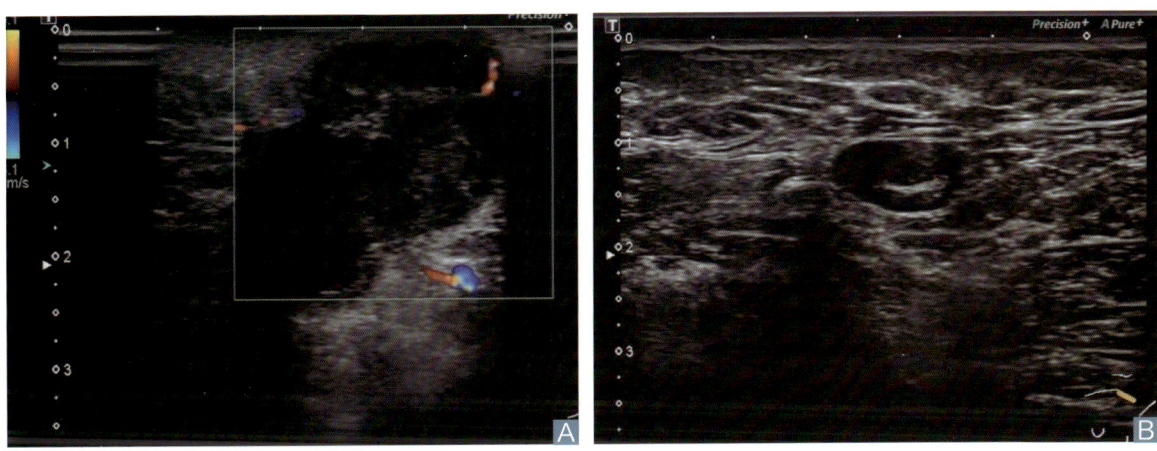

A：（NAC前）左侧乳腺（5点钟至6点钟方向）实质性肿块3.1cm×2.0cm，血流Adler Ⅰ级。
B：（NAC前）左侧腋窝多发淋巴结肿大2.7cm×1.0cm等（可疑转移）。

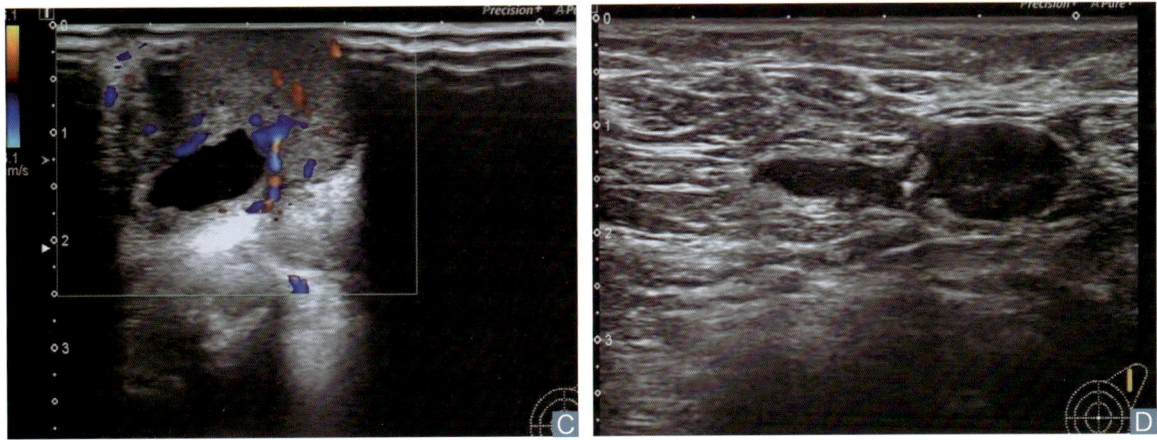

C：（NAC第1疗程后）左侧乳腺（5点钟至6点钟方向）实质性肿块3.2cm×1.8cm，血流Adler Ⅲ级。
D：（NAC第1疗程后）左侧腋窝（单个）淋巴结肿大3.5cm×0.8cm（内强回声为定位夹）（考虑转移）。

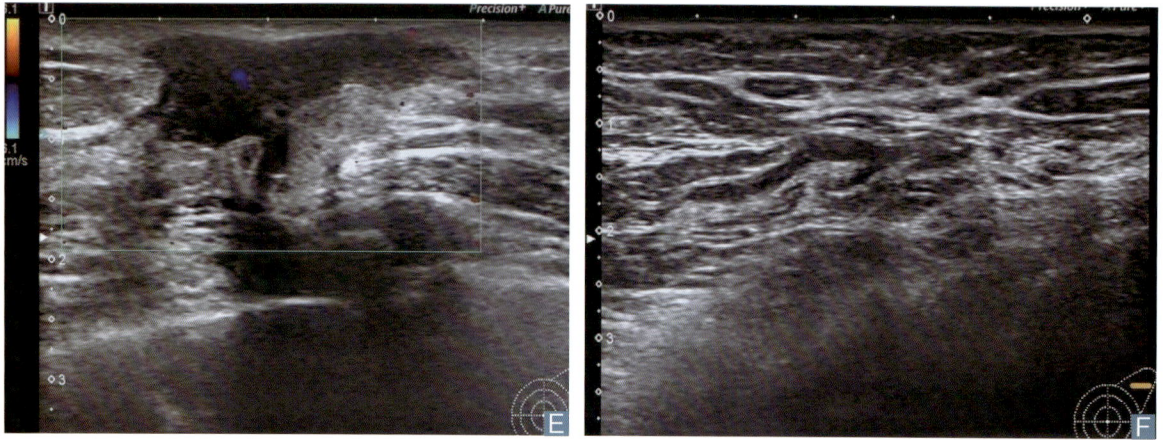

E：（NAC第5疗程后）左侧乳腺（5点钟至6点钟方向）实质性肿块3.0cm×0.8cm，血流Adler Ⅰ级。
F：（NAC第5疗程后）左侧腋窝淋巴结（－）。

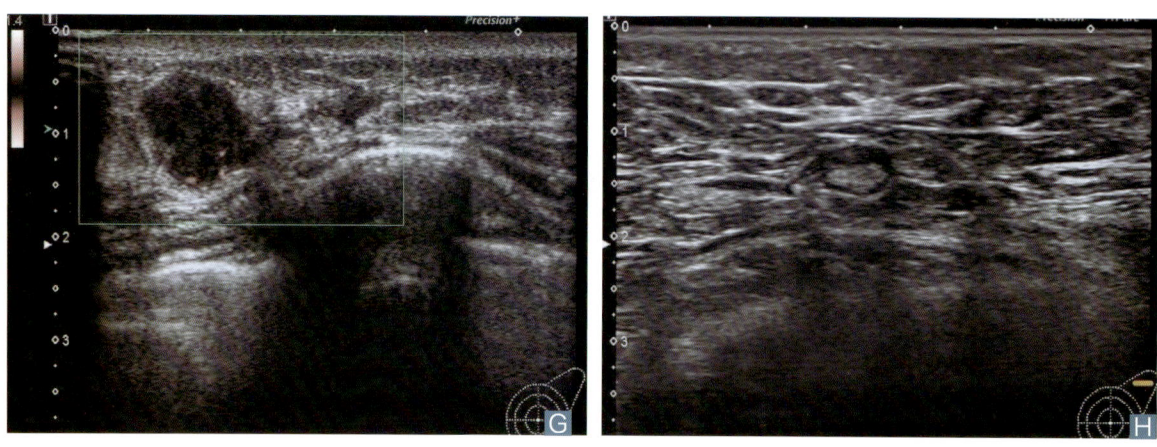

G：（NAC第8疗程后）左侧乳腺（5点钟至6点钟方向）实质性肿块2.0cm×1.0cm，血流Adler Ⅰ级。
H：（NAC第8疗程后）左侧腋窝淋巴结（内强回声为定位夹）（－）。

图10-1-3a　左侧乳腺癌——新辅助治疗前后超声图（共8个疗程）

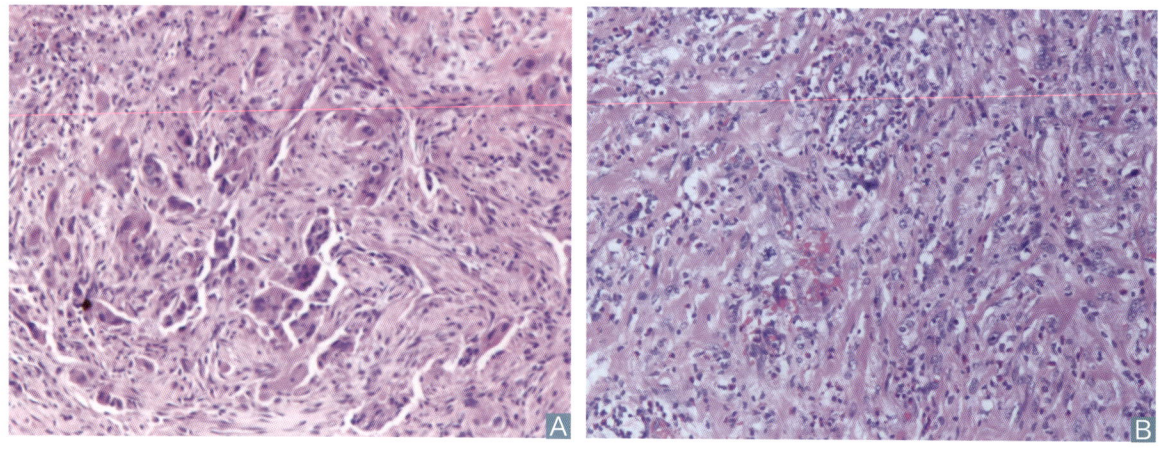

A.（NAC前）镜下：肿瘤细胞排列呈不规则腺管状、筛状或条索状，浸润性生长，瘤细胞中度异型，胞浆丰富、粉染或透亮，部分核仁明显，核分裂象约10个/10HPF；间质纤维增生，伴淋巴细胞浸润。B.（NAC第8疗程后）镜下：乳腺组织，皮下间质内梭形细胞增生，细胞核卵圆、略不规则，胞浆中等量，嗜碱或透亮，可见病理性核分裂象，呈交错排列，背景可见淋巴细胞浸润。

图10-1-3b　左侧乳腺癌——新辅助治疗前后病理图

解析

病例3也是三阴乳腺癌患者，我们对比NAC前及NAC（1、5、8个疗程）后，虽然肿瘤最大径无明显改变，但肿瘤体积逐渐缩小，肿块声像图特征也有变化。8个疗程结束后，肿块虽未消失，但对比NAC前明显缩小，预测该患者NAC疗效尚佳。该患者化疗前在腋窝其中一个可疑转移的淋巴结中放置定位夹，这将有助于后期进行精准对比复查。从后期的复查中我们发现该淋巴结由局部皮质增厚恢复至正常回声。由此可见腋窝淋巴结NAC疗效佳。

该患者NAC后最终病理结果提示乳腺肿瘤最大径为1.7cm，左腋窝淋巴结未见转移癌（0/5）。化疗反应评价：MP分级3级。

病例4 女，58岁。

	NAC前	NAC后
病理诊断	①（左）乳腺浸润性癌，Ⅲ级，非特殊类型。②左腋窝淋巴结可见癌转移（1/1）	①（左）乳腺肿瘤新辅助治疗后，可见少量乳腺浸润性癌（Ⅲ级，非特殊类型）残留；残留浸润癌两灶，最大径分别约0.2cm及0.6cm。②左腋窝淋巴结未见转移癌（0/21）。肿瘤（病理）分期：ypT1aN0（TNM）
分子分型	ER（10% 2+/3+）、PR（-）、HER2阴性、Ki67 90%	ER（10%+）、PR（-）、HER2阴性、Ki67 50%
新辅助化疗方案	4个疗程紫杉醇(白蛋白结合型)+卡铂+信迪利单抗+安罗替尼疗，序贯3个疗程表柔比星+环磷酰胺+信迪利单抗+安罗替尼（共7个疗程）	
化疗反应评价	MP分级（共5级）：4级 RCB分级（共4级）：Ⅰ级	

详见图10-1-4a、图10-1-4b。

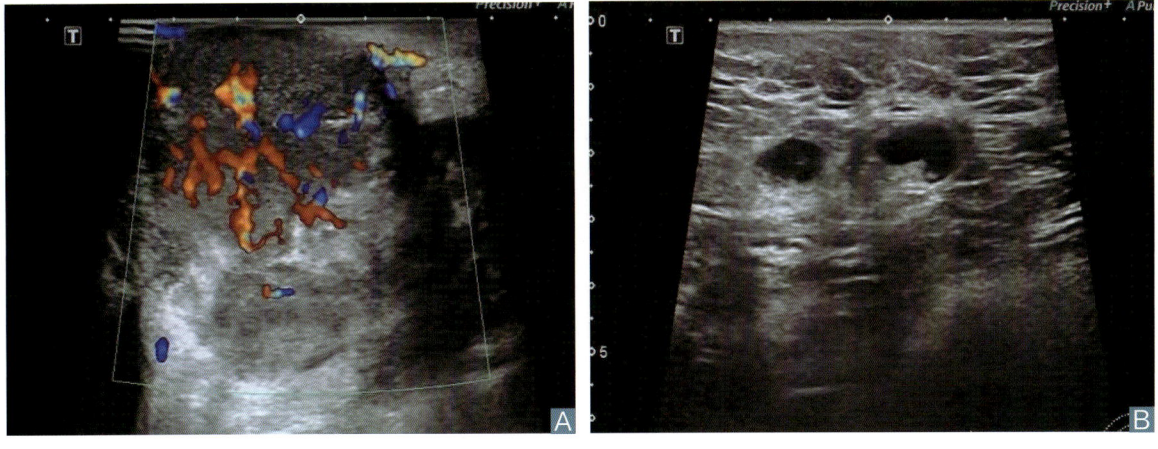

A：（NAC前）左侧乳腺9点钟至1点钟（顺时针方向）巨大实质性肿块，前后径5.5cm，血流Adler Ⅲ级。
B：（NAC前）左侧腋窝多发淋巴结肿大2.6cm×1.3cm等（考虑转移）。

乳腺疾病
超声诊断思路及病例解析

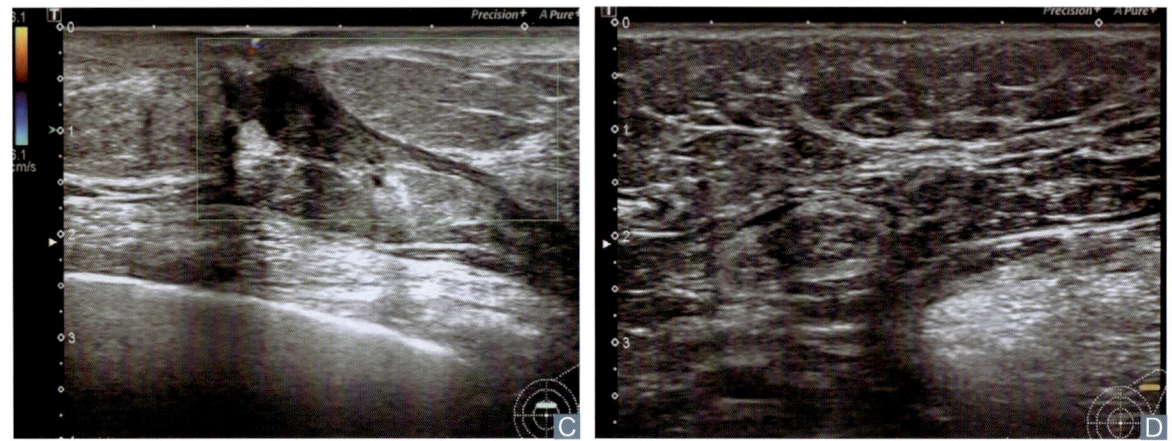

C：（NAC第7疗程后）左侧乳腺11点钟方向片状低回声区，范围约2.6cm×0.9cm，血流Adler 0级。

D：（NAC第7疗程后）左侧腋窝淋巴结（-）。

图10-1-4a 左侧乳腺癌——新辅助治疗前后超声图（共7个疗程）

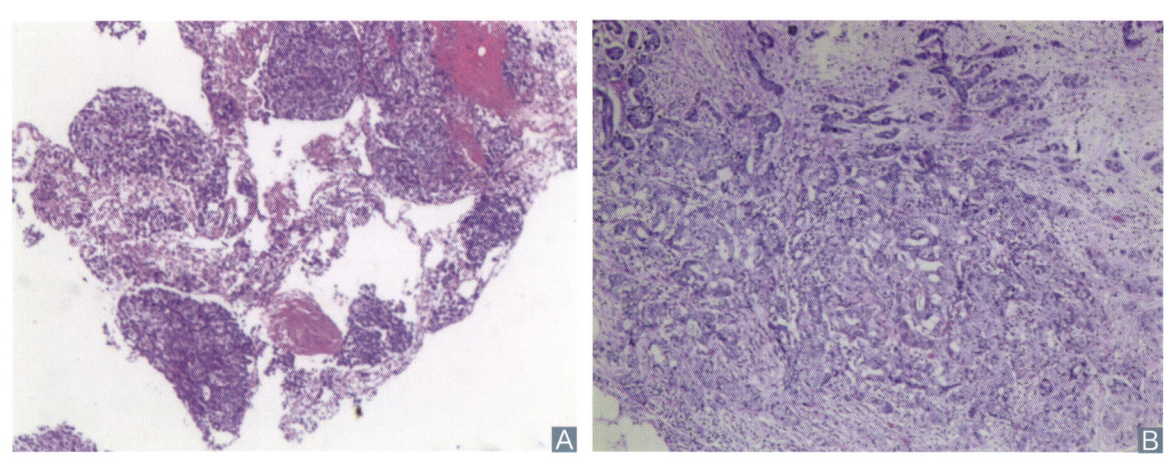

A.（NAC前）镜下：乳腺肿瘤，瘤细胞异型性明显，核分裂象19个/10HPF，肿瘤呈实性巢状排列，灶性坏死。B.（NAC后）镜下：肿瘤组织，瘤细胞异型性明显，核分裂象20个/10HPF，瘤细胞呈巢状、条索状或腺管状排列；间质成纤维细胞增生，伴淋巴细胞等炎症细胞浸润。

图10-1-4b 左侧乳腺癌——新辅助治疗前后病理图

解析

病例4为三阴乳腺癌患者，左侧乳腺巨大肿块伴腋窝淋巴结转移。该患者在新辅助化疗完成后（共7个疗程）进行超声复查。我们对比NAC前、后，乳腺肿瘤体积明显缩小，肿块图像也有明显改变，由最初的血供丰富、低回声实质性肿块，变成无血供的片状低回声区，缺乏占位效应。腋窝淋巴结也从最初的异常（超声考虑转移）恢复至正常回声。预测患者新辅助化疗疗效甚佳。

术后病理结果提示有两灶浸润性癌残留，最大径分别约0.2cm及0.6cm。即超声所见的低回声区大部分实为化疗后纤维化组织。左腋窝淋巴结（-）。化疗反应评价：MP分级4级。

病例5　女，44岁。

	NAC前	NAC后
病理诊断	①（左）乳腺浸润性癌，Ⅲ级，非特殊类型。②左腋窝淋巴结可见癌转移（2/2）	①（左）乳腺癌新辅助治疗后，可见治疗后反应性改变，未见癌。②左腋窝淋巴结未见转移癌（0/18），部分淋巴结可见治疗反应
分子分型	ER（90% 3+）、PR（10% 3+）、HER2（阴性）、Ki67 70%	—
新辅助化疗方案	12个（周疗）紫杉醇，序贯4个疗程表柔比星+环磷酰胺（共8个疗程）	
化疗反应评价	MP分级（共5级）：5级　　RCB分级（共4级）：0级	

详见图10-1-5a、图10-1-5b。

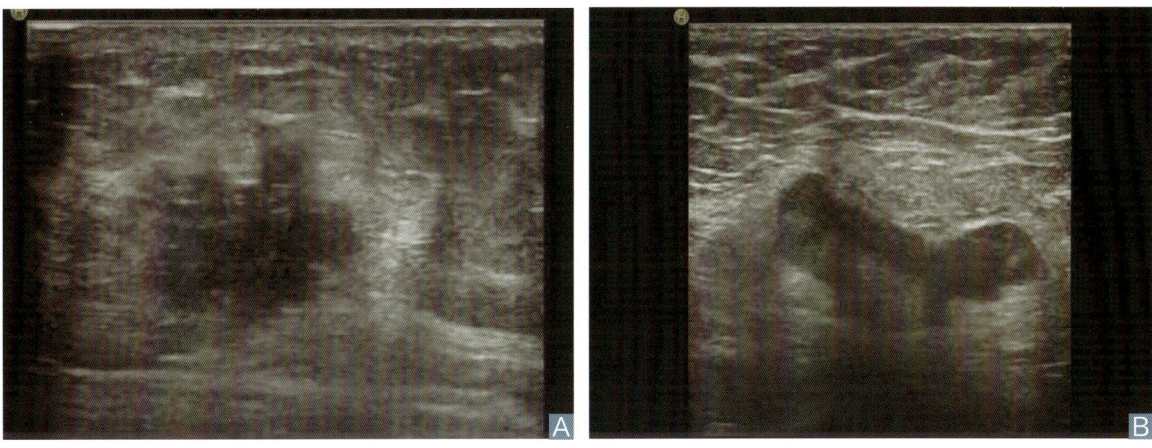

A：（NAC前）左侧乳腺4点钟方向实质性肿块2.8cm×1.7cm，血流Adler Ⅰ级。
B：（NAC前）左侧腋窝多发淋巴结肿大3.6cm×1.3cm等（考虑转移）。

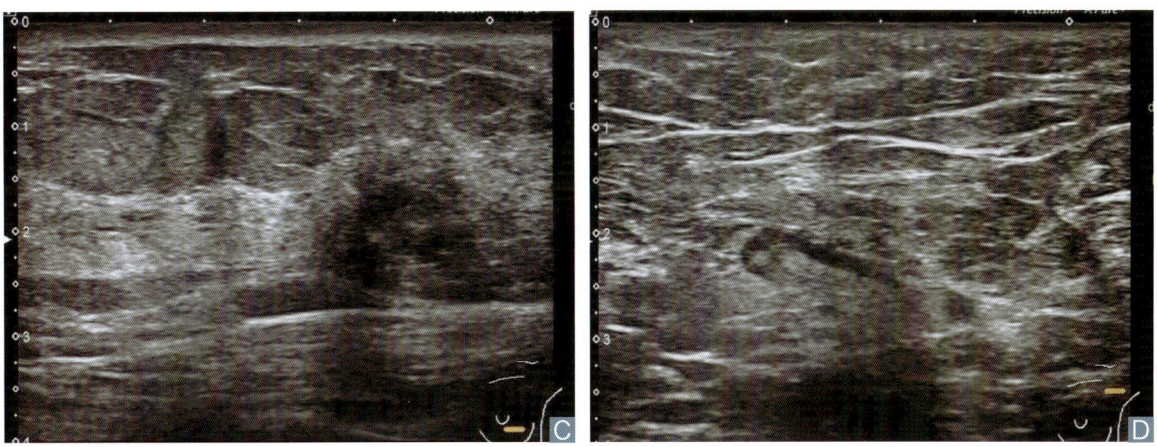

C：（NAC第2疗程后）左侧乳腺4点钟方向实质性肿块1.8cm×0.7cm，血流Adler 0级。
D：（NAC第2疗程后）左侧腋窝淋巴结（−）。

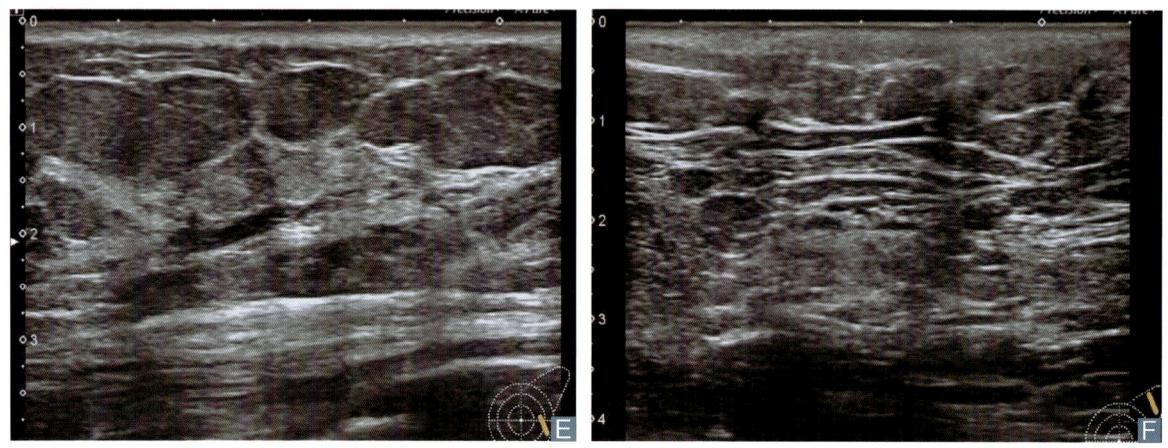

E：（NAC第8疗程后）左侧乳腺4点钟方向梭形低回声区，范围1.6cm×0.3cm，血流Adler 0级。

F：（NAC第8疗程后）左侧腋窝淋巴结（-）。

图10-1-5a　左侧乳腺癌——新辅助治疗前后超声图（共8个疗程）

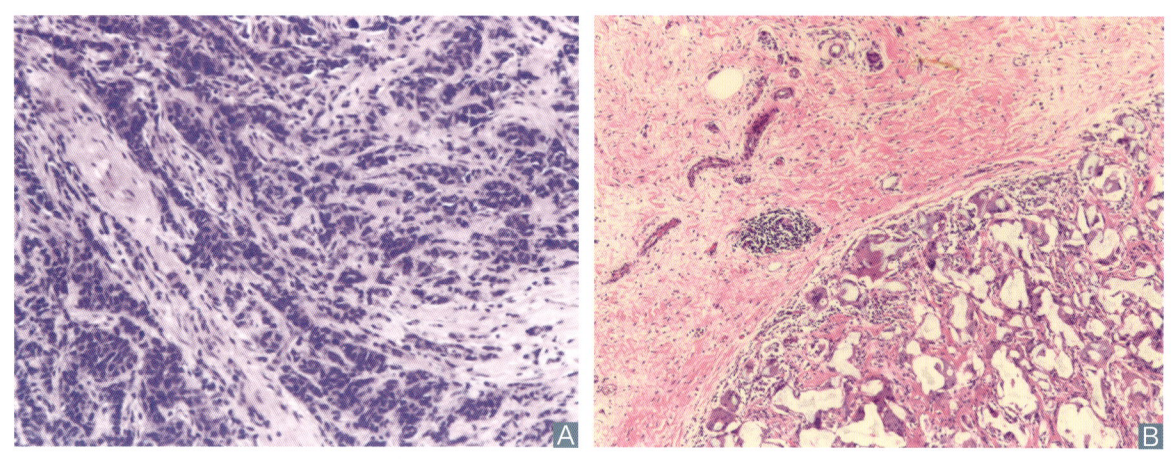

A.（NAC前）镜下：乳腺肿瘤细胞异型明显，核分裂象约10个/10HPF，排列成不规则巢状、条索状浸润性生长，伴间质纤维增生及炎症细胞浸润。B.（NAC后）镜下：乳腺组织，广泛取材，部分小叶轻度增生、导管扩张，间质胶原增生，并见异物巨细胞反应改变；未见癌残留。

图10-1-5b　左侧乳腺癌——新辅助治疗前后病理图

解析

病例5为LuminalIB、HER2阴性乳腺癌患者，NAC前乳腺肿瘤超声测值最大径为2.8cm，伴腋窝淋巴结转移（2/2）。NAC 2个疗程后肿瘤体积缩小接近一半，肿块声图像也发生变化。腋窝淋巴结未见异常。从该患者NAC早期超声复查结果来看，预测其疗效是非常好的。8个疗程结束后再次复查超声，在原肿瘤区仅见梭形低回声区，类似术后肉芽组织或纤维组织回声（后病理证实为化疗后纤维化组织）。

术后病理结果提示为：左乳腺癌残腔可见治疗后反应性改变，未见癌。左腋窝淋巴结（-），部分淋巴结可见治疗反应。化疗反应评价：MP分级5级（pCR，即病理学完全缓解）。

病例6　女，38岁。

	NAC前	NAC后
病理诊断	①（右）乳腺浸润性癌，Ⅲ级，非特殊类型。 ②右腋窝淋巴结未见转移癌（0/2）	①（右）乳腺癌新辅助治疗后，经广泛取材和补取，未见明确癌组织残余。 ②右腋窝前哨淋巴结未见转移癌（0/4）
分子分型	ER（60% 2+）、PR（5% +）、HER2阳性、Ki67 60%	—
新辅助化疗方案	6个疗程紫杉醇+卡铂+帕妥珠单抗+曲妥珠单抗（共6个疗程）	
化疗反应评价	MP分级（共5级）：5级 RCB分级（共4级）：0级	

详见图10-1-6a、图10-1-6b。

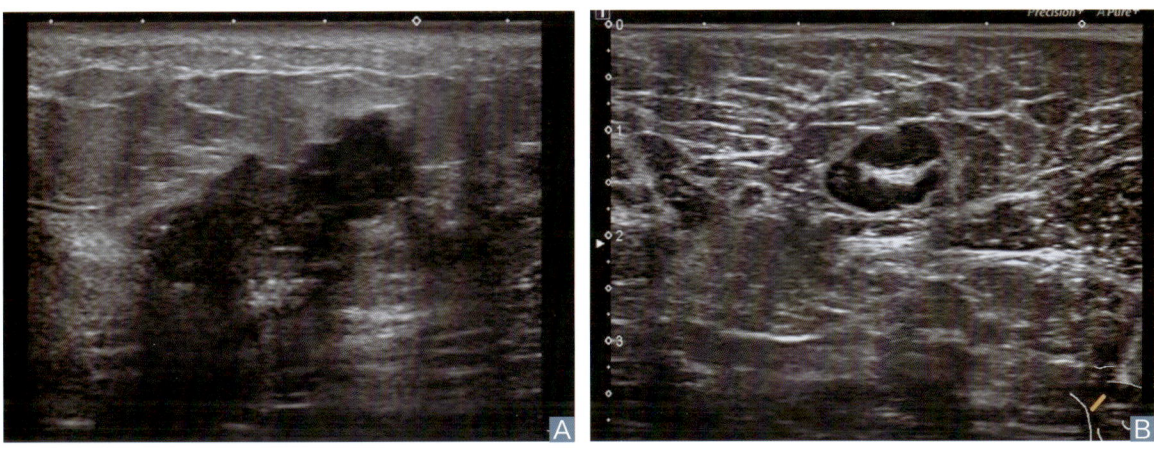

A：（NAC前）右侧乳腺内上象限实质性肿块5.5cm×2.3cm，血流Adler Ⅰ级。
B：（NAC前）右侧腋窝多发淋巴结1.3cm×0.9cm等（可疑转移）。

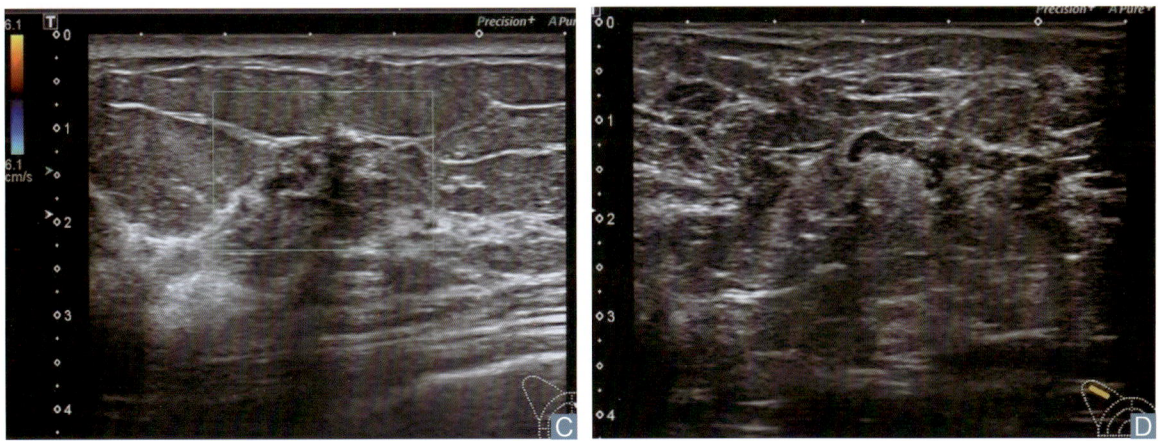

C：（NAC第3疗程后）右侧乳腺2点钟方向实质性肿块1.7cm×0.6cm，血流Adler 0级。
D：（NAC第3疗程后）右侧腋窝淋巴结（-）。

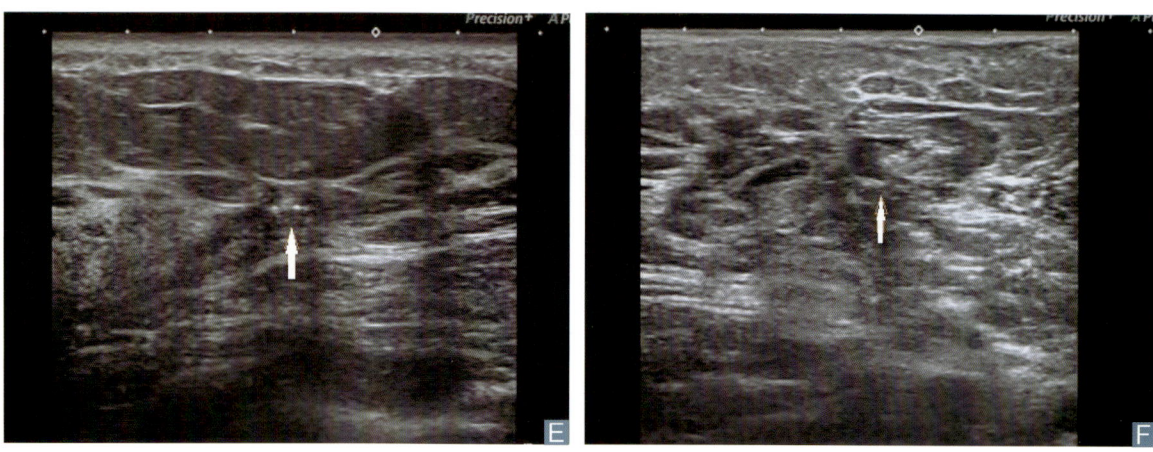

E：（NAC第5疗程后）右侧乳腺2点钟方向低回声区（箭头），范围1.3cm×0.4cm（内强回声为定位夹），血流Adler 0级。

F：（NAC第5疗程后）右侧腋窝淋巴结（-）（箭头，内强回声为定位夹）。

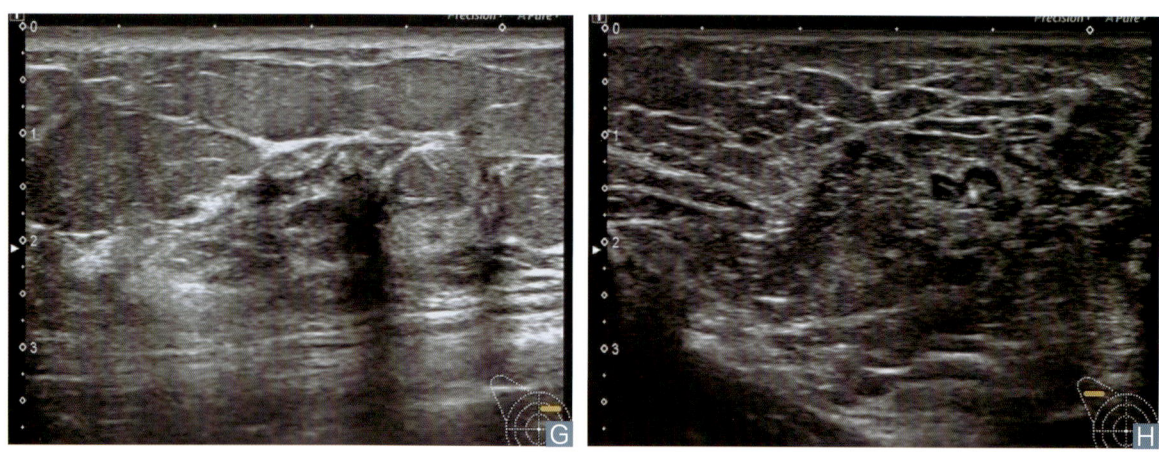

G：（NAC第6疗程后）右侧乳腺2点钟方向（原瘤区）未见明显肿块。

H：（NAC第6疗程后）右侧腋窝淋巴结（-）（内强回声为定位夹）。

图10-1-6a　右侧乳腺癌——新辅助治疗前后超声图（共6个疗程）

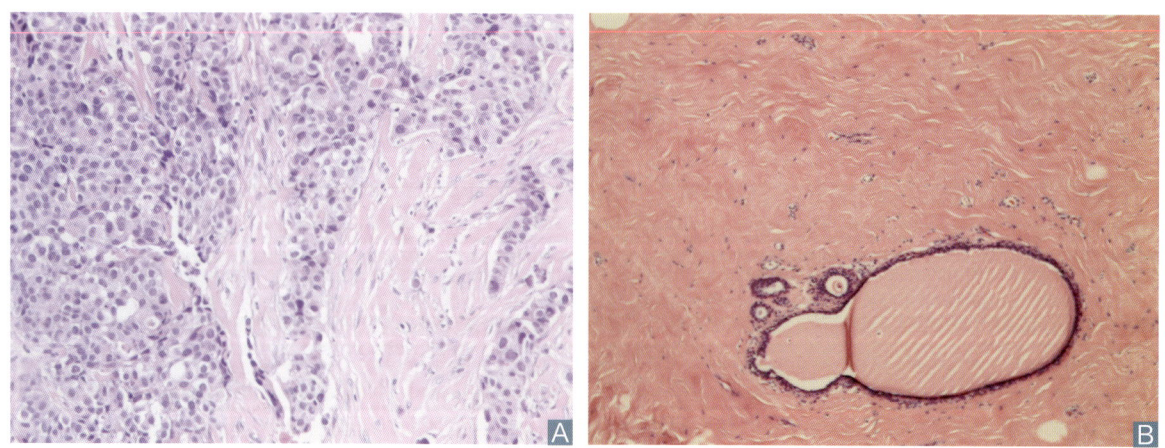

A.（NAC前）镜下：乳腺肿瘤细胞异型明显，核分裂象约10个/10HPF，排列成不规则巢状、条索状浸润性生长，伴间质纤维增生及炎症细胞浸润。B.（NAC后）镜下：乳腺组织，个别导管扩张呈囊性，导管内可见钙盐沉积。

图10-1-6b　右侧乳腺癌——新辅助治疗前后病理图

解析

病例6为LuminalB、HER2阳性乳腺癌患者，NAC前乳腺肿瘤超声测值最大径为5.5cm。3个疗程后肿块体积缩小约70%，效果明显。虽然第3个与第5个疗程后肿块大小差别不大，但肿块图像持续发生变化，病灶的占位效应减弱，病灶内部放置的定位夹也逐渐清晰可见，由此可以判断其内癌巢组织在逐渐减少，遗留的大部分是化疗后纤维或坏死组织。再加上治疗前腋窝淋巴结皮质增厚（可疑转移）恢复至正常回声，因此预测该患者最终疗效能达pCR。共6个疗程化疗结束后复查超声，在原肿瘤区多切面多角度扫查均未见明确肿块，提示原癌灶已消失。

术后病理结果提示：（右）乳腺癌新辅助治疗后，未见明确癌组织残余。左腋窝淋巴结（−）。化疗反应评价：MP分级5级（pCR）。

诊断思路

乳腺癌新辅助治疗后，肿瘤出现3种变化：有效[病理学完全缓解（pCR）或部分缓解]、无效（病理无反应）、进展。出现治疗效果的差异是源于乳腺癌的异质性。新辅助治疗过程中需要监测疗效，目的是及时调整治疗策略。监测疗效的方法中，超声性价比高，临床往往首选超声检查。

超声可以直观地动态观察到新辅助治疗前后肿瘤体积的变化、肿瘤内部血流的变化和肿瘤内部回声改变及淋巴结的变化。在新辅助治疗早期（2个疗程后）肿瘤体积缩小>50%的乳腺癌，大多数疗效较好，极少数会在化疗中后期出现耐药。若在新辅助治疗中后期（4个疗程后）肿瘤才开始出现体积缩小者，一般很难达到pCR。部分患者转移淋巴结新辅助治疗效果要优于乳腺原发灶肿瘤。曾有文献报道乳腺癌灶的pCR为25%~30%，腋窝阳性淋巴结的pCR能达到40%~50%。

肿瘤最大径的变化直接关系着疗效的评估，超声评估的第一个难点就是如何"相对"准确地测量肿瘤最大径：①化疗后癌细胞会凋亡、坏死，周围组织出现炎症、水肿，肿瘤边界变模糊，难以测量其真实瘤体大小；②上述6个病例新辅助化疗后肿瘤的退缩方式均为向心性退缩，然而并非所有乳腺癌化疗后退缩方式都是这样的，还有少部分肿瘤消退方式是筛状退缩，即原先的一个大肿块消散成数个小肿块，并且这两种方式可能会在整个疗程中轮替出现。筛状退缩的肿块需要测量每一个肿块的大小，并进行叠加。上述因素都会增加准确测量的难度。解决策略是：①仔细扫查，不漏掉任何一个癌灶，测量每一个小癌灶的最大径，然后相加。②为了减少人为造成测量误差，我们还需要对比以往超声检查结果，对比之前的肿瘤大小及图像变化，切勿误导临床评估。

超声评估疗效的第二个难点在于如何鉴别原瘤区异常回声为残留癌灶或为纤维化坏死组织。例如病例4、病例5，疗程结束后复查超声，在原瘤区见片状或梭形低回声区，对这类低回声有时难以确定其性质。术后病理提示病例4的低回声区镜下有2个癌灶（0.2cm、0.6cm），而病例5的低回声区镜下为纤维组织，无癌残留。编者追踪及回顾分析多例类似图像，发现无癌残留的低回声区一般范围较小，形态上更趋向于梭形，边界较清，内回声均匀，内部无血供。

第三个难点就是治疗后淋巴结的定性判断。新辅助治疗后淋巴结状态是一项重要因素，伴有治疗反应的淋巴结数量与术后腋窝放疗决策有关。淋巴结治疗后病理形态变化包括：①有癌细胞（伴化疗后改变或无化疗后改变）；②无癌细胞（伴化疗后改变或无化疗后改变）。一般而言，超声预测的准确性要高于临床检查和MRI/PET等影像检查。淋巴结不以大小定性，而是以淋巴结形态、皮质回声、淋巴门形态判定，淋巴结内部血流分布形状也有一定的鉴别价值。需要全面仔细扫查，尽可能不遗漏任何一个可疑的淋巴结。不局限于腋窝，还应包括乳腺侧壁腋前线范围、胸大小肌区域、锁骨下及锁骨上窝、胸骨旁区域。

新辅助治疗后，超声该如何分类？根据2018年的专家共识：第一种情况，NAC后肿块仍可见到。提示：左/右侧乳腺实质性肿块（乳腺癌新辅助治疗后，BI-RADS 6类）。第二种情况，肿块基本消失，仅见片状异常回声区。提示：左/右侧乳腺异常回声（乳腺癌新辅助治疗后，BI-RADS 6类）。第三种情况，肿块完全消失。提示：左/右侧乳腺未见明显肿块（乳腺癌新辅助治疗后）（此时不作分类）。第四种情况，新发肿块。提示：左/右侧乳腺实质性肿块（新发病灶）（根据病灶图像特征进行BI-RADS分类）。左/右侧乳腺实质性肿块（原病灶）（乳腺癌新辅助治疗后，BI-RADS 6类）。

（郭玉萍）

第十一章

乳腺肿瘤术后

乳腺疾病超声诊断思路及病例解析

第一节

乳腺肿瘤术后并发症

· 临床概述 ·

乳腺肿瘤性疾病的诊治过程中,麦默通真空旋刀手术、肿块切除活检、乳腺恶性肿块区段切除术等技术的应用,均可引起肿块以外乳腺正常组织的形态学改变。

· 病理表现 ·

上述物理性因素对乳腺组织所造成的损伤主要有以下方面:①出血、变性坏死、积液。②炎症细胞浸润。通常是混合性炎症细胞,可以有中性粒细胞、嗜酸性粒细胞,也可以有淋巴细胞、浆细胞和泡沫状组织细胞。③纤维组织增生。有程度不同的肉芽组织、成纤维细胞-肌成纤维细胞增生及纤维化,可以有比较多的核分裂,但没有异常核分裂,少数可形成炎性假瘤样病变。④其他伴发病变。病变周边腺体的构型及上皮细胞也可出现某些不典型性。

· 超声表现 ·

出血/积液	2D:表现为不规则形态液性暗区,边界尚清晰,内呈无回声或密集光点回声
	CDFI:无血流信号显示。Adler 0级
炎症细胞浸润	2D:表现为片状低回声区或形态欠规则的低回声光团,边界尚清晰,内回声欠均匀
	CDFI:无血流信号显示或少许血流信号。Adler 0~Ⅰ级
肉芽肿	2D:表现为形态规则低或等回声光团,边界清晰,内回声不均匀,可伴有粗大钙化
	CDFI:无血流信号显示或少许血流信号。Adler 0~Ⅰ级

· 病例 ·

病例1 女,75岁。左乳腺癌保乳术后复查。

专科检查:左乳可见保乳术后瘢痕,瘢痕处有轻压痛。左侧腋窝未触及肿大淋巴结。

详见图11-1-1。

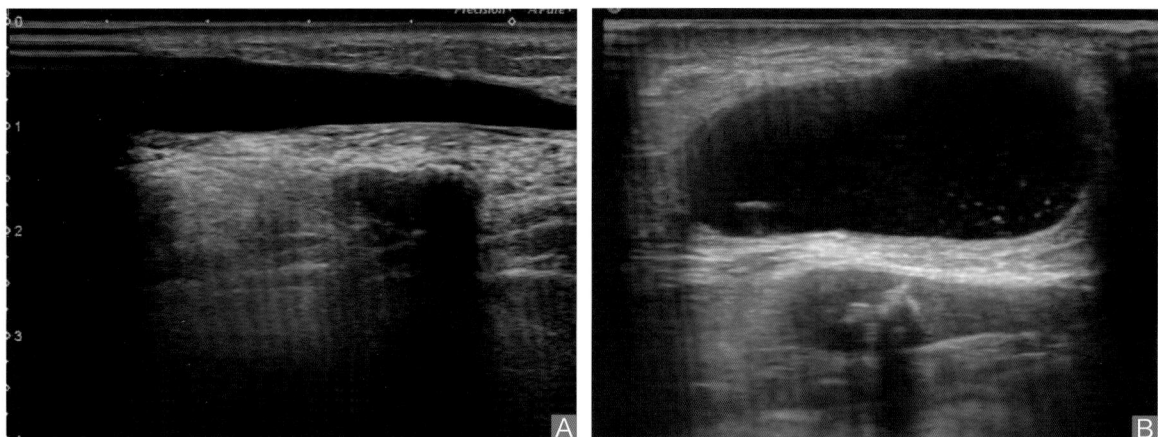

A.（第一次超声复查，术后3个月）：左乳腺内下象限（切口处）见无回声区，大小超过超声窗，前后径0.8cm，边界清，内透声好。B.（第二次超声复查，术后12个月）：左乳腺内下象限（切口处）见大小3.8cm×1.4cm无回声区，边界清，内透声好。

图11-1-1　乳腺癌保乳术后积液超声图

病例2　女，56岁。右乳腺癌保乳术后1年余，B超发现右乳肿块1周。

专科检查：右乳可见保乳术后瘢痕，瘢痕旁可触及一约2cm肿块。右侧腋窝未触及肿大淋巴结。

病理诊断：（右）乳腺异物肉芽肿。

免疫组化结果：特殊染色结果PAS（-），PM（六胺银染色）（-），抗酸（-），革兰氏染色（-）。

详见图11-1-2a、图11-1-2b。

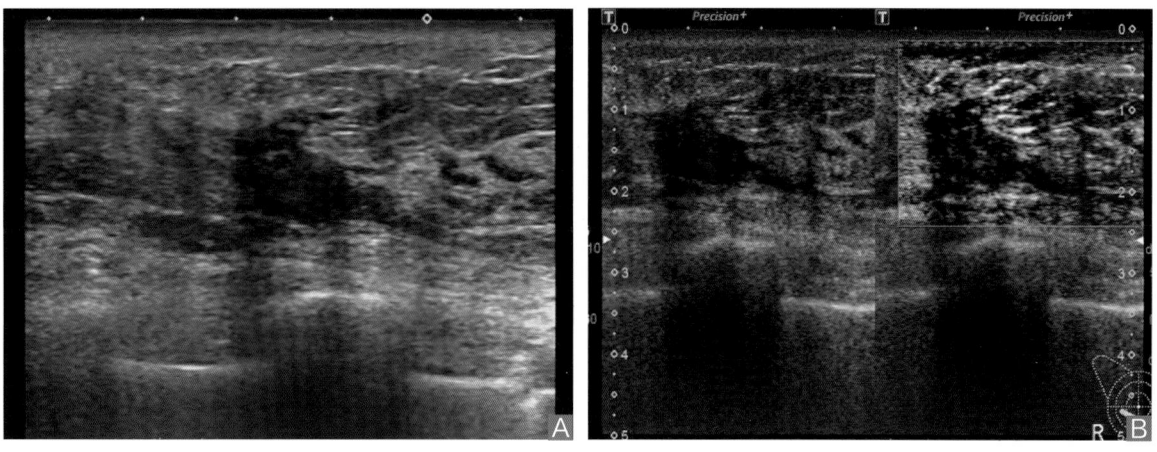

A.2D：右侧乳腺8点钟至9点钟切口处可见一范围约2.1cm×1.0cm低回声区，形态不规则，边界不清，平行位，内回声欠均匀。B.mSMI：低回声区周边及内部未见血流信号。

图11-1-2a　乳腺癌保乳术后肉芽肿超声图

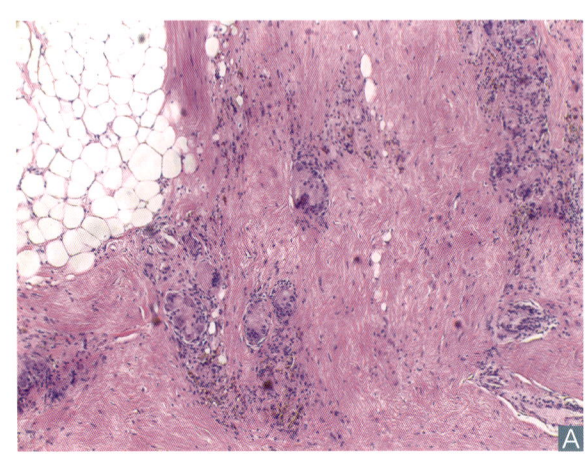
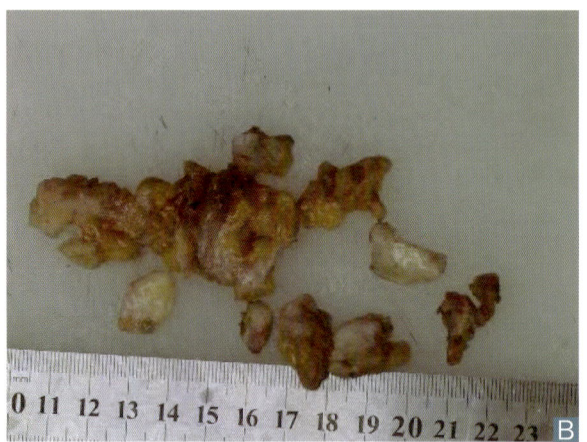

A.镜下：乳腺组织，多灶组织细胞、异物巨细胞聚集，形成异物肉芽肿，周围较多慢性炎症细胞浸润。未见明确肿瘤组织。B.大体：（右乳肿物）切面见一暗红色出血囊腔，大小0.8cm×0.6cm×0.5cm，囊壁内含灰黄色物质，囊壁周围质稍韧。

图11-1-2b 乳腺癌保乳术后肉芽肿病理图

病例3 女，50岁。右乳腺良性病变微创术后6个月。

专科检查：右乳腺9点钟方向切口处触及一大小1.6cm×0.6cm肿物，边界清，质中，表面不光滑，活动度差。

病理诊断：乳腺腺病，伴部分导管上皮普通型增生（UDH）；局部间质成纤维细胞增生，伴淋巴细胞等炎症细胞浸润，并可见较多含铁血黄素沉积及多核巨细胞反应。

详见图11-1-3a、图11-1-3b。

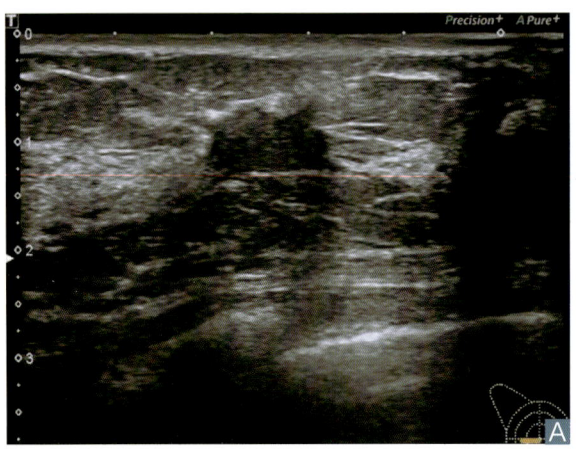
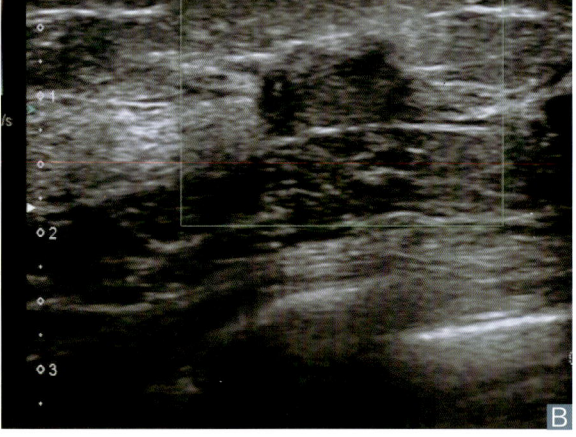

A.2D：右乳腺9点钟方向切口处见一大小1.6cm×0.6cm低回声光团，边界清，形态不规则，内回声欠均匀。
B.CDFI：低回声光团内部及周边未见明显血流信号。

图11-1-3a 乳腺癌保乳术后炎症细胞浸润超声图

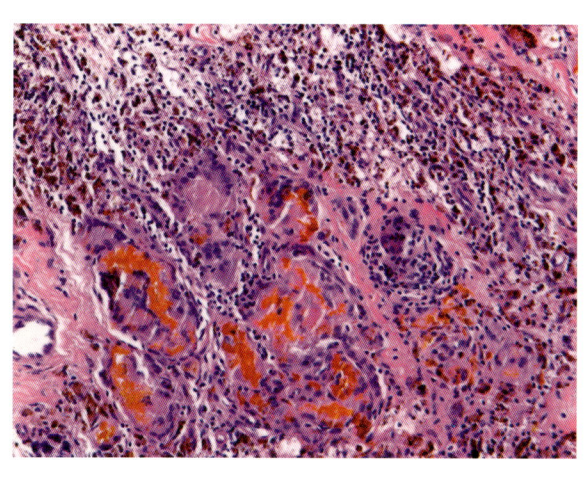

镜下：乳腺组织，部分导管囊性扩张，管腔内可见钙盐沉积，部分导管上皮柱状细胞变性，部分导管上皮增生，呈凿孔状或流水样填充管腔，细胞不一致；局部间质成纤维细胞增生，伴淋巴细胞等炎症细胞浸润，并可见较多含铁血黄素沉积及多核巨细胞反应。

图11-1-3b　乳腺癌保乳术后炎症细胞浸润病理图

诊断思路

临床上乳腺良性病变手术方式通常采用微创麦默通真空旋刀手术或开放式肿块切除术；恶性肿瘤手术方式通常采用乳腺区段切除术（保乳术）或单侧乳腺全切除术。这些手术方式均可出现出血/积液、炎症、肉芽肿等术后并发症。超声诊断及分类根据乳腺肿块病理结果及术后复查时间而定。

良性病变术后短期（6个月）内复查，超声发现切口处异常，可提示：异常回声，考虑术后改变，诊断为BI-RADS 2类。若为术后远期（≥12个月）复查，可根据声像图表现提示：囊性包块（考虑积液），BI-RADS 2类；或实质性病灶（考虑肉芽肿），BI-RADS 3类，多次复查图像无变化者，可从3类降为2类。

恶性肿瘤术后短期（6个月）内复查，超声发现切口处异常，可提示：异常回声，考虑术后改变，BI-RADS 2~3类。若为术后远期（≥12个月）复查，可根据声像图表现提示：囊性包块（考虑积液），BI-RADS 2类；或实质性病灶（考虑肉芽肿），BI-RADS 3类，多次复查图像无变化者，可从3类降为2类。若切口旁新增实质性肿块（可疑复发），诊断为BI-RADS 4A类及以上。

（王银）

第二节
乳腺癌术后胸壁局部复发

·临床概述·

乳腺癌在根治术或改良根治术后，约30%患者会出现胸壁或区域淋巴结复发，其中胸壁复发是最常见的复发部位，表现为胸壁皮肤表面或皮下多层组织结构内出现≥1个无痛性结节。乳腺癌术后胸壁复发可见于术后任何时间，复发结节生长速度较原癌灶缓慢。近年来由于乳腺癌规范化综合治疗的原因，术后短期复发率有所降低。

·病理表现·

胸壁病灶内见癌细胞浸润，病理类型与原发癌一致。

·超声表现·

胸壁皮下组织（包括脂肪层、深筋膜层、肌层等）内可见低回声光团，单发或多发，形态不规则，边缘模糊，或见毛刺状，内部回声均匀或不均匀，结节内部及（或）边缘可见血流。

·病例及解析·

病例1 女，73岁。左侧乳腺癌改良根治术后6年，发现左侧胸壁肿块2个月，肿块逐渐增大。

专科检查：左乳缺如，术后切口愈合良好，左侧胸壁触及一约1cm肿物，质硬，边界尚清，活动度差。右侧乳腺未触及明确肿物。双侧腋窝未触及肿大淋巴结。

病理诊断：（左胸壁肿物）腺癌，结合病史，考虑乳腺来源。

详见图11-2-1a、图11-2-1b。

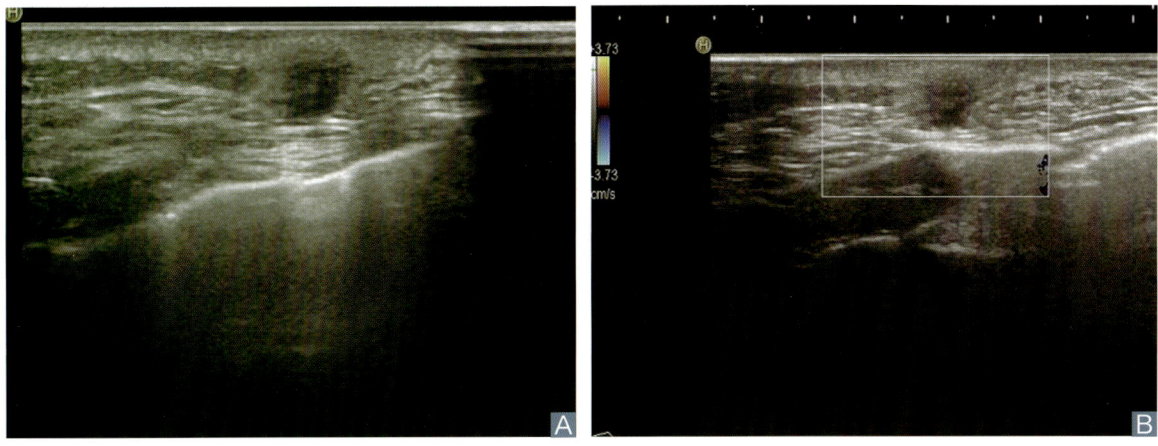

A.2D：左侧胸壁11点钟处可见一大小0.8cm×0.8cm低回声光团，边缘模糊，形态不规则，内回声欠均匀。
B.CDFI：低回声光团内部及周边未见明显血流信号。

图11-2-1a　左侧胸壁腺癌超声图

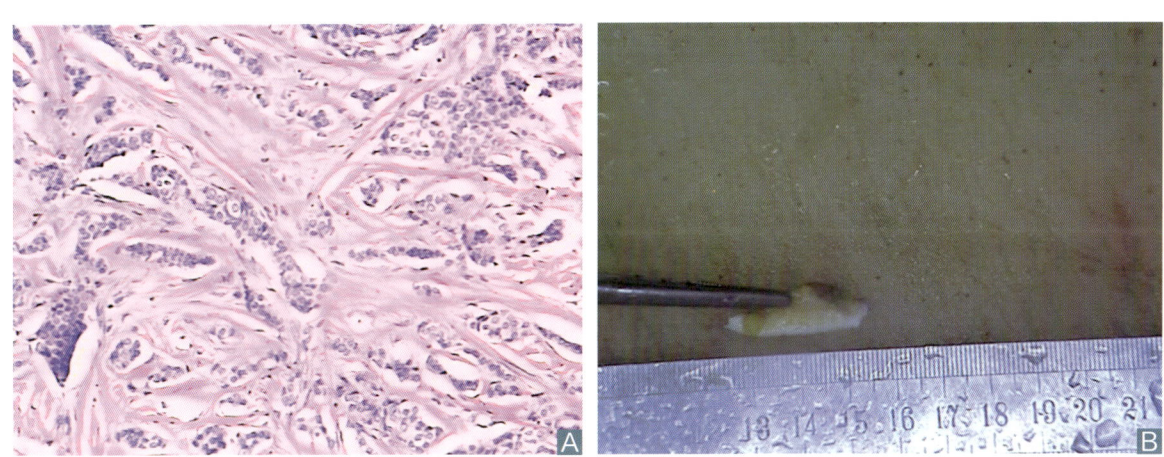

A.镜下：肿瘤细胞中度异型，排列成不规则条索状、小巢状，核分裂象4个/10HPF，间质纤维增生伴炎症细胞浸润。B.大体：（左胸壁肿物）见一肿物，大小0.8cm×0.5cm×0.5cm，切面灰白色，质中。

图11-2-1b　左侧胸壁腺癌病理图

病例2　女，60岁。左侧乳腺癌改良根治术后2年半，发现左侧胸壁肿块3天。

专科检查：左乳缺如，术后切口愈合良好，切口下方3cm处触及一约2cm肿物，质硬，边界尚清，活动度一般，形态规则。右侧乳腺未触及明确肿物。双侧腋窝未触及肿大淋巴结。

病理诊断：（左）乳腺浸润性癌，Ⅲ级，非特殊类型。肿瘤最大径约1.0cm。

免疫组化结果：CK5/6（肌上皮-），Ki67（热点区域约50%+），ER（-），PR（-），HER2阳性（基因有扩增）。

详见图11-2-2a、图11-2-2b。

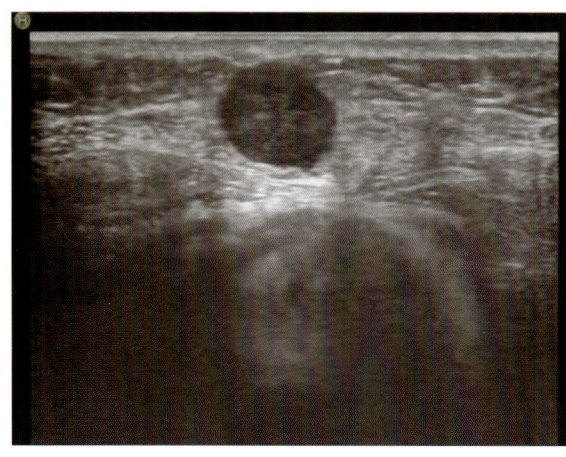

2D：左侧胸壁可见一大小1.1cm×1.0cm低回声光团，圆形，边缘清，内回声欠均匀。

图11-2-2a　左侧胸壁浸润性癌超声图

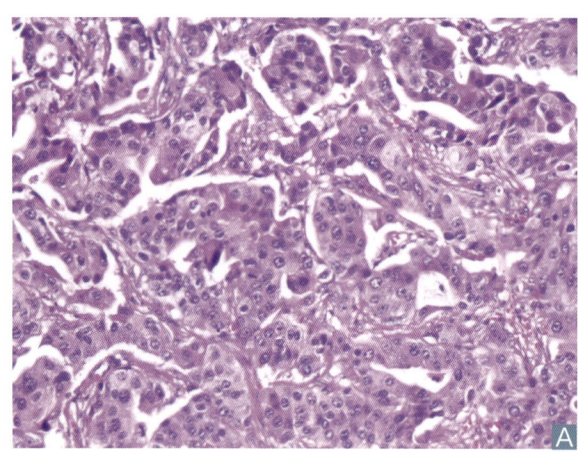 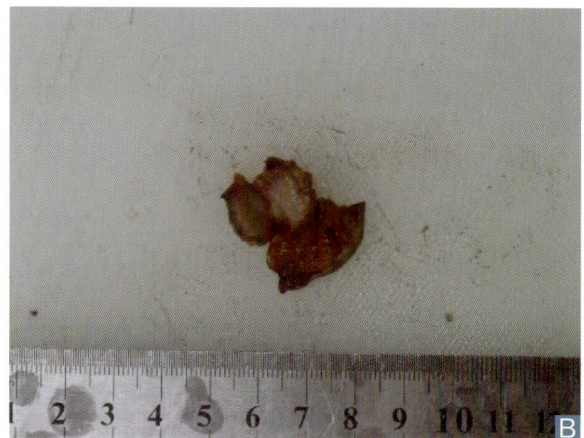

A.镜下：乳腺肿瘤，瘤细胞异型性明显，核分裂象易见（22个/10HPF），大部分排列成实性巢状或条索状结构，小部分呈不规则腺管样，浸润性生长；间质纤维组织增生及炎症细胞浸润。B.大体：（左乳肿物）可见一结节，直径1cm，切面灰白色，质中。

图11-2-2b　左侧胸壁浸润性癌病理图

病例3　女，51岁。右侧乳腺黏液癌改良根治术后5年多，超声发现右侧胸壁肿块10个月，无明显增大。

专科检查：右乳缺如，术后切口愈合良好。胸壁皮肤呈放疗后色素改变，未见破溃，未触及肿物。左侧乳腺未触及明确肿物。双侧腋窝未触及肿大淋巴结。

病理诊断：（右胸壁肿物）结合病史，符合黏液癌。

免疫组化结果：Ki67（-），ER（间质+），PR（-），ECD（-），P120（-），CK（黏液非特异染色+）。

详见图11-2-3a、图11-2-3b。

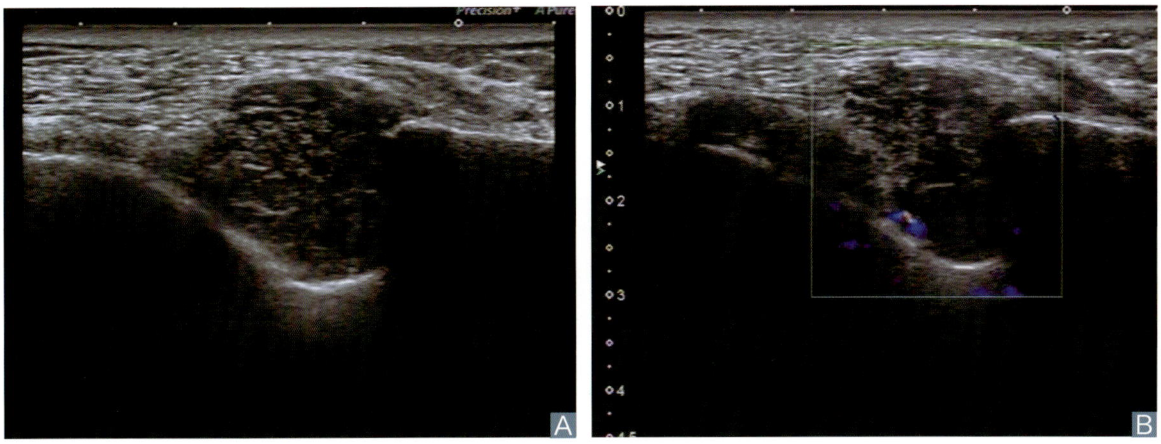

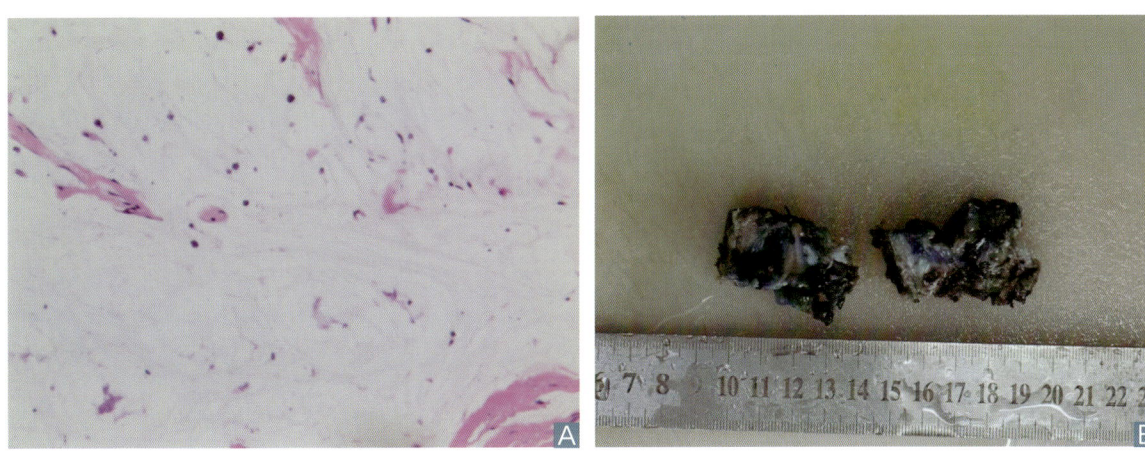

A.2D：右侧胸壁胸骨旁第2～3肋骨间可见一大小2.4cm×2.1cm低回声光团，与周围组织分界欠清，形态欠规则，内回声欠均匀。B.CDFI：低回声光团周边可见少许彩色血流信号。

图11-2-3a　右侧胸壁黏液癌超声图

A.镜下：镜下肿瘤组织大部分区域为黏液湖，肿瘤细胞占小于1%面积。B.大体：（胸壁肿物）骨组织2块，共5cm×4.5cm×1cm，骨组织表面软组织可见黏液样物。

图11-2-3b　右侧胸壁黏液癌病理图

解析

病例1至病例3为乳腺癌术后＞2年出现胸壁复发。肿块超声表现为低回声结节，边界清晰或模糊，形态较规则，内回声均匀，结节内部血供不丰富。对乳腺癌术后远期"新"出现肿块，即便肿块增长速度缓慢（如病例3），均不能排除复发可能。

诊断思路

超声是乳腺癌术后随访检查的首选影像学方法，目前针对乳腺癌术后胸壁复发结节的超声特征报道较少，缺少统一的诊断标准。超声诊断乳腺癌术后胸壁复发结节的灵敏度达90.5%，但特异度仅46.7%。提高术后胸壁复发结节的诊断准确率能减少不必要的活检和手术。

超声对胸壁结节的良恶性鉴别主要依据病史及结节声像图特征。随着乳腺癌规范化综合治疗越来越普及，术后短期复发率逐渐降低。术后较短时间内出现的胸壁结节病理多为脂肪坏死或炎性反应伴异物巨细胞反应或瘢痕增生形成等。

超声结合患者术后随访病史和病灶声像特征判断结节良恶性，并按CBCS BI-RADS分类标准进行分类。患者术后随访病史，包括是否新增病灶、术后复发时间、是否规范化综合治疗等。病灶声像特征，包括单发或多发，结节边缘清晰或模糊，结节内部无血流或有血流，周围组织回声无变化或有变化等。

（王银）

第十二章

男性乳腺疾病

乳腺疾病超声诊断思路及病例解析

第一节 男性乳腺发育

· 临床概述 ·

男性乳腺发育（gynecomastia，GYN）是指由于乳腺腺体和间质的共同增生引起的乳腺肥大。临床表现为乳晕下形成盘状肿块，伴或不伴压痛，通常为双侧，但以单侧症状明显。病因有生理性和病理性。生理性原因与内分泌失衡有关，常见3个年龄段：新生儿期、青春期、中老年期，这些年龄段体内的内源性或外源性雌激素水平相对或绝对上升，有一定的自限性。病理性原因包括：药物（如雌激素、抗真菌、肿瘤化疗药物等）、肿瘤（如睾丸间质细胞肿瘤、肾上腺肿瘤等）、全身性疾病（如慢性肝炎、甲亢、高血压病等）。

· 病理表现 ·

大体：局限型，形成圆形或盘状肿块，界限清楚，有弹性。弥漫型，没有肿块，边界不清，质软。

镜下：导管数量及分支增多，可有导管扩张，通常没有小叶结构，缺乏腺泡。早期腺管周间质呈疏松黏液水肿状，血管丰富；后期间质纤维化透明变化更为明显，导管扩张，上皮萎缩。

组织学改变随着病变持续时间不同而变化，主要分为3期：第一期（活动期），导管上皮和肌上皮增殖增生；第二期（过渡期），导管增生和导管周围纤维变；第三期（静止期），导管周围纤维组织致密胶原沉积。

· 超声表现 ·

2D	活动期	乳头后方可见腺体呈极低回声，边缘呈角或蟹足状，内部回声较均匀，未见明显导管回声
	过渡期	乳晕区域可见片状或梭形腺体，与正常女性乳腺组织回声相似
	静止期	以乳头为中心稍强回声肿块，呈椭圆形或扁平形，边界不清，无包膜，内部见较多细线状回声呈网络状改变，与一些脂肪瘤超声表现相像
	3期共同点	一般无导管扩张
CDFI		大多数为少至无血流信号。Adler 0~Ⅰ级

·病例及解析·

病例1 男,53岁。发现右乳房发育1个月余,不伴疼痛。

专科检查: 右侧乳房稍大,左乳正常,皮肤外观正常,无橘皮样改变,乳头乳晕无糜烂,乳头无凹陷,未触及肿物。右腋窝淋巴结未触及。

病理诊断: 1.(右)符合男性乳腺发育。2.(左)符合男性乳腺发育伴乳腺导管上皮普通型增生(UDH)。

详见图12-1-1a、图12-1-1b。

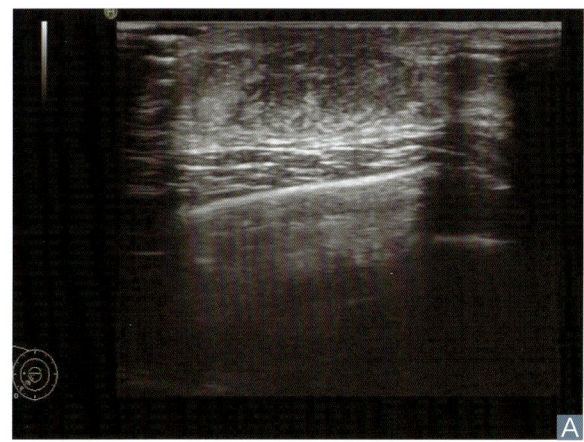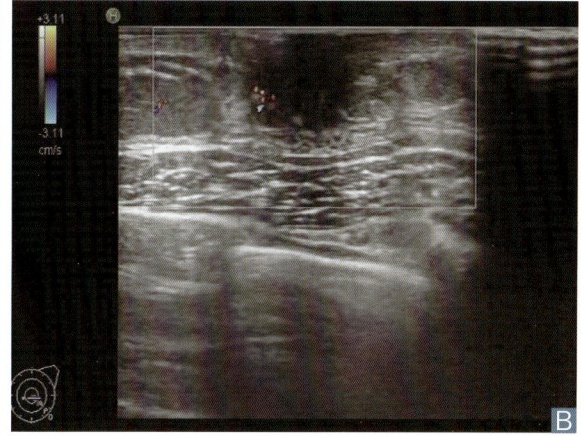

A.2D:右侧乳头后方见片状稍低回声区,边缘模糊,内部回声欠均匀。B.CDFI:左侧乳头后方见低回声光团,边缘模糊,内部回声欠均匀,可见星点状血流信号。

图12-1-1a 男性双侧乳腺发育超声图

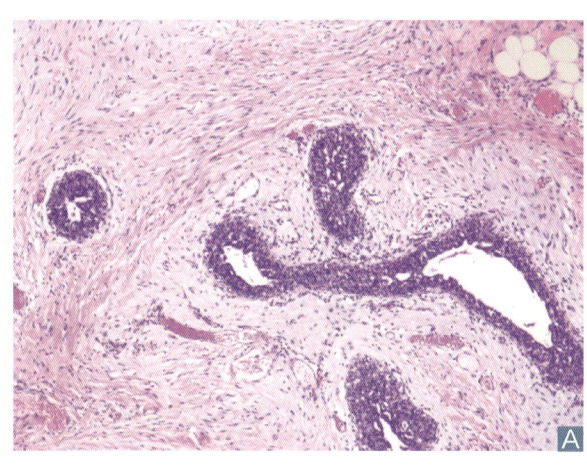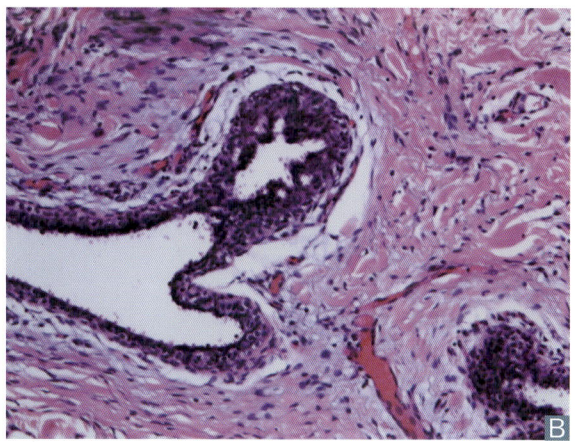

A.镜下:(右)乳腺组织,可见乳腺导管,未见小叶结构,导管上皮细胞无异型。B.镜下:(左)乳腺组织,导管上皮增生,细胞不一致,无明显异型,排列呈筛状伴边窗形成;间质纤维增生伴胶原化及黏液样变。

图12-1-1b 男性双侧乳腺发育病理图

解析

病例1患者发现右乳增大1个月,病程较短。查体发现双乳不对称,右乳稍隆起。超声扫查发现右乳头后方乳晕区见稍低回声,边缘模糊,无明显边界。左乳头后方可见一低回声光团,边缘模糊,无明显边界。考虑该患者为双侧乳腺发育。术后病理证实超声诊断正确。从病理镜下可见左、右侧腺体结构不一致,左侧间质纤维增生伴胶原化及黏液样变,而右侧无此改变。因此反映在超声图像上左、右侧腺体回声有差异。

病例2 男,41岁。发现双乳逐渐增大10年余,不伴疼痛。

专科检查:双乳隆起、对称,皮肤外观正常,无橘皮样改变,乳头乳晕无糜烂,乳头无凹陷。双侧乳腺未触及肿物。双侧腋窝淋巴结未触及。

病理诊断:(左、右)符合男性乳腺发育。

详见图12-1-2a、图12-1-1b。

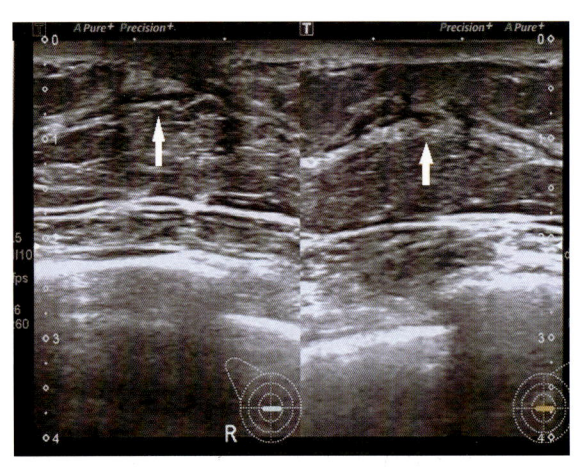

2D:双侧乳头后方、乳晕区见片状低回声区,厚约0.4cm(左)、0.2cm(右),边缘模糊,无明显边界,内部回声欠均匀。

图12-1-2a 男性乳腺发育超声图

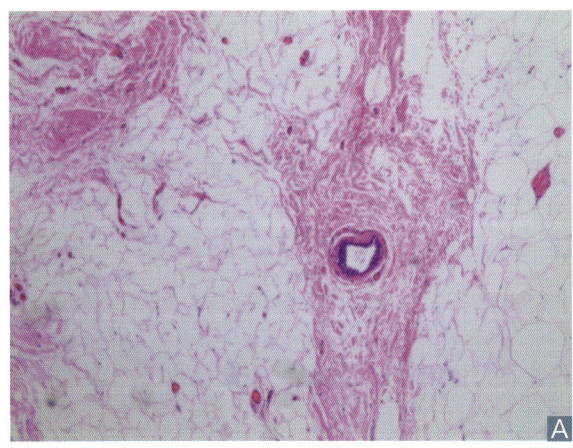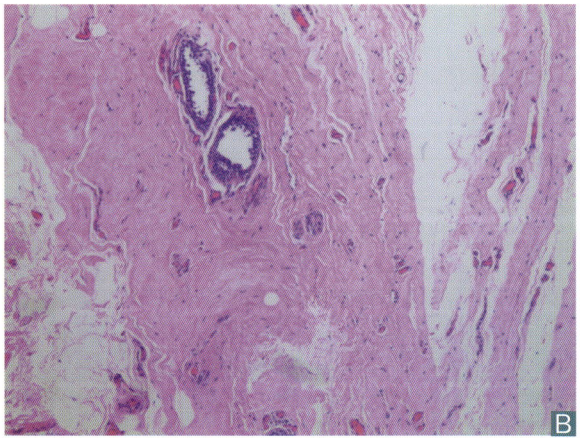

A~B.镜下:左(A)、右(B)乳腺组织,其中可见乳腺导管,未见小叶结构,细胞无明显异型。

图12-1-2b 男性乳腺发育病理图

病例3 男，28岁。发现双乳进行性增大10余年，不伴疼痛，不伴乳头溢液及其他不适。

专科检查：双侧乳房对称，乳头等高，乳房皮肤无异常，双侧乳腺未触及肿物。双侧腋窝淋巴结未触及。

病理诊断：（左、右）符合男性乳房发育。

详见图12-1-3a、图12-1-3b。

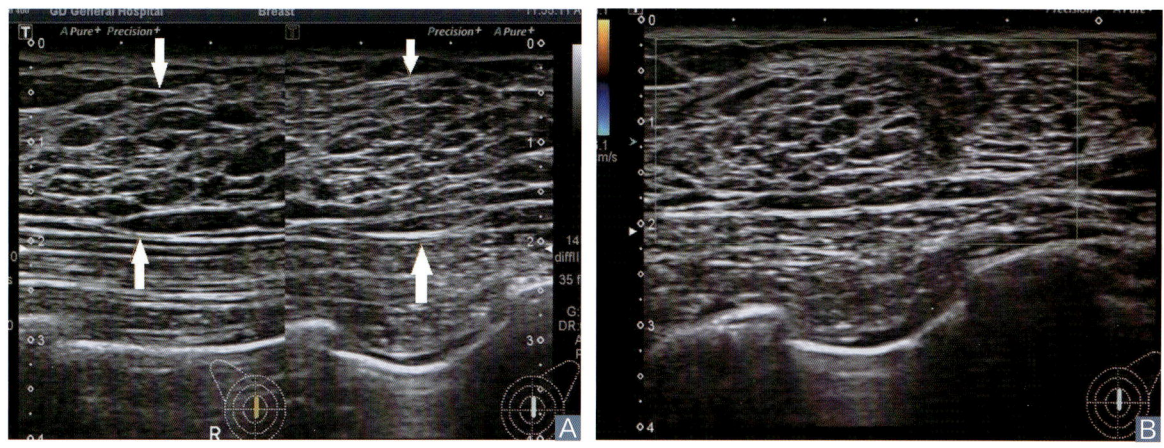

A.2D：双侧乳房探及以乳头为中心等回声光团，范围超过超声窗，厚约1.4cm，无明显包膜，内部呈网格状回声。B.CDFI：等回声光团内部未见血流信号。

图12-1-3a　男性乳腺发育超声图

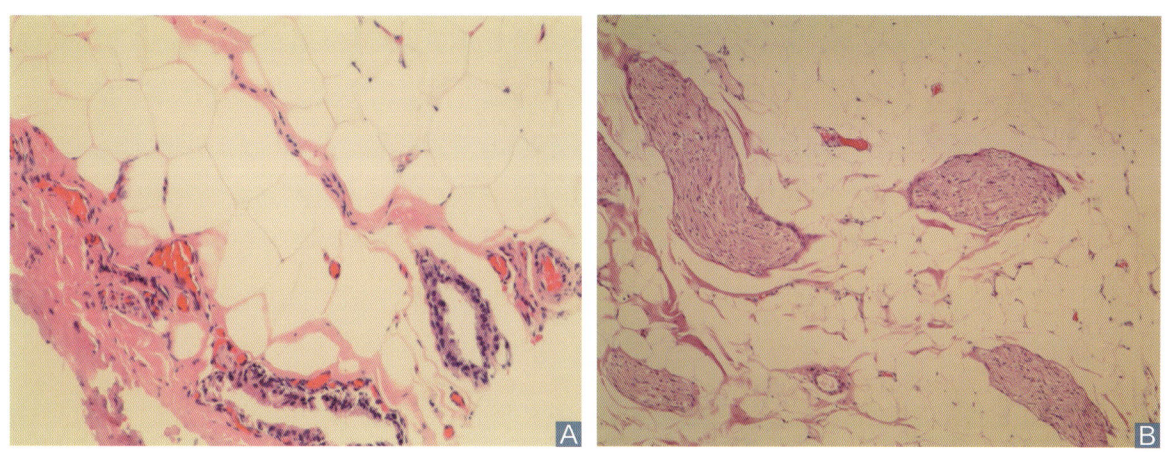

A～B.镜下：左（A）、右（B）送检物主要为脂肪组织，局灶可见乳腺导管，周围纤维胶原增生，未见小叶结构。

图12-1-3b　男性乳腺发育病理图

解析

病例2、病例3患者病史较长，乳房对称性逐渐长大，无不适。外观均可见双侧乳房隆起。病例2超声扫查可见菲薄腺体回声，与正常女性腺体回声相似。病例3图像表现与病例1、病例2不同，为网格状等回声，类似脂肪组织，术后病理证实为脂肪组织，且周围纤维胶原增生。病例2、病例3病理镜下左右侧腺体结构一致，因此反映在超声图像上左右侧腺体回声相似。

诊断思路

男性乳腺发育在近几年比较多见，GYN外观可见乳房体积明显增大，单侧或双侧乳房隆起，对称或不对称，活动期可伴疼痛。有些肥胖男性的乳房皮下脂肪增多，呈对称性肥大、隆起，临床上需要与男性乳腺发育鉴别。超声很容易对两者作出鉴别诊断。

男性乳腺发育的超声表现根据增生的程度、病程时间不同而表现各异。增生肿块较大或活动期超声表现明显，不易漏诊或误诊。当增生肿块较小时，腺体回声不明显。探头应轻置于乳房皮肤，在乳头下方及乳晕区进行纵、横及放射状多方位探查，必要时嘱患者采用坐位姿势对其进行扫查。静止期男性乳腺发育主要是脂肪组织增多、纤维组织增生，低回声腺体表现反而不明显，结合病史及体征可以帮助诊断。从病理角度来看，通常累及双侧乳腺，因此只有单侧乳房明显发育者，另一侧乳腺亦需仔细探查，以防漏诊。

病史较长的GYN可伴发肿块，且恶性率较高，因此超声检查需排查有无合并占位病变。若为单纯男性乳腺发育，诊断不作分类。若同时合并肿块，按肿块图像特征进行BI-RADS分类。

（刘彦英）

第二节 男性乳腺癌

·临床概述·

男性乳腺癌（male breast cancer，MBC）是一种罕见的恶性肿瘤，在所有乳腺癌患者中不足1%，占男性恶性肿瘤的0.1%。MBC发病原因复杂，机制尚未明确。目前认为可能与以下几个因素有关：体内雌雄激素水平失衡（雄激素低或雌激素高）、既往乳腺疾病（如乳腺发育）、乳腺癌家族史、某些基因异常（BRCA基因突变）、职业和环境因素（暴露于热和电辐射的工作环境）以及生活方式（如酗酒）的影响。

MBC可于任何年龄发病，国内平均为57.6岁，高于女性乳腺癌平均年龄5~10岁。MBC临床上易漏诊，发现时病期较晚，常导致预后不佳。首发症状多为乳晕下无痛性肿块，绝大部分为单侧，双侧罕见。肿块多为圆形或半圆形，无疼痛、质地硬、边界不清，多逐渐增大，也可静止多年后迅速增大，多与皮肤粘连或较固定，淋巴结转移发生较早。有时原发灶不大即发生远处转移。

MBC治疗策略的制定目前参考女性乳腺癌的治疗规范，但其临床和病理特点与女性乳腺癌却不尽相同。MBC约90%为浸润性癌，其中80%为浸润性导管癌，文献报道MBC的分子分型以腔面A型为主。MBC主要与男性乳腺发育、乳腺良性肿瘤等相鉴别。

·病理表现·

除外浸润性导管癌，还可见囊内乳头状癌（包裹性乳头状癌），浸润性小叶癌则非常罕见。组织学类型及分级与女性相同。ER、PR多数阳性，约95%的病例表达雄激素受体（AR），HER2阳性率较女性低。

·超声表现·

2D	增厚的腺体层内，乳头、乳晕后方可见低回声肿块，大多形态欠规则，边界清晰或欠清晰，或呈蟹足样改变，内部回声不均匀，伴囊性变。钙化较少见
CDFI	肿块内可见粗大血流信号，走行迂曲，一般呈高阻动脉血流频谱
淋巴结	常见腋窝淋巴结转移
其他	不同病理类型的男性乳腺癌超声表现不同，与组织学类型相同的女性乳腺癌相似

·病例·

病例1 男，48岁。发现右乳房肿块1周，无不适。

专科检查： 右侧乳腺可触及一约1.5cm肿物，呈结节样，质硬，边界不清，活动度差，与皮肤无粘连。右侧腋窝未触及肿大淋巴结。

病理诊断： （右）乳腺浸润性癌，Ⅲ级，非特殊类型。肿瘤最大径约1.9cm。右腋窝淋巴结可见癌转移（4/19，3宏转移1微转移）。

免疫组化结果： Ki67（30%+），AR（30%弱+），ER（90% 3+），PR（90% 3+），HER2阴性（基因无扩增）。

详见图12-2-1a、图12-2-1b。

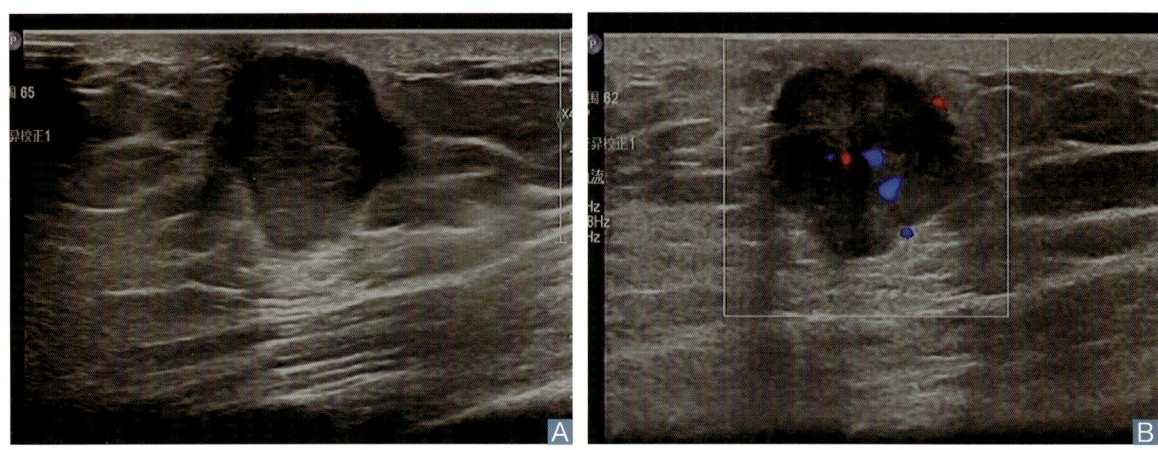

A.2D：右侧乳腺乳头后方可见一大小1.6cm×1.7cm低回声光团，非平行位，边界清，内回声欠均匀。
B.CDFI：低回声光团内部可见短线状血流信号。

图12-2-1a 男性乳腺癌（浸润性癌，非特殊类型）超声图

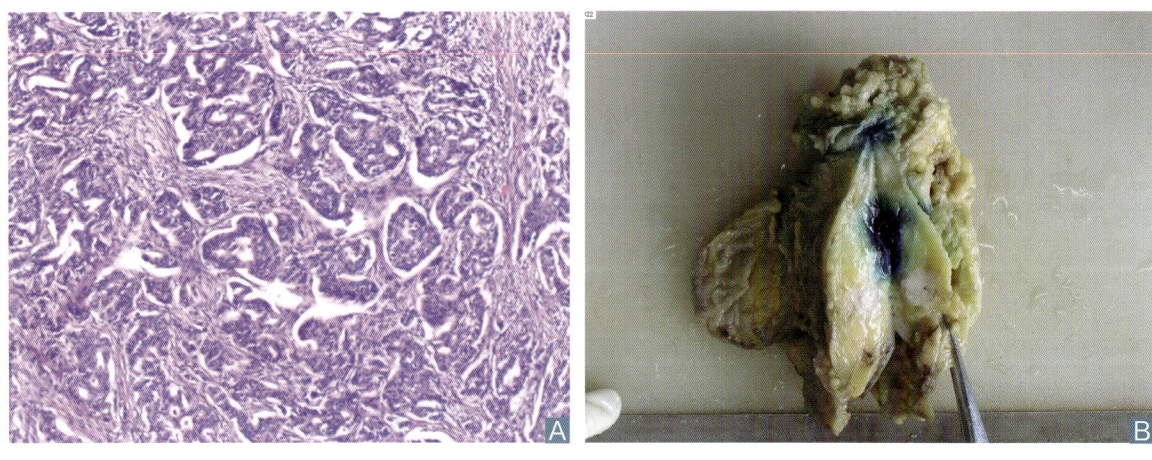

A.镜下：乳腺肿瘤，瘤细胞异型性明显，核分裂象可见（25个/10HPF），排列成腺样、巢状浸润性生长，并见5%的微乳头状结构。B.大体：（右乳腺）乳头后方见一肿物1.9cm×1.3cm×1.2cm，切面灰白色，质硬。

图12-2-1b 男性乳腺癌（浸润性癌，非特殊类型）病理图

病例2 男，67岁。发现右乳房肿块1个月，无不适。

专科检查：右侧乳腺可触及一约1cm肿物，质硬，边界不清，活动度差，与皮肤无粘连。右侧腋窝未触及肿大淋巴结。

病理诊断：（右）乳腺浸润性癌，非特殊类型，Ⅲ级。肿瘤最大径约1.5cm。右腋窝淋巴结未见转移癌（0/4）。

免疫组化结果：P63（肌上皮细胞缺失），CK5/6（肌上皮细胞缺失），Ki67（60%+），CK14（-），P53（-）。ER（80% 3+），PR（2% 3+），HER2阴性（基因无扩增）。

详见图12-2-2a、图12-2-2b。

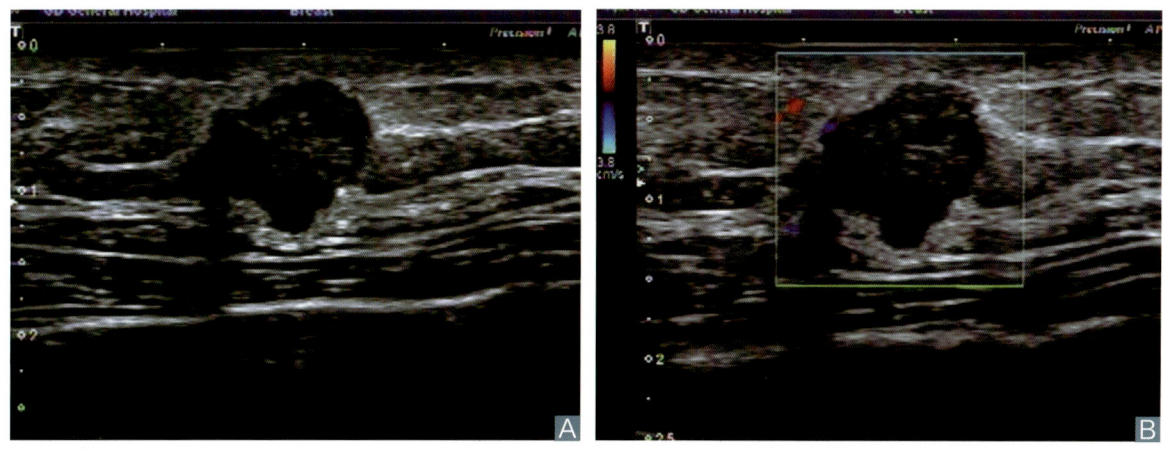

A.2D：右侧乳腺6点钟乳头旁可见一大小1.1cm×1.0cm低回声光团，边界清，形态欠规则，非平行位，内回声欠均匀。B.CDFI：低回声光团周边可见星点状血流信号。

图12-2-2a 男性乳腺癌（浸润性癌，非特殊类型）超声图

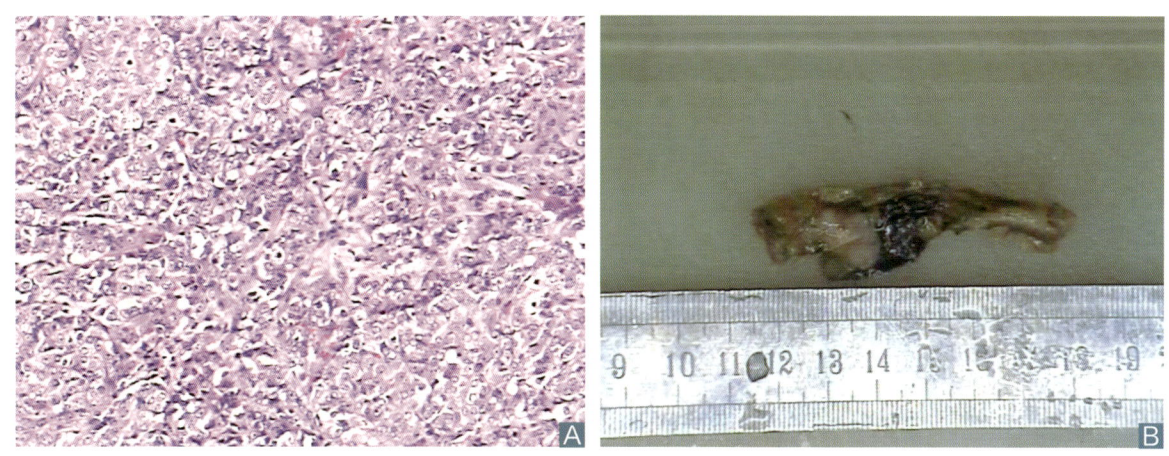

A.镜下：乳腺肿瘤，瘤细胞异型性明显，核大、深染，核分裂象可见（10个/10HPF），呈实性片巢状排列，间质纤维增生，淋巴细胞浸润。B.大体：（右乳腺）见一质硬区，大小1.5cm×1.3cm×1cm，切面灰白色，质中。

图12-2-2b 男性乳腺癌（浸润性癌，非特殊类型）病理图

病例3 男，61岁。无诱因发现右乳肿块20余年，约1cm大小，无不适。近1年感觉肿块逐渐长大。

专科检查： 右侧乳头后方可触及一大小约2cm×1.5cm肿物，边界欠清，活动度差，质地硬。右侧腋窝未触及肿大淋巴结。

病理诊断： （右）男性乳腺囊内乳头状癌。

免疫组化结果： CK5/6（-），CK14（-），ER（肿瘤弥漫3+），P63（-），Calponin（-），SMA（周边+），Ki67（5%+），Syn（-），CgA（-），CD56（-）。

详见图12-2-3a、图12-2-3b。

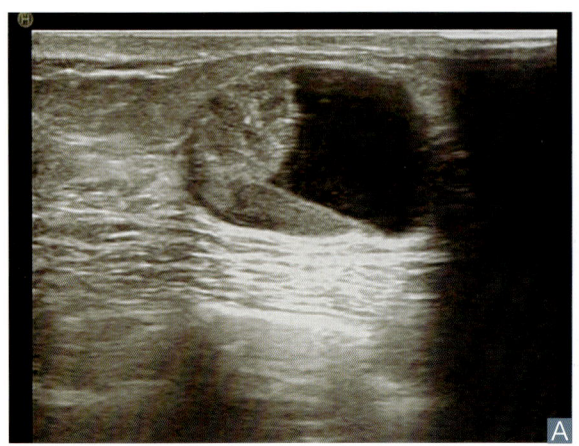 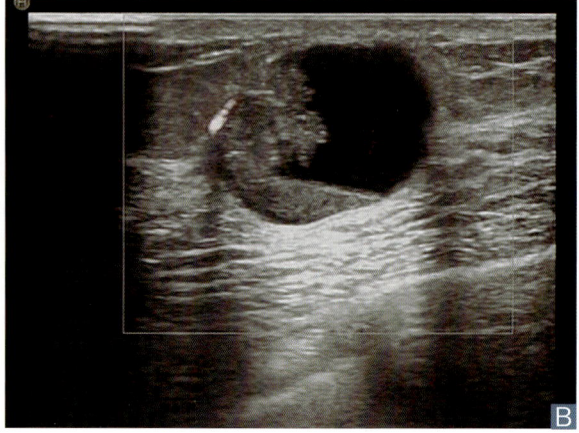

A.2D：右侧乳腺10点钟至12点钟乳头旁可见一大小约2.4cm×1.6cm无回声区，形态规则，边界清，内见一大小约0.9cm×0.8cm等回声光团附壁，基底部较宽，表面欠光整，内回声欠均匀；另可见细弱光点群回声呈"脂液分层征"。B.cSMI：无回声内等回声光团周边可见短线状血流信号。

图12-2-3a　男性乳腺癌（囊内乳头状癌）超声图

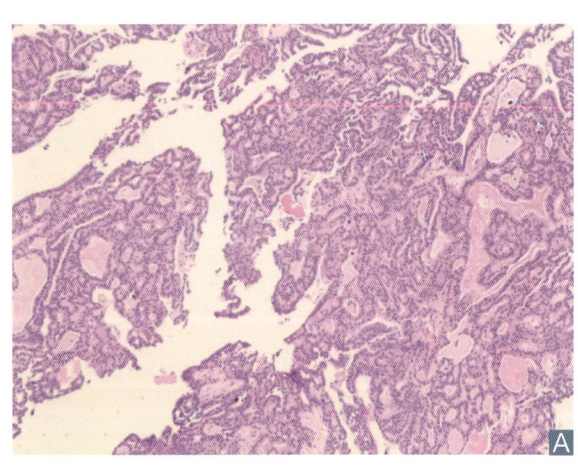 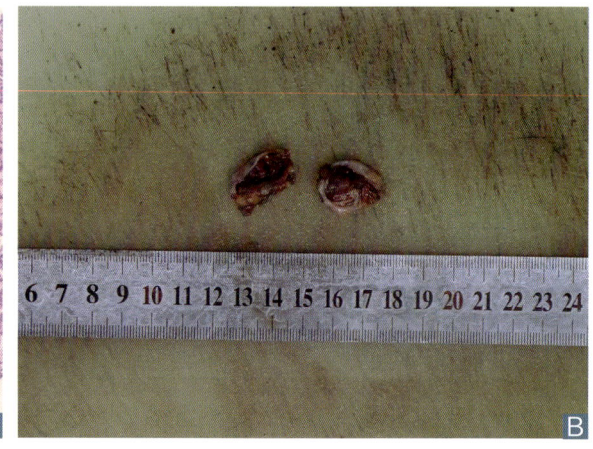

A.镜下：乳腺部分导管扩张，导管上皮呈乳头状增生，伴肌上皮增生，上皮细胞无异型。间质可见纤维血管轴心；局灶导管上皮增生，细胞大小不一，排列呈流水状，形成边窗样结构。B.大体：（右乳）囊肿1个，大小2cm×2cm×1cm，壁厚0.1~0.2cm，内壁粗糙，可见灰红组织，约0.6cm×0.4cm×0.2cm。

图12-2-3b　男性乳腺癌（囊内乳头状癌）病理图

诊断思路

男性乳腺组织少，出现新生肿块容易被发现，故MBC诊断一般不难。但由于MBC发病率很低，患者早期无明显不适症状，部分男性羞于检查乳腺等因素，加之患者和部分医师对MBC认识不足，缺乏必要警惕性，导致MBC较女性乳腺癌更易被误诊。

凡中老年男性乳腺出现肿块，质地硬，边界不清，或伴有乳头回缩、糜烂，乳房皮肤改变，不管有无腋窝淋巴结肿大，均应排除癌的可能性。

MBC主要应与男性乳腺发育、乳腺良性肿瘤等相鉴别。与男性乳腺发育鉴别要点：①男性乳腺发育多为双侧，在乳头和乳晕下构成盘状、质软、均匀一致肿块，边界清楚，与皮肤无粘连，在胸壁上可移动，乳头无内陷，常伴胀痛。而乳腺癌多为单侧，触诊肿块质地偏硬，边界不清，活动性差，容易与胸部皮肤或胸肌粘连，或伴乳头回缩变形。②超声检查。男性乳腺发育在乳房区见腺体样回声，一般不会出现低回声结节，血流信号不丰富；而乳腺癌会出现边界不清的低回声结节，血流信号多较丰富。

男性良性肿瘤甚少见，主要是生长于该部位的脂肪瘤、表皮样囊肿、纤维腺瘤等。与乳腺良性肿瘤鉴别要点：①临床触诊。男性良性肿瘤质地软或中等，边界清晰，活动性好；而乳腺癌触诊质地偏硬，边界不清，活动性差。②超声检查。男性良性肿瘤边界清晰，多可见纤细的包膜回声，血流信号多为Adler 0～Ⅰ级；而乳腺癌大多数边界不清，可见毛刺；少部分肿瘤边界清晰；呈小分叶状边缘改变；血流信号多为Adler Ⅰ～Ⅲ级。

（刘彦英）

第三节

男性其他乳腺疾病

·临床概述·

所有发生于女性的乳腺肿瘤（如乳头状瘤、纤维腺瘤、叶状肿瘤、血管瘤肌成纤维细胞瘤、导管扩张症、淋巴细胞性小叶炎等）均能发生在男性乳腺，但是极为罕见。

·病理表现·

组织学表现与女性相同。

·超声表现·

超声图像特征与女性类似。

·病例·

病例1　男，59岁。发现左乳头溢血1个月。

专科检查：双侧乳房外观正常，左侧乳头溢血。左侧乳房乳头后可触及一约2cm肿物，质韧，活动可。左侧腋窝淋巴结未触及。

病理诊断：（左）乳腺导管内乳头状瘤。

免疫组化结果：CK5/6（+），CK14（+），ER（斑驳+）。

详见图12-3-1a、图12-3-1b。

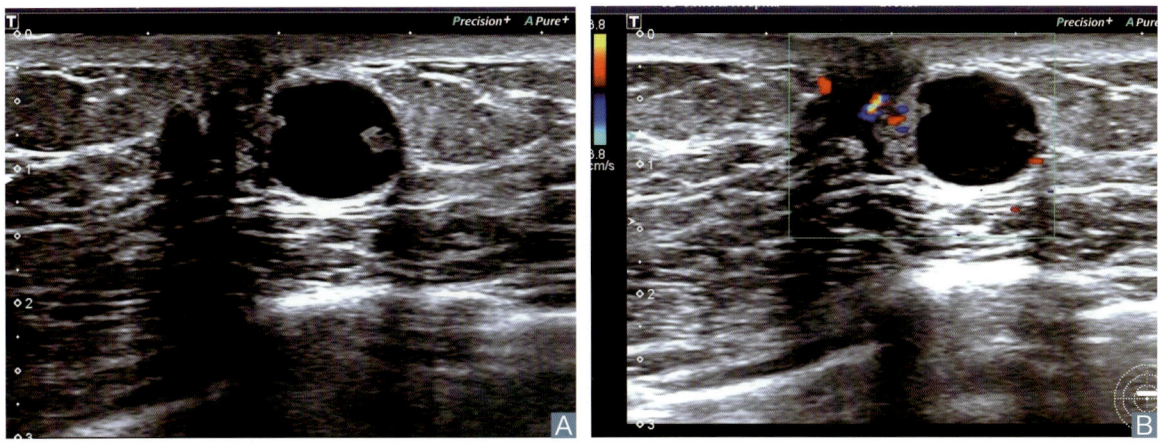

A.2D：左侧乳头后方可见一大小约2.1cm×1.0cm无回声区，形态尚规则，内壁不均匀增厚，内可见一大小0.3cm×0.2cm等回声光团，呈乳头状，蒂细。B.CDFI：无回声区内壁增厚处可见短线状血流信号。

图12-3-1a　男性乳腺导管内乳头状瘤超声图

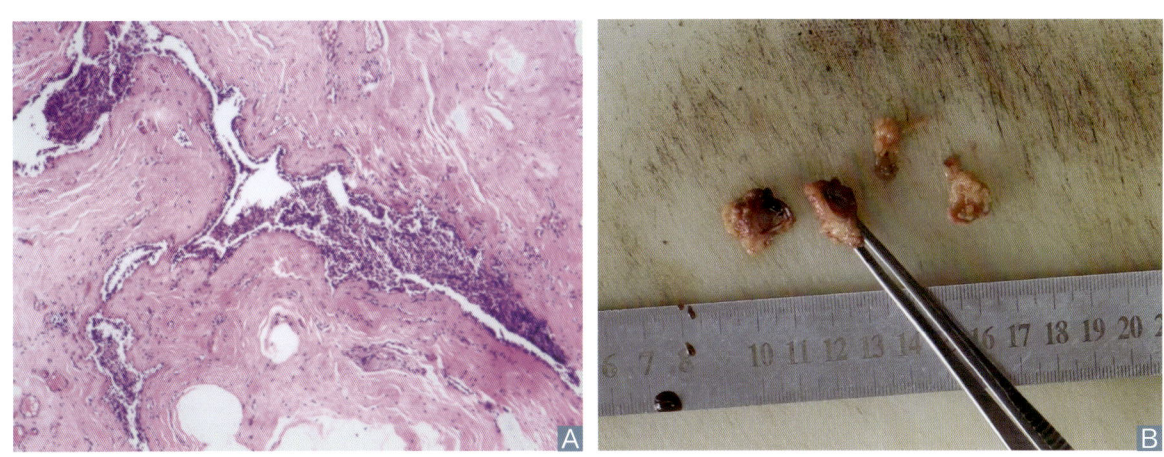

A.镜下：乳腺部分导管扩张，导管内可见少量导管上皮呈乳头状增生，伴肌上皮增生。间质可见纤维血管轴心。B.大体：（左乳）切面可见一囊肿1.4cm×1cm×0.9cm，内含暗红色液体，囊壁光滑，囊壁厚0.1cm。

图12-3-1b　男性乳腺导管内乳头状瘤病理图

病例2　男，67岁。无诱因发现左乳房肿块1个月，无不适。

专科检查：左侧乳头后方可触及约1cm肿物，质中，边界不清，活动度差，与皮肤无粘连。左侧腋窝淋巴结未触及。

病理诊断：（左乳）考虑为慢性化脓性炎，伴异物巨细胞反应。

详见图12-3-2a、图12-3-2b。

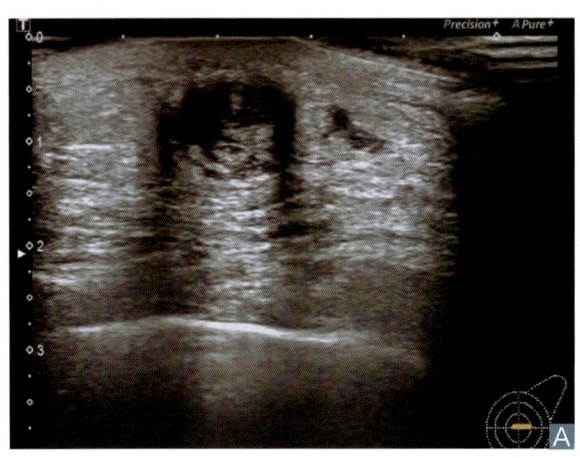 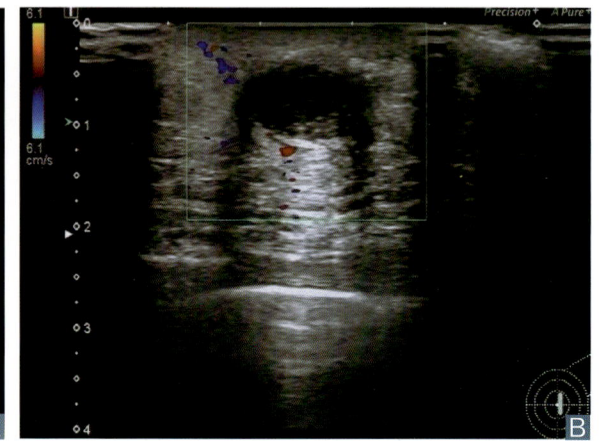

A.2D：左侧乳晕区皮肤增厚、回声增强，乳头下方见一大小约1.3cm×0.8cm低回声光团，形态尚规则，边界欠清，内回声欠均匀，后方回声增强。B.CDFI：低回声光团内部及周边可见星点状血流信号。

图12-3-2a　男性乳腺炎超声图

扫码观看视频

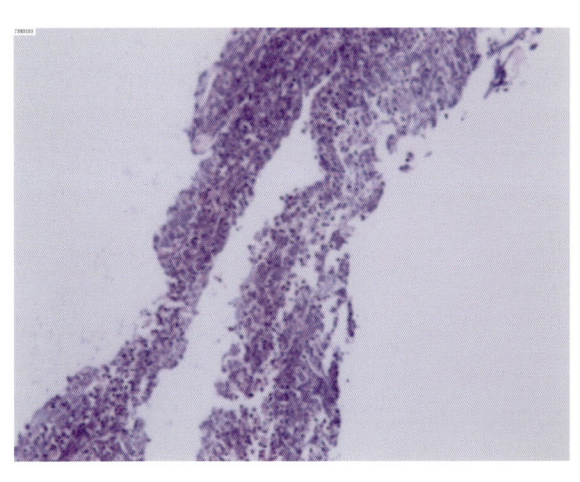

镜下：炎性渗出物伴坏变，局部可见纤维增生，并见较多类上皮细胞聚集。

图12-3-2b　男性乳腺炎病理图

诊断思路

不同于女性乳腺，男性乳腺由于缺乏孕激素，其终末小叶单元是不发育的。此外，男性乳腺不存在Cooper韧带，因此泌乳腺瘤几乎不会发生。纤维上皮性肿瘤，如纤维腺瘤、叶状肿瘤等也极少发生于男性乳腺。男性良性肿瘤较多见的是脂肪瘤、表皮样囊肿。男性乳腺良性疾病鉴别主要依据临床表现，例如男性乳头状瘤常见乳头溢血溢液。

本文中病例1为导管内乳头状瘤，病例2为乳腺炎，均属极罕见病例。男性乳腺中单纯囊肿极少，乳头状瘤也可以表现为囊性为主的囊实性病变，因此男性乳腺中的囊性改变也需要活检。超声诊断应归到BI-RADS 4A类。

（刘彦英）

第十三章

乳腺疾病超声诊断思路

乳腺疾病超声诊断思路及病例解析

在乳腺疾病的诊断过程中，要求我们必须全面科学地进行观察、分析、推理，去伪存真、去粗取精，准确辨析疾病的本质，才能作出正确的诊断。

·了解病史及相关检查结果·

1. 了解患者年龄、病史、婚育史、既往史和手术史，避免误将以往开刀留下瘢痕或异物诊断为可疑病灶。查阅以往乳房超声结果或其他影像学检查资料。

2. 视诊+触诊。

·实质性肿块的超声诊断思路·

（注：本文实质性肿块指的是内部实性成分超过90%的肿块）

1. 首先考虑肿块的形状、边缘及纵横比，可先初步作出评估，再辅以肿块内回声的高低、边界是否明显、是否有钙化（钙化模式）、血流、弹性评分、周边组织变化及有无腋窝淋巴结肿大等作出更准确的判断。

良恶性病变超声基本特征

特征	良性	恶性
形状	规则，类椭圆形或类圆形	不规则或不明显
方位	平行位	非平行位
边缘	清晰	模糊，或毛刺状
回声模式	低回声或等回声，回声较均匀	低回声，回声不均匀
后方回声	增强	无变化或衰减
钙化	粗大钙化	微小钙化，分布不均匀
血流	Adler 0～Ⅱ级	Adler Ⅰ～Ⅲ级
弹性成像	较软	较硬
腋淋巴结	正常	可伴转移

2. 良恶性病变图像常常有交叉、重叠，如良性病变超声表现类似恶性（如放射状瘢痕），恶性肿瘤具有良性肿瘤超声特征（如单纯型黏液癌、具有髓样特征的浸润性癌、包裹性乳头状癌等）。因此，我们尚需结合以下因素进行综合考虑：①年龄及症状；②肿块位置；③肿块大小；④肿块数目等。详见图13-1-1、图13-1-2。

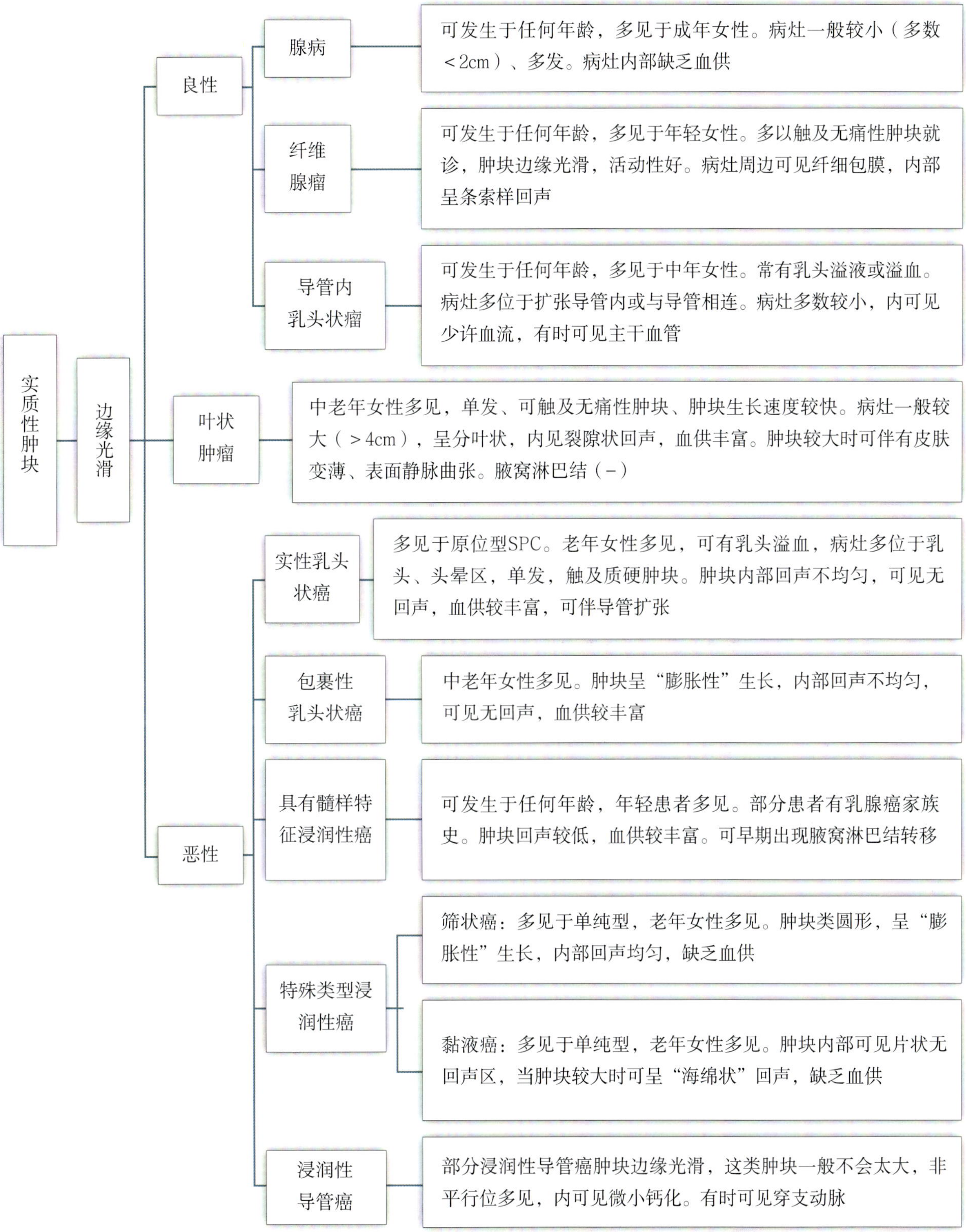

```
实质性肿块 ─ 边缘光滑 ┬ 良性 ┬ 腺病 ── 可发生于任何年龄，多见于成年女性。病灶一般较小（多数＜2cm）、多发。病灶内部缺乏血供
                          │      ├ 纤维腺瘤 ── 可发生于任何年龄，多见于年轻女性。多以触及无痛性肿块就诊，肿块边缘光滑，活动性好。病灶周边可见纤细包膜，内部呈条索样回声
                          │      └ 导管内乳头状瘤 ── 可发生于任何年龄，多见于中年女性。常有乳头溢液或溢血。病灶多位于扩张导管内或与导管相连。病灶多数较小，内可见少许血流，有时可见主干血管
                          └ 恶性 ┬ 叶状肿瘤 ── 中老年女性多见，单发、可触及无痛性肿块、肿块生长速度较快。病灶一般较大（＞4cm），呈分叶状，内见裂隙状回声，血供丰富。肿块较大时可伴有皮肤变薄、表面静脉曲张。腋窝淋巴结（−）
                                 ├ 实性乳头状癌 ── 多见于原位型SPC。老年女性多见，可有乳头溢血，病灶多位于乳头、头晕区，单发、触及质硬肿块。肿块内部回声不均匀，可见无回声，血供较丰富，可伴导管扩张
                                 ├ 包裹性乳头状癌 ── 中老年女性多见。肿块呈"膨胀性"生长，内部回声不均匀，可见无回声，血供较丰富
                                 ├ 具有髓样特征浸润性癌 ── 可发生于任何年龄，年轻患者多见。部分患者有乳腺癌家族史。肿块回声较低，血供较丰富。可早期出现腋窝淋巴结转移
                                 ├ 特殊类型浸润性癌 ┬ 筛状癌：多见于单纯型、老年女性多见。肿块类圆形，呈"膨胀性"生长，内部回声均匀，缺乏血供
                                 │                 └ 黏液癌：多见于单纯型、老年女性多见。肿块内部可见片状无回声区，当肿块较大时可呈"海绵状"回声，缺乏血供
                                 └ 浸润性导管癌 ── 部分浸润性导管癌肿块边缘光滑，这类肿块一般不会太大，非平行位多见，内可见微小钙化。有时可见穿支动脉
```

图13-1-1　实质性肿块−边缘光滑−超声诊断思路图

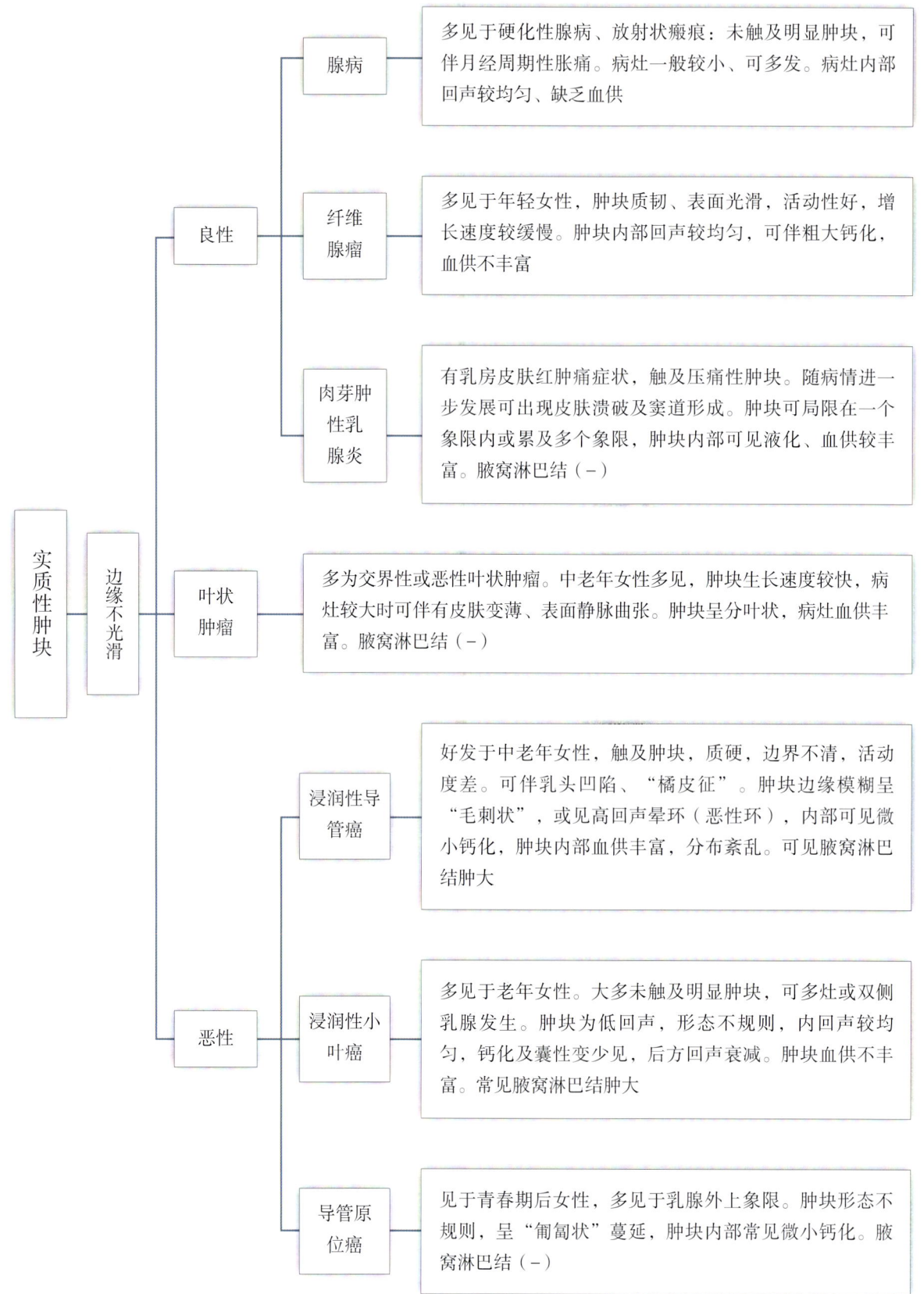

图13-1-2 实质性肿块-边缘不光滑-超声诊断思路图

·非肿块型病变的超声诊断思路·

1. 乳腺病变有一部分是以非肿块的形式呈现。非肿块型病变呈现为病变弥漫、无明显边界、无明确占位效应，病变范围大者甚至可累及多个象限。由于缺乏明显的空间占位效应，极易造成超声漏诊、误诊。

非肿块型病变的定义：是指超声检查中未探及明显边界并在两个不同检查切面未见明显占位效应的一类乳腺病变，表现为病灶缺乏明确的形态和边界，与周边组织间没有明显界限，且与对侧乳腺对应区域的超声表现不同。

2. 以非肿块型病变为表现的常见疾病。

非肿块型病变常见疾病

良性	恶性
乳腺腺病	导管原位癌
乳腺炎	浸润性导管癌
导管内乳头状瘤	浸润性小叶癌

3. 非肿块型病变根据超声表现可以分为导管样低回声区和非导管样低回声区。导管样低回声区分为单支及多支，若呈导管样走行、分布，说明病灶在导管内生长。但此类声像图并不代表都是恶性病灶，尤其是单支时不能除外良性病灶可能。非导管样低回声区是指在两个不同扫查方向上无明确边界及外形的低回声区，与周边或对侧相同区域的腺体组织回声不同，呈不对称性。根据分布特点可分为：局灶性分布（一个象限内，良性或恶性病变均有可能）；节段性分布（尖端指向乳头的三角形、锥形低回声区，恶性可能性比较大）；多发、双侧或弥漫性分布（多为正常变异或激素引起）。

4. 对非肿块型病变，超声观察内容包括：①腺体的回声；②导管的改变；③微小钙化分布；④血流异常；⑤周围结构扭曲等。同时还要结合触诊。

5. 重视乳腺的"第二眼"超声评估：在首次超声检查结果为阴性的情况下，如果获得其他阳性证据（包括临床触诊、患者主诉和钼靶、MRI检查等）时，应该对重点区域进行超声二次评估。

·囊性病灶的超声诊断思路·

1. 囊性病灶的分类。

囊性病灶的分类

	乳腺囊肿			
分类	单纯性囊肿	簇状囊肿	复杂性囊肿	复合型囊肿
定义	边缘光整、圆形或类圆形、无回声、后方回声增强（可伴纤细分隔），可伴钙化（钙盐沉积）	多个＜0.5cm囊肿、无实性成分、边缘可呈微小分叶	囊肿内部含碎屑，表现为均匀低回声，无实性成分，囊壁可伴钙化（钙盐沉积）	厚囊壁或厚间隔，附壁结节，囊内包含实性成分
病理	囊肿、腺病	纤维囊性变、腺病	囊肿、腺病、炎症	囊肿、腺病、炎症、乳头状瘤、癌
CBCS BI-RADS分类	2类	2～3类	3类	4A～4C类

2. 复合型囊肿（又称囊实性复合肿块）分型：Ⅰ～Ⅳ型（见图13-1-3）。

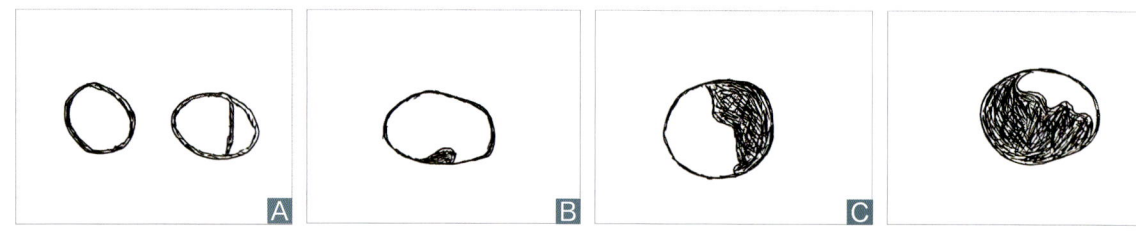

A.Ⅰ型，肿块具厚壁或厚分隔，或兼具厚壁和厚分隔；B.Ⅱ型，囊性团块伴散在附壁实质性结构；C.Ⅲ型，肿块兼具实质性和囊性成分，囊性部分＞50%；D.Ⅳ型，肿块内实质性成分占50%以上，但＜90%，囊性成分位于肿块中心或偏于一侧。

图13-1-3　复合型囊肿分型示意图

3. 复合型囊肿常见疾病：

复合型囊肿常见疾病

良性	恶性
腺病、囊肿、炎症	实性乳头状癌
导管内乳头状瘤	导管原位癌
纤维腺瘤	浸润性导管癌

4. 复合型囊肿病例（见图13-1-4至图13-1-8）。

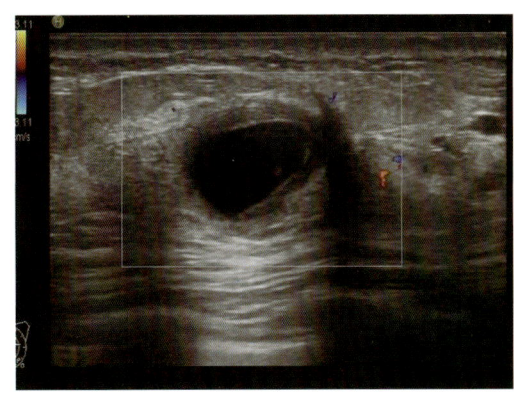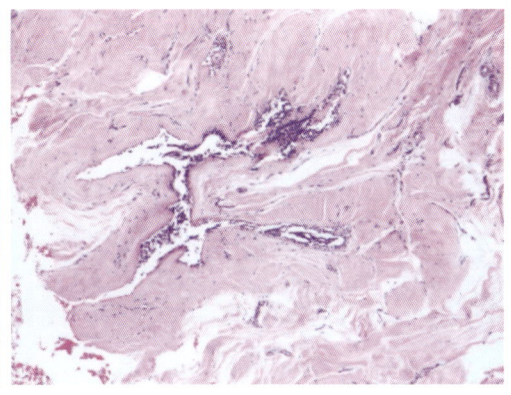

女，53岁，超声所见：左侧乳腺见一无回声区，呈类椭圆形，边界清，壁厚0.3cm，尚光整，内见少许细弱光点。无回声区周边及内部未见明显血流信号。

病理诊断：（左）乳腺腺病，伴囊肿形成及个别导管上皮普通型增生（UDH）。

图13-1-4　复合型囊肿Ⅰ型

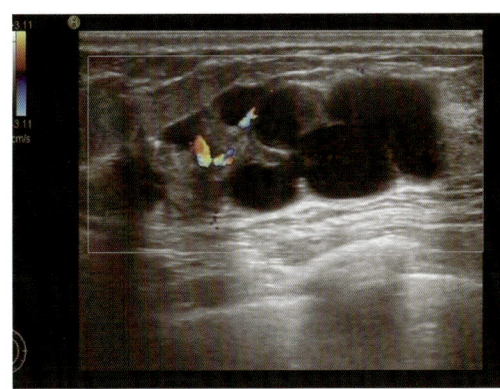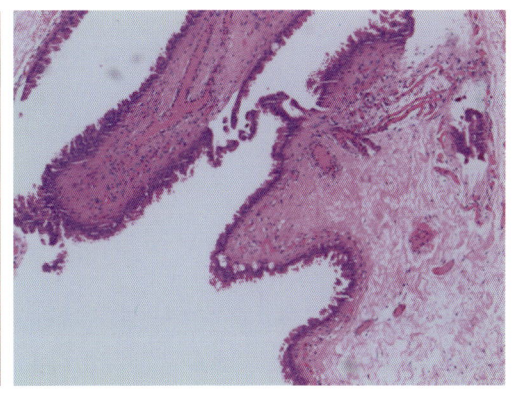

女，31岁，超声所见：右侧乳腺见一无回声区，形态尚规则，平行位，边界清，内见厚分隔，分隔处见血流信号。

病理诊断：（右）乳腺囊肿伴灶性导管上皮普通型增生（UDH）。

图13-1-5　复合型囊肿Ⅰ型

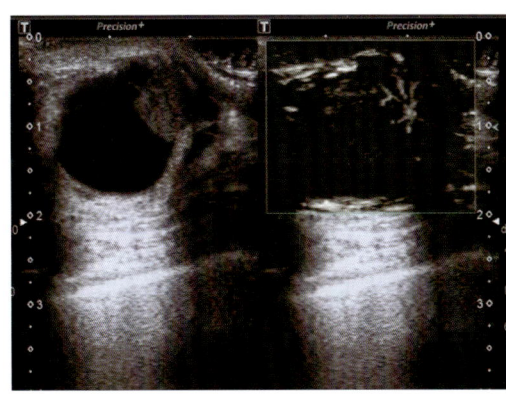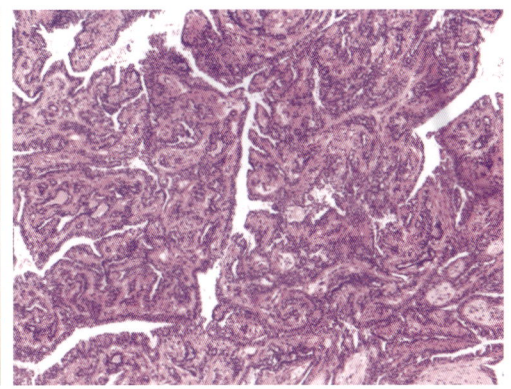

女，46岁，超声所见：左侧乳头旁见一无回声区，呈圆形，边界清，内见等回声光团附壁，光团表面光滑，内回声均匀，内部可见血流信号呈放射状分布。

病理诊断：（左）乳腺导管内乳头状瘤；局灶导管上皮普通型增生（UDH）。

图13-1-6　复合型囊肿Ⅱ型

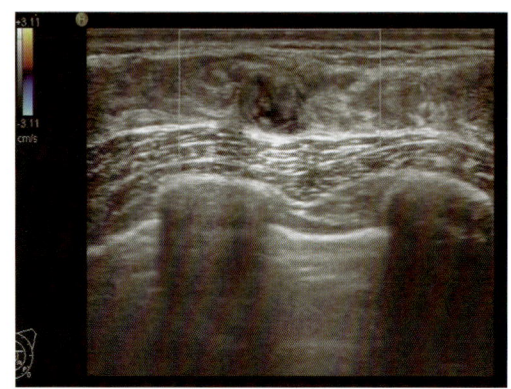 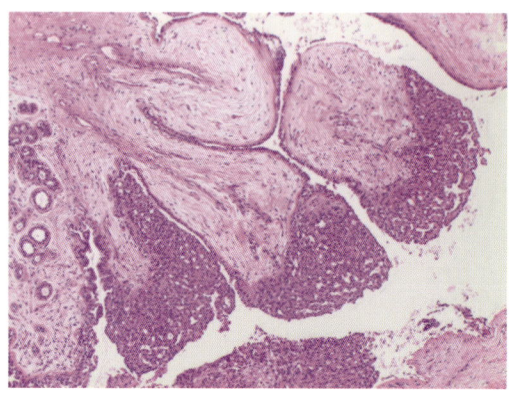

女，28岁，超声所见：左侧乳腺乳头旁见一无回声区，呈类圆形，边界尚清，内见不规则形态等回声光团，光团内未见明显血流信号。

病理诊断：（左）乳腺导管内乳头状瘤。

图13-1-7 复合型囊肿Ⅲ型

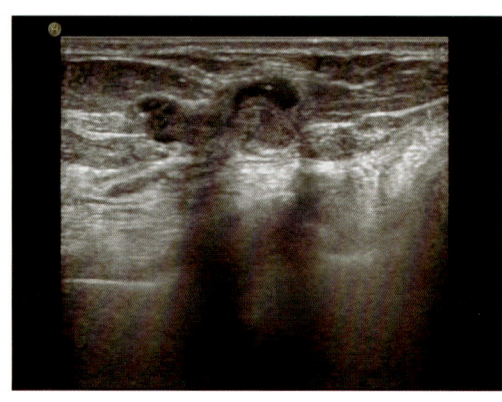 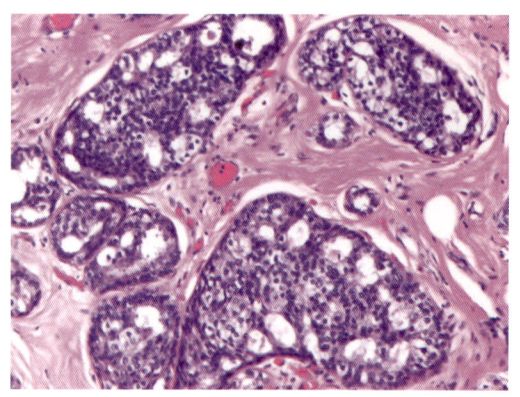

女，48岁，超声所见：左侧乳腺见一等回声光团，形态欠规则，平行位，边界尚清，内见不规则形态无回声区。

病理诊断：（左）乳腺低级别导管原位癌。

图13-1-8 复合型囊肿Ⅳ型

总之，Ⅳ型的恶性率要显著高于Ⅰ型、Ⅱ型及Ⅲ型。对复合型囊肿建议超声评估为BI-RADS 4类以上，可以结合具体超声特征诊断为4A～4C类。

·乳腺微钙化的超声诊断思路·

1. 乳腺细微钙化点的构成：主要成分为草酸钙及磷酸钙，前者在良性病变发现，不易由乳房X线摄片测出；后者易伴有组织坏死，多见于恶性病变。

2. 微小钙化的临床意义：①若乳腺导管异常扩张伴微小钙化，是原位癌的特征；②若低回声肿块伴有微小钙化，是诊断恶性肿瘤的依据；③在某些边界不明显的肿瘤，若超声检测到微细钙化点，则有助于界定肿瘤的范围。

3. 乳腺导管外弥漫微钙化时，若双侧乳腺都表现为弥漫微钙化、非聚集性分布，多数为良性病变，超声诊断为BI-RADS 2类。若微钙化为局限分布时，建议超声诊断为BI-RADS 0类。微钙化沿导管方向分布，10个以上聚集成簇，则导管原位癌可能性大，建议超声诊断为BI-RADS 4C类。

·导管改变的超声诊断思路·

1. 非哺乳期女性导管内径≥2mm为导管扩张。常见多根导管扩张，单根导管扩张较少见。导管扩张常见的病变包括：单纯乳管扩张、导管内乳头状瘤、实性乳头状癌以及导管原位癌。

2. 超声检查发现乳腺导管扩张，需要进一步观察：①导管内及导管末端有无实性结节；②导管内透声情况，导管内液体是否混浊；③乳头形态及回声是否正常；④导管壁有无增厚，导管壁增厚大多见于恶性病变或癌前病变；⑤导管内若合并微小钙化，要观察导管走行，管壁回声，微钙化分布形态等。

3. 导管内乳头状瘤与实性乳头状癌虽然有时难以区分，但下列特征可认为倾向于恶性病变：①导管走行扭曲，管壁较厚，以至于扩张反而不明显；②导管内见肿块>1cm，或伴有微小钙化或血供较丰富。与良性病变相比，恶性病变导管扩张的长度更长，导管内病灶表现为节段性而非局灶性。

4. 超声显示单纯导管扩张，无导管壁增厚，也无导管内肿块时，若患者无症状，初次发现、年龄＞40岁者建议诊断为BI-RADS 3类，随诊复查无变化可降到2类；若非初次发现，对比之前无变化者诊断为BI-RADS 2类；若伴乳头溢血，为避免漏诊，建议诊断为BI-RADS 0类。

·乳头溢液的超声诊断思路·

1. 乳头溢液分类及病因。

乳头溢液分类及病因

溢液	生理性	①妊娠期或哺乳期的乳汁分泌现象 ②围绝经期也可出现少量乳头溢液 特点：多为双侧性，呈乳汁样或水样液
	病理性	外因素：血泌乳素升高 特点：多为双侧发生，呈乳汁样或水样液
		内因素： ①导管内乳头状瘤（最常见） ②乳腺癌 ③其他：囊肿、腺病等 特点：多为单侧发生，呈血性、血清样、浆液性或脓性

2. 溢液为血性，提示病变位于大导管；溢液为淡血性或浆液性，提示病变位于较小导管。若血性液在导管内停留时间过久可转为暗褐色；病变合并感染可呈脓性；坏死组织液化可呈水样液或棕色液。

3. 中青年女性溢液最常见原因为导管内乳头状瘤。老年女性乳头溢血，乳后方或乳晕区发现肿块，即便肿块＜1cm，形态规则，回声均匀，不伴导管扩张，亦有可能是实性乳头状癌。

4. 溢液患者若有导管扩张伴肿块或囊性病灶内见肿块，超声比较容易诊断。若不伴导管扩张，表现为单纯的实质性肿块，超声诊断存在一定的困难，需要注意观察：①病灶周边是否有细小导管；②病灶内部彩色血流是否丰富，有无主干血管（导管内乳头状瘤病理镜下可见明显的血管蒂）。还有一种特殊情况是肿瘤很小，仅观察到孤立的扩张导管，未发现导管内肿块，也应高度警惕导管内乳头状肿瘤的存在。所有溢液患者均需要仔细观察乳头内及乳头后方区域。

·腋窝淋巴结状态·

腋窝淋巴结状态能起到辅助诊断的作用。若发现淋巴结肿大，诊断乳腺癌的依据更充分。但未发现淋巴结肿大，却不能作为排除乳腺癌的依据。因为，存在以下情况：①导管原位癌及叶状肿瘤，即使肿块大小已超过乳腺一个象限的范围，也不出现腋窝淋巴结肿大。少数恶性度低的浸润性癌也可以不发生淋巴结转移。②极少数乳腺癌前哨淋巴结并非在同侧腋窝区域。③腋窝中隐藏的较小的（＜1cm）、呈圆形、均匀低回声的淋巴结（可疑阳性淋巴结）未能及时识别检出，导致漏诊。

（郭玉萍）

注：本书无特殊说明时，所述"腋窝淋巴结"均为腋下组淋巴结。

第十四章

乳腺疾病中免疫组织化学在诊断及鉴别诊断中的应用

■ 一、免疫组织化学的作用

多数乳腺病变依靠典型的形态学特点可以诊断，然而有部分病变单靠传统的HE染色技术，很难做出明确的病理学诊断。免疫组织化学（简称免疫组化）是一种常用的实验技术，主要应用免疫学抗原和抗体特异性结合的基本原理，再通过化学反应使标记抗体的显色剂显色，从而对组织细胞内的抗原（主要为蛋白质）进行定性、定位及相对定量研究。免疫组化的应用可为病理诊断提供有力补充，不仅能用于乳腺疑难病变的诊断和鉴别诊断，还能对肿瘤进行更为细化的分类。

■ 二、乳腺组织学及免疫组织化学标志物

1. 乳腺导管小叶结构（见图14-1-1）

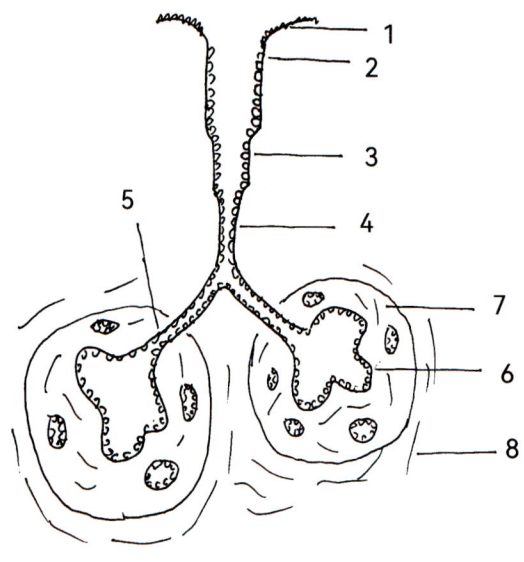

1. 输乳窦：复层鳞状上皮。2. 大导管：双层柱状上皮，肌上皮连续。3. 中导管：单层柱状上皮，肌上皮连续。4. 小导管（小叶外）：单层立方上皮，肌上皮不连续，有弹力纤维。5. 小导管（小叶内）：单层立方上皮，肌上皮不连续，无弹力纤维。6. 终末导管（腺泡）：单层立方上皮，肌上皮不连续，无弹力纤维。7. 特化间质（对雌、孕激素有反应）。8. 一般间质（不受激素影响）。

图14-1-1　乳腺导管小叶结构图

2. 正常乳腺导管和腺泡均由2层细胞构成：内层腺上皮细胞和外层肌上皮细胞（myoepithelial cells，MECs）。MECs之外是基底膜，基底膜外是富含肌纤维的胞质。双层结构完整存在通常是乳腺良性病变的组织学标志，恶性病变则出现MECs的缺失或不完整，因此MECs存在与否就成为乳腺良恶性疾病鉴别诊断的重要指标。

3. 腺上皮细胞、肌上皮细胞和基底细胞，每组细胞表达不同的标志物。当乳腺上皮增生或形成肿瘤时，这些标志物的免疫组织化学检测可为病变类型的鉴别诊断提供重要帮助。

4. 常用的肌上皮细胞标志物

乳腺上皮细胞常用的免疫组织化学标志物

标记细胞	标志物
肌上皮	高分子质量细胞角蛋白（CK5/6、CK14、CK17、34βE12）
	与平滑肌相关的肌性分化蛋白（SMA、MSA、Calponin、S-100）
	P63
	CD10
	黏附分子复合体（E-cadherin、P120、β-catenin）
腺上皮	低分子量细胞角蛋白（CK7、CK8、CK18、CK19）
	激素受体（ER、PR、AR）
	分泌蛋白（GCDFP-15、Mammaglobin）
	黏附分子复合体（E-cadherin、P120、β-catenin）
基底细胞	Laminin
	Ⅳ型胶原

①Actin：是常用的一组识别肌源性分化的抗体，其中平滑肌肌动蛋白（SMA，α-SMA）和肌特异性肌动蛋白（MSA，HHF-35）均是识别乳腺肌上皮的常用标志物，在乳腺肌上皮染色中呈强阳性。但它们除了同时在血管平滑肌中表达外，尤其是SMA还和间质中的肌成纤维细胞存在交叉反应。在浸润性导管癌、导管原位癌和硬化性腺病的反应性间质中往往存在较多的肌成纤维细胞，当它们与肿瘤细胞巢并列时，容易被误认为肌上皮细胞；小血管靠近肿瘤细胞也会带来同样的困扰。真正的肌上皮细胞一般轻度朝腺上皮凸起，而另外两者无此现象。在乳腺普通型导管增生和浸润癌中有少量上皮细胞表达SMA，另外MSA也可在一部分乳腺导管癌细胞中表达。

②Calponin：其对肌上皮细胞有较高的敏感性，与肌成纤维细胞有轻度的交叉反应，但它在肌成纤维细胞中的阳性率要比SMA低。Calponin也可以显示小血管，极少数浸润性癌的病例可有灶状阳性。

③SMMHC（平滑肌肌球蛋白重链）：是鉴别平滑肌细胞更可靠的标志物，其对肌上皮的敏感性与SMA和Calponin比较相差不多或略逊一筹。但其几乎不与肌成纤维细胞发生反应，只有8%的病例有极少数肌成纤维细胞表达。尽管SMMHC也可标记血管，但因其几乎不与肌成纤维细胞发生反应，可以避免许多陷阱。因此，SMMHC是非常实用的识别肌上皮细胞的标志物，特异性和敏

感性均较好。

④S-100：是一种酸性钙结合蛋白，为二聚体复合物，有α、β2个亚单位，形成3种形式：S-100ao（αα）、S-100a（αβ）以及S-200b（ββ）。之前认为S-100蛋白是识别乳腺肌上皮最实用的标志物之一。但近年越来越多文献相继报道乳腺正常、良性增生病变的腺上皮以及乳腺癌细胞均可表达S-100蛋白，认为用S-100蛋白鉴别乳腺良、恶性病变中的肌上皮并不可靠。

⑤高分子质量细胞角蛋白：CK5、CK14和CK17能在肌上皮中表达，且具有较高的敏感性。但是它们在干细胞（祖细胞）、中间腺细胞和中间肌上皮也有表达。因此，乳腺腺泡细胞、增生的导管上皮和乳腺基底细胞样癌也可有不同程度的表达。

⑥P63：P63在乳腺组织中是敏感和相对特异性的肌上皮标志物。由于该抗体为核表达，阳性的肌上皮细胞在良性腺体和原位癌周围呈不连续的点状线性排列。P63主要优势是其特异性，它在肌成纤维细胞和血管中不表达，可防止发生像平滑肌相关性肌上皮标志物那样的诊断陷阱。在普通导管增生中有少量上皮细胞表达P63，并在5%~12%浸润性癌中有表达，但与肌上皮细胞相比通常是灶状和弱阳性。在基底细胞样癌和鳞癌分化的癌常表达P63，但P63阳性的癌细胞从形态上易识别，因此通常不会与肌上皮细胞混淆。总之，P63对肌上皮有较高的敏感性和特异性，是较实用的标志物之一。

⑦CD10：也可称为普通急性淋巴母细胞性白血病抗原，主要用于淋巴造血肿瘤的诊断。后来发现其在乳腺肌上皮也可表达，超微结构研究证实CD10主要表达于肌上皮的细胞膜，其在肌成纤维细胞也可以阳性，但交叉反应比SMA弱。其优点为它不在小血管中表达，但有时标注肌上皮细胞的敏感性比其他常用的肌上皮标志物要弱一些。

当免疫组化染色在肿瘤细胞巢周围没有显示肌上皮时，通常支持浸润癌的诊断。然而，有时确实难以判断肌上皮是真缺乏还是假缺乏（被严重挤压或因切面问题所导致）。下列特点支持肌上皮真正缺乏：第一，中至大肿瘤细胞巢或多个肿瘤细胞巢的周围未检测到肌上皮细胞；第二，两种不同的肌上皮细胞标志物都无表达。为避免在判断肌上皮标志物中的某些陷阱，建议使用2种以上的标志物。其中P63和SMMHC是很好的互补标志物，或加用敏感性更强但特异性略差的Calponin和SMA抗体。

5. 常用的腺上皮细胞标志物

①GCDFP15（大囊肿性疾病液体蛋白15）：是乳腺囊肿液中的一种组成蛋白，与催乳素诱导蛋白有相同的氨基酸片段，可在任何具有大汗腺特征的细胞中表达。除了乳腺以外，可见涎腺和汗腺的腺泡结构中表达，也可在皮肤、外阴Paget病和前列腺中表达。如果除了皮肤附属器、涎腺和前列腺癌以外，GCDFP-15的阳性表达对诊断乳腺癌有98%~99%的特异性，因此它可作为乳腺癌与其他类型癌鉴别的诊断抗体。

②Mammaglobin（乳腺球蛋白）基因是子宫球蛋白家族成员之一，编码与乳腺上皮细胞有关的糖蛋白。研究发现有84%的乳腺癌表达乳腺球蛋白，其他的癌有15%表达，比GCDFP敏感，但特异性目前尚不能肯定。

③激素受体：

ER（oestrogen receptor，雌激素受体）有2个亚单位，ERα和ERβ，两者为异源二聚体。正常乳腺上皮表达ERα，少量表达ERβ。ERα可以激活乳腺上皮接受雌激素的刺激。乳腺增生的病变和浸润前的肿瘤ERβ表达减少而ERα表达增加。在乳腺癌中，ER阳性的肿瘤ERα与ERβ的表达高于正常组织，其主要为ERα表达增加。临床使用检测ER的抗体大多是识别α亚型的。

PR（progesterone receptor，孕激素受体）位于1号染色体中，受ER的调节。有研究表明，在正常的乳腺组织中有95%激素受体阳性的细胞合成ER和PR。

6. 常用的基膜物质标志物

①Laminin（层粘连蛋白）：是基膜的一个重要成分，起桥梁作用，将Ⅳ型胶原和外周基质相连接。在乳腺导管、平滑肌、神经和血管基膜中成连续均匀排列，在原位癌和浸润癌的鉴别诊断中起一定作用。

②Ⅳ型胶原：是基膜中最主要的成分，为螺旋状结构，存在于乳腺正常和增生的良性腺体周围，在绝大多数良性病变中可以检测到其存在。然而在实际临床工作中，不连续的Ⅳ型胶原并不意味是微浸润性病变。

三、免疫组织化学标志物在乳腺疾病诊断及鉴别诊断中的应用

1. 导管内增生性病变的鉴别诊断

普通型导管上皮增生（UDH）免疫组织化学表型为：高相对分子质量细胞角蛋白斑驳阳性。雌激素受体（ER）为部分细胞阳性且强弱不一。非典型导管上皮增生（ADH）和低级别导管原位癌（DCIS）免疫组织化学表型为：高相对分子质量细胞角蛋白阴性。ER均匀一致强阳性。

2. 原位癌与浸润癌的鉴别诊断

乳腺原位癌和浸润癌的区别在于癌细胞是否突破肌上皮和基底膜浸润间质。最常用的鉴别诊断标志物是肌上皮细胞标志物，以P63和肌性分化标志最常用，特异度和灵敏度也较高。当乳腺导管内发生良性或恶性增生时，正常肌上皮标志物的表达可有不同程度的改变，导致不同标志物出现灵敏度差异，建议至少选用2~3种肌上皮标志物。

基底膜标志物主要有Ⅳ型胶原和层粘连蛋白（Laminin），也有助于鉴别乳腺原位癌与浸润癌，但实际工作中这2种标志物的灵敏度和特异度都不高，一般不作为首选。

3. 乳头状肿瘤的鉴别诊断

乳腺乳头状肿瘤主要包括导管内乳头状瘤（伴或不伴UDH）、导管内乳头状瘤伴ADH或DCIS、导管内乳头状癌、包裹性乳头状癌和实性乳头状癌。肌上皮存在与否以及分布方式对这类病变的诊断和鉴别非常重要。

免疫组织化学肌上皮染色能辅助诊断。基底膜染色可能对肌上皮消失的乳头状肿瘤有参考意义。建议的免疫组织化学标志物组合包括P63、SMA/Calponin/SMMHC、CK5/6、CK14以及ER。

乳腺常见乳头状肿瘤免疫组织化学鉴别要点

标志物	导管内乳头状瘤伴或不伴UDH	导管内乳头状瘤伴ADH或低级别DCIS	实性乳头状癌	包裹性乳头状癌
雌激素受体（增生上皮）	部分细胞阳性，强弱不一	细胞一致阳性，强度相似	细胞一致阳性，强度相似	细胞一致阳性，强度相似
高分子质量细胞角蛋白	斑驳阳性	阴性	阴性	阴性
乳头状结构内肌上皮	阳性	阳性/减少/缺失	缺失/阳性	缺失
导管壁周围肌上皮	阳性	阳性	阳性/缺失	缺失

4. 梭形细胞病变的鉴别诊断

乳腺梭形细胞病变包括各种反应性病变、良性和恶性肿瘤。其中以梭形细胞化生性癌和恶性叶状肿瘤的鉴别诊断最重要，建议的免疫组织化学标志物包括CKpan、高分子质量和低分子质量细胞角蛋白、P63、SOX10、FOXC1、TRPS1等。

5. 小叶癌与导管癌的鉴别诊断

乳腺小叶癌大多由于CDH1基因突变导致E-cadherin分子及其关联的多个连环蛋白（如P120和β-catenin）表达异常而致肿瘤细胞失黏附，在形态学上不同于导管癌。两者鉴别最常用的免疫组织化学标志物是E-cadherin和P120，必要时可以加用β-catenin染色。约80%的小叶癌表现为E-cadherin蛋白缺失，P120细胞质弥漫阳性。

四、乳腺癌的分子分型

目前主要使用ER、PR、HER2和Ki67 4个免疫组织化学标志物将浸润性乳腺癌分为腔面A型（Luminal A）、腔面B型（Luminal B）、HER2阳性型（HER2-enriched）和基底样型4个亚型。

乳腺癌免疫组织分型

分子分型	免疫表型
腔面A型	ER阳性和（或）PR阳性；HER2阴性；Ki67增殖指数低
腔面B型（HER2阴性） （HER2阳性）	ER阳性和（或）PR阳性；HER2阴性；Ki67增殖指数较高 ER阳性和（或）PR阳性；HER2阳性；Ki67增殖指数任何水平
HER2过表达型	ER阴性；PR阴性；HER2阳性；Ki67增殖指数任何水平
基底样型	ER阴性；PR阴性；HER2阴性；Ki67增殖指数任何水平。CK5/6阳性和（或）EGFR阳性

注：ER和PR，2015版《乳腺癌雌、孕激素受体免疫组织化学检测指南》。以整张切片中阳性肿瘤细胞比例≥1%作为ER、PR的阳性标准，ER/PR阳性1%~10%时为ER/PR低表达。

HER2：《乳腺癌HER2检测指南（2019版）》，HER2免疫组织化学判读标准：0，无着色或≤10%的浸润癌细胞呈现不完整的、微弱的细胞膜染色；+，>10%的浸润癌细胞呈现不完整的、微弱的细胞膜染色；2+，>10%的浸润癌细胞呈现弱-中等强度的完整细胞膜染色或≤10%的浸润癌细胞呈现强而完整的细胞膜染色；3+，>10%的浸润癌细胞呈现强、完整且均匀的细胞膜染色。

Ki67：Ki67表达于静止期以外的所有细胞周期，阳性染色位于细胞核，强度深浅不一。任何强度和程度的浸润癌细胞核着色均计为阳性，以Ki67阳性细胞百分比作为Ki67阳性指数。

（葛岩）

参 考 文 献

[1] 国家超声医学质量控制中心，中华医学会超声医学分会. 乳腺疾病超声检查质量控制专家共识（2019版）[J]. 中华超声影像学杂志，2020，29（1）：1-5.

[2] 中国抗癌协会乳腺癌专业委员会，中华医学会肿瘤学分会乳腺肿瘤学组. 中国抗癌协会乳腺癌诊治指南与规范（2024年版）[J]. 中国癌症杂志，2023，33（12）：1092-1187.

[3] 中华医学会影像技术分会，中华医学会放射学分会. 乳腺影像检查技术专家共识[J]. 中华放射学杂志，2016，50（8）：561-565.

[4] 中国超声医学工程学会浅表器官及外周血管超声专业委员会. 乳腺超声若干临床常见问题专家共识（2018版）[J]. 中国超声医学杂志，2018，34（10）：865-870.

[5] 邵志敏，沈镇宙，徐兵河. 乳腺肿瘤学[M]. 上海：复旦大学出版社，2013：7，117-271.

[6] 詹维伟，周建桥. 乳腺超声影像报告与数据系统解读[M]. 北京：人民卫生出版社，2015：124-125.

[7] 秦映芬，沈寒蕾，黄松，等. 巨乳症的临床与病理学观察[J]. 临床与实验病理学杂志，2004，20（3）：292-294.

[8] LAKHANI S R, ELLIS I O, SCHNITT S J, et al. WHO classification of tumours of the breast[M]. 4th ed. Lyon: IARC Press, 2012.

[9] 刘彤华. 刘彤华诊断病理学[M]. 4版. 北京：人民卫生出版社，2018：643-709.

[10] 郑磊，吕夕明，黄福光，等. 乳腺硬化性腺病的超声诊断价值[J]. 中华超声影像学杂志，2016，25（3）：263-264.

[11] 李艳翠，梁雯，彭峰河，等. 乳腺硬化性腺病的影像表现及病理分析[J]. 磁共振成像，2018，9（2）：133-138.

[12] DRINKA E K, BARGAJE A, ERŞAHIN Ç H, et al. Pseudoangiomatous stromal hyperplasia (PASH) of the breast: a clinicopathological study of 79 cases[J]. International journal of surgical pathology, 2012, 20（1）: 54-58.

[13] 张建兴. 乳腺超声诊断学[M]. 北京：人民卫生出版社，2012：71-72，82.

[14] 陈铃，刘桂连，张建兴，等. 彩超对不同分型肉芽肿性小叶性乳腺炎的诊断价值[J]. 中国超声医学杂志，2017，33（3）：213-216.

[15] 杨剑敏，王颀，张安秦，等. 导管周围乳腺炎与肉芽肿性乳腺炎的临床鉴别与处理

[J]．中华乳腺病杂志（电子版），2011，5（3）：306-312.

［16］于海静，王颀，杨剑敏，等．肉芽肿性乳腺炎的临床病理特征及其综合治疗［J］．中华乳腺病杂志（电子版），2013，7（3）：174-178.

［17］SEO H R N, NA K Y, YIM H E, et al. Differential diagnosis in idiopathic granulomatous mastitis and tuberculous mastitis［J］. Journal of breast cancer, 2012, 15（1）: 111-118.

［18］SOSIN M，FELDMAN E. Giant juvenile fibroadenoma: a case and review of novel modalities in treatment［J］. Breast disease, 2012, 34（1）: 35-38.

［19］GOODMAN Z D, TAXY J B: Fibroadenomas of the breast with prominent smooth muscle［J］.The American Journal of surgical pathology, 1981, 5（1）: 99-101.

［20］BAYAR S, DÜŞÜNCELI E, HEPER A O, et al. Myoid hamartoma of the breast: a very rare entity［J］. The breast journal, 2010, 16（1）: 86-88.

［21］SEVIM Y, KOCAAY A F, EKER T, et al. Breast hamartoma: a clinicopathologic analysis of 27 cases and a literature review［J］. Clinics, 2014, 69（8）: 515-523.

［22］HAYES M M. Adenomyoepithelioma of the breast: a review stressing its propensity for malignant transformation［J］. Journal of clinical pathology, 2011, 64: 477-484.

［23］SALEMIS N S, GEMENETZIS G, KARAGKIOUZIS G, et al. Tubular adenoma of the breast: a rare presentation and review of the literature［J］. Journal of clinical medicine research, 2012, 4（1）: 64-67.

［24］朱彩霞，王颀，邓群娣，等．纤维乳管镜检查分级在乳头血性溢液疾病诊断中的应用价值［J］．中华乳腺病杂志（电子版），2011，5（2）：171-179.

［25］UENG S H, MEZZETTI T, TAVASSOLI F A. Papillary neoplasms of the breast: a review［J］. Archives of pathology & laboratory medicine, 2009, 133（6）: 893-:907.

［26］葛慧娟，杨文涛．乳腺乳头部肿瘤及瘤样病变［J］．中华病理学杂志，2012，41：347-350.

［27］丁华野．乳腺病理学［M］．北京：人民卫生出版社，2009.

［28］李玉林．病理学［M］．8版．北京：人民卫生出版社，2013：304.

［29］ZEKIOGLU O, ERHAN Y, CIRIS M, et al. Invasive micropapillary carcinoma of the breast: high incidence of lymph node metastasis with extranodal extension and its immunohistochemical profile compared with invasive ductal carcinoma［J］. Histopathology, 2004, 44（1）: 18-23.

［30］SUNG H, FERLAY J, SIEGEL R L, et al. Global cancer statistics 2020: GLOBOCAN estimates of incidence and mortality worldwide for 36 cancers in 185 countries［J］. CA: a cancer journal for clinicians, 2021, 71（3）: 209-249.

［31］LEWIS J L, LEE D Y, TARTTER P I. The significance of lobular carcinoma in situ and atypical lobular hyperplasia of the breast［J］. Annals of surgical oncology, 2012, 19（13）: 4124-

4128.

［32］RAKHA E A, GANDHI N, CLIMENT F, et al. Encapsulated papillary carcinoma of the breast: an invasive tumor with excellent prognosis［J］. The American journal of surgical pathology, 2011，35（8）：1093-1103.

［33］GRABOWSKI J, SALZSTEIN S L, SADLER G R, et al. Malignant phyllodes tumors: a review of 752 cases［J］. The American surgeon, 2007, 73（10）：967-969.

［34］MACDONALD O K, LEE C M, TWARD J D, et al. Malignant phyllodes tumor of the female breast: association of primary therapy with cause-specific survival from the Surveillance, Epidemiology, and End Results（SEER）program［J］. Cancer, 2006, 107（9）：2127-2133.

［35］SALVADORI B, CUSUMANO F, DEL BO R, et al. Surgical treatment of phyllodes tumors of the breast［J］. Cancer, 1989, 63（12）：2532-2536.

［36］严松莉. 乳腺超声与病理［M］. 北京：人民卫生出版社，2009：10，52-53，64.

［37］郭玉萍，裴书芳，刘娟娟，等. 不同分子亚型非特殊型浸润性乳腺癌超声特征［J］. 中国医学影像技术，2019，35（1）：82-85.

［38］MIDDLETON L P, PALACIOS D M, BRYANT B R, et al. Pleomorphic lobular carcinoma: morphology, immunohistochemistry, and molecular analysis［J］. The American journal of surgical pathology, 2000，24：1650-1656.

［39］赖兴建，朱庆莉，姜玉新，等. 乳腺单纯性浸润性小叶癌的临床、X线、超声特征［J］. 中国医学影像技术，2010，26（4）：686-689.

［40］李崖青，郭晓静，刘芳芳，等. 乳腺浸润性小叶癌的研究进展［J］. 中国肿瘤临床，2012，39（3）：170-173.

［41］LEI L, YU X, CHEN B, et al. Clinicopathological characteristics of mucinous breast cancer: a retrospective analysis of a 10-year study［J］. Plos one, 2016，11（5）：e0155132.

［42］SKOTNICKI P, SAS-KORCZYNSKA B, STRZEPEK L, et al. Pure and mixed mucinous carcinoma of the breast: a comparison of clinical outcomes and treatment results［J］. The breast journal, 2016, 22（5）：529-534.

［43］ZHOU X T, ZHENG Z, LI Y, et al. The clinical features and prognosis of patients with mucinous breast carcinoma compared with those with infiltrating ductal carcinoma: a population-based study［J］. BMC cancer, 2021, 21（1）：536.

［44］RAKHA E A, PATEL A, POWE D G, et al. Clinical and biological significance of E-cadherin protein expression in invasive lobular carcinoma of the breast［J］. The American journal of surgical pathology, 2010, 34（10）：1472-1479.

［45］BARKLEY C R, LIGIBEL J A, WONG J S, et al. Mucinous breast carcinoma: a large contemporary series［J］. American journal of surgery, 2008, 196（4）：549-551.

[46] COLLADO-MESA F, NET J M, KLEVOS G A, et al. Primary neuroendocrine carcinoma of the breast: report of 2 cases and literature review[J]. Radiology case reports, 2017, 12(1): 1-12.

[47] PAGE D L, DIXON J M, ANDERSON T, et al. Invasive cribriform carcinoma of the breast[J]. Histopathology, 1983, 7(4): 525-536.

[48] REINFUSS M, STELMACH A, MITUS J, et al. Typical medullary carcinoma of the breast: a clinical and pathological analysis of 52 cases[J]. Journal of surgical oncology, 1995, 60(2): 89-94.

[49] 晏昱婧, 陈栋, 殷茜, 等. 乳腺浸润性筛状癌的临床病理特征及超声表现分析[J]. 中华乳腺病杂志(电子版), 2019, 13(3): 173-176.

[50] 王云祥, 张雅芳. 淋巴管结构与癌转移[M]. 北京: 人民卫生出版社, 2011: 175.

[51] 郭光文, 王序. 人体解剖彩色图谱[M]. 3版. 北京: 人民卫生出版社, 2018: 134.

[52] 杨余朋, 郑刚, 郑美珠, 等. 乳腺癌前哨淋巴结解剖学定位及其临床意义的研究[J]. 中华肿瘤防治杂志, 2010, 17(14): 1100-1103.

[53] 王姝, 彭媛. 从2017年美国临床肿瘤学会大会报告看早期乳腺癌治疗加减法[J]. 山东大学学报(医学版), 2018, 56(1): 17-21.

[54] 郭玉萍, 裴书芳, 丛淑珍, 等. 超声对ER阴性乳腺癌新辅助化疗早、中、后期疗效评估的价值[J]. 循证医学, 2020, 20(6): 357-362.

[55] 何惠珍, 叶洁仪, 何艳萍, 等. 乳腺癌改良根治术后胸壁复发结节的超声图像特征及预测模型构建[J]. 临床超声医学杂志, 2023, 25(2): 101-104.

[56] 陈达丰, 周松, 张雪惠, 等. 青年男性乳房发育症的流行病学特点及其危险因素分析[J]. 中国实验诊断学, 2019, 23(7): 1151-1155.

[57] 黄春旺, 丛淑珍. 非典型乳腺癌超声诊断的要点及难点[J]. 临床外科杂志, 2021, 29(3): 218-221.

[58] UEMATSU T. Non-mass-like lesions on breast ultrasonography: a systematic review[J]. Breast cancer, 2012, 19(4): 295-301.

[59] 《免疫组织化学在乳腺病理中的应用共识(2022版)》编写组. 免疫组织化学在乳腺病理中的应用共识(2022版)[J]. 中华病理学杂志, 2022, 51(9): 803-811.

[60] 纪小龙. 乳腺疾病动态变化病理图谱[M]. 北京: 人民军医出版社, 2016: 18-19.

[61] TAVASSOLI F A, EUSEBI V. AFIP atlas of tumor pathology series 4, fascicle 10 tumors of the mammary gland[M]. Washington, D.C.: ARP Press, 2009.

[62] ROSEN P P. Rosen's breast pathology[M]. 3rd ed. Philadelphia: Lippincott Williams &Wilkins, 2009: 1-22.

[63] DABBS D J. Diagnostic immunohistochemistry [M]. 2nd ed. New York: Churchill Livingstone, 2006: 699-745.

[64] LERWILL M F. Current practical applications of diagnostic immunohistochemistry in breast pathology [J]. The American journal of surgical pathology, 2004, 28 (8): 1076-1091.

[65] WERLING R W, HWANG H, YAZIJI H, et al. Immunohistochemical distinction of invasive from noninvasive breast lesions: a comparative study of p63 versus calponin and smooth muscle myosin heavy chain [J]. The American journal of surgical pathology, 2003, 27 (1): 82-90.

[66] DABBS D J, GOWN A M. Distribution of calponin and smooth muscle myosin heavy chain in fine-needle aspiration biopsies of the breast [J]. Diagnostic cytopathology, 1999, 20 (4): 203-207.

[67] MATSUSHIMA S, MORI M, ADACHI Y, et al. S100 protein positive human breast carcinomas: an immunohistochemical study [J]. Journal of surgical oncology, 1994, 55 (2): 108-113.

[68] JONE C, NONNI A V, FULFORD L, et al. CGH analysis of ductal carcinoma of the breast with basaloid/myoepithelial cell differentiation [J]. British journal of cancer, 2001, 85 (3): 422-427.